影像学理论与实践

YINGXIANGXUE LILUN YU SHIJIAN

主编　曹景勤　焦海红

上海科学普及出版社

图书在版编目(CIP)数据

影像学理论与实践 / 曹景勤，焦海红主编. —— 上海:上海科学普及出版社，2023.8
ISBN 978－7－5427－8535－0
Ⅰ.①影… Ⅱ.①曹… ②焦… Ⅲ.①影像诊断 Ⅳ.①R445
中国国家版本馆 CIP 数据核字(2023)第 141168 号

统　　筹　张善涛
责任编辑　陈星星　黄　鑫
整体设计　张　婷

影像学理论与实践
主编　曹景勤　焦海红
上海科学普及出版社出版发行
(上海中山北路 832 号　邮政编码 200070)
http://www.pspsh.com

各地新华书店经销　济南新广达图文快印有限公司印刷
开本 787×1092　1/16　印张 29.25　字数 500 000
2023 年 8 月第 1 版　2023 年 8 月第 1 次印刷

ISBN 978－7－5427－8535－0　　定价:98.00 元
本书如有缺页、错装或坏损等严重质量问题
请向工厂联系调换
联系电话:0531－86089530

本书编委会

主　编　曹景勤　焦海红

副主编　陈文娟　王晋秋　杨　藜

编辑委员（按姓名笔画排序）

王晋秋　陈文娟　杨　藜　曹景勤

焦海红

前　言

在知识爆炸的今天，医学取得了突飞猛进的发展，特别是在医学影像方面的进展更是日新月异，医学影像在现代临床诊断、治疗中发挥着举足轻重的作用。随着科学技术的发展，医学影像技术不仅为显示病变发生、发展的蛛丝马迹提供丰富信息，在治疗方面也日益显现出它的优势。本书主要介绍医学影像学各种检查技术，包括超声多普勒检查、X 线检查、CT 检查、磁共振检查。全书按人体常用的受检内容分为颅脑影像、心脏影像、胸部影像、腹部影像、泌尿系统影像、运动系统影像和妇产科影像等，系统介绍了各部位的影像学检查方法、影像学征象及常见病变的诊断与鉴别诊断等。

由于时间仓促、水平有限，难免疏漏及不当之处，恳请广大读者批评指正。

编委会

2023 年 5 月

目　录

第一章　基础知识

第一节　患者评估与处理

自 1953 年 Seldinger 开创血管穿刺技术以来，介入放射学经过近几十年的发展已经成为一门成熟的临床学科，而介入放射科医生也由医技人员或会诊大夫转变为临床医生。介入治疗领域的不断拓展以及介入操作的复杂化要求介入放射科医生不但要掌握众多的介入操作技术，而且还要具有良好的诊断学、药理学、麻醉学等知识，以及患者临床管理等技能。一次安全、有效的介入治疗除了取决于操作技术本身外，还离不开对患者术前和术后的处理。本章讨论介入治疗围手术期患者评估与处理的基本原则。

一、术前患者评估与处理

(一)病史和体格检查

1.病史

术前应对患者的临床资料进行系统性回顾，充分了解患者的既往病史以及相关实验室检查结果，尤其是对患者影像资料的评估。完整的回顾流程应该包括以下几个方面：

(1)目前所患疾病的病史。

(2)相关的手术和治疗史。

(3)多脏器或系统功能，如心功能、肺功能、肾功能、肝功能、血液系统(如凝血功能障碍、高凝状态等)、内分泌系统(如糖尿病)等。

(4)过敏史。

(5)当前用药。

2.体格检查

术前患者体格检查应重点关注患者整体状态和血管穿刺部位。前者包括评估患者对介入治疗的理解、能否积极配合、当前疼痛分级等。而选择血管穿刺部位时应避开感染区域、疝、血管以及伤口等。此外，术前还需严格把握介入治疗适应证，对于存在危险因素的患者应明确是否需要延期、调整治疗方式或采取其他替代治疗等。介入治疗前需要关注的风险或危险因素如下：

(1)造影剂过敏：包括造影剂过敏史、其他药物过敏、哮喘等。

(2)造影剂肾病：包括肾功能不全(血肌酐＞1.5mg/dL)、糖尿病、脱水状态、术中要大量使用造影剂、老年患者、孤立肾患者、尿酸增高(＞8.0mg/dL)等。

(3)术后出血：包括血小板减少、正接受抗凝药物治疗、肝功能不良、出血倾向、恶性高血压、营养不良、恶性血液病、脾功能亢进、弥散性血管内凝血状态、正在接受化疗等。

(二)知情同意

医生应在术前向患者及亲属讲解介入治疗相关事宜并要求其签署知情同意书，让患者了解介入治疗的必要性、风险和获益，以及其他替代治疗方案和拒绝治疗可能造成的后果。经血管介入诊疗知情同意书至少应包括以下几个方面内容：

(1)血管穿刺的风险或并发症：有可能造成血肿、假性动脉瘤、动静脉瘘、血栓形成或血管夹层等。

(2)导管或导丝操作的风险或并发症：造成出血、血管栓塞、夹层、穿孔、血栓形成、心律不齐、卒中等。

(3)造影剂的风险或并发症：可能引起过敏反应或肾毒性。

(4)镇静剂和镇痛剂的不良反应：可能会引起呼吸抑制或低血压。

(5)术后可能需要抗凝治疗。

(三)实验室检查

术前实验室检查的目的是使介入治疗风险最小化，提前发现异常指标并及时纠正。如有必要，需调整治疗方案或寻求其他更安全的替代治疗。术前实验室检查大致分为常规项目和重点项目检查。介入术前，不提倡对所有指标的筛查，而应采取重点检查的原则，如对于年长者和存在风险因素的患者，检查侧重于肾功能和凝血功能。值得注意的是，若患者病情在近期无明显变化，术前1～2个月内的实验室检查仍有参考价值。

1.肾功能

血管内介入操作常涉及造影剂的使用，体内造影剂可影响肾功能甚至引发造影剂肾病。造影剂肾病指血管内使用造影剂后出现的急性肾功能下降，具体表现为术后1～4天血肌酐水平升高0.5mg/dL或超过基线水平25%以上，7～14天后血肌酐水平可逐渐恢复正常，在此期间患者可能会出现少尿甚至无尿。这种肾功能不全与氧自由基对肾脏的直接毒性作用或肾脏髓质缺血有关。对于一般人群，诊断性血管造影术后造影剂肾病的发病风险较低(0.2%～1.4%)；但对于存在轻度肾功能不全者，可以达到5%；而对于严重肾功能不全和糖尿病患者，即使采取水化及低渗透性造影剂等预防措施，其发生率仍可达50%，且术后永久透析的发生率亦高达15%。值得注意的是，在恶病质或老年患者中，血肌酐可能无法准确反映患者肾功能。目前预防造影剂引起的肾功能不全的措施是在术前和术后充分水化。此外，还可通过采用等渗碘化剂(例如碘克沙醇)以及术中减少造影剂用量来降低此类风险。

2.凝血功能和血液学参数

经血管介入操作引起严重出血的发生率较低，这主要取决于介入操作类型，亦与出血后能否及时采取措施控制出血有关。出于这个原因，应根据患者手术类型对患者凝血功能进行检查。

(1)对于诊断性血管造影和大多数治疗性经血管介入操作，大出血的发生率低于1%，对凝血功能进行筛查可能不是必须的，但对于有出血风险的患者应该进行评估。

(2)对于溶栓治疗而言，局部或远处出血(如颅内或消化道出血等)风险会增加，此时应常规行凝血功能检查。

(3)许多非血管介入操作(如深部活检、体液引流、肾造瘘、胆汁引流等)可能造成出血，且由于出血位置较深而无法采取直接压迫的方法止血，须行术前凝血功能检查。其他操作(如表浅部位的细针活检)可不需要常规行凝血功能检查。然而需要注意的是，对于出血风险较低的介入操作也有发生严重甚至致命性出血(比如胸腔穿刺术、血管穿刺术)的报道。

凝血功能检查应该包括多项指标，分为常规筛查和选择性检查两种：

(1)常规筛查：包括凝血酶原时间(PT)、活化部分凝血酶原时间(APTT)、国际标准化比值(INR)、血小板计数。

(2)选择性检查:包括出血时间(BT)(对于怀疑有血小板功能不良或 PT/APPT 轻度升高的患者)、纤维蛋白原(对于溶栓患者)、血红蛋白和血细胞比容(对于拟采用大口径穿刺针行深部活检、穿刺引流或者溶栓治疗的患者)。

(四)患者准备

1.禁食及水化

为防止介入操作中因造影剂或镇静剂引起的呕吐反应,应在术前 6 小时禁食,2 小时禁水。如术中要使用大量的造影剂,需术前经静脉充分水化,但对于有心功能和肾功能不良基础病变者,须酌情调整液体入量。

2.术前用药

一般而言,患者在术前应根据既往用药史常规使用而无需更改用药方案,但以下情况除外:

(1)接受胰岛素治疗的糖尿病患者,可继续给予胰岛素治疗;但为了防止术中出现低血糖,对于中午或下午手术的患者,胰岛素用量应减半,必要时可在术中对血糖进行监测。

(2)接受口服二甲双胍治疗的糖尿病患者,应在术前 48 小时至术后 48 小时停用二甲双胍。因为糖尿病患者可能合并存在肾功能不良,一旦造影后发生造影剂诱导的肾衰竭,可能会导致一种罕见但严重的并发症——乳酸酸中毒。可采用胰岛素替代治疗。

(3)降血压药物应正常服用,可停用利尿剂。

(4)术前 2～6 小时到术后 1～6 小时停用肝素。

(5)使用华法林的患者应在术前数日改为肝素,如 PT 或 INR 在手术当日升高可输注新鲜冰冻血浆予以纠正。

(6)低分子肝素(如依诺肝素)和强效口服抗血小板药(如氯吡格雷和噻氯匹定)通常不会改变标准凝血试验结果。有研究表明使用此类药物并不会明显增加出血风险。但对于出血风险较高的手术,倾向于在术前 5～10 天停药。

(7)阿司匹林或其他抗血小板药物的使用视情况而定(如血管成形术、溶栓术、支架植入术等)。大多数经血管操作对于正在接受抗血小板治疗的患者是安全的,对于某些拟行血管内支架置入的患者术前抗血小板治疗还是必须的。

3.造影剂反应预防措施

目前,低渗透性造影剂的使用可明显减少造影剂反应的发生。对于存在中、重度造影剂过敏史的患者,在其他替代方法(如磁共振血管造影、二氧化碳血管造影术)仍无法满足临床要求的情况下,应在术前预防性用药。推荐预防造影剂反应的药物有:

(1)32～50mg 泼尼松(术前 12 小时和 2 小时口服)。

(2)25～50mg 苯海拉明(术前 2 小时口服)。

4.造影剂肾病预防

随着近年来等渗造影剂的使用,造影剂肾病的发生率已显著降低。但对于存在糖尿病、肾功能不全、多发性骨髓瘤患者,应考虑术后出现造影剂肾病的可能并采取相应的预防措施。有关发生造影剂肾病的机制目前尚未完全明确,预防用药主要包括以下几种:

(1)N-乙酰半胱氨酸,其通过清除氧自由基和涉及造影剂肾毒性的相关蛋白发挥作用。推荐在术前 1 天、介入治疗当天及术后 1 天给予 N-乙酰半胱氨酸,600mg 口服,一天 2 次。

(2)碳酸氢钠，对于肾功能不全的患者，静滴碳酸氢钠注射液比单纯使用生理盐水水化在防止造影剂肾病方面更有效，推荐给药方案为造影术前1小时以及术后6小时内以3mL/(kg·h)静脉滴注。

5.预防性使用抗生素

介入操作术后感染的发生率低于外科手术。抗生素预防主要用于可能发生术后感染的介入操作，如术中操作涉及感染组织器官或需要经过细菌定植的黏膜表面时。对以下介入操作推荐预防性使用抗生素：

(1)胆道操作。

(2)泌尿生殖系统操作。

(3)脓肿引流。

(4)通过血管栓塞导致靶组织器官产生坏死的介入操作(如肝癌化疗栓塞、部分性脾动脉栓塞术等)。

(5)经颈静脉肝内门体分流术。

(6)覆膜支架等外源性介入器械植入术。

实践表明，抗生素在术前2小时内给予较合适，

对于操作时间较长的患者可于术中补充。抗生素种类应视介入操作类型和病变性质而定。对胆道引流等介入操作，抗生素应该术后连续使用数日。

6.纠正凝血功能和血小板异常

介入术后出血是介入治疗的常见并发症，为尽可能避免此类并发症，应在术前发现患者凝血功能异常并及时纠正。术前患者凝血功能异常可由多种潜在疾病或用药引起，其中PT、INR延长通常是由华法林、肝功能不良、维生素K缺乏症或弥散性血管内凝血引起。股动脉插管在患者INR <1.5 时是安全的。华法林、肝功能不良、维生素K缺乏症引起的凝血功能异常可给予维生素K纠正，但起效时间可能需要1天以上。如需术前快速纠正INR和PT异常，可输注新鲜冰冻血浆。患者凝血功能的改善与新鲜冰冻血浆的输入量相关，一般推荐10～20mL/kg。值得注意的是，新鲜冰冻血浆的某些凝血因子的半衰期较短，对于重度凝血功能不良的患者可能需要术中、甚至术后持续输注。APTT延长常因使用普通肝素所致(低分子量肝素不会改变APTT)，术前停用肝素即可纠正。需要指出的是，肝素所引发的凝血功能障碍无需使用新鲜冰冻血浆纠正，因肝素的半衰期约为60分钟，大多数患者在介入操作结束时已能实现压迫止血。

血小板在止血过程中发挥重要作用，血小板减少症(即使凝血功能正常)患者术前应予以纠正。在血小板功能正常的情况下，经动脉介入操作或静脉输液港植入术在患者血小板计数大于 $50\times10^9/L$ 时是相对安全的，而涉及其他经静脉操作通常需要血小板计数大于 $30\times10^9/L$。对于血小板计数不达标者，可考虑输注血小板予以纠正。对于因病情需要正在服用血小板抑制剂(如阿司匹林或氯吡格雷)的患者，无需在介入操作前停用，甚至术前抗血小板治疗对于某些介入治疗来说是必须的。

二、术中处理

(一)职业暴露防范

同外科手术一样，在介入操作中，存在因接触患者血液或污染的介入器材而发生感染的可能。尤其需要注意防范乙型肝炎、丙型肝炎和 HIV 等病原体的感染。为此，应采取严格的预防措施，加强职业安全意识，规范穿戴外科手术服、口罩、防护眼镜等。当无菌手套出现破损时应及时更换。锐器应存放于专门的位置，如发生污染锐器刺伤，一旦怀疑有 HIV 感染的可能，应在职业暴露后 1 小时内开始预防性治疗。

(二)患者监测

介入医生应该关注患者术前生命体征的基础值。患者术中行心电监护，每 5～10 分钟测量一次血压。护士应该每 5～10 分钟记录患者呼吸频率，镇静程度和状态。术中通过鼻导管或面罩给氧，维持氧饱和度在 90%～92%以上。

(三)输液

静脉输液(包括给药类型及输液速度)应充分考虑患者既往病史(如糖尿病、肾衰竭、充血性心衰等)及血管内造影剂的用量。输液速度通常应该维持在 1mg/(kg·h)。研究发现，血管造影后，输注生理盐水进行水化比使用甘露醇或呋塞米利尿更有利于保护肾功能。

(四)镇静和镇痛

介入操作的创伤相对于外科手术而言较小，但仍不可避免会引起患者疼痛及焦虑。介入手术期间镇静目的是缓解疼痛和抗焦虑，产生部分遗忘作用。大多数情况下，上述目标可通过轻度镇静(有意识的)实现，某些介入手术需要深度镇静(失去保护性反射)和全身麻醉，但应由麻醉师实施。

在介入手术过程中常规使用的镇静和镇痛药物是麻醉剂、苯二氮䓬类药物和精神安定类镇静剂，多种药物组合可用于达到中度镇静，最常使用的组合之一是咪达唑仑和芬太尼。在给予初始剂量后，以每 3～10 分钟继续给药维持。为实现术中的安全镇静和镇痛，护士须与术者密切合作。老年、肥胖、慢性阻塞性肺疾病、冠脉疾病、肝肾功能不全及有药物成瘾史患者发生并发症风险较高。药物过量的主要表现为氧饱和度下降和呼吸抑制，对于氧饱和度低于 90%者应立即给予吸氧治疗。

(五)抗凝

对于外周血管造影，若术中无导管阻断血管的情况，一般无需术中抗凝。而对于因血管闭塞性疾病而行选择性颈动脉造影的患者，倾向于常规给予肝素抗凝。成人通常为 3000～5000U 肝素静脉推注，后以每小时 1000U 维持。肝素效能可通过活化凝血时间(ACT)来监测，抗凝目标为使 ACT 达到 250～300 秒。肝素抗凝作用可通过鱼精蛋白逆转，通过缓慢静推给药，10mg 鱼精蛋白可逆转 1000U 肝素。需要注意的是，鱼精蛋白无法逆转低分子肝素。

(六)不良事件和不良反应的处理

一般来说，介入操作的不良事件发生率较低，但术者仍须密切观察患者状态，以便及时发现并处理术中不良事件。一旦患者在术中出现不良反应，应持续监测患者状态、保持患者气道通畅、维持静脉通路、给氧、必要时寻求其他医疗协助。

1.术中常见不良事件及其原因

(1)术中低血压(镇静或镇痛剂使用过量、出血、感染、造影剂或其他药物反应、心肌梗死、肺栓塞)。

(2)术中缺氧、呼吸抑制(镇静或镇痛剂使用过量、肺栓塞、充血性心力衰竭、气胸)。

(3)术中神志改变(镇静或镇痛剂使用过量、低血糖、焦虑、迷走反射、卒中、心肌梗死或心律失常)。

(4)术中战栗(造影剂反应、感染、菌血症)。

2.术中可能出现的不良事件或不良反应及其处理

(1)镇静和镇痛反应:镇静剂及镇痛剂过量使用最常见症状是缺氧和呼吸抑制。恶心、呕吐、低血压、心动过缓、激动或意识模糊等症状稍少见。如患者仅表现为缺氧,可通过保持气道通畅、给氧,并停用镇静剂缓解。对于恶心和呕吐反应可通过静脉给予2.5～10mg的丙氯拉嗪。若患者术中出现严重呼吸抑制或低血压,应保持气道通畅,立即给氧,并使用相对应的拮抗剂如纳洛酮(可通过静脉给药,初始剂量为0.2～0.4mg,可每2～3分钟重复使用)和氟吗西尼(经静脉重复给药,初始剂量0.2mg,多次给药总量不超过3mg)。

(2)血管迷走反应:术中患者可能出现迷走反射,其症状包括低血压伴心动过缓、血压降低、恶心和出冷汗等。处理方法包括抬高下肢,静脉快速输液和给予阿托品。阿托品作用于心脏、气管和肠道平滑肌、中枢神经系统、分泌腺和虹膜,初始剂量为0.6～1.0mg,可每3～5分钟重复给药,总量不超过2.5mg,其主要不良反应包括意识模糊、口干、视力模糊和膀胱潴留等。

(3)高血压:介入操作过程中高血压最常见于未控制血压或于当日停用抗高血压药物的患者。此外,患者本身的紧张或疼痛,膀胱充盈和缺氧也可引起血压升高,此类患者给予镇静剂和镇痛药后血压大多恢复正常。术中持续性高血压的主要风险是术后出血,对于术中抗凝或溶栓的患者甚至不除外远处出血的可能。若患者术中存在较严重的高血压,可舌下含服硝苯地平(10mg),5～10分钟起效,但有文献报道服用此药曾引起致命性低血压。目前推荐使用非选择性β受体阻滞剂拉贝洛尔,该药通过静脉给药,剂量可从5～10mg增量至20mg,起效迅速(5～10分钟),可维持3～6小时。但对于患有哮喘或充血性心力衰竭患者,应避免使用拉贝洛尔。对于顽固性高血压患者需考虑其他药物如美托洛尔、艾司洛尔和硝酸甘油制剂。

(4)出血:当患者出现无法解释的心动过速和低血压时应高度怀疑穿刺点出血或介入操作引起血管撕裂。后者通常难以发现。此时应立即补液,检查血红蛋白、血型以及行交叉配血试验,必要时输血治疗,而后可通过CT扫描等措施进一步评估。

(5)造影剂不良反应:急性不良反应指造影剂注射后1小时内出现的不良反应。临床症状和处理措施如下:

①恶心、呕吐:症状呈一过性采用支持疗法,症状为重度、持续时间长的应考虑采用适当的止吐药物。

②荨麻疹:散发的、一过性荨麻疹建议采用包括观察在内的支持性治疗;散发的、持续时间长的荨麻疹应考虑采用适当的肌内或静脉注射H_1受体拮抗剂,但用药后可能会发生嗜睡和(或)低血压;严重的荨麻疹考虑使用肾上腺素(1∶1000),成人0.1～0.3mL(0.1～0.3mg)肌内注射;6～12岁患儿注射1/2成人剂量;6岁以下患儿注射1/4成人剂量,必要时重复给药。

③支气管痉挛:氧气面罩吸氧(6～10L/min),定量吸入$β_2$受体激动剂气雾剂(深吸2～3次);给予肾上腺素,血压正常时肌内注射1∶1000的肾上腺素0.1～0.3mL(0.1～0.3mg),有冠状动脉

疾病或老年患者使用较小的剂量;患儿用量 0.01mg/kg,最多不超过 0.3mg。血压降低时肌内注射 1∶1000的肾上腺素 0.5mL(0.5mg),6～12 岁患儿采用 0.3mL(0.3mg)肌内注射;6 岁以下患儿肌内注射 0.15mL(0.15mg)。

④喉头水肿:氧气面罩吸氧(6～10L/min);肌内注射 1∶1000 肾上腺素,成人剂量为 0.5mL(0.5mg),必要时重复给药;6～12 岁患儿肌内注射 0.3mL(0.3mg);6 岁以下患儿肌内注射 0.15mL(0.15mg)。

⑤低血压,单纯性低血压:抬高患者双下肢,氧气面罩吸氧(6～10L/min);用普通生理盐水或林格乳酸盐快速静脉补液,无效时肌内注射 1∶1000 肾上腺素,成人剂量为 0.5mL(0.5mg),必要时重复给药;6～12 岁患儿肌内注射 0.3mL(0.3mg);6 岁以下患儿肌内注射 0.15mL(0.15mg)。迷走神经反应(低血压和心动过缓):抬高患者双下肢,经氧气面罩吸氧(6～10L/min)。静脉注射阿托品 0.6～1.0mg,必要时于 3～5 分钟后重复用药,成人总剂量可达 3mg(0.04mg/kg);患儿剂量 0.02mg/kg(每次最大剂量 0.6mg),必要时重复给药,总量不超过 2mg。用普通生理盐水或林格乳酸盐快速静脉内补液。

⑥全身过敏样反应:向心肺复苏小组求助;必要时行气道吸引;出现低血压时按上述处理低血压的方法处理,给予抗组胺药物。

迟发性不良反应定义为造影剂注射后 1 小时至 1 周内出现的不良反应。造影剂给药后可出现各种迟发性症状(如恶心、呕吐、头痛、骨骼肌肉疼痛、发热),但许多症状与造影剂应用无关,临床须注意鉴别;与其他药疹类似的皮肤反应是真正的迟发性不良反应,通常为轻度至中度,并且为自限性。

晚迟发性不良反应为通常在造影剂注射 1 周后出现的不良反应,或可引起甲状腺功能亢进,偶见于未经治疗的 Graves 病或结节性甲状腺肿患者、年老和/或缺碘者。

(6)低血糖:低血糖一般发生于使用胰岛素及降糖药的糖尿病患者。低血糖症状包括神志不清、激动、震颤、癫痫或心脏停搏(罕见)。如出现可疑低血糖症状,应立即检测血糖并输注 5%～10%葡萄糖。如出现严重低血糖症状或者血糖水平极低,应立即推注 50%葡萄糖 50mL,然后 5%～10%葡萄糖静脉滴注。

(7)心律失常:介入诊疗期间发生的心律失常通常是心腔内导丝或导管刺激所致,也可发生某些机体代谢紊乱状态如缺氧、高碳酸血症、电解质紊乱或心肌缺血。机械刺激诱发的心律失常在导丝位置调整后好转,如心律失常症状持续,应请心脏病专家会诊。

(8)败血症:败血症通常是非血管介入术中的一大问题,尤其是在涉及脓肿、胆道和泌尿系统时。常见症状包括发热、恶寒或寒战,应立即给予广谱抗生素;对于寒战可静脉注射地塞米松 5mg 对于感染引起的低血压可通过静脉补充生理盐水或多巴胺 10～20mg/(kg·min)。

(9)癫痫发作:术中癫痫发作,可为特发性或药物反应(如造影剂),处理措施包括保持患者气道通畅、保护患者肢体防止摔落、给氧,必要时静脉注射 5～10mg 地西泮。

(10)心脏停搏:心脏停搏发生极罕见,如有发生,可能由以下两方面原因所致,一是患者存在某些基础疾病(如严重的肺栓塞或全身多脏器衰竭);二是手术所致(如造影剂过敏反应、镇静剂使用过量)。此时应立即开始基础生命支持,呼叫急救,马上开通气道,开始心肺复苏。

(11)类癌危象:类癌危象是类癌综合征的严重并发症,对于肝脏转移性类癌的患者,在行选择性肝血管造影或介入治疗时,可出现类癌危象。其症状包括突发的高血压或低血压、心动过速、心律失常、支气管痉挛、腹痛和腹泻。为预防此类事件的发生,可术前予以奥曲肽(生长抑素类似物)

500μg 静脉注射(输注时间应超过 20 分钟)或皮下注射。注意类癌危象必须及时处理,一旦术中发生应在数分钟内通过静脉迅速输注 250～500μg 奥曲肽(可重复),后以 100～200μg/h 的速度连续输注。

三、术后护理

(一)患者术后监测

1.生命体征和穿刺点检查

术后 1 小时内应每 15 分钟进行一次,而后检查间隔逐渐延长。对于经股动脉和肱动脉插管的患者,一般需要连续观察 4～6 个小时。如术中使用缝合器,可适当减少监测时间。对于经静脉插管的患者,只需监测 2～4 小时即可。

2.患者日常活动

患者应卧床直到术后监测期结束。

3.疼痛管理

术后口服阿片类药物缓解疼痛(如吗啡、氢吗啡酮、芬太尼、羟考酮等)。

4.饮食

镇静或麻醉期过后,建议患者进水或软食。

5.水化

若术中使用了造影剂,术后应继续静脉水化。

(二)出院指导和随访

患者介入术后通常需达到以下要求方可出院。

(1)生命体征稳定,无呼吸抑制现象。

(2)能正常进食和走动。

(3)术后疼痛缓解。

(4)无呕吐等现象。

(5)穿刺区域无出血征象。

出院指导需提示患者注意穿刺区域、导管口或外接的引流管。如有必要,指导患者术后抗生素使用及术后疼痛管理,告知患者可能会出现哪些并发症及其表现,以及如何进行处理(包括如何与医生或护士取得联系)。

介入术后通常需要对患者进行随访,包括出院后患者定期门诊随访,其目的在于评价治疗效果,及时发现并发症以及评估是否需要进一步介入治疗。

第二节　血管病理学

一、血管正常结构

动脉壁结构由内向外可分为内膜、中膜和外膜三层。内膜由血管内皮细胞、成纤维细胞、结缔组织所组成。血管内膜不仅是血液和组织的屏障，而且能分泌多种血管活性物质以维持正常的血流动力学和调节血管生理功能。突发的应激状态可使血管内皮分泌前列腺素及血小板激活因子等，而慢性应激状态如血管内的湍流可诱导内皮细胞与成纤维细胞增殖。内膜在发挥多种功能的同时也最容易发生病变，因此在多种血管内病变和血管介入治疗中处于关键地位。中膜位于内膜和外膜之间，由弹性纤维、平滑肌细胞、结缔组织组成。中膜富有弹性，在收缩期扩张而在舒张期时收缩（在大中动脉尤为显著），既能为血管壁提供支撑，也能调节血流动力学。中膜的平滑肌细胞舒张时血管管径扩大，局部血流灌注提高，在需要减少血流灌注时缩小血管管径。中膜层平滑肌细胞随着年龄的增长或受某些病理状态（如动脉粥样硬化）影响可逐渐被纤维组织替代发生结构紊乱，因此其弹性及顺应性均会下降。较大的动脉粥样硬化内膜斑块可累及中膜。同时，中膜也是某些遗传性结缔组织病如 Marfan 综合征和 Ehlers-Danlos 综合征的累及部位。外膜位于最外层，由纤维原、成纤维细胞以及某些平滑肌细胞组成。外膜有交感神经纤维穿入分布于中膜并对平滑肌细胞发挥调节作用以调节血管的收缩及扩张。此外，在大动脉外层分布着滋养血管，是动脉外膜及中膜层的外 1/3 的供养血管，而内膜层及中膜层内侧则依赖于血管腔内血供。滋养血管通常在厚管壁、肌性成分较多的血管分布密度更大，如升主动脉和主动脉弓。

静脉壁同样由内膜、中膜和外膜三层构成。静脉的内膜和外膜在组成和功能与动脉相似。静脉内膜层很少发生病变，除非静脉长时间暴露于动脉压，高流速或异物，纤维内膜增生是静脉血管壁经历创伤、腔内装置植入或血流增加的常见反应。静脉中层平滑肌细胞及结缔组织均比动脉少，因此静脉管壁更薄，缺乏收缩性及弹性。另外，中小静脉具有单向开放的静脉瓣，可通过重力作用、肌肉收缩及呼吸所致的压力梯度促进外周静脉血回心。

二、动脉血管病变

（一）动脉粥样硬化

动脉粥样硬化是发达国家最常见的血管病变。病变可累及全身动脉，发病机制涉及内膜损伤、免疫反应及感染等。

动脉粥样硬化的标志是纤维脂肪斑块形成。病变起源于内膜损伤后的脂质沉积，继而脂肪条纹、泡沫细胞、巨噬细胞在损伤部位聚集，并开始出现肉眼可见的病变。随着病变的进展，脂质内容物逐渐增加，表面形成由平滑肌细胞、胶原蛋白构成的纤维帽。纤维帽能将致栓性的斑块内容物与血液隔离开来。若纤维帽破裂，大量胆固醇结晶及碎片进入血流，通过血液循环栓塞于血管远端或小动脉则发生胆固醇栓塞。同时，裸露的斑块表面血小板大量聚集，可导致血栓形成，若脱落也可能导致远端动脉栓塞事件。易损斑块指钙化较少而脂质成分较多的斑块，此类斑块极其不稳定，是许多急性冠状动脉和颈动脉动脉综合征发病的原因，诊断易损斑块相关的影像学技术是目前的研究热点。

动脉粥样硬化病变常环绕血管腔分布，使管腔呈向心性缩窄。而血管内斑块往往使血管腔呈偏心性狭窄，大者可如“珊瑚礁”状突入管腔，在血管造影时有助于鉴别。

动脉粥样硬化患者易出现动脉狭窄，狭窄处血流受限。在病变开始时，血流速度增快，但随着狭窄更甚，血流速度最终会下降。通常血管腔直径需下降50%（等同于管腔面积下降75%）才会在狭窄两侧引起压力差，而直径下降75%代表管腔面积已经减少90%。血管狭窄并不意味着会发生临床症状，除非已经引起末梢器官缺血或功能不全。另外，是否引起症状还取决于终末器官的病理状态，狭窄周围的侧支循环，以及血供减少的速度。例如，慢性下肢动脉闭塞性疾病的典型临床表现是缺血性肌肉疼痛伴跛行，休息则能缓解。多支动脉供血的器官（如结肠）相对于单一血供的器官（如肾脏）更能耐受逐渐加重的血管闭塞。慢性发作的血管闭塞可出现供血动脉代偿性扩张，并可形成良好的侧支代偿。而急性发作的狭窄由于侧支循环尚未形成，容易发生急性缺血症状。

（二）内膜增生

内膜增生是血管壁应对创伤的复杂生理反应，表现为创伤处纤维蛋白沉积及血小板聚集，随后巨噬细胞和平滑肌细胞迅速迁移至纤维蛋白－血小板基质并开始增生，最后，内皮细胞覆盖表面形成新的内膜。严格来说，血管内膜增生并不能视为一类疾病。它与动脉粥样硬化有相似之处，但病理机制不同。发病最初3个月内表现为平滑肌和内皮细胞大量增殖，堆积在血管腔内；而3个月后内膜增生逐渐稳定并变薄。内膜增生可致血管腔狭窄，狭窄程度随内膜增生及血管重塑程度而定。

内膜增生的病因包括创伤（如血管吻合术、血管钳夹术、血管成形术），外源性医疗器械的使用（支架、导管），血流动力学异常（静脉动脉化、湍流）。预防或减轻内膜增生的方法包括近距离放射疗法（血管内照射）、覆膜支架植入、药物涂层支架植入、冷冻球囊、基因治疗和系统性治疗等，但治疗效果有限。

（三）动脉瘤

动脉瘤定义为受累动脉局限性或弥漫性扩张并超过其正常直径的50%以上。根据血管壁是否完整动脉瘤可分为真性动脉瘤及假性动脉瘤。真性动脉瘤血管壁三层结构均保持完整，而出现部分或全部血管壁结构破裂则为假性动脉瘤。假性动脉瘤常由创伤、感染、肿瘤及炎性肿块引起，动脉瘤内血液可由血管壁外膜及周围组织所包裹，破裂风险更大。真性动脉瘤通常为梭形而假性动脉瘤呈囊状。最常见的真性动脉瘤是退行性动脉瘤，退行性动脉瘤常见于肾下段腹主动脉、胸主动脉降段和髂总动脉，而股动脉、腘动脉、头臂动脉和锁骨下动脉少见，影像学特征包括弥漫性动脉扩张、内膜钙化，可伴腔内血凝块。

感染性（真菌性）动脉瘤是由局部动脉壁的感染所致。既可源于先前存在的动脉瘤发生感染也可因正常动脉感染随后逐渐蔓延所致。感染可源自血管管腔或滋养血管，亦可来自邻近组织器官的感染或穿透性创伤。感染性动脉瘤通常呈囊状，可多发，好发于主动脉、内脏及下肢动脉。

创伤性假性动脉瘤常由钝性伤（如减速伤）、穿透伤和医源性创作（例如血管插管、手术修复）引起。创伤性假性动脉瘤通常为囊状及偏心性。

动脉瘤的并发症包括动脉瘤破裂、血栓形成、附壁血栓脱落致远端栓塞、压迫或累及邻近器官等。这些并发症的发生取决于动脉瘤的类型及其位置。动脉瘤扩张符合拉普拉斯定律（壁张力＝压力×半径）。动脉瘤越大，其扩大速度和破裂的可能性越大。

需要指出以下几种形式的动脉扩张可能会与动脉瘤混淆：

(1)动脉扩张,指随着年龄增长动脉出现局限性的膨大、迂曲、延长等,常见于胸主动脉、腹主动脉、髂动脉和脾动脉。

(2)Arterialmegaly,表现为长段的动脉弥漫性扩张,最常见于髂动脉和股腘动脉,可疑病因是动脉中膜层中的弹性蛋白缺乏。

(3)流入动脉代偿性扩张,出现于高流量状态如动静脉畸形和动静脉瘘、血液透析移植物及富血供肿瘤。

(4)窄后扩张,表现为狭窄以远的动脉的局部扩张,是由于高速血流通过狭窄段之后局部形成涡流所致。

(四)动脉夹层

动脉夹层是指动脉内膜破裂,血液通过内膜破口进入动脉内膜与中膜之间造成正常动脉壁的分离,形成真假腔的一种血管病变。动脉夹层最常见的原因是长期高血压、慢性退行性病变和创伤。动脉夹层的典型影像学特征表现为内膜两侧的真假腔,相对假腔而言,真腔通常更小,血流速度更快,对于较大的血管如主动脉,计算机体层血管成像(CTA)有极佳的敏感性及特异性。在某些情况下,假腔与真腔之间可同时存在"入口"和"出口,"从而使血液自由通过假腔,出口血流速度通常慢于入口血流速度。其预后根据夹层对血管分支的累及情况而不同,若累及血管分支并阻断分支血流,可导致分支供血组织器官缺血。

动脉夹层患者并发症主要包括破裂和缺血:

(1)发生动脉夹层后血压未控制,或者夹层假腔进一步形成动脉瘤,可能导致假腔破裂;而某些患者可能发生自发性血栓形成和假腔闭塞。

(2)远处器官缺血,通常由真腔受压或关键分支血管被夹层累及血流受阻所致。

(五)纤维肌性发育不良

纤维肌性发育不良(FMD)是一类节段性、非炎症性、非动脉硬化性的动脉血管病。其病因尚不明确,多见于年轻女性患者。肾动脉、颈内动脉、椎动脉、髂动脉、骨下动脉和肠系膜动脉易受累。病变既可导致动脉狭窄、闭塞,还可引起动脉瘤或血管夹层。常见亚型是中膜纤维组织形成,表现为局灶性网状狭窄与大小各异的小动脉瘤交替出现(动脉造影可以发现特征性"串珠样"改变)。其他亚型少见,如内膜纤维组织形成和外膜纤维组织形成,可表现为较平滑或锥形狭窄,对 FMD 的明确分型依赖于病理诊断。大部分 FMD 患者可终身无症状,不需要积极处理。有症状的中膜纤维组织形成型可通过球囊成形术获得良好的治疗效果。

(六)血管炎

血管炎是各种原因引起的血管壁的原发性炎性病变。最常累及动脉,尤其是大动脉(如大动脉炎、巨细胞动脉炎和白塞综合征)和中动脉(如结节性多动脉炎、川崎病和 Buerger 病)。血管炎大多伴有发热、关节痛、肌肉萎缩、皮疹和疲乏等全身症状及血沉升高。

影像学检查是诊断血管炎的重要检查方法,但不同的血管炎之间往往存在类似的影像学表现,因此仅通过影像学检查无法明确诊断。当动脉管壁增厚(尤其是增强检查时)、不规则狭窄、节段性扩张或动脉瘤出现于年轻患者或少见部位时,应怀疑血管炎的可能。

1.Takayasu 动脉炎

Takayasu 动脉炎(大动脉炎)是一类累及主动脉以及主要分支和肺动脉(较少见)的全动脉炎。

其又被称为“无脉症”，与病变引起的近端锁骨下动脉和颈总动脉的狭窄或闭塞有关。Takayasu 动脉炎好发于 20～30 岁的女性，病因不明，推测可能与自身免疫相关。其病理改变为血管肉芽肿性改变及内膜、中膜淋巴细胞浸润，从而导致内膜及中膜增厚并累及管腔。40%的 Takayasu 动脉炎患者存在心脏疾病（包括冠状动脉狭窄、主动脉瓣和二尖瓣关闭不全、肺动脉狭窄引起的右心衰竭）。患者可因腹主动脉狭窄靠近或累及肾动脉而出现肾性高血压。多达 1/3 患者存在主动脉瘤，但极少破裂。在无其他并发症的情况下，治疗 Takayasu 动脉炎的主要药物是类固醇。

2.巨细胞动脉炎

巨细胞动脉炎又称颞动脉炎，其病理改变为肉芽肿形成及巨细胞浸润血管壁各层，因此得名巨细胞动脉炎，但也可表现为单核细胞、淋巴细胞、T 细胞和巨噬细胞浸润。患者多发于 50 岁以上，男女比约 2∶1。较典型患者为老年女性患者，历经数周发热、头痛、肌痛及颞动脉可触及。实验室检查显示血沉明显升高。病变累及眼动脉导致患者突然失明是其最严重的并发症之一（未治疗患者占 40%）。颞动脉活检是诊断巨细胞动脉炎最可靠的手段。巨细胞动脉炎还可导致肢体动脉狭窄（上肢更常见），常出现在发病 8～24 周后。最常累及的动脉是远端锁骨下动脉、腋动脉和近端肱动脉。此时可行血管造影以评估上肢缺血症状。尽管其他少见的血管炎（如系统性红斑狼疮相关的血管炎）可出现类似改变，但巨细胞动脉炎病变常表现为多发、长段病变并伴不规则的狭窄，更具特征性。

3.结节性多动脉炎

结节性多动脉炎（PAN）是一种系统性坏死性血管炎，主要影响腹腔脏器、心脏及手足区域的中小动脉。好发于 40～50 岁患者，男性发病率是女性的 2 倍。NPA 与乙型、丙型活动性肝炎以及静脉滥用药物相关，但仍有超过 50%患者病因不明确。患者临床表现复杂多样，发病早期以不典型的全身症状多见，还可表现为皮肤和神经症状，以及腹痛、肾功能不全、自发性腹腔或腹膜后出血等。血管造影特征性表现为肾脏或内脏的多发小动脉瘤动脉和手指动脉闭塞。治疗药物包括类固醇和环磷酰胺。

4.Buerger 病

Buerger 病又称为血栓闭塞性脉管炎，是一种慢性、周期性加剧的全身中小动、静脉闭塞性疾病。尽管是一种全动脉炎，但血管壁相对完整。该病好发于四肢中小动静脉的远端，极少累及内脏动脉、髂动脉、冠状动脉和肺动脉等。Buerger 病多发生于青壮年男性吸烟者。对于无糖尿病的年轻患者，若发现有小血管闭塞性疾病，都应怀疑此病。患者下肢几乎总是受累，而超过一半患者累及上肢。迁移性血栓性静脉炎，好发于浅表静脉，见于最高达 30%的患者。Buerger 病血管造影改变较典型，表现为膝及肘以下大部分或全部血管闭塞。由于血管壁结构得以保留，因此闭塞血管的滋养血管会出现明显的侧支循环。这导致血管造影出现侧支血管典型的“开瓶器”外观，与动脉粥样硬化闭塞所产生的侧支完全不同。

5.Behcet 病

Behcet 病又称白塞综合征、贝赫切特综合征，病变主要表现为反复发作的口腔和生殖器溃疡、皮肤病变、眼部炎症、关节炎、胃肠道症状和附睾炎。该病发病年龄通常为 20～40 岁，男女比例约为 2∶1。病理学上，Behcet 病是一种小血管（特别是小静脉）的炎症性病变。20% Behcet 病患者可出现临床症状，以浅表静脉血栓形成为主。5%以下患者可形成主动脉瘤、肺动脉瘤、动脉闭塞性疾病、中央静脉血栓形成等。

6.放射性动脉炎

放射性动脉炎通常指在对恶性肿瘤进行外照射过程中，因放射线损伤血管内皮细胞所致的一类血管病变。辐射剂量超过 50Gy 时可出现症状，临床表现或并发症因照射时间间隔不同而有所差别，放疗后 5 年内最常见并发症是血栓形成，而放疗后 5～10 年可出现血管壁纤维化、侧支狭窄和闭塞。病变后期表现包括动脉周围纤维化和进展的动脉粥样硬化，病变区域通常局限于受照射组织的动脉。此类动脉炎的防治依赖于放疗新技术的应用及并提前制订合理的放疗计划。

7.川崎病

川崎病又称皮肤黏膜淋巴结综合征，是一种主要发生于婴幼儿和 1 岁以下儿童的罕见血管病变。病变主要累及中小动脉，最常见血管病变是冠状动脉动脉瘤和狭窄，可伴血栓形成或破裂。外周动脉动脉瘤也有报道。

8.系统性红斑狼疮

如同其他结缔组织病，系统性红斑狼疮(SLE)通常以肌肉骨骼症状和血清学标志物异常为特征，极少单纯依靠血管造影术进行诊断。大多数情况下，只有在结缔组织病患者出现血管受累，如手指缺血和溃疡等症状时才考虑行血管造影，同时可通过介入操作改善动脉栓塞的症状。狼疮性血管炎手部血管造影的典型表现为局灶性血管闭塞和不规则狭窄，但在硬皮病中也可见到类似的病变。

(七)节段性动脉中膜溶解

节段性动脉中膜溶解(SAM)是一类好发于中年患者的罕见疾病。病因尚不明确，病变好发于内脏动脉，但亦有颈动脉及颅内动脉受累的报道。病变始于中膜平滑肌细胞的空泡化及外膜溶解，继而削弱动脉壁和外弹性层，最终可导致外膜和中膜分离。所有患者中，60%的患者可出现疼痛症状，50%的患者可有自发性出血。影像学检查可发现动脉夹层及多发性动脉瘤。治疗方面，对于破裂的动脉瘤可采取栓塞治疗，但目前暂无全身治疗方案。受累动脉可在一段时间后恢复正常，但患者死亡率可达 40%。

(八)血栓形成

凝血是人体的正常生理功能。根据其机制，可分为内源性凝血和外源性凝血途径。内源性凝血途径通过与血小板接触激活，而外源性凝血途径通过与血管外组织接触激活。当发生血管损伤时，血管壁中的胶原蛋白暴露，血小板被激活，血小板开始黏附于损伤部位，并逐渐聚集伴纤维原形成，最终形成止血栓。凝血机制紊乱可导致人体高凝状态或出血。血管损伤、血流缓慢和血液高凝状态是造成深静脉血栓形成的三大因素。当患者出现静脉血栓形成(无明显的刺激因素)、异常部位的血栓形成(矢状窦、门静脉、肾静脉)、反复发作的深静脉血栓形成(DVT)，以及无血管狭窄或栓塞的情况下出现自发性动脉血栓形成时应怀疑患者患有高凝状态。血凝状态的诊断评估包括寻找隐匿的恶性疾病。血管介入操作后，此类患者栓塞性并发症的发病率更常见。通常，大多数此类患者本身都有潜在的病变，因此对急性动脉或静脉栓塞的患者不仅应该考虑到开通闭塞血管，同时还要发现患者的潜在病变并及时处理。

(九)动脉栓塞

动脉栓塞是指各种来源的栓子在体内通过血液循环停留在下游血管，从而造成相应动脉供血区域组织器官缺血甚至坏死的过程。动脉栓塞的临床表现取决于栓子的体积、受累组织器官类型及是否存在侧支循环或其他可替代的血供来源等。对于大脑，极小的栓子栓塞都可能产生严重后果；而对于髂内动脉而言，若其侧支循环良好，即使较大的栓子栓塞也可不表现出明显症状。栓子通常易停留在血管分叉处和狭窄处。栓子来源多样，大栓子最常来源于心脏（占动脉栓子的 80%），而心脏内栓子形成最常见的病因是房颤（占心源性栓子的 80%）。其他病因包括血管内病变，如主动脉瓣病变、外生型主动脉斑块、主动脉或外周动脉瘤内附壁血栓、动脉粥样硬化斑块破裂及外伤等。

在缺少侧支循环的情况下，患者的急性动脉栓塞往往表现为急性症状。栓子的血管造影特征包括血管突然截断伴血管腔内充盈缺损、侧支血管缺乏、累及多处血管等。栓子的分布取决于其来源、大小及血流速度。心源性栓子约 20%进入脑循环，其余多累及主动脉和外周动脉，累及内脏血管的不到 10%。在对非心源性动脉栓塞患者行影像学检查时，评估主动脉全程非常重要。若某肢体或器官反复发生栓塞提示栓子来源于受累区域邻近的血管。

反常性栓塞指起源于静脉的栓子通过心脏（常为潜在的卵圆孔）或肺左右分流进入动脉循环引起的动脉栓塞，这是青年患者发生隐源性卒中的重要病因。

动脉粥样硬化微栓塞（又称胆固醇栓塞）是动脉栓塞性疾病的重要组成部分。它主要是由于血小板聚集、胆固醇结晶及动脉粥样硬化斑块（不稳定或破裂）脱落引起远端动脉栓塞所致。由于栓子大多栓塞于动脉远端及小动脉，尽管患者临床症状明显，但脉搏和血管造影却无明显异常。体格检查可发现患者局部疼痛、皮肤颜色改变（尤其是脚趾，又称“蓝趾综合征”）、肾功能衰竭、肠缺血和卒中等。微栓塞通常为自发性，但也可因手术或经皮血管腔内操作引起。

三、静脉血管病变

（一）静脉血栓形成

静脉血栓形成多发生于下肢深静脉。血管损伤、血流缓慢、高凝状态是血栓形成的重要致病因素。其中血流缓慢通常发生于内源性或外源性的静脉闭塞、制动、外科术后、心力衰竭或静脉功能不全等情况。静脉血栓的影像学表现为血管腔内充盈缺损。

急性静脉血栓形成的预后取决于血栓的位置、血栓形成的危险因素、抗凝或溶栓治疗，其病情变化情况如下：

1.栓塞

未经治疗的上下肢静脉血栓可脱落引起肺检塞。

2.进展

未经治疗的小腿静脉血栓可向心性进展。

3.溶解

下肢浅表静脉及深静脉的血栓可完全溶解而不累及静脉壁及静脉瓣，但其他部位（如上肢静脉、门静脉、肝静脉、下腔静脉）血栓完全溶解较少见。

4.再通

血栓可部分溶解导致血管再通，再通不完全可导致静脉壁增厚，导致管腔变窄并累及静脉瓣。

5.慢性闭塞

若血栓机化，可出现慢性闭塞，这种情况在上肢静脉及肠系膜静脉较常见，而闭塞长期症状取决于侧支循环的建立与否。

(二)静脉曲张和静脉瘤

静脉曲张是指由静脉循环内压升高导致的静脉迂曲及扩张。静脉曲张可发生于下肢、直肠、肠道、性腺和肾静脉等部位,其并发症主要包括溃疡、出血、血栓形成、疼痛和皮肤外观变形。

静脉瘤少见,可发生于颈内静脉、上腔静脉、门静脉、下腔静脉和腘静脉。不同部位的静脉瘤症状各异,颈部和胸部的静脉瘤通常无症状;腹部静脉动脉瘤可能导致疼痛、出血或血栓形成;下肢静脉瘤症状较为复杂,如出现血栓形成或肺栓塞。

(三)内膜过度增生

血管内膜增生是静脉应对急性损伤或慢性血流动力学变化的反应。临床上常见于静脉旁路移植物和血液透析静脉流出道,内膜过度增生可引起静脉狭窄,内膜增厚几乎完全由平滑肌细胞组成而缺少结缔组织基质。因此,与动脉狭窄相比,这些病变往往更具韧性,更能抵抗球囊扩张治疗。

四、动静脉血管病变

(一)感染

血管壁的细菌感染可由以下几种原因所致:

1.血源性感染

如牙科操作所致的菌血症。

2.感染性栓子

如感染性心内膜炎的脓毒性栓子。

3.直接感染

如静脉注射时未注意无菌操作。

4.邻近组织扩散

如腹膜后脓肿可引起主动脉感染。

动脉和静脉均可发生感染,但静脉感染相对少见。患者通常伴有疼痛、持续性菌血症、发热等。随着感染的进展,血管壁逐渐被破坏,可形成感染性动脉瘤(由于血管壁破坏,故为假性动脉瘤)。感染性动脉瘤往往发生于罕见部位,呈分叶状。若血管本身存在动脉粥样硬化斑块,或早已存在动脉瘤或医源性移植物,则其更容易通过血源播种和直接接触感染。感染性动脉瘤最常是由皮肤、口源性和肠道菌群所引起。超过50%的感染性动脉瘤见于下肢外周动脉,1/3 见于胸主动脉和腹主动脉。

梅毒性主动脉炎是一种由梅毒螺旋体侵入主动脉滋养血管引起的血管感染性病变。升主动脉的滋养血管多于降主动脉,而腹主动脉更少,故而病变更好发于升主动脉及主动脉弓。10%的三期梅毒患者可出现梅毒性主动脉炎并导致营养不良性钙化和动脉瘤样扩张。

血管腔内移植物亦可引起血管感染,常表现为发热、菌血症及疼痛。患者可出现腔内血栓形成、假性动脉瘤、吻合口破裂及主动脉肠瘘,自体静脉移植物感染较少见。此类血管感染较常见的病原体包括皮肤菌群(植入外周移植物)、肠道菌群(植入腹腔移植物)。术中出现的明显败血症,以及移植物与周围软组织融合不良应高度警惕感染。影像学表现包括移植物周围软组织炎性改变、脓肿形成、移植物周围及移植物内积气、吻合处假性动脉瘤(通常多发)和血管腔内充盈缺损等。

(二)肿瘤

血管原发性肿瘤较罕见,其中绝大部分为主动脉、肺动脉、下腔静脉肉瘤。主动脉和肺动脉肿瘤多为内膜肉瘤,常表现为血管腔内较大的肿块,而下腔静脉肿瘤多为平滑肌肉瘤。肿瘤侵犯血管较血管原发性肿瘤更常见,其中静脉(尤其是下腔静脉)比动脉更易受累。肿瘤侵犯血管提示肿瘤恶性可能,易于侵犯血管的肿瘤包括肾细胞癌、肝癌、肾上腺细胞癌、生殖细胞肿瘤、子宫肉瘤和甲状腺癌等。受侵的静脉腔内常有血栓形成,部分可致肺栓塞。

肿瘤的血管造影表现取决于肿瘤体积、血供和血管结构。通常,肿瘤对静脉的压迫或侵犯早于动脉。良恶性肿瘤对邻近组织血管产生多种效应包括:

1.新生血管形成

肿瘤通过释放血管生成因子促进肿瘤新生血管形成,此类新生肿瘤血管壁缺少平滑肌细胞。血管造影表现为大量节段性扩张或缩窄的异常新生血管。其他特征包括肿瘤供血动脉增粗、小动脉增多、瘤内高浓度造影剂聚集(肿瘤染色),增粗血管内造影剂填充(血管湖),偶可见动静脉分流。典型的富血管肿瘤包括肾细胞癌、肝细胞癌、绒毛膜癌、内分泌肿瘤和平滑肌肉瘤。

2.血管移位

良性肿瘤或生长较慢的恶性肿瘤形成占位效应可推压邻近血管,使血管移位。

3.血管侵犯

许多实体肿瘤自身血管增殖较少,但可包裹压迫、浸润或完全阻塞相邻的动静脉,有时难以与炎症性肿块区分。需要注意的是,对于血管化程度较小的肿瘤,血管造影表现可不明显,且造影发现此类病变的敏感性低于 CT 和 MRI。

(三)动静脉交通、血管瘤、血管畸形和动静脉瘘

对血管病变的准确分类对于患者的治疗及预后评估非常重要,但临床上要做到准确区分往往比较困难。

1.血管瘤

血管瘤是一类非获得性疾病,婴儿期血管瘤是最常见的先天性血管瘤,好发于白人女性(高达10%的婴儿)。婴儿血管瘤常在出生时即存在,80%为单发,大多累及皮肤。尽管属于肿瘤,但其进展与增殖大多呈良性,多数患者会在 9 岁前自发退化。患者最常见的症状包括溃疡、压迫和畸形。其组织特异性标记物是葡萄糖转运蛋白 1(GLUT-1)。婴儿血管内皮瘤与血管瘤不同之处在于前者 GLUT-1 呈阴性,类似于组织内的肿块,较大者可伴分流,并可出现血小板减少和出血并发症(Kasabach-Merritt 综合征)。PHACE 综合征(包括后颅窝畸形、血管瘤、动脉畸形、心脏缺损和主动脉狭窄以及眼畸形)和婴儿颜面部血管瘤显著相关。推荐使用普萘洛尔进行治疗,效果好于皮质类固醇类药物。对于较大的肝血管内皮瘤和动静脉分流(出现症状),可采用经导管栓塞治疗。

2.皮肤毛细血管畸形

皮肤毛细血管畸形(亦称鲜红斑痣、葡萄酒样痣)是最常见的血管畸形(占总人群的 0.3%)。病变好发于头、面、颈部,呈零星分布,一般无需介入治疗。含有动静脉成分的毛细血管畸形呈粉红色,可伴较浅的色晕,其与动静脉畸形、Parkes-Weber 综合征(静脉和淋巴管畸形、皮肤病变和肢体肥大)及 Sturge-Weber 综合征(面部皮肤毛细血管畸形、同侧软脑膜血管瘤、癫痫发作和智力障碍)有一定的相关性。

3.动静脉畸形

动静脉畸形是一类非增生性、高流量的先天血管畸形，占血管畸形 36%，常单发。病变可发生于任何部位，下肢占 60%，上肢占 25%，骨盆和臀部共占 12%。病变典型特征是动静脉之间的异常缠结，即动静脉畸形血管巢。动静脉畸形通过募集其他的供血动脉和回流静脉而增大，而非通过自身细胞增殖。较大的动静脉畸形可出现右向左分流，受累肢体肥大和出血。动静脉畸形可触及波动，听诊可闻及血流杂音。动静脉畸形较难以通过手术切除，而分期经导管栓塞或直接穿刺栓塞可较好地控制症状，但极少能实现完全治愈。

4.静脉畸形

静脉畸形占先天性血管畸形的 49%。此类低流量血管病变通常由不同结构的局部异常静脉构成(海绵样或曲张静脉)，其可与正常静脉相分隔或直接沟通。静脉血管球瘤畸形(Glomuvenous 畸形)呈结节状，伴疼痛及表面皮肤过度角化，位置较表浅。静脉畸形最常见的位置是头颈部(40%)和四肢(40%)，其余 20%多位于躯干。较大静脉畸形可致颜面部缺陷，若有血栓形成或累及肌肉可引起疼痛，若病变较浅表，外伤可造成出血。病变触诊较柔软且无搏动，听诊无杂音。静脉畸形常单发，可与克特二氏综合征相关联，此综合征通常影响下肢，其包括静脉畸形、静脉曲张、皮肤毛细血管畸形、肢体肥大和异常深静脉等一系列病变特征。静脉畸形的影像学特点是病灶延迟显影(通常晚于正常静脉显影)，内部血流缓慢。直接穿刺静脉造影可出现静脉间隙内造影剂浓聚，并引流至正常静脉。可采用经皮穿刺无水乙醇或其他硬化剂治疗。

5.淋巴管畸形

淋巴管畸形由淋巴管扩张形成，占血管畸形的 10%，可表现为大囊型(体积 $>2cm^3$)、微囊型或两者并存。当其内部均为淋巴管结构时，病变触之柔软、无搏动。病灶内也可含动脉及静脉结构。病变分布类似于静脉畸形，45%位于头颈部，45%位于四肢，10%位于躯干。病变呈局限性或浸润性分布，可并发点位效应、淋巴水肿和感染等。与静脉畸形类似，病灶会随着患者年龄增长而增大，一般不会自行消退。对有症状患者，治疗方式为经皮穿刺硬化治疗，硬化剂包括博来霉素、强力霉素、乙醇和 OK-432(冻干的化脓性链球菌外毒素)等。

6.动静脉瘘

动静脉瘘(AVF)是指动静脉之间的异常沟通。最常见病因为医源性动脉插管及中心静脉置管。较小的 AVF 可无症状或自行闭合。但 AVF 也可逐渐扩大，并招募更多的供血动脉和引流静脉。AVF 体表可触及明显搏动及震颤，亦可闻及杂音，临床表现可类似于动静脉畸形，可出现左向右分流和疼痛。动脉造影时病变通常表现为特征性的快速分流，病程较长者可出现供血动脉增粗。手术结扎或动脉内栓塞是主要的治疗方法。MRI(包括 MR 血管造影和静脉造影)已被证实成为确定血管畸形性质和范围的极佳成像方式。MRI 可准确显示病灶与深部及浅表结构的关系，以及主要血供。病灶内血流信号特征可用于病灶分类，有助于制订治疗计划。

(四)血管损伤

任何外力直接或间接累及血管，均可能造成血管损伤。尖锐物体、枪击、骨折碎片或某些医疗行为可导致血管穿透伤。其中枪击是通过直接穿透或空化效应牵拉而损伤血管。而血管钝性创伤通常由减速伤、挤压伤或高处坠落所致。骨折或骨关节脱位也可引起钝性损伤。而某些密闭解剖结构发生的出血或水肿，如小腿的胫前区，可导致骨筋膜室综合征。不同创伤引起的血管损伤表现及程度有所差异，因此在评估可疑血管损伤时，掌握血管损伤机制尤为重要。创伤性血管损伤包括血管痉挛、壁间血肿、血栓形成、血管内膜脱落、血管完全撕裂、夹层、动静脉瘘、假性动脉瘤或血肿的压迫等。

第三节　影像导向设备

介入放射学是以影像诊断为基础，在影像设备的导向下，利用介入器械对疾病进行诊断与治疗。目前，介入放射学的影像设备有X线透视、数字减影血管造影、超声、CT和MRI等，每一种影像设备有各自优缺点，因此，如何在不同疾病介入诊疗过程中优选影像导向设备至关重要。以下就这些影像导向设备的特点作一介绍，有关成像原理等请参考其他相关专业书籍。

一、X线透视

X线透视是介入放射学传统、基本的监视导向设备。目前应用的介入器械几乎均可设计成X线下可见，因此X线透视曾在介入放射学领域被广泛应用，它具有实时显像、费用低等的优点，但由于成像层次重叠、密度分辨率低、大部分监视仍需依赖使用造影剂、易受骨髓及软组织等高密度结构的影响等缺点。目前基本被数字减影血管造影取代。

二、数字减影血管造影

数字减影血管造影(DSA)是目前介入放射学应用最广的影像导向设备。它是将影像增强器、电视摄像机的输出信号通过电子束扫描仪转换为数字信号，经过计算机处理后将图像储存或显示。减影有时间减影和能量减影两种，目前多用时间减影，即将未注射造影剂的图像作为蒙片，与注射造影剂的图像相减，最终获得仅有血管的图像，而骨骼和其他固定的影像均被减去。但临床上也采用非减影数字采集，如心脏造影、外周血管团注追踪造影和旋转造影等，有时术者需要有骨性标志对病灶定位，所以不作减影处理。另外，采用数字化后透视能力也得到了显著增强。

与常规造影相比，DSA主要优点在于：

(1)减去了与靶血管重叠的其他影像，克服了常规造影胶片、增感屏和显影过程中的不均匀性，还可调节图像显示的对比度，因此密度分辨率高，可显示非常细微的血管和肿瘤染色，尤适合于脊髓血管造影等情况。

(2)动能多样，如路途不踪功能、最后图像保留功能、图像参考功能、边缘增强功能、各种测量功能、旋转造影和团注追踪造影功能、三维重建功能等均有利于操作和分析，提高了图像的清晰度，减少了曝光剂量。新近的设备综合使用低剂量脉冲透视、智能曝光、图像数字放大、自动滤过调整、自动剂量测量和显示系统等技术可使曝光剂量降低达90%。DSA不足在于易受呼吸、吞咽、肠胃蠕动及心血管搏动等产生伪影的影响。另外，DSA影像增强器环形输入屏最大尺寸有限，限制了视野。

三、超声

超声作为介入放射学影像导向设备，具有实时显像、操作方便、无 X 线损害、价格低廉等优点。常规超声作为穿刺定位导向手段具有独特优势，特别是对于胸、胸腔积液或脓肿，腹部实质性脏器、胸膜病变、乳腺或其他体表病变的穿刺定位，以及实质性脏器的消融治疗具有良好的导向和监视能力。超声导向的缺点是只能在一个平面上观察，对脏器整体观较差；部分器官存在盲区（如肝脏紧贴膈下部位）；对于操作者经验和技术要求高。另外，由于受声学成像特点限制，超声检查易受气体、骨骼及脂肪组织等因素影响。

血管内超声（IYUS）是指无创性的超声技术和有创性的导管技术相结合，使用末端连接有超声探针的特殊导管进行的医学成像技术。首先采用动脉或静脉穿刺将 IVUS 导管引入血管，然后将导管头端的超声探头置于感兴趣区并通过在血管内回拉以获得一系列断层摄影图像。IVUS 可准确、实时显示血管腔、血管壁及其周围组织，目前已成功应用于经颈静脉肝内门体分流术中分流道穿刺、经颈静脉肝活检、Ⅱ型内漏经腔穿刺以及心脏肿块活检等。IVUS 导向的缺点在于有创、操作相对复杂和费用高等。

四、CT 导向设备

CT 是断层影像，能消除组织构成重叠的影响，CT 还具有好的密度分辨率，有利于病变的显示，特别是近年来出现的 CT 透视为介入放射学提供了更便利导向，在不适合超声监视的穿刺操作中得到广泛应用，例如肺内、颅内及腹盆深部病变的经皮活检及治疗。CT 导向的缺点包括空间分辨率较低、具有放射操作及费用高等。

五、MR 导向设备

MR 成像作为一种特殊的影像技术，具有良好的软组织对比度，较高的定向分辨率，可多平面成像，且无辐射损伤。随着开放式 MR 设备和 MR 透视技术的出现，MR 导向在介入放射学中的应用越来越广。目前 MR 导向在介入放射学中的应用主要有：

（1）经皮活检，例如在非轴位入路（如膈下间隔和头颈部）和对某些组织器官（如脑实质、乳腺、前列腺及肌骨等）监视非常有益。

（2）MR 导向间质治疗，如显示某些介入治疗对病变或组织的物理变化及功能改变。

（3）介入性 MR 血管治疗，可同时显示血管腔及周围组织结构，有效安全引导介入器械到达靶区，直接观察治疗效果。MR 导向缺点有需要特别的无磁性介入器械、操作相对复杂、费用高等。

六、图像融合与导航

图像融合是指将多模式影像所采集到的关于同一目标的图像数据经过图像处理和计算机技术等，最大限度提取各自影像中的有利信息，最后综合成高质量的图像，以提高组织器官或病变的空间与密度分辨率，以及获取解剖与功能等多重信息。图像融合与导航技术最初被用于活检和消融治疗，现已扩展至其他血管及非血管介入领域。目前应用于临床的图像融合与导航技术有锥束

CT和电磁导航。例如，将锥束CT扫描仪安装在DSA仪C臂部件上，通过适当软件即可实现CT断层图

像与DSA图像的实时融合，这对于介入诊疗计划的制订、术中导向及监视、操作终点及疗效的评估等非常有益，该技术已成功应用于肝癌化疗栓塞、前列腺动脉栓塞及神经介入等方面。

第二章　器械与材料

第一节　穿刺针

穿刺针按介入操作类型分为血管与非血管穿刺针，前者又分为动脉与静脉穿刺针之分，主要用于建立血管通道，以利于引入导丝、导管或引流管进行治疗；后者分为软组织穿刺针与骨骼穿刺针，主要用于直接穿入肿瘤、囊腔及骨髓腔等用以活检、抽吸、灭能及注药等诊疗操作。

一、血管穿刺针

(一)穿刺针的类型及结构

1.单部件针

单部件穿刺针由针柄(座)、针管和斜面针头构成，针柄处有一凹或特殊标记，指明针尖斜面方向。此类针常用于 Driscoll 提倡的血管前壁穿刺，包括桡动脉、肘动脉、锁骨下静脉和颈内静脉等血管的前壁穿刺。穿刺时示指与拇指持稳针柄(座)，以同皮肤成 30°～45°角轻巧刺向血管，如穿刺动脉，当穿刺针头接近血管前壁时可有波动感，再稍刺进即可见血液由针尾喷出。

2.双部件针

双部件针由针套和针芯两部分组成，针芯又分平钝和尖锐两种，前者如 Riley 穿刺针，其针芯短而平钝，藏于针套之内，后者如传统 Seldinger 穿刺针，针芯与针套共同成一斜面；针套通常由不锈钢或塑料材料制成，使用时手指固定针芯和针套以防止穿刺时针尖缩回针套内，通常穿刺时针穿透血管前、后壁，回退针芯后缓缓回退针套，再次回血时引入导丝及血管鞘。

一般股动脉穿刺可采取前、后壁穿刺，也可采取前壁穿刺，而对于桡、肱及腋动脉穿刺时以前壁穿刺为宜。目前，临床上使用的为改良型 Seldinger 穿刺针，其枕套由柔软塑料材料制成，枕芯为斜面针，针尾部带有储血管，可有效防止穿刺时血液喷射增加接触血液交叉感染概率。

3.三部件套管针

三部件套管针与双部件针类似，只另配一钝头阻塞器，如穿刺活检和粒子植入等使用的定位针，使用三部件套管针时成功穿刺后退出针芯，引入阻塞器以防止针套内血液凝固堵塞针管，并使针稳定深入血管。

(二)穿刺针的规格

穿刺针的粗细以 G 表示，如 18G 和 21G，号码数字越大，管径越细。一般介入放射学采用的薄壁穿刺针。不同手术所使用的各种穿刺针的粗细与长度不同，一般成人股、腋及肱动脉常用 18G 穿刺针，儿童股动脉及成人桡动脉多用 21G 穿刺针，而对于针的长度一般成人血管以 6.5cm 为宜，儿童常用 4cm。广泛应用的血管穿刺针为 18G，可容纳标准直径的 0.035in(1in≈2.54cm)导丝，用于股动脉和股静脉等的穿刺；21G 穿刺针通常作为微穿刺系统的组成部分，该系统还包括一根 0.018in导丝和 4F 同轴扩张器，后者可转换引入 0.035in 导丝，用于桡动脉等较小直径血管的穿刺。

二、经皮穿刺活检针

用于介入放射学中经皮穿刺活检术的穿刺针种类繁多，一般可按照针的直径或规格、针尖形状和取样方法不同而分类。本章中简单分为细针(20～25G)和粗针(14～19G)来分类阐述。

1.细活检针

细活检针一般使用 20～25G 针，也被称为抽吸活检针，如 Chiba 和 Spinal 针，常用于细胞学病理检查。采用细活检针穿刺风险小，可穿过肠道，较少有出血风险，但需多次穿刺以满足活检要求，临床上一般用于颈部和肺部组织活检。

2.粗活检针

粗活检针一般使用 14～19G 针，分为切割活检针和环钻针两类；前者包括主要为外套管开槽型和内部开槽-外部切割外套型两种针型，主要用于获取组织块；后者常用的有 Turner、Franseen、Madayyag 和 Greene 针几种不同针尖类型，多用于骨穿刺活检。采用粗针穿刺时，应避免穿过胃肠道，尽量减少穿刺次数，预防大出血。

第二节　导丝

导丝是当穿刺针进入血管后首先引入血管腔的器械，其主体由不锈钢钢丝构成，用于引导鞘管或导管进入靶血管内，因此也称为导引钢丝，常常有一个直头端和一个 J 形头端。由于制作工艺和涂层材料的不断发展，更便于介入放射医生使用的新型导丝也层出不穷。

一、导丝结构及类型

(一)无涂层导丝

传统无涂层导丝一般外层为医用不锈钢丝螺旋状紧密盘绕组成，利于其向各个方向弯曲而不发生折曲。导丝内部由为导丝提供刚性支撑的主体钢丝和与外周钢丝圈相连的保护钢丝两条长度不同的导丝内芯构成。其中，为导丝提供硬度的导丝内芯较粗，尾端与外周钢丝圈焊接，远端端则被钢丝圈包绕而不延伸至导丝末端，这样可起到提供导丝主体刚性支撑的同时，导丝头端又具有很好的柔韧性。而作为两端均与外周钢丝圈焊接的安全导丝内芯，可有效防止操作时导丝拉长变形，甚至断裂脱落。

使用此类无涂层导丝时，应注意避免导丝过弯、打折引起导丝折断，尤其导丝塑形时更要注意轻柔操作，避免损伤导丝外周螺旋状结构。

(二)涂层导丝

目前广泛应用的涂层导丝是在传统导引钢丝的基础上，导丝外周常被覆一层高分子材料涂层，如聚四氟乙烯 Teflon 涂层，保护导丝的同时降低导丝与导管间的摩擦力。

为进一步增加导丝的抗扭结力和显影性，降低摩擦阻抗力，现用导丝通常由更具有韧性的超弹性合金材料构成导丝内芯，表面被覆亲水性复合物涂层材料，头端使用黄金等更易显影的材料构成导丝头端，以利于导丝头端的示踪。

（三）超硬导丝

对于血管扭曲、操作路径短及患者过度肥胖等原因引起普通导丝支撑力不足，无法顺利引导造影导管、球囊导管或引流管等到达靶部位时，需要选择刚性更强的导丝，以提供更好的支撑力。通常这类导丝又称为加强导丝或重载导丝，此类导丝与传统导引钢丝结构类似，其主体由刚性较强的扁钢丝盘绕而成。常用的超硬导丝为 Amplatz 导丝，其加硬主体与有 2～8cm 的柔软头端逐渐过渡，并且外周涂有 Teflon 涂层，能够较为容易通过转弯处而不损伤血管。

（四）非血管介入导丝

常用于非血管性介入操作的导丝包括 Cope mandrel 细导丝和 Lunderquist 超硬导丝。其中，Cope mandrel 导丝常用于细针穿刺胆道、肾脏等时交换使用，其直径为 0.018in 可顺利通过最细为 21G 的穿刺针，头部为柔软的浅弧状钢丝圈，可有效避免损伤组织。Lunderquist 超硬导丝为 0.038in硬钢丝圈构成，头部无弧度，无法选择性进入某一分支，主要用于术后或纤维性狭窄，需提供有效支撑力时使用，自 Amplatz 超硬导丝出现后已很少使用。

（五）特种导丝

此类导丝一般是根据不同介入操作需要而研制出来的特殊导丝，如 Bentson 导丝、端孔导丝、偏曲导丝、硬度可控导丝、交换导丝和微导丝等。

二、导丝规格及附属配件

（一）导丝尺寸规格

导丝的外径习惯上仍以英寸(inch)为单位。常用的有 0.010in(0.25mm)、0.014in(0.36mm)、0.016in(0.41mm)、0.018in(0.46mm)、0.21in(0.53mm)、0.025in(0.64mm)、0.028in(0.71mm)、0.032m(0.81mm)、0.035in(0.89mm)及 0.038in(0.97mm)数种，后两种尤为常用。导丝的长度有 45cm、130cm、150cm、260cm 及 300cm 等多种，45cm 导丝用于经皮动脉穿刺时交换血管鞘，150cm 导丝常用于配合导管选择性插管，而 260cm 及 300cm 的则为交换导丝。不同粗细的导丝需配合相应穿刺针使用，以防止穿刺针损伤导丝。

三、导丝特性及用途

导丝的特性决定着每种导丝的不同用途，介入放射学操作的不同需要也是导丝不断发展进步的动力。为此，这就需要介入医师熟练掌握各种导丝特性以胜任不同介入诊疗操作。

（一）导丝特性

1.柔软性

绝大多数介入操作均需要导丝能够在不损伤血管或器官的条件下，为介入操作提供手术配合，这要求导丝具有“刚中带柔”的特性。

2.硬韧性

导丝作为导管、引流管等器械的重要“轨道”，需要在复杂多变的血管条件下提供强有力的支撑力，这要求导丝具有“柔中带刚”的特性。

3.可操控性

通常导丝用于选择性插管或超选择性插管时，要求导丝整体具有良好的扭控性，能灵活调整导丝头端朝向以实现引导和导向作用,且导丝头端具有良好的可视性,能够清楚掌握导丝头端位置、角度和朝向,方便介入医师操作。为此,导丝头端常为显影特性较好的金或铂等金属材料。

4.可塑性

导丝头端具可弯曲变形特性,这一特性可增加了导丝使用的灵活性,术者可根据实际使用需要改变头端的形状。为此,导丝头端不设细内芯,而设计了一根成形带/可塑形导丝,通过塑形操作可改变导丝弯曲形状,以利于导丝灵活地通过角度较锐的血管弯曲部位。

(二)导丝附属配件

1.导引子

导丝一般出厂时预塑形为J形头端,不易插入导管尾端或针柄(座)时,可借助于导丝所配备的导引子,先将导丝插入导引子内配合进入导管或穿刺针柄(座)。尤适用于重新塑形后导丝的引入,可有效预防导丝折损。

2.扭控器

应用较长导丝或微导丝时,可持扭控器带动导丝旋转,以利于控制导丝头端转动、进退等超选择操作。扭控器常见于微导管系统中,分为可移动式和固定式,前者如神经介入微导管系统,其扭控器可根据需要调整其位置锁定微导丝。后者如某公司的SP微导管,其扭控器固定于微导丝末端,可与微导管锁定。

(二)导丝用途

1.导入作用

穿刺针建立皮肤与管腔(如血管、胆道、囊腔或脓腔)通道后,需要先经穿刺针引入导丝,退出穿刺针,再沿导丝置入导管或引流管。

2.引导和导向作用

选择性或超选择性插管时,需要先将导丝插至靶部位,然后沿导丝引入导管,以实现靶向性引导造影导管至靶部位。导丝柔软或弧形的头端,可有效避免管壁损伤或管壁附着物(粥样硬化斑块、血栓或癌栓等)脱落。引入导管应配合导丝操作,践行“导丝先行,导管跟进”的原则。

3.支撑和交换作用

导丝可有效为导管推送提供支撑力,即为导管的行进提供“轨道”,但当血管迂曲或预塑形导管无法到达靶部位时,则需要更换支撑力更强的超硬导丝,或者更换交换导丝,经交换导丝退出原导管引入新的导管。

四、导丝塑形及注意事项

通常导丝头端预塑形为浅弧J形,一般可满足选择性插管的需要。但对于较为迂曲、复杂或要求精细操作的颅内、心脏血管操作时,则需要介入医师根据具体情况重新调整导丝头端形状,以利于介入操作。

一般导丝塑形时,塑形操作动作温柔,切忌弯曲过大折损导丝或锐物损伤导丝涂层。

导丝塑形时一般施加压力于软头端A1点和A2点处,沿着原导丝预塑形弧度方向即近端A1点施力,可形成更大弧度B。若塑“S”形(眼镜蛇形)则需于近端A1和背端A2点施力;螺旋形则需在背端A2～近端A1点施力。

更大弧度的导丝或螺旋形导丝头端，更有利于导丝配合导管形状选择性进入血管；"S"形（眼镜蛇形）则适用于逆行静脉或由较粗主干分支血管进入较细分支血管插管操作时，以便"S"形的弓背部提供向前支撑力以实现选择性插管操作。

第三节　导管

导管是主体由塑料制成的薄壁空心管，根据不同用途可被预制成不同形状、结构。

一、导管材料、结构与规格

（一）导管材料及特征

导管的主体一般为塑料材料构成，一般分为以下几种材料：

1.聚氯乙烯（PVC）

其质较软，弹性记忆差且摩擦系数大，故不易预成形，且容易诱发血栓形成。

2.聚乙烯（PE）

最传统的材料，其硬度适中，有较好的弹性记忆力，可预制成各种形状，摩擦系数中等，如用于常规造影导管。

3.聚氨基甲酸酯（PU）

质地较聚乙烯软，弹性记忆力最差，不利于预成形，摩擦系数小，但易诱发血栓形成，使用时需全身肝素化，不宜高温消毒，如穿刺针塑料外套管。

4.聚四氟乙烯

质地硬，弹性记忆力差，摩擦系数低，表面光滑，不易预成形，如猪尾巴导管。

5.聚酸胺

又被称作尼龙，弹性好，具有热塑性，易于成形。

（二）导管结构

导管由导管头端、管身和导管座组成，导管头端柔软且预制成不同形状，导管座为带有标记的塑料座。传统导管管身可由上述材料制成，随后为了增加导管的扭力，管腔内多用极细不锈钢丝编织成网状内衬；为了降低导管摩擦力，导管表面涂有亲水涂层。

导管头端弧的命名为：头端第一个弧度称第 1 弧，依次向导管座序贯记为第 2 弧、第 3 弧等，弧的峰部则称为膝部，两侧导管称为远侧臂和近侧臂。为方便标记，导管头端记作 t 即 tip，第 1 弧的膝部记为 a，第 2 弧的膝部记为 b，第 3 弧的膝部记为 c，第 1 弧的远侧臂为 ta 段，近侧臂为 ab 段（第 2 弧的远侧臂），依次类推。

（三）导管规格

导管规格常以外径粗细表示，用 F（French）或 Fr 计量，3F＝1mm。导管头端端孔直径决定所兼容导丝尺寸，如 5F 导管最大兼容 0.038in（0.97mm）导丝。导管长度一般以厘米（cm）计，常用长度为 65～100cm。导管内注射的最大流量速率以毫升/秒（mL/s）为单位，最大注射压力以磅/平方英寸（psi，1psi≈6.90kPa）为单位。导管一般按尖端形状看起来像的东西命名，如"猪尾"和"眼镜蛇”等，按设计师命名，如 Simmons、Rosch、Sos 和 Binkert 等，或者按预期用途命名，如腹腔、胃左和肝右等。

二、导管类型及特性

（一）导管分类

导管可按照用途分为血管造影导管、特殊导管及引流导管。

1.血管造影导管

通常用于有创性血管内介入诊疗操作程序，如造影、药物灌注或栓塞术，尺寸通常为 2～8F 的端孔导管。一般血管造影导管指直径为 5F 或 4F 的标准造影导管，用于主动脉及大分支的血管造影，以及部分主动脉分支血管的药物灌注或栓塞。VP Chuang 在 20 世纪 80 年代时依造影导管弧度将其分类为：

（1）单弧导管：也称为单弯导管，该种导管仅有一个弧，如 J 形单弯导管（多用途导管），适用于颈部血管、肾动脉及下肢血管等。

（2）反弧导管：该种导管有一个主弧和与之弧度相反的弯弧，如牧羊钩导管、Simmons 导管、Side winder 导管等。适用于与导管主干插入方向相反的血管，如 Simmons 导管在主动脉弓时，主干向外退时导管头进入头臂干或左锁骨下动脉，导管在腹主动脉处主干外退时，进入肠系膜动脉或髂内、外动脉等。

（3）双弧导管：仅指两个弧在同一平面，只是弯度不同而已。如 Cobra 导管、肾动脉导管，Cobra 导管为常用导管，多处血管均可用它来插管。

（4）改良或强化双弧导管：基本与双弧导管一致，仅在角度上弯曲程度有所增大。

（5）肝弧与脾弧导管：这是指 Rosch 的 RH 与 RS 导管。它们的第 1 弧与第 2 弧呈平面上 90°相交角，专用于肝动脉与脾动脉插管。

（6）三弧导管：用 Cobra 导管成袢时，导管呈 3 个弧。

微导管指专门设计在常规造影导管腔内同轴使用的小直径导管，其外径通常为 2～3F，内径为 0.010～0.027in。微导管用于超越常规造影导管进入更远或迂曲的小血管。使用时先将常规造影导管置于血管近端较为牢固的位置，然后通过常规导管，在微导丝配合下将微导管送入靶血管，实现了超选择性插管。采用微导管可实现各种介入操作，如血管造影、取样和栓塞等。高流量微导管可以在比常规导管更低的 PSI 下接受高达 3mL/s 速率的造影剂造影。栓塞治疗时，颗粒性栓塞剂及弹簧圈等尺寸应根据微导管内径进行选择。另外，某些特殊类型的栓塞剂，如 Onyx 胶，对微导管性能有特殊要求，使用前需注意。

导引导管是一种专门设计的薄壁大腔鞘管，且有一定曲度以提供通道方向。用于输送各种介入器械到达靶部位并为其提供支持和保护。导引导管通常依次分为柔软的可视头端，又称为安全段；随后的是相对柔软的同轴部分，又称为柔软段或传输段；再向后为中等硬度的抗折部分，又称为支撑段，而最后相对较硬的部分被称为扭控段或推送段。导引导管结构一般包括：聚乙烯构成的外层，决定导管形状、刚性及与其与血管内膜间的摩擦力；钢丝编织而成的中层，决定导管的抗扭力、顺应性和弹性；被衬聚四氟乙烯构成的内层，以减少导丝、球囊以及支撑架等输送器材与管腔内的摩擦力，兼具抗血栓能力。

2.特殊导管

(1)溶栓导管:该类导管大多为导管灌注段管壁上通过激光切割多个侧孔,药物通过侧孔连续缓慢或脉冲式注入血栓中,从而实现溶栓。目前常用的包括 UniFuse、MicroMewissen 及 Fountains 溶栓导管等。

(2)球囊导管:又称为扩张导管,为带有聚四氟乙烯、聚氯乙烯(PVC)等材料制备成的球囊共同构成,主要用于各种血管或非血管的形成术中。

(3)旋切导管:经皮动脉内粥样硬化斑块旋切术是始于 20 世纪 80 年代中期的一种新型经皮血管成形技术,它所用的旋切旋磨导管可通过导管内高速旋转的电动旋转切削装置,机械性去除外周血管内的粥样斑块,尤其是钙化性斑块,以开通狭窄或闭塞的病变血管。这种技术主要用于球囊成形术不成功者,是球囊成形术的一个补充。

3.引流导管

主要用于非血管介入操作中的经皮引流术,其导管头端形状多为“猪尾巴”或“蘑菇头状”(如 Malecot 导管),通常为 6～32F 多侧孔导管。一般情况用于胆道和肾造瘘导管为 VT 或 Cope 导管。若当预计的引流量超过 100mL 或引流物黏稠则应该选择大管径的导管,例如 12～14F 的 van Sonnenberg 引流导管或 16F 的 Mueller 引流导管。引流导管一般带有蝴蝶贴或其他固定装置以防止导管移位,较缝针固定法更能有效提高患者的舒适度并且降低发生皮肤感染的危险。

(二)导管的特性

1.可塑性

一般导管预先塑形成特定形状,引入体内后能够通过弹性记忆恢复预塑形形状,以利于插入特定靶部位。若弹性记忆较差,导管进入体内不能恢复预定形状,长时间操作或体温等因素致使导管头部变形,不利于进一步插管操作,因此导管需要具有良好的弹性记忆。

2.可视性

导管引入体内后必须能够在 X 线下监视到,尤其是头端的可视性,以便于观察插管操作时导管头端的方向和位置,为此要求导管具有良好的显影特性。

3.可控性

导管可控或扭控特性,是指通过扭转导管尾部时,扭力能够顺利通过导管传导,使导管头端能够做出相应变化,利于选择性插管操作。导管表面光滑,摩擦系数小,利于导管进退,且头端光滑柔软,避免损伤血管壁。

4.生物相容且表面抗凝

导管材料一般为无生物毒性、无抗原特性,且内外壁均有抗凝特性,有效预防导管引发血栓形成。

5.耐高压、耐高流量

为适应导管造影功能,需要导管壁薄且腔大,能耐受高压、高流量注入造影剂实现动脉造影功能;各厂家一般会注明其可耐受最大压力和流速限制,如 4F 的 Radifocus 系列导管压力限制为 750psi,最大流速 10mL/s,而 5F 的 Radifocus 系列导管压力限制为 1000psi,最大流速 21mL/s。使用导管前应仔细阅读其造影压力和流速限制,尤其是球囊导管、微导管等特殊导管。

三、常用导管

导管的选用主要依据具体插管要求，选用适当长度、外径和外形的导管。一般来说，导管设计就是为了方便插管操作，其命名也常以特定血管命名，如肝右、胃左和肠系膜导管等。

（一）猪尾导管

此类多侧孔导管分为造影导管和引流导管；猪尾造影导管主要用于主动脉造影用途，其头端为猪尾状，管壁为多开侧孔，造影剂可通过侧孔注射而出，不易损伤血管；引流导管包括单个猪尾头端和双侧猪尾头端引流管，前者如胆道、脓腔、囊腔、泌尿系统使用的多侧孔引流管，后者如泌尿系统用的双 J 管。

（二）多用途导管

多用途导管根据头端弧度及端、侧孔不同分为 MPA1、MPA2、MPB1 和 MPB2 等类型，此类单弯导管适用于各部位血管和非血管的选择性插管，如颈部、心脏等血管造影和胆道选择性插管等。

（三）Cobra 导管

又称为眼镜蛇导管，由 Judkins 设计，主要用于主动脉弓部以下各血管，如支气管动脉、肾动脉等。有时也采用成袢技术用于肝动脉和脾动脉的插管，该导管依据前端弧度由小至大分为 C1～C3 型导管。

（四）Yashiro 导管

该导管为某公司生产的某亲水涂层导管系列中一种带有三维 U 形尖端导管，使用该导管时可以通过逆时针旋转导管顺利进入腹腔动脉，操作时也可通过逆时针旋转跟进导管，同时可以用于肠系膜动脉、肾动脉等多种内脏血管。

（五）Simmons 导管

该导管主要用于主动脉弓以上血管造影使用，由 Simmons 设计得名。其中 SIM1 型用于狭窄型主动脉；SIM2 型用于中度狭窄型动脉；SIM3 型用于宽阔型主动脉；SIM4 型用于弹开延长型主动脉；使用时主要通过导管成袢后回撤导管进入靶血管内，目前也用于髂动脉和内脏动脉插管中。

（六）Rosch 导管

此类导管是由 Rosch 设计用于内脏血管插管操作。RC1 型用于体型较大患者的腹腔动脉和肠系膜上动脉；RC2 型用于体型较小的患者；R1M 用于肠系膜下动脉；RH 用于肝动脉，也称肝右导管或罗氏肝型导管；RS 用于脾动脉，也称为罗氏脾型导管；RLG 用于胃左动脉，也称为胃左导管；RDP 用于胰背动脉。

四、导管使用方法及注意事项

所有导管使用前均需要预先冲洗，造影导管需要使用肝素盐水进行冲洗，排除管腔内空气的同时要注意仔细检查导管通畅性，导管是否有折损，预塑形是否变形，导管与导管尾座接头是否漏水等。

导管存放通常需要保存在平直位或竖直悬吊位，若发现导管过度折叠引起折损，则不宜使用。

导管塑形或开侧孔时，孔径及位置适当，切忌切口深度超过导管 1/2 直径导致使用时导管折断，引流导管增开侧孔时注意避开导管内置成袢线，如不小心切断则无法实现导管头端成袢。

造影导管在使用前和使用中均需使用肝素等渗盐水进行冲洗。即使导管具有抗凝涂层，仍可能在导管外壁和内壁形成血栓，脱落可造成严重栓塞并发症。采取同轴操作技术时尤为需要注意，如神经介入和超选择插管使用微导管时。

第四节　血管鞘

绝大多数血管内操作均需要使用血管鞘，一般为塑料制成的一种套鞘，血管鞘头端为锥形管状，内配有与其楔面紧密贴合相应粗细的扩张管，血管鞘尾端有侧臂连接管和接头开关（止血阀）。血管鞘在使用时，扩张管卡紧外鞘，经过导丝插入血管，然后退出扩张管与导丝，血管鞘尾端隔膜闭合，建立血管与体外的通道。血管鞘的使用不仅有利于介入操作，还可减少操作中患者的疼痛不适感。

一、血管鞘分类与结构

血管鞘可根据外形分为两大类，一类是在鞘管的近端有一侧臂，连接短连接管，可通过此管可注入肝素液，以防止血管鞘与鞘内的导管之间形成血凝块。其中，D-H 血管鞘较为简单，仅为一个套鞘，此类鞘中有一种为可撕脱鞘，建立血管通道后可通过沿鞘管垂直方向撕脱，如静脉穿刺操作时。

另一类为防漏鞘，它是在鞘尾端的鞘管口有橡胶隔膜，片中间有裂隙，导管可以从此裂隙插入且橡胶隔膜紧贴导管外壁，可有效防止血液外渗。陶氏血管鞘改用可调节圈状橡胶垫替代橡胶隔膜，当旋紧橡胶皮垫盖时，圈孔径缩小，可紧密卡在导管周围，旋松时，圈孔径变大，方便导管活动，同样鞘管连有侧臂连接管和接头开关（止血阀）。

二、血管鞘使用注意事项及配件

血管鞘主要由鞘管和扩张管组合而成，其中扩张管需要与鞘管紧密贴合，以保证插入皮肤或血管壁时能够平滑进入而减少周围组织损伤。血管鞘可有效避免长时间介入诊疗操作过程中引起穿刺部位损伤或血肿形成，尤其是引入球囊导管进行扩张操作后，球囊抽瘪后变得不规则，此时撤球囊导管容易损伤血管，此时血管鞘起到保护作用。

理想的血管鞘应该具有良好的柔顺性和抗折性，表面有亲水涂层，内层衬有降低摩擦力的涂层；导引鞘管的长度可以从 20cm 到超过 100cm，若患者血管较为迂曲，可选用长的血管鞘，以为导管提供有效支撑并保护血管。

接头开关或止血阀连接在血管鞘侧臂连接管末端，可通过它外接注射器或高压注射器连接管等。一般分为单通、三通或串联三通，以便介入诊疗过程中，同时通过其注入造影剂造影、灌注抗凝肝素等渗盐水或测压等操作。

第五节　球囊

球囊导管为外周带有气囊的特殊导管，又称为气囊导管或气球导管，主要用于在影像引导下扩张狭窄病变，如血管、消化道、泌尿道等狭窄或闭塞。在不膨胀的情况下，球囊导管进入靶病变部位，治疗成功后可以回缩球囊以便撤出球囊导管到体外。

一、球囊导管材料与结构

球囊扩张导管的设计同样是依据介入诊疗技术要求研发的，最早是由德国的 Gruentzig 医生使用球囊进行经皮扩张成形术使用，早期球囊都是 PVC 材质制备而成，随后随着高分子材料学和介入技术的发展，聚乙烯（PE）、聚对苯二甲酸乙二醇酯（PET）、尼龙和聚氨酯等也用于球囊材料；目前已采用新型材料聚乙烯对苯二甲酸酯制成了耐高压的超小剖面球囊，囊壁很薄，厚度仅为标准聚乙烯球囊的 1/8，这种球囊导管不仅顺应性低，剖面小，而且球囊柔软，易于弯曲。

球囊扩张导管结构与造影导管相似，整体双腔同轴结构，头端有不同长度和直径的气囊，外腔连接球囊，内腔末端为端孔，可兼容相应的导丝通过。依据其使用特点，球囊扩张导管可分为快速交换球囊、OTW 球囊、固定导丝球囊和灌注球囊。

孔径缩小，可紧密卡在导管周围，旋松时，圈孔径变大，方便导管活动，同样鞘管连有侧臂连接管和接头开关（止血阀）。

二、球囊导管规格

球囊导管的球囊可有不同的长度与直径，可根据病变的长度和管腔直径选用。一般长度应超过狭窄段长度 5～10mm，直径应为正常段管腔的 110％左右。球囊段有 2～3 个金属标记，表示球囊有效段的两端和中点。常用球囊膨胀时可耐受 4～10 个大气压。导管为双腔型，中孔能通过导丝及注入造影剂，侧孔与球囊相通，可注入造影剂将其膨胀。大多数血管成形导管的导管干大小为 5F，球囊直径为 4～8mm；胆道用球囊导管常为 5～6F，球囊直径 6～10mm；食管用球囊导管常为 6F，球囊直径可大至 20mm，贲门失迟缓症扩张所用的球囊直径 32～35mm；而冠状动脉与外周小血管的球囊成形导管一般为 3F，球囊直径仅 2～6mm。

三、球囊特性

（一）顺应性

顺应性是指在每改变一个单位压强时球囊体积的变化值。对绝大多数球囊扩张导管来说，增加压强时球囊长度并不发生变化，体积的变化主要体现在球囊直径的变化上。

按顺应性不同可将球囊导管分为顺应性球囊、非顺应性球囊和半顺应性球囊。其中，顺应性球囊随扩张压力的增加其直径明显增加，因此选择匹配血管大小的球囊以保证血管扩张成形时不会发生破裂。非顺应性球囊随扩张压力的增加其直径变化不明显，具有更高的爆破压，多用于支架置入后扩张支架、较硬病变和支架内再狭窄等病变的预扩张，当使用非顺应性球囊行经皮血管成形术时，扩张力随着膨胀压线性增加。半顺应性球囊的直径随扩张压力的增加趋势介于顺应性和非顺应性球囊之间，多用于病变预扩张。

血管成形术时由球囊引发的血管破裂，其最重要的原因是血管过度扩张。为了防止这种过度扩张的发生，并保证能对病变部位施加最大扩张力，最简单的方法是选择适当直径的非顺应性球囊。

（二）扩张力

球囊扩张力是球囊内流体静力与机械性放射状力之和。球囊膨胀时，随着囊内压力的增加，在囊内的各方向产生放射状力，并逐渐增大。当球囊遇到阻力产生局限性下凹时，此点的放射状力最大，由此产生的力向量随着局限性下凹的加深而加大，反之则小。这种状态犹如在晒衣绳中央的重物，重物垂点越低，产生的向量力的方向越接近垂直，两侧的拉力越大，拉起重物的力也越大。从力学的角度上看，膨胀后的球囊所产生的扩张力与晒衣绳对重物的向上抗力很相似。

（三）圆周应力

球囊扩张时施加于球囊圆周表面的非放射状力称为圆周应力，计算时圆周应力 T 等于压强 P 和球囊直径 D 的乘积：$T=P\times D$。对于特定球囊材料和膨胀压来说，球囊直径越大，其表面受到的圆周应力越大。对大球囊来说，要达到破裂的圆周应力所需要的压强相对较小。因此，最大的球囊却有最小的破裂压强值。目前，临床上用于经皮血管成形术的球囊导管多为可承受 20 个大气压的“高压球囊”，各个厂家在出厂时均标有该种球囊的最大爆破压，介入放射医师使用前仔细阅读相关注意事项，可有效避免球囊使用时发生破裂而损伤血管。

（四）球囊截面积

球囊导管的最大截面积或直径通常用 F 单位计，一般球囊截面积会在使用后发生变化，因此需要选用合适的血管鞘，以便于球囊导管的进入与撤出。随着技术的不断进步，相同膨胀直径的球囊，其截面积有所缩小，而较小的截面积更利于通过狭窄病变处。

（五）可引入特性

球囊的可引入特性是指其循导丝通过弯曲路径到达病变部位而不使导丝移位的特性。球囊导管在使用过程中，需要术者依据具体的解剖结构，依个人的经验技术配合导丝、导引导管引入到达靶部位。若需跨越髂动脉到对侧股动脉或血管迂曲复杂的肾动脉和内脏动脉操作时，对球囊导管的可引入能力提出了更高要求。这就要求球囊导管的设计上需要有足够的柔韧性，一般减小导管和球囊的截面积是主要手段，但这样就不得不付出导管更容易弯折和可推进性减弱的代价。此时就需要选用更合适的导丝以增加球囊导管的可引入特性，理想的导丝需要头部柔软灵活可控并有良好可视性，能够顺利通过复杂狭窄病变部位，利用其较硬的体部引导球囊导管前行引入至靶部位。

（六）抗折性

经皮血管成形术过程中，球囊导管常常需要通过严重迂曲的血管和重度狭窄部位，会导致球囊导管弯折，充盈球囊的造影剂不能通过导管外腔充盈球囊，此时，可再次引入导丝支撑重新调整球囊导管位置来解决。也可以更换合适的血管鞘，如翻山鞘，来增加转弯半径以利于球囊导管通过。

四、特殊球囊导管

新型球囊导管是为了解决血管成形术后再狭窄发生率高，以及再次血管再通术风险增加等而研发出来的新一代球囊导管。此类球囊包括药物灌注球囊、药物涂层球囊和切割球囊等。

(一)药物灌注球囊导管

这种球囊导管主要用于对再狭窄部位进行药物灌注治疗，如灌注溶栓药物、抗血小板药物及抗增生药物。较为常用的有 Walinsky 球囊导管与 Tonnesen 球囊导管，前者为双球囊三腔或四腔导管，后者的球囊壁带有微孔。

(二)切割球囊导管 Simpson

这种导管是一种多腔导管，大小为 6～11F。导管有双腔，头端有一圆柱形金属罩，其头部呈圆锥形，上面装有一伸展的软导丝作为导管的先端。罩的一侧装有一定位球囊，对侧是切割窗，为长条状，长 20mm。罩内装有圆柱形切割刀并由导丝将其与导管尾端的动力装置相连，尾端有两个侧孔，一个用于充盈球囊，另一个用于注射造影剂。金属罩到达粥样斑块后，使切割窗对准斑块，将球囊充盈使之抵住对侧血管壁，这样斑块就会陷入窗内，开动切割刀即可进行斑块切割。另有一可伸缩的柔软贮存仓与金属罩相连，用于存放切除物。切除完毕后导管推出体外，再将贮存仓内的切除物清除掉。切割刀的转速约为 250r/min。随着导管的改进，切割窗的长度与贮存仓的容积逐渐加大。Simpson 切割球囊导管具有切割和球囊扩张双重作用，治疗后的血管内壁很光滑，比单纯球囊血管成形术效果好，其远期疗效也有望优于球囊血管成形术。

第六节　支架

支架“stent”一词源于 19 世纪末英国牙科医生 Charles Stent 发明的一种皮肤移植物的支撑体。1969 年美国学者 Dotter 首先提出了血管内支架的设想，并在透视下将自制的不锈钢密螺纹支架植入犬的周围血管内取得成功。20 世纪 70 年代经皮腔内血管成形术(PTA)蓬勃发展，而由 PTA 引起的内膜剥脱、夹层形成及血管再狭窄使得“stent”再次引起人们的重视。1983 年 Dotter 和 Cragg 分别报道了用镍钛合金丝制成热记忆合金内支架的实验结果，标志着内支架的系统研究进入了一个新纪元。

支架置入术是 20 世纪 80 年代后期开始应用于临床的介入治疗技术。对支架的材料、形态、释放技术的研究不断发展，支架的种类不断增多，广泛应用于治疗多种血管及非血管管腔的狭窄或闭塞。

一、支架的材料与结构

构成支架的材料通常为不锈钢(铁和铬)、镍钛合金(镍和钛)和 Elgiloy 合金(钴、铬、镍和钼)，其中后两者为非铁磁性合金材料，即可以进行磁共振扫描，目前多数支架均为后两者制成。构成支架的合金材料具有热记忆性，即室温下可柔软收纳在释放器内，释放至体内在体温下即可恢复预定形状和大小，并变硬支撑血管。支架自身需要具备足够的支撑力以抵抗弹性回缩力，还要有良好的生物相容性和顺应性血流动力学特征的表面，以适应血管内皮生长，进而利于支架的内皮化。

二、支架分类及特点

支架根据应用部位可分为血管内支架和非血管内支架，后者包括胆道支架、气道支架及消化道支架等;支架根据释放特点分为球囊扩张式支架和自膨式支架;根据结构分为编织焊接支架和激光切割支架;依据表面情况分为裸支架、覆膜支架和可吸收降解支架;其中覆膜支架又分为药物涂层和非药物涂层支架。

(一)球囊扩张式支架

此类支架选用时直径应大于病变邻近正常血管直径的5%~10%为宜,使用时需要通过其内部球囊施加膨胀力释放,待支架完全释放后回撤球囊,其特点是可以有效抵抗来自血管壁的弹性力,但一旦释放后无法自发重新扩张,出现塌陷则需再次引入球囊给予扩张成形。球囊扩张式支架的特点是定位准确、支撑力大,但此类支架较为僵硬,折曲后不容易自行恢复原状,适用于需要准确定位、血管无扭曲、狭窄段远近端管径相差不多的部位。常见的球扩支架包括 Palmaz 支架、Bridge 支架、Formula 支架和 iCast 支架。

2.自膨式支架

从推送器释放后依靠自身的弹性张力或温度记忆特性而膨胀至预制尺寸和形状,缓慢扩张狭窄的管腔,选用时支架直径大于正常血管直径10%~20%为宜。非记忆合金自膨式支架,如 Wallstent 支架、Z-stent 支架,此类支架特点为柔顺性好、释放时容易回纳到释放鞘内,但定位性较差;镍钛记忆合金自膨式支架,如 Smart 支架、Memotherm 支架和 VIABAHN 支架,此类支架特点为柔韧性好、支撑力强,且定位性能好,但有的支架容易前跳,通畅率较非记忆合金好。

3.药物涂层支架

药物洗脱支架是以物理或化学方法在支架金属丝表面喷涂一层缓慢、持久释放的药物膜,涂层基质材料包括无机制剂、生物材料和高分子聚合物等,常用涂层药物为紫杉醇和西罗莫司,此类药物用以抑制内皮细胞增生,当支架释放至局部后,依靠涂层药物缓慢释放抑制内皮细胞增生,保持支架持久的通畅率。药物涂层支架兼备抵抗弹性回缩力和良好生物相容性涂层特点,目前常见药物涂层支架包括 Endeavor 支架和 Zilver PTX 紫杉醇-洗脱外支架等。

支架内狭窄是由于急性血栓沉积和血管内膜过度增生而导致的,常发生于支架内皮化不完全或无内皮化的部位。具体支架植入后再狭窄发生的机制包括以下几个方面:①支架表面血小板过度聚集;②富含血小板血栓形成引起的炎症细胞聚集;③细胞因子及内皮生长因子等刺激,平滑细胞迁移和增生。一般理论上,无论是否放置支架,腔内血管成形术的1年通畅率中颈动脉为90%~95%、髂动脉为80%~95%、股浅动脉为22%~65%。

常见的抗支架再狭窄药物包括西罗莫司、紫杉醇、7-hexanoyltaxol、放线菌素 D、地塞米松和巴马司他等药物。

(1)西罗莫司:西罗莫司为大环内酯类抗生素,为自然界中一种链球菌所产生,其可以特异性结合细胞内 FK 结合蛋白形成复合物,抑制 mTOR 受体,直接降低细胞周期必需蛋白的一组 mRNA 翻译,并间接导致调节细胞周期的蛋白激酶抑制剂 p27 积累,进而将平滑肌细胞终止于细胞周期的 G1 到 S 期过程,抑制平滑肌细胞过度增殖而预防支架再狭窄。

(2)紫杉醇:紫杉醇富含的紫杉酚是一种微管稳定剂,通过特异性结合 P 微管蛋白亚基部分区域,促进微管聚合,进而可干扰细胞分裂及其他依赖微观功能的细胞分裂行为。

(3)7-hexanoyltaxol:7-hexanoyltaxol 是一种紫杉烷的类似物,与紫杉醇有相似特性和代谢方式,其可以通过酯化反应实现药物缓释。

(4)放线菌素 D:放线菌素 D 的三环结构可以和 DNA 的 G-C 碱基对之间结合并形成稳定的复合物,进而抑制 DNA 翻译并导致 DNA 单链断裂。

(5)地塞米松:又名 9a-氟-16CC-甲泼尼龙,是一种糖皮质激素,具有抗炎作用,可以抑制支架周边炎症细胞作用。

(6)巴马司他:巴马司他是一种基质金属蛋白酶抑制剂,可抑制基质金属蛋白酶活性来抑制平滑肌细胞及血管内皮细胞的黏附和迁移。

第七节　栓塞剂

血管内栓塞治疗是介入放射学中常用的治疗手段之一,自 20 世纪 60 年代首次应用以来,越来越多的患者已经从中受益。介入放射学治疗技术中的栓塞术应用范围极广,虽然都是栓塞术,但是技术、设备、方法和并发症都有很大不同,也就是说,同样是栓塞治疗,其没有一个放之四海而皆准的执行方案,需要根据患者疾患的具体情况选择不同栓塞材料和栓塞方法。

栓塞剂的选择主要由两个主要因素决定,一方面是需要永久性还是临时性栓塞,另一方面是实现有效栓塞所需要的血管栓塞水平,但压倒一切的原则始终是所选择的栓塞剂使用安全有效且容易控制。

一、永久机械性栓塞剂

永久机械性栓塞剂栓塞血管的机制主要是损伤血管内膜、促进血栓形成和机械性栓塞血管。其中血管内膜损伤和血栓形成是相互关联的,血管内膜损伤后可使血小板活化并黏附于损伤处,组织因子激发凝血级联反应,同时于损伤部位血管壁源性凝血酶升高,进而促进局部血栓形成。理想的机械性血管栓塞装置应具有以下特点:作用机制简单、输送系统简便、释放前可以精确定位并推送至靶部位、低再通率、不引起显著的血管损伤或炎症反应和具有足够的膨胀性,能够牢固的栓塞于高压和高流量的血管内。

(一)弹簧圈

弹簧圈为永久性中央型栓塞材料,常用的包括不锈钢弹簧圈、铂金微弹簧圈、电解可脱弹簧圈、水解脱弹簧圈和机械解脱弹簧圈等,主要用于动脉瘤、动静脉畸形的血管内栓塞治疗。弹簧圈由各种不透 X 线的金属制作而成,这些金属包括铂、钨、金、钽和不锈钢。不锈钢弹簧圈最初由 Gianturco 等于 1975 年发明,并用于永久性栓塞血管,仅在钢圈近端附有羊毛条,能阻滞血流,促进血栓形成,但仅能够通过 7F Telflon 等导管头端不变细的导管。而后应用的弹簧圈,其全长都附有聚酯纤维线,同时,为了提高钢圈的醒目性,也常添加不透 X 线的金属材料,比如钽、钨、硫酸钡、氧化铋或碳酸铋。

近年来,镍钛合金也被用来作为制作弹簧圈的材料,如封堵动脉导管未闭(PDA)弹簧圈系统,其弹簧圈是由镍钛合金制成,导引鞘则由高密度聚乙烯(HDPE)和金制成,主要用于动脉导管未闭(PDA)的永久性植入修复,适用于经皮封堵小到中等大小未闭的动脉导管,其栓塞最小直径可达 4mm。

在神经介入放射学领域，弹簧圈的发展已被认为是一个里程碑。其中，Guglielmi 等于 1991 年设计的电解可脱弹簧圈(GDC)和 Moret 等于 1992 年设计的机械解脱弹簧圈(MDC)，可以通过微导管和导丝的配合完全进入动脉瘤瘤腔内闭塞动脉瘤，同时又可保持载瘤动脉通畅，使得神经介入医学发展到可控阶段。其后内联式机械解脱弹簧圈(IDC)、水解脱柏金弹簧圈、随时可解脱的镍钛合金弹簧圈及新型可生物降解弹簧圈等的相继出现，为神经介入放射学的飞速发展也起到了重要的推动作用。其中，水解脱弹簧圈目前主要有 TruFill DCS 水解脱弹簧圈、MCS 弹簧圈和水凝胶可膨胀 HES 弹簧圈。TruFill DCS 水解脱弹簧圈是由 92%的铂和 8%钨构成，因其操作简单、效果确实，目前已经广泛应用于临床治疗颅内动脉瘤。MCS 弹簧圈系统也同为铂钨合金线圈并附有聚烯烃弹性体制成的抗解脱丝，具有超柔软性和对瘤体壁的良好顺应性，能够实现动脉瘤的致密性栓塞。水凝胶可膨胀性弹簧圈系统 HES 是在铂钨合金制成的弹簧圈外附有丙烯酸聚合物涂层，能够进入动脉瘤后膨胀填充瘤腔，可以节省弹簧圈数量并降低动脉瘤复发率，目前已经成为临床应用和实验研究的热点。机械解脱弹簧圈因其价格较低，临床上也广泛用于颅内动脉瘤的治疗，主要包括螺旋解脱弹簧圈 DCS 和机械解脱弹簧圈(MDS)。电解脱弹簧圈主要是弹簧圈通过 2mm 长的细不锈钢丝与绝缘的微导丝构成的裸露点连接，可通过特制的解脱器熔解该区域而解脱弹簧圈。主要包括 Nexus、Sapphire NXT 弹簧圈和电解脱弹簧圈。其中 Nexus 线圈的表面被覆聚乳酸生物涂层，较传统的裸铂金弹簧圈更能减少栓塞并发症的发生。Sapphire NXT 弹簧圈则在表面被覆一层无活性聚氯代对二甲苯 Parylene C 膜，也同样用于颅内动脉瘤的栓塞，并证实是安全有效的。Matrix 弹簧圈表面具有聚乙二醇-聚乳酸生物涂层，占弹簧圈总体积的 70%，90 天内可在体内完全吸收。同时，研究证实其能够促进动脉瘤腔内纤维结缔组织增生，进而降低动脉瘤再通。目前对于弹簧圈的研究主要是对其表面涂层材料的改进和研究，使其能够改善弹簧圈的促进血栓形成和血管内皮化进程特性。研究者将负载血管内皮生长因子(VEGF)聚合物涂层的弹簧圈应用于大鼠颈动脉瘤的研究，发现其可以促进血管内凝血的同时又能够诱导血管内皮细胞增殖。Shimozuru T 等将羟基磷灰石和成纤维细胞生长因子(FGF)一同被覆于电解脱弹簧圈上，证实栓塞后可促进猪动脉瘤侧壁愈合。ShimozuruT 等前期有关羟基磷灰石涂层弹簧圈的研究证实羟基磷灰石 Hap 涂层可以促进凝血，提高弹簧圈的栓塞效果。也有研究将转化生长因子 β(TGFβ)涂于弹簧圈表面，证实通过这种方式可以促进血管瘤内皮细胞增殖。

(二)封堵器

封堵器是心脏介入治疗中常用的植入物，临床上广泛用于治疗先天性心脏病，包括房间隔缺损、室间隔缺损和动脉导管未闭，其中动脉导管未闭封堵器为镍钛合金编织而成的蘑菇状装置，并附有生物膜，而房间隔缺损和室间隔缺损封堵器则是由镍钛合金编织而成的自膨胀性双盘结构。同样，作为一种永久性的血管栓塞材料，临床上封堵器也常用于其他疾病的治疗中，常用的封堵器包括 Amplatzer 血管封堵器、Cardioseal 封堵器和国产的先建封堵器。

目前封堵器主要用于肺动静脉瘘的栓塞治疗中，也被应用于支气管胸膜瘘的治疗中，通过定位支气管瘘口后释放封堵器可安全有效的封堵瘘口。此外，封堵器也可用于主动脉动脉瘤、主动脉假性动脉瘤及创伤性动静脉瘘的治疗，并可联合裸支架应用治疗主动脉夹层。

(三)可脱性球囊

可脱性球囊最初是在 1974 年由 Serbinenko 提出用于颅内动静脉畸形的一种栓塞材料。随后

1976 年 Debrun 对球囊解脱技术进行改进，使用同轴导管技术进行球囊释放。近年来，微导管可脱性球囊的出现，使其应用也更加广泛，临床上可用于颈内动脉海绵窦瘘、颅内动脉瘤、颈动脉巨大动脉瘤和椎动静脉瘘等的栓塞治疗，也用于肝内动静脉瘘等外周动静脉畸形的栓塞治疗。

二、永久性颗粒栓塞剂

永久性颗粒栓塞剂可根据其物理和生物学特性进行分类，临床上应用时主要依据以下两点进行选择：首先是依据所要栓塞血管的直径大小、血流量和血管类型（动脉还是静脉）；其次是依据所要栓塞血管的水平，是栓塞主干还是栓塞末梢。永久性颗粒栓塞剂栓塞血管后再通的原因主要是因为栓塞材料被冲走移位、破碎变形和血管新生。

永久性颗粒栓塞剂包括常规永久性颗粒栓塞剂和新型颗粒栓塞剂，其中，常规永久性颗粒栓塞剂包括聚乙烯醇（PVA）、Embosphere 微球和 Embozene 微球等。新型颗粒栓塞剂包括生物活性颗粒、药物洗脱微球和放射性微球等。

（一）聚乙烯醇颗粒或微球

1.聚乙烯醇颗粒

非球形 PVA 颗粒的大小不均、表面形状不规则，是由聚醋酸乙烯酯部分或完全羟基化醇解而形成的，并于 1971 年首次用于血管的栓塞，其后广泛应用于肿瘤、出血性疾病和部分良性疾病的血管内栓塞治疗。具有以下缺点：首先，应用时不能够完全堵塞闭塞血管，其栓塞作用主要是通过颗粒间隙内血栓形成完成；其次，非球形 PVA 颗粒栓塞后能够引起血管周围中度炎性改变并在数月或数年时间内出现血管再通，其中主要原因包括 PVA 颗粒被冲刷至血管远端、颗粒破碎、突破血管内膜而嵌入血管壁内和所形成的血栓被吸收等。再次，由于 PVA 颗粒形状不规则，使用时较小颗粒或碎片可能形成异位栓塞（如子宫动脉栓塞时可异位栓塞卵巢动脉）。最后，非球形 PVA 颗粒在使用时可在导管内形成团聚，进而阻塞导管或因较大团聚颗粒栓塞主干而引起对栓塞终点的错误判断。

2.聚乙烯醇微球

临床上应用的 PVA 微球主要包括 Boston 公司生产的 ContourSE 微球和 Biocompatibles 公司生产的 BeadBlock 微球。研究发现 PVA 微球栓塞效果要优于 PVA 颗粒。但由于 PVA 微球因其栓塞后可发生变形、破碎等形态学变化，PVA 微球在临床上应用并没有预期效果好，因此，临床上已经逐步为其他微球所取代。

（1）Embosphere 微球：Embosphere 微球是美国食品药品管理局（FDA）批准的一类不可降解的亲水性颗粒，是由三丙烯明胶组成的微球，由法国 Biosphere Medical 公司生产。Embosphere 微球的特点包括：①首个也是目前唯一经过美国 FDA 批准治疗子宫肌瘤的药物；②微球具有亲水性表层，可有效预防在导管腔内聚集；③有 6 种尺寸可选，能够在栓塞靶血管同时保留其他主要供血动脉开放；④能在栓塞过程中和栓塞术后保持微球的形状不变；Embosphere 微球最早用于子宫肌瘤的栓塞，证实其具有良好生物相容性、精确标定特性、混悬液稳定性和微球结构稳定性。

（2）Embozene 微球：Embozene 微球是由 CeloNova 生物科技公司生产，主要结构是水凝胶内芯和 Polyzene-F 聚合物外层。是迄今首个经美国 FDA 批准上市的着色微球，使用过程中可以通过不同颜色区别，可增加使用过程中的安全性，有效避免栓塞剂污染等。Embozene 微球外层的

Polyzene-F 聚合物具有抗菌消炎作用；目前 Embozene 微球可选择规格多，包括目前上市的 40μm、100μm、250μm、400μm、500μm、700μm 和 900μm 的彩色微球和即将上市的 75μm、1100μm、1300μm 微球。

（二）药物洗脱微球

药物洗脱技术常用于药物洗脱支架和球囊等的制备中，该技术是通过在支架或球囊表面被覆含有药物的聚合物涂层，当支架或球囊置入病变部分后，负载在涂层上面的药物可通过洗脱方式有控制性地释放至病变局部而发挥其生物学效应。药物洗脱支架或球囊表面涂层负载的抗血管内皮细胞增殖药物可以有效预防支架内再狭窄的发生。

随着生物制剂和高分子材料学的不断进步，新型的微球材料和负载药物层出不穷，载药微球的研究也是国内外的热点之一。目前在中国市场可获得的载药微球有 DC Bead、HepaSpheres 微球和 CalliSpheres 微球，已广泛用于肝癌等实体瘤的介入治疗。药物洗脱微球可加载更大剂量化疗药物并具有持续释放药物的优点，经导管动脉内给药后能够提高病灶局部药物浓度、较低全身药物浓度，更大程度发挥经导管治疗中化疗的作用。微球一般是由聚乙烯醇（PVA）为基础，通过离子交换作用吸附结合药物喜树碱类衍生化疗药（如 10-羟喜树碱 HCPT、伊立替康 CPT11 和拓扑替康 TPT 等）或者蒽环类化疗药（如多柔比星 DOX、表柔比星 ADM 等），微球具有阴离子型硫酸基团的网状结构，能够通过库仑力高效吸附阳离子药物，因此其药物负载率极高，每毫升微球可最多负载 40mg 多柔比星（载药率 99%）或 50mg 伊立替康（载药率 96%）。影响药物洗脱微球递药能力的因素包括血管壁和静脉、淋巴管和间质组织等扩散环境，以及栓塞后引起的异物炎性反应，而这些炎性反应可以形成一个屏障，阻碍药物的释放和扩散。

（三）放射性微球

放射性栓塞术是一种通过肝动脉注入栓塞材料负载放射性粒子的栓塞治疗技术，也被认为是放射性疗法和栓塞术结合的产物。

目前可用于原发性和转移性肝癌治疗的放射性微球主要包括 TheraSphere 玻璃微球和 SIR-spheres 树脂微球。两种放射性微球的共同点是均包含有钇-90，而钇-90 作为一种理想的经肝动脉注射的放射性核素，仅可发射 β 粒子（其平均组织穿透性为 10mm），其半衰期为 64 小时，在栓塞后 10 天左右即可失去活性，可由 90Sr-90Y 发生器制备得到。

TheraSphere 玻璃微球由玻璃微球包裹钇-90 构成，粒径为（25±10）μm，其半衰期为 64.2 小时，平均组织穿透深度为 2.5mm，最大穿透距离为 11mm。肝脏暴露于其放射强度（5000～10000cGy）下是可行和可耐受的，并且在施用放射性微球前通过放射增敏剂或血管活性剂（提高肝脏内血流灌注和再分配）可以起到协同作用。

SIR-spheres 树脂微球由具有生物相容性的树脂微球和钇-90 构成，粒径为 29～35pm，因为其活性比 TheraSphere 玻璃微球低得多，因此要达到同样放射剂量，往往需要使用大的剂量。自 2002 年经获得美国 FDA 批准后，一直用于结直肠癌肝转移患者的治疗，可单用也可与其他化疗药物联用。

理论上，放射性的钇-90 微球治疗肿瘤特点包括：①含有放射性钇-90 微球经肝动脉栓塞至肿瘤区，可以实现在肿瘤局部发挥较高强度放射性治疗的同时栓塞肿瘤血管的协同治疗作用；②姑息性的放射性钇-90 微球治疗肿瘤可延长患者生存期；③钇-90 放射性微球可以使某些患者肿瘤缩小，进而获得手术切除或肝移植机会；但在临床使用过程中，其存在一些不足，包括：①价格昂贵；②半衰期短且需要特定的制备、运输和储存条件；③因涉及内放射治疗，因此需要有经验的专业团队进行患者选择和治疗方案的严格确定，一般认为 120～150Gy 的总剂量是最佳选择，因为正常肺组织耐受的最大辐射剂量为 30Gy；④使用放射性钇微球前，应该明确肿瘤有无肝外供血动脉的存在，如胃十二指肠动脉、胃左动脉或膈下动脉等，若存在则必须先栓塞这些肝外供血动脉再使用放射性钇-90 微球。

（四）其他永久性栓塞微球

四氧化三铁微球或称磁性微球，是通过化学方法将具有磁性的四氧化三铁粒子同有机高分子材料结合构成的一类具有磁性特征的复合型微球。其高分子外壳常用的材料包括壳聚糖、葡聚糖、二氧化硅、聚丙烯酸、聚苯乙烯等，这些高分子外壳材料可使磁性微球表面形成多种基团，如羟基、羧基、醛基和氨基等亲水性基团，可连接多肽、蛋白、抗原抗体、酶、DNA 和 RNA 等生物活性物质。作为一种生物相容性良好的磁性微球，其可以作为抗肿瘤药物的载体，通过其磁性特点借助外加磁场的作用，将抗肿瘤药物靶向性递送至肿瘤部位，并且通过其独特的高分子外壳实现抗肿瘤药物的定位释放。

三、临时性栓塞剂

临时性栓塞剂栓塞血管的机制同永久性栓塞材料，主要通过机械性阻塞作用和诱发血栓形成等机制栓塞血管，但其是在不必要或不希望永久性阻塞血管的情况下暂时性闭塞血管，尽管这些暂时性闭塞血管的材料可以被吸收，但其对血管内皮造成的影响是不可逆的。

需要采取临时性栓塞的情况包括：①术前预防性栓塞，某些富血供肿瘤和异位妊娠等术前通过临时性栓塞可预防术中大出血等严重并发症发生；②高流量性阴茎异常勃起的治疗；③创伤性出血，如消化道出血等只需要暂时性栓塞即可，但必须要栓塞及时。临时性栓塞材料包括目前临床常用的明胶海绵、微纤维胶原和可降解淀粉微球，以及目前较少用或处于研究阶段的一些临时性栓塞材料，如自体血凝块、明胶微球、白蛋白微球、壳聚糖微球和丝素蛋白微球等。

（一）明胶海绵

明胶海绵是利用纯化的猪皮明胶（使用过程中注意患者是否对猪胶原蛋白产品过敏）经打泡、固化、干燥灭菌等工艺制备而成，不溶于水，但可在体内降解，完全降解时间为 14～90 天。医用的明胶海绵常作口腔科和外科止血用途。

明胶海绵作为介入放射学中常用的临时性栓塞材料，其可被制成三种形式使用，即明胶海绵浆、明胶海绵条和明胶海绵颗粒或粉。目前商品明胶海绵包括进口的 Gelfoam 和 Surgifoam，国产的明胶海绵颗粒栓塞剂。

1.明胶海绵浆

明胶海绵浆是由明胶海绵和造影剂/生理盐水混合而成，其可以很容易通过导管使用并可显影。其栓塞机制主要是通过机械性闭塞血管，诱导血栓和血管壁炎症次之，其可在栓塞后 2 天到几周内降解。明胶海绵浆的制备是通过两个由三通连接的 10mL 注射器将 1mm 左右的明胶海绵颗粒与造影剂/生理盐水反复混合而成，其内包含一定量的空气。若欲延长再通时间，可以在其中混合一定量的纤溶酶抑制剂，如 6-氨基己酸。

明胶海绵浆主要作为中期栓塞剂，用于栓塞相对近端血管，如消化性溃疡出血时经十二指肠动脉的超选择性栓塞。其也常用于创伤性出血、消化道出血、术前预防性栓塞和产后出血的治疗，尤其适用于肺穿刺活检术封闭穿刺道，可有效降低气胸的发生概率。

明胶海绵浆使用过程中的缺点包括：

(1)需要实时密切监视以预防发生反流引起异位性栓塞。

(2)完全止血前需要预停止栓塞，以避免反流和异位栓塞。

因此在使用过程中应该注意，导管中的栓塞剂要在透视下使用生理盐水充分冲洗，直到无明胶海绵浆残存于导管。一旦发生反流，则即可回抽血液，再冲导管。

2.明胶海绵条

明胶海绵条是由包装成无菌的明胶海绵片剪切制成，在早期多由介入放射科医生在导管手术室的操作台上完成，其一般被剪切成0.5～2mm大小的颗粒，主要用于控制出血和栓塞较大的近端血管，其降解时间为4～6周。随着新的明胶海绵商品的出现，目前已经较少使用，临床上主要是用于治疗产后大出血、消化道出血和骨盆外伤造成的大出血等，可以用于封闭穿刺活检的穿刺道。

3.明胶海绵颗粒

明胶海绵颗粒或明胶海绵粉的粒径各不相同，目前国产的明胶海绵颗粒栓塞剂规格包括150～350μm、350～560μm、560～710μm、710～1000μm、1000～1400μm和1400～2000μm，其尺寸范围较广，介入放射科医生可以依据需要进行不同选择，目前已经在国内完全取代了传统的手工剪切的明胶海绵条。进口的明胶海绵粉的粒径为40～60μm，使用过程中可形成团聚进而可栓塞100～500μm的小动脉或毛细血管级的末梢血管，其降解期一般为2～4周。明胶海绵粉主要用于肿瘤的栓塞治疗，不宜用于胃肠道出血的栓塞治疗(因为消化道大出血患者需要栓塞近端血管，末梢栓塞无效或因其栓塞可导致周围血管和毛细血管床阻塞引起肠道坏死)和存在高流量的动静脉瘘患者，也有将其用于食管胃底静脉曲张的栓塞治疗中。在常规的肝经导管动脉栓塞化疗(TACE)中，明胶海绵主要被追加使用在碘油和多柔比星混悬液之后，以栓塞肿瘤血管。近年来，明胶海绵也常同抗肿瘤药物混合使用，明胶海绵作为一种载体，其独特的多孔三维结构吸收药物后可有效减少血液对药物的冲刷作用，进而提高抗肿瘤药物的局部作用，同时，明胶海绵也因其特殊的结构，可以负载多种抗肿瘤活性药物，也逐渐用于临床和实验研究中。

(二)海藻酸钠微球

海藻酸钠微球(KMG)是从天然植物褐藻中提取的甘露糖和古罗糖混合组成的多糖钠盐，生物相容性较好，能够有效栓塞血管。其可在栓塞3～6个月后以分子脱链的形式分解为无毒降解产物并随尿排除，因此可被认为是一种中长期临时性栓塞剂。临床上主要应用于肝癌、肺癌、妇科肿瘤和良性病变的治疗中。

(三)可降解淀粉微球

可降解淀粉微球(DSM)是一种淀粉衍生物，由自身的羟基与交联剂发生交联反应而成球状。自19世纪70年代开始作为一种可降解的介入栓塞材料，可降解淀粉微球DSM已经被证实其可生物降解、具有良好生物相容性且原料来源广，亦可作为药物载体。可降解淀粉微球DSM的商品化制剂包括：Spherex ©和EmboCept © S。S pherex ©的粒径为20～70μm，在体内可由淀粉酶降解，其降解半衰期为30～60分钟，主要用于临时性栓塞血管。

(四)微纤维胶原

微纤维胶原是一种纯化牛皮胶原,其可以通过胶原蛋白诱发血小板聚集,并促进其他凝血因子产生纤维蛋白丝,是一种主动型局部止血剂。微纤维胶原商品化产品艾微停是由美国 BARD 公司生产,其依据不同用途被制成粉剂、腔镜专用型、网片型和注射专用型 4 种剂型,其完全降解时间长达 84 天,其重要特点是目前唯一对肝素化患者有效的止血剂和对血小板计数轻度减少患者有效的制剂,能够有效控制动脉性出血。虽然目前尚未有其用于介入治疗的相关报道,但其独特的止血特点或许可以为介入放射医生提供一种新的选择。

(五)其他临时性栓塞材料

自体血凝块是最早使用的临时性栓塞材料之一,其降解期为 6～24 小时,可作为一种短效栓塞材料进行临时栓塞,其也被用于肝癌患者的栓塞治疗中,但目前已经极少使用。白蛋白微球的概念是 Pasqualini 等于 1969 年提出并且首次制备的,其通常由人或动物的血清白蛋白制备而来,具有良好的生物相容性,且可进行放射性标记,常被用作药物载体使用或功能显像剂。明胶微球是 Yashiro 等于 1983 年率先报道的,其为戊二醛交联构成,在对犬肾脏的栓塞实验中证实了其生物安全性。随后,Tabata 等首次将明胶微球作为药物载体应用,同样证实了其具有良好的生物相容性,且可作为抗肿瘤药物的有效载体。壳聚糖最早是由 Machida 等率先用作药物载体并证实其是一种可降解的生物相容性良好的药物载体。丝素蛋白微球是由蚕丝中提取的一种纤维蛋白构成,其可作为一种优秀的药物缓释递送系统,已成为目前医学制剂领域的研究热点,因其目前仍处于研究阶段,此处不作过多赘述。

四、液体栓塞剂

液体栓塞材料与上述的所有栓塞剂不同,其具有流动性,可以以液体形式经导管注射至靶部位并形成牢固的永久性栓塞,同时液体栓塞剂(硬化剂)可栓塞至血管末梢或超越毛细管水平至静脉循环,如组织消融性栓塞硬化剂的治疗原理即是通过超越毛细血管水平破坏肿瘤组织、静脉或血管畸形。液态栓塞剂的使用更具有挑战性,因为其一旦经导管流出就无法控制且多不具有自显影特性。液体栓塞剂可以依据其特性分为黏附性液体栓塞剂、非黏附性液体栓塞剂和其他液体栓塞剂/硬化剂三类。常见的液体栓塞剂包括:胶水类的 N-氰基丙烯酸正丁酯(NBCA)、弹性聚合物类的乙烯-乙烯醇/二甲基亚砜(Onyx 胶)、碘化油和硬化剂类的无水乙醇、聚桂醇泡沫硬化剂和十四烷基硫酸钠等。

(一)黏附性液体栓塞剂

黏附性液体栓塞剂中的 Trufilln-BCA 液体栓子系统最具有代表性,由 IgN-氰基丙烯酸正丁酯(NBCA)、10mL 碘油和 1g 钽粉组成,其中起到关键栓塞作用的是 NBCA,碘油起到溶剂作用,而钽粉用于显影。作为核心成分的 NBCA 可在葡萄糖和碘油中以液态形式稳定存在,而一旦接触到血液或盐水中的离子即可发生瞬间凝固,其特性类似为一种“强力胶”。美国 FDA 批准 Trufilln-BCA 液体栓子系统主要用于脑动静脉畸形的栓塞治疗,但临床中也常被用于栓塞治疗各种血管畸形、胸导管消融术所致的乳糜胸、创伤出血或胃底静脉曲张所致上消化道出血等,也有报道将其与封堵器联合使用治疗高流量的创伤性肝动静脉瘘的治疗。

Trufilln-BCA 液体栓子系统在应用中的缺点主要是使用较为繁琐复杂,使用过程中应注意六个不要，即不要使用聚碳酸酯类注射器或三通、不要在没有透视的情况下注射、不要使用盐水冲导管、不要使用没有混合碘油的情况下使用、若没有使用5%葡萄糖注射液彻底冲洗导管则不要注射该产品和若发现注射有阻力，不要持续推注注射器内的产品。值得注意的是，若是在除脑动脉畸形治疗外使用时，应该混入更多碘油，以减慢其聚合时间，通常在外周血管使用时NBCA混合物中应含碘油75%～80%为佳，同时注意应用球囊导管等血流控制装置减慢血流，并注意血流方向。

（二）非黏附性液体栓塞剂

非黏附性液体栓塞剂多由具有弹性的非水溶性高分子聚合物制备成，当其与水溶液接触时发生由液态形式向固态形式的转变而形成永久性栓塞。此类栓塞剂最具有代表性的是溶于二甲基亚砜中的乙烯-乙烯醇聚合物Onyx胶，其商品化产品名称为Onyx液体栓塞系统。Onyx液体栓塞系统主要有3种黏度剂型，即Onyx18、Onyx34和OnyxHD500，其中Onyx18含有6%的乙烯-乙烯醇非黏性弹性聚合物（EVOH），Onyx34含有8%，也就是说Onyx34更为黏稠，而Onyx18可以栓塞更为远端。OnyxHD500主要是用于宽颈的动脉瘤的栓塞治疗，国外需要经过伦理委员会批准方可使用。

Onyx液体栓塞系统栓使用过程中，有机溶剂二甲基亚砜（DMSO）被血液稀释后，EVOH共聚物和悬浮其中的钽粉形成海绵状的原位性沉淀，进而连续成栓子栓塞血管，其凝固是由外至内，由远及近，可在5分钟内形成最终凝固状态。与NBCA不同，Onyx胶仅产生机械性栓塞作用而不黏附血管。Onyx胶的黏度相当于含有75%碘油的NBCA胶，栓塞后在血管中的分布并不均匀，且在不黏附血管壁的同时保持血管内皮的高渗透性，与NBCA胶相比具有更轻微的致炎作用。

Onyx液体栓塞系统主要单独用于脑动静脉畸形和脑或内脏动脉瘤的栓塞治疗，也可与弹簧圈联合使用治疗复杂性脑动脉瘤，与球囊联合使用以增强使用Onyx胶的安全性，联合伽马刀治疗脑动静脉畸形（AVM）可有效降低出血风险。同时，近年来Onyx胶也广泛用于其他疾病的治疗中，包括急性胃肠道出血的栓塞治疗、医源性冠状动脉出血和经颅穿刺栓塞硬脑膜动静脉瘘等。

Onyx胶作为一种液态栓塞材料，其缺点也正是其本身特性决定的，Onyx胶与NBCA这类黏附性液体栓塞剂不同，其凝固需要一定时间，若使用不当可造成微导管黏附于其中，严重时需要外科手术取出，此时的解决办法就是缓慢牵引微导管直至其脱离黏附，切忌生硬操作。同时，因为Onyx胶含有二甲基亚砜（DMSO）这种有毒物质，使用过程中虽然不像酮症酸中毒那样的强气味，但也有一定的刺激性味道，而且二甲基亚砜有导致血管反应性痉挛和血管内皮坏死的风险，也有报道可引起患者发生重度脑水肿和急性呼吸窘迫综合征（ARDS）等严重并发症。因此，使用过程中二甲基亚砜（DMSO）的最大剂量不得超过200mg/kg，也就是说Onyx胶的最大使用量不能超过1mL/4.5kg。

总之，Onyx胶作为一种液态栓塞材料，其在使用过程中需要注意：①总量不能超过1mL/4.5kg；②微导管尽量超选，末梢性栓塞选择Onyx18，近端栓塞选择Onyx34，OnyxHD500的使用必须由有经验医师进行，同时可以配合球囊使用以控制血流，防止反流，Onyx的容许反流距离是1cm以内；③注入Onyx后注意其凝固时间，需等待2～25分钟；④注射速度均匀并且缓慢（速率不超过0.1mL/min为宜），以防止反流和预防血管反应性痉挛；⑤尽量保持导管头端与血管平行，以利用发生微导管粘连时比较容易脱出；⑥栓塞完成时，宜将微导管停留数分钟，以便Onyx胶凝固，预防发生移位造成异位栓塞；⑦由于Onyx液体栓塞系统中DMSO有一定气味且刺激血管引发痉挛性疼痛。同时,用于其显影的钽粉会使得栓塞后的 Onyx 成黑色,在用于皮下血管栓塞时,会形成黑色条纹,这些均需要告知患者。

(三)其他液体栓塞剂、硬化剂

1.碘油

碘油作为一种应用最广和时间最长的液体栓塞材料,其可同抗肿瘤药物混合成乳悬液,可以被认为是一种载体型液体栓塞剂。碘油有机结合了一定含量碘的罂粟籽油,其商品化产品包括进口的美国碘油和法国超液态碘油以及国产的碘油。

碘油最早是被用于诊断试剂使用,1979 年 Nakakuma 等发现经肝动脉注入碘油后可较长时间滞留于肝癌组织内,将碘油用作小肝癌的诊断方法。随后 Konno 等首次将碘油作为抗肿瘤药物载体用于肝癌的栓塞治疗,证实碘油可以有效提高肿瘤组织内的抗肿瘤药物浓度。碘油历经三十余年的临床应用,目前仍被用于肝癌的经肝动脉化疗栓塞术当中。

2.聚桂醇

聚桂醇又称乙氧硬化醇和聚多卡醇,其作为一种泡沫型硬化剂,广泛应用于静脉曲张、血管畸形、血管瘤和非寄生虫性肝囊肿等的硬化治疗中,也同球囊联合使用治疗食管胃底静脉曲张。

3.无水乙醇

无水乙醇作为一种常用的液态性栓塞剂、硬化剂,其最早于 20 世纪 80 年代开始用于肾囊肿等的硬化治疗,随后 Kaminou 等将其引入肝癌的化学消融当中。无水乙醇的硬化和化学消融作用的原理包括:

(1)刺激血管,引起血管痉挛.

(2)通过脱水作用使蛋白质变性进而导致细胞坏死

(3)通过直接细胞毒性作用损伤任何与其接触的组织,并可通过血管壁扩散至周围间隙内发挥作用。

(4)注入血管内引起血管内皮损伤,进而诱发血栓形成,最终纤维化。

(5)可引起神经炎和神经元变性;无水乙醇使用的最高剂量为 0.5～1mL/kg,过高剂量可导致酒精中毒、溶血、高血压和肺动脉高压。无水乙醇可单独用于神经阻滞,如腹腔丛和三叉神经阻滞、肝肾囊肿的抽吸硬化术、无水乙醇消融术(PEI)、精索静脉曲张硬化术、肾细胞癌、肾上腺皮质腺、甲状腺疾病的治疗(包括甲状腺癌引起的复发性颈部淋巴结病变、甲状腺囊性结节和甲状旁腺瘤等)和各种血管畸形治疗,也可与碘油混合治疗高流量血管畸形和经肝动脉注入治疗肝癌。

4.十四烷基硫酸钠

十四烷基硫酸钠是一种阴离子型表面活性剂,其同样可作为一种液态性栓塞材料用于较表浅血管畸形的硬化治疗。商品化的十四烷基硫酸钠包括 Sotradecol、FibroVein、Trombovar 和 Thrombojectc。其硬化作用机制包括血管内注射后诱发血管内膜炎症和血栓形成,并溶解血管内皮细胞的细胞膜,随后形成纤维组织致血管部分或完全闭塞,这种硬化作用可以是永久性的,也可以是暂时性的,同时其泡沫型制剂可增强血管硬化效果,硬化范围可达 20cm。一般情况下,静脉曲张患者使用浓度为 0.1%～3.0%,浓度选择取决于静脉曲张静脉的大小;而精索静脉曲张、外周静脉畸形和盆腔淤血综合征患者多采用浓度为 2%～3%的泡沫型制剂。

(四)其他类型栓塞材料

栓塞通常是指上述不同物质类型诱发的血管机械性闭塞或化学性硬化，而这里所指的其他类型栓塞则包括激光和射频等治疗方法。之所以称这些为其他类型的栓塞材料，是因为近年来腔内激光闭合技术(EVLT)和导管射频消融术等的广泛应用，使得激光、微波和射频这类热消融方法可以被认为是一种栓塞材料，临床以广泛用于血管的栓塞和闭塞治疗当中。

1.激光

激光是受激辐射光的缩写，其可通过光能量加热组织，而且不同组织吸收不同波长的光，如血液的光吸收范围是810～1064nm，静脉内皮细胞在1320nm左右。因此，栓塞血管所用的激光波长通常为810～980nm，而Nd/YAG固态激光器的激光发射波长在1064nm和1320nm，也可用于闭塞血管。激光的特性包括单色、光子高度一致、高度平行定向和高度集中，这些特性使其可以将能量靶向性集中于很小的组织结构，并发挥局部加热作用。同时，激光可通过200～400μm的光导纤维向靶区传送，因此可以顺利通过常用的血管鞘和导管(通常为4～6F)引入靶血管内。在用于静脉性闭塞性治疗过程中，为了实现最大限度破坏静脉壁的同时减少血管腔内血栓形成和损伤邻近组织，可通过向静脉内灌注大量生理盐水的同时将激光纤维贴紧血管壁，也可使用肾上腺素收缩血管和使用麻醉剂减少疼痛。血管直径影响激光的条件选择，也是导致血管穿孔或附带损害等并发症的发生，以及血管闭塞效果的重要影响因素。一般认为闭塞3mm的静脉脉冲选择为15J/cm，15W，持续50J/cm，而5mm直径的则选择脉冲为50J/cm，15W，持续100～150J/cm为佳。过高剂量可导致血管壁全层破坏，如5mm直径的静脉，持续100J/cm即可损伤血管内膜，而持续150J/CH1则可损伤血管中膜和外膜。目前临床上激光不仅可用于闭塞血管，还可用于治疗支架后再狭窄和子宫内婴幼儿血管瘤的治疗。

2.射频消融

射频消融作为重要的热消融方法，目前也广泛用于闭塞血管的治疗中。其作用机制同常规消融方法，只是采用更细的消融探针或导管至于靶部位发挥热消融作用引起血管闭塞。Garcia-Madrid等通过研究分析发现，适当提高射频消融(RFA)的剂量可以通过提高静脉收缩率来降低静脉曲张复发率。与激光的应用相同，射频消融也用于血管再通治疗中，包括肝癌患者的上腔静脉闭塞综合征治疗和动脉闭塞。射频消融栓塞血管术的常见并发症包括再通、血栓性静脉炎、蜂窝织炎、深静脉血栓形成(DVT)和动静脉瘘等。

第八节　其他器械

一、取异物器械

近年来，随着介入放射学不断发展和新器械的不断改进，经皮穿刺腔内取异物得到了广泛应用和认可。常见腔内异物包括折断的静脉管、导丝、弹簧圈等，一般检查发现腔内异物时，首先采用介入放射学中经皮途径，以各种取异物器械取出，在介入方法不奏效的情况下再采取外科手术取出。此类取异物器械包括：

(一)网篮类

介入放射学所使用网篮和泌尿系取石网篮外形相似，均由若干条不锈钢丝构成，不锈钢丝有垂直平行状及螺旋状两种，极富弹性，有手柄可以改变网篮的大小，便于套取异物。

1.Highflex-baskets 网篮

由 3～6 根不锈钢丝构成，有垂直平行状及螺旋状两种，网篮完全打开后，直径有 10mm、15mm、20mm 三种，长度有 20mm、25mm、30mm 三种，外鞘管直径有 2.5F、4F 及 6F 三种，长度分 65cm、90cm、120cm 三种。

2.Dotter Intravascular RetrieverSet 网篮

由 4 根不锈钢丝构成的螺旋状网篮，网篮直径 30mm，长度为 70mm，输送导管直径 8F，长度 95cm，整套装置还包括直径 8F、长 13cm 的外鞘管及长 20cm 的扩张管一套和 0.038in 导丝一根。

(二)圈套类

1.“鹅颈”抓捕器

“鹅颈”抓捕器(GNS)的抓捕环由镍钛合金丝制成，表面有一层镀金钨丝缠绕，使之在透视下较易定位。抓捕环从导管释放后与导丝成 90°角，是唯一与血管 360°同轴的抓捕器。抓捕环与高弹力镍钛合金杆相连，抗打折能力强，可达到最大操控性 1∶1 扭矩。抓捕环直径有 5mm、10mm、15mm、20mm、25mm、30mm 和 35mm 七种，操钛合金杆长度为 120cm，5mm 和 10mm 直径的抓捕环配用直径 4F 的导管，15mm 以上直径的抓捕环使用 6F 直径的导管，导管长度均为 102cm，目前应用较广泛。

2.Curry Intravascular Retriever Sets

将一根不锈钢导丝从中点对折，两尾端从导管头端插入导管，利用其在导管头端外形成的圈套来套取异物。圈套导丝的长度均为 300cm，直径有 0.021in 和 0.018in 两种。与 0.021in 的圈套导丝相配套的有 8F 直径、100cm 长的端孔导管，8F 直径、13cm 长的动脉鞘和 20cm 长的扩张管。与 0.018in 的圈套导丝相配套的有 6.3F 直径、100cm 长的端孔导管，6.5F 直径、13cm 长的动脉鞘和 20cm 长的扩张管。

3.Welter Retrieval Loop Catheter

采用 5F 直径 100mm 长的尼龙编织导管，前端有圈套部分直径缩小到 4F，尾端有手柄可以控制导管尖端圈套金属丝，圈套平面与导管纵轴垂直以利于套取异物，圈套打开后最大直径为 15mm。

(三)钳类

目前的活检钳管径较细，可以经血管鞘置入血管内，并以其切割器钳取异物，特别是外周末梢血管腔内异物可直接取出。常用的有内镜异物钳或活检钳、心肌活检钳及支气管镜钳，其缺点是前端较硬，易损伤血管，一般均配合导向导管使用，导向导管到位后再插入活检钳或异物钳，操作必须仔细小心。Vascular Retrieval Forceps(VRF)基本材料为不锈钢制成，管径 3F，长度有 60cm、120cm、135cm 三种。主轴部分为不锈钢丝外套聚四氟乙烯鞘管，前端为钳爪部分，其顶端有一小段柔软的缠绕成螺旋状的不锈钢细丝，可以防止操作时对血管壁的意外损伤。尾端为不锈钢手柄，可以控制前端钳爪的张开与闭合。

二、下腔静脉滤器

下腔静脉滤器(IVCF)是为预防下腔静脉系统栓子脱落引起肺动脉栓塞而设计的一种装置。最初用于临床的滤器是1967年的Mobin-Uddin伞形滤器,由伞形滤器、投放器和载滤器锥形罩三部分组成,使用时需要静脉切开,且并发症发生率高,置入后下腔静脉发生闭塞的比率高达60%～70%,已被淘汰。1982年,Gianturco发明了第一款经皮的滤器,称为“鸟巢”。近年来滤器的设计经过不断改进,已达到既能截获栓子,又能保持下腔静脉通畅的效果,并大大降低了并发症发生率。目前常用的下腔静脉滤器主要有如下几种:

(一)临时性下腔静脉滤器

1.TempofilterⅡ滤器

TempofilterⅡ滤器是目前较为常用的临时性下腔静脉滤器,滤网由钴铬合金组成,具有MRI相容性及X线可视性,兼容的最大下腔静脉直径为28mm,配备导入系统包括:12F血管鞘、10F扩张器、70cm长输送鞘、150cm J形PTEE覆膜导丝及硅胶“橄榄体”锚锁,植入路径为右侧颈内静脉,最长放置时间为3个月。一般建议使用时长最长不超过1个月,取出操作时无需抓捕,仅需要将埋在皮下的锚锁及相连的连接杆及滤器经颈内静脉取出即可。

2.Antheor Temporal Filter(ATF)

Antheor Temporal滤器为6根钴铬镍(Phynox)合金条弓形对称排列制成,释放后呈橄榄形。可通过肘前静脉、颈内静脉和股静脉途径植入。一般建议植入1周后取出,最长不超过2周。选用股静脉入路更为安全,可有效降低溶栓后并发症的发生。

(二)可回收下腔静脉滤器

1.Celect滤器

Celect滤器由不锈钢丝制成,滤器释放后呈“带钩的郁金香”状,可经股静脉或颈内静脉置入。作为临时性滤器,置入后可经颈静脉由专用回收器取出;不取出则成永久性滤器。

2.Denali滤器

Denali滤器由12个形状记忆激光切割镍钛附件组成,构成2层过滤网状结构,其4条腿为近端向上锚,2条腿为远端向下锚,增加其锚定的稳定性。其可通过颈静脉和股静脉途径植入,可回收性较好,平均时间窗为136天,最长454天。

(三)永久性下腔静脉滤器

1.Greenfield Filter

新一代Greenfield Filter(GF)有两种,一种为Greenfield™ Titanium Vena Cava Filter(TGF),由6条钛合金丝制作而成;一种为Greenfield™ Stainless Steel Vena Cava Filter(SGF),由6条不锈钢丝制作而成。两者的外观、形态相同,均为锥形,植入方法均可经股静脉或右侧颈内静脉为入路。

2.Birds Nest Filter

Birds Nest Filter(BNF)即鸟巢式滤过器,由4条不锈钢丝构成,每条不锈钢丝的两端分别固定在两个V形金属支脚上。由于鸟巢的可塑性,BNF除用于正常形态的下腔静脉外,还可用于下腔静脉直径>28mm或下腔静脉有较明显弯曲者。

3.VenaTech LP 滤器

VenaTech LP 滤器为 8 根钴铬合金末端连接 4 组“倒 V”形支柱组成的锥形结构，附有倒钩可以固定在腔静脉壁上防止滤器移位。可经过股静脉、颈静脉、锁骨下静脉和肘静脉入路途径植入，适合最大腔静脉直径可达 35mm。

第三章　血管造影术

第一节　血管穿刺

一、概述

1953年Seldinger提出的血管穿刺方法使血管造影进入了一个新的阶段。它避免了切开暴露血管，改为直接经皮穿刺血管，运用导管与导丝，将导管插入血管内。既简便、安全又容易操作，并发症大为减少，患者的恐惧心理也大为改变。这已成为介入放射学的最基本方法。

二、血管穿刺法

（一）穿刺部位

穿刺的血管包括动脉与静脉。动脉穿刺最常用的部位是股动脉，由于在腹股沟附近处的股动脉管径较粗，位置浅表，易固定，周围无重要器官，所以穿刺方便、安全，并发症发生率最低。髂前上棘与耻骨联合的连线为腹股沟韧带所在处，皮肤穿刺点常选在腹股沟韧带下方2～3cm，相当于腹股沟皮肤皱褶下方1cm以内，此点位于股三角内，从外向内依次排列有股神经、股动脉和股静脉。如进行顺行穿刺，皮肤穿刺点应在腹股沟韧带上方，血管进针点则位于腹股沟韧带稍下方。

其他可能的动脉穿刺部位有肱动脉、腋动脉、锁骨下动脉及颈动脉。肱动脉穿刺也较常用，穿刺点一般选在上臂下1/3，肱二头肌腱内侧搏动最明显处，通常位于肘部皮肤皱褶线的稍上方。此处动脉浅表，局麻药量要少，作一皮丘即可，尽量作前壁穿刺。

静脉穿刺中股静脉最为常用，穿刺点位于股动脉稍内侧。颈内静脉穿刺也较常用，颈内静脉位于颈总动脉的外侧。多数选择右侧颈内静脉进行穿刺，患者头部转向对侧，穿刺点位于锁骨上5～6cm，相当于甲状软骨水平。偶尔也可选择肘静脉与锁骨下静脉等静脉进行穿刺。

（二）麻醉方法

除不合作患者或婴幼儿需作全麻外，一般均采用局部麻醉。以右侧股动脉为例，通常患者仰卧在造影台上，术者站在患者右侧。以左手中、环指按在皮肤穿刺处的头侧，左示指按在穿刺处的足侧，手指深处为穿刺血管，术者能感到其搏动即可，不要重压。用五号齿科针刺入皮内，先作皮内局部麻醉，然后针头深入动脉鞘内作鞘内麻醉。进入动脉鞘时有轻度突破感，回抽无血时，先在动脉内侧注入1%利多卡因2mL。针头退至皮下后再向动脉外侧刺入，入鞘后同样注入2mL利多卡因。退针同时在皮下注入1mL利多卡因。上述负压抽吸进针是为了穿刺时一旦进入血管，立即能发现，可迅速退出，重新穿刺。

如不作皮内麻醉，仅作皮下麻醉，则麻醉效果差。初学者怕麻醉不够，注入过多麻醉剂，以致有时血管摸不清楚，应避免。麻醉剂一定要注入动脉鞘内，不仅用于止痛，还可防止穿刺部血管痉挛。

（三）Seldinger穿刺法

用尖刀片在穿刺处与皮纹方向一致挑开皮肤2mm。皮肤开口处一定要在血管的正前方血管穿刺点下 1～2cm 处，以便斜行穿入动脉，使以后的操作均在与血管同一斜面上进行。穿刺针穿刺时的斜面应始终向上，这可从针座上的缺凹来认定，斜面向上有利于导丝推进。用带针芯的穿刺针以 30°～40°角经皮向血管穿刺，穿透血管前后壁，退出针芯，缓缓向外退针，至见血液从针尾射出，即引入导丝，退出针，通过导丝引入导管，将导管放至靶血管即可造影。

（四）改良穿刺法

Driscoll 于 1974 年提出改良法，他用不带针芯的穿刺针直接经皮穿刺。方向要始终一致，不能左、右、上、下扭曲，以免之后导丝及导管在皮下扭曲。使操作困难。当穿刺针穿过血管前壁（不必穿过后壁），即可见血液从针尾喷出，再引入导丝，然后引入导管完成造影。这一方法的主要优点为避免穿透血管后壁，动作轻巧，不损伤周围组织，一次穿刺成功率高，并发症少，熟练操作后对桡动脉、腋动脉穿刺更有利。目前绝大多数术者均采用改良法穿刺，由于 Seldinger 的贡献，一般文献上仍称 Seldinger 穿刺术，不刻意说明改良法。

（五）静脉穿刺法

静脉穿刺可用上述与动脉类似的穿刺针和穿刺方法，但由于静脉压力低，穿刺针穿入静脉时无喷血，或仅缓慢冒血，有时也不太确切。用改良穿刺针套上注射器，进行前后壁穿刺后边退针边抽吸，或进行前壁穿刺，边进针边抽吸，抽至血流通畅时，即可插入导丝。头臂静脉穿刺则用 21G 细短针，进入静脉后插入 0.018in 导丝，再换入导管。

（六）注意事项

动脉穿刺针深入皮下后，可能会发生几种情况：

(1)未见血液从针座处外溢或未能抽入注射器内，可慢慢将针头退至皮下，可能在中间见到喷血，否则重穿。

(2)穿刺后见针座处血流不畅，其色暗红，则表明针已穿入静脉，也需退出针头，稍加压迫后重穿。

(3)动脉穿刺时见针座处血流不畅，其色鲜红，表示针孔未完全在血管腔内，应将穿刺针稍向里或外移动，使之完全进入血管。如未入血管，则退出穿刺针，稍压片刻后再穿刺。

(4)如为鲜红色血液从针座处喷出，送入导丝顺畅，即为穿刺成功。

(5)如血液喷出顺利，但导丝送入有明显阻力，无法送入，则多为针的尖端顶在血管后壁，此时应将导丝退出，穿刺针稍向外移动，并注意使针的斜面向上，也可压低针尾，即可见血流喷出，再送入导丝。

（七）穿刺点止血处理

介入术后拔管压迫需用左手示指和中指压迫动脉穿刺点，一般在皮肤穿刺点正上方 1.5～2cm，至少压迫 20 分钟，随后需用弹力绷带加沙袋压迫，股动脉穿刺术后需并卧床休息 24 小时。

第二节 血管插管

一、概述

选择或超选择性血管插管水平可影响后续血管造影或血管栓塞术的疗效和并发症的发生率，原则上要求导管应插入需要被造影或栓塞的血管，尽量避开非靶血管。对于走行迂曲、复杂的靶血管需选用不同形状的导管、导丝，以提高超选择性插管的成功率。一般选择性动脉插管的导管及导丝均可用于本技术，采用直径较细的导管(如 4F 和 5F)和头端较软的导管，以便在导丝先行进入后能随之进入靶血管。超滑导丝几乎是超选择性插管必备的器材，最好选择 J 形头端导丝，以利于进入迂曲的血管。前端柔软的超硬导丝在导管难以跟进时有特殊价值。同轴导管系统虽然价值较昂贵，但对于超选择性插管困难者和脑血管插管有重要价值。

二、技术方法

(一)入路

总的来讲可分为上入路和下入路(Seldinger 技术)，正确选择入路可提高选择性插管成功率。

1.上入路

可经肱动脉、腋动脉或锁骨下动脉穿刺插管。主要用于下入路常规选择插管困难者，动脉先向下行，再折返向上和有多个此类弯曲者经下入路插管往往十分困难，导管进入第一个弯度时再向前插送极易弹出。经上入路进入此类血管则变得十分容易，原因是原先的多弯曲经上入路变为单弯曲，导管能顶靠在下行的血管壁向上推进，甚至腹腔动脉闭锁由肠系膜上动脉至胰十二指肠下动脉提供侧支者亦能超选成功。

2.下入路

经股动脉穿刺插管，可完成大部分患者的选择性插管，当髂动脉十分迂曲时，导管经过几个弯曲与血管壁摩擦力增大，操作往往困难，可采用长导管鞘(10～20cm)，鞘壁有钢丝加强者为佳。

(二)利用导管的形态插入相应的动脉

目前所用导管已塑形，可适用于不同的动脉插管，一般 Cobra 导管的适用范围最广；Yashiro 螺旋导管适于迂曲的肝动脉插管；Simmons 导管适于腹腔干过长者。尚可采用术中导管塑形的方法。

(三)导管跟进技术

为最常用的超选技术，当导管进入一级血管分支后不能继续前进时，可先将超滑导丝插入靶动脉，由助手拉直导丝，术者推进导管沿导丝进入。关键是导丝较深地插入靶动脉，形成一定的支撑力，必要时可用超硬导丝支持，送导管时导丝切勿跟进，撤导丝时应缓慢回抽，过快会将导管带回弹出。当导丝可进入靶动脉而导管由于其硬度和固有的角度不能跟进时，将其撤出保留导丝于靶动脉，换用较柔软的导管。

(四)导管成袢技术

在常规方法不易超选择和手头可选择的导管型号较少时，导管成袢技术是一种有用的技术。

主要用于动脉主支过于向上、水平开口或向上走行较长并向上折返者。常用 Cobra 和猎人头型导管。先将导管选择性插入肾动脉、肠系膜上动脉或对侧髂动脉，当导管头端进入超过 5cm 以上时，继续推送并旋转导管，使之成袢状并由原插入的动脉退回腹主动脉内。

(五)同轴导管技术

利用同轴导管系统进行，主要用于脑动脉超选择性插管或肝动脉亚段栓塞及各系统的超选择性插管。将外导管插至靶动脉口，内导管插入导丝一并送入，到位后抽出导丝注入造影剂观察局部血管分布走行即可。必要时可用弯头超滑细导丝引导入靶动脉，推送微导丝到位，DSA 的路径图(roadmap，即透视减影)功能对超选择插管十分有帮助。

三、常见并发症及其防治

(一)暂时性血管痉挛

1.原因

(1)多次穿刺不成功或插管时间过长。

(2)既往有血管病变史，如动脉粥样硬化等。

(3)局部血肿形成。

(4)导管导丝损伤刺激血管内皮细胞。

血管痉挛时表现为局部疼痛，并可导致动脉血栓形成，造成该动脉供血器官的缺血改变，如肢体坏死、偏瘫、癫痫等。

2.处理方法

轻者可用普鲁卡因局部封闭，无效者可用盐酸罂粟碱 60mg 静脉注射(也可用类似扩血管药替代)，每 4～6 小时 1 次。也可皮下注射交感神经阻滞药，以增加血流量。如怀疑伴血栓形成，可在血栓形成的血管内注入稀释的尿激酶 1000U，绝大多数患者能自愈或治疗后完全恢复。

(二)穿刺点出血或血肿

1.原因

(1)操作技术不熟练，多次损伤性穿刺，穿透动脉前后壁，人工压迫不得法。

(2)器械过粗或弯曲度不合适，损伤血管壁。

(3)肝素使用过量或患者凝血机制障碍。

2.处理方法

加固压迫，抗感染，1 周后理疗，局部湿热敷及静脉注射肝素 100～150mg(肝素 125U 相当于 1mg)。大血肿可用透明质酸酶 150～300U 向血肿内直接注射。如以上处理无效，血管受损明显，应行手术清除。

(三)动脉血栓形成和栓塞

1.原因

(1)导管表面粗糙，损伤血管内皮，血小板聚积其表面逐渐形成血栓。

(2)导管长于导丝，导管远端凝血块被推出形成栓塞。

(3)肝素化不足，操作时动脉硬化斑块脱落，血液高凝状态。

2.处理方法

于血栓或栓塞血管内注入稀释的尿激酶1000U,再经静脉给溶栓、扩血管药继续治疗。必要时可用导丝或导管通开血栓后,再灌注溶栓药物。

(四)其他并发症

穿刺插管不当还可引起:

(1)动脉内膜下通道形成。

(2)血管穿孔和血管壁断裂

(3)假性动脉瘤。

(4)气栓。

(5)导管、导丝在血管内打折。

(6)导管打结或折断。

(7)腹腔后血肿等。严重者需外科手术干预。

第三节　血管造影

一、概述

血管造影术是指经皮动脉或静脉内插管技术将造影剂直接注入血管内,造影剂所经过的血管轨迹连续摄片,通过电子计算机辅助成像使其血管系统显影的检查技术,即为数字减影血管造影(DSA)。Nuldelman 于 1977 年获得了第一张 DSA 图像,DSA 已经广泛应用于临床,取代了老一代的非减影的血管造影方法。通过血管造影可以具体了解血管的形态学变化,如走行、分布、移位、粗细及循环时间的变化等。最终确定病灶是血管本身,还是其他部位病变引起的血管变化。是一种微创伤性检查技术。

近年来无创伤性血管成像技术,如计算机体层血管成像(CTA)、磁共振血管成像(MRA)技术飞速发展和不断完善,血管成像质量越来越高,已取代血管造影术成为血管性疾病的首选检查方法,但是,血管造影仍然是血管成像最精确的方法,在评价血管性病变的几何学特征、血管构筑、血管内血流动力学变化以及施行经血管内介入治疗手术方案的制订中,仍具有十分重要的地位。

二、血管造影法

(一)适应证

(1)血管性病变,如动脉瘤、血管畸形、动静脉瘘、狭窄、栓塞、出血等病变。

(2)非血管性、富血供肿瘤,术前了解血供状况,与邻近血管的关系。

(3)血管性病变治疗后复查。

(二)禁忌证

(1)严重碘过敏、严重甲状腺功能亢进患者。

(2)凝血功能严重异常伴有严重出血倾向或出血性疾病者。

(3)有严重心、肝或肾功能不全者。

(4)全身感染未控制。

(5)其他危及生命的情况。

(三)术前准备

1.术前常规检查

术前常规行血、尿、大便常规、肝、肾功能、电解质、凝血全套、肝炎全套、人类免疫缺陷病毒和梅毒筛查等实验室检查,以及心电图、胸部X线片等一般检查。

2.术前谈话告知,签署知情同意书

谈话医师要简明扼要地告知患者及其家属此项手术简单操作过程,此项检查的必要性,术中注意事项以及可能的并发症和风险。

3.患者准备

双侧腹股沟区及会阴部备皮,禁食6小时。在进入血管造影室前,患者需排空尿液。

4.监护准备

连接生命监护仪,保持在术中监视患者的心率、心电图、氧饱和度。

5.器械及药物准备

血管造影术前,专职护士应准备好血管造影的常规手术器械,包括:一次性手术包或消毒手术包、注射器、血管钳、尖头手术刀片、无菌纱布、连接管、三通、穿刺套盒、导管、导丝、加压输液袋、输液管。局部麻醉药物(利多卡因)、造影剂、肝素生理盐水。

(四)操作过程

在操作床上铺上消毒单,患者穿刺部位消毒后铺无菌单,穿刺部位(通常选择腹股沟)局部麻醉后采用Seldinger穿刺术将细针穿刺插入血管中,置换血管鞘。然后根据不同靶血管选择不同类型导管在导丝引导下到达靶血管,通过注射含碘的造影剂,可以显示不同器官的血管。非离子型造影剂比离子型造影剂安全性高,过敏反应少。目前,血管造影均使用非离子型造影剂。常用的非离子型造影剂有碘海醇注射液(欧乃派克)、碘帕醇(碘必乐)、碘克沙醇注射液(威视派克)等。对于肾功能不全而又必须行脑血管造影的患者,推荐使用非离子型等渗造影剂碘克沙醇注射液(威视派克),其对肾功能影响最小。不同管径、流速的血管造影注射剂量、速率不同。动脉造影应包括动脉早期、动脉期和静脉期时相。造影完成后拔出血管鞘,压迫止血,并使用绷带、沙袋包扎压迫穿刺部位进行止血。术后绝对卧床休息24小时,术侧肢体应伸直制动12小时,24小时要在床上排便,翻身时伸髋平卧,咳嗽、排便时需用手紧压伤口。

(五)并发症

血管造影的并发症主要有穿刺部位血肿、假性动脉瘤或动静脉瘘;造影剂过敏反应;血管破裂出血;血栓形成;血管栓塞;造影剂肾病等。

(六)临床应用

随着介入放射学的发展,血管造影已经成为临床的一种重要的诊断方法,尤其在介入治疗中起着不可替代的作用。血管造影在中枢神经系统及头颈部疾病、心脏大血管疾病、肿瘤和外周血管疾病的诊断和治疗中都发挥着重要作用。

第四章　介入诊疗技术

第一节　血管系统介入诊疗技术

一、概述

血管系统介入诊疗技术泛指采用经血管途径，在影像学设备导引下，采用介入器械实施血管内疾病诊断或者治疗的一类微创诊疗技术。根据血管内疾病病因的不同，可以分为：

(1)出血性疾病，包括良性病变所致的出血，如动脉瘤破裂出血、血管畸形破裂出血、外伤性血管损伤、静脉曲张破裂出血、产后出血，以及恶性肿瘤病变所致的出血，如各类实体肿瘤所致的出血等。

(2)阻塞性病变，包括血管动脉粥样硬化所致的血管狭窄闭塞、各类栓子栓塞所致的血管闭塞、外源性压迫所致的血管闭塞(如胡桃夹综合征、髂静脉压迫综合征)、先天发育所致的血管管腔狭窄或者闭塞(如膜性巴德-吉亚利综合征)等。

(3)肿瘤性病变，富血供肿瘤的快速生长所致的肿瘤供养血管及其末梢分支异常增粗扭曲，甚至引起动静脉瘘样改变。

(4)其他病变，如脾功能亢进、门静脉高压、原发性高血压等，也同样可以通过血管途径进行治疗干预。

根据上述疾病的病因不同，可以采用一种或者联合应用多种不同的血管内治疗技术来进行干预和治疗。根据不同介入技术的特点和实施方法的不同，可以分为：①血管内栓塞技术，主要通过栓塞剂递送的方法，对靶血管实施栓塞，以实现暂时性或者永久性降低靶血管血流的目的，实现治疗效果。血管内栓塞技术的核心是栓塞剂，选择合适的栓塞剂和采用安全的栓塞方法是实现栓塞治疗安全性和有效性的关键环节，该技术可广泛应用于各类出血病变和肿瘤病变的血管内治疗；②血管内灌注技术，通过药物的导管内注射，实现局部高浓度药物对病变的治疗效果，主要用于恶性肿瘤病变的局部化疗，少数情况下可用于良性疾病如血管痉挛和炎性病变的治疗；③血管内成形技术，通过球囊扩张或者支架植入的方法，对狭窄或者闭塞血管实现管腔恢复和血流重建的目的，可用于各类良性或者恶性病变所致的管腔阻塞所致的靶器官缺血病变的治疗；④溶栓、取栓技术，采用溶栓导管，球囊导管、吸栓导管、取栓支架和特殊血栓抽吸装置等，对血管内血栓或者其他的栓塞物，通过药物溶解、负压抽吸、拖拽或者夹持等方法，溶解、碎裂或者取出栓塞物，恢复前向血流的一种技术，主要用于各类急、慢性血栓或者栓塞所致的缺血性病变。少数情况下，血管内技术和非血管技术可以融合应用，如经颈静脉肝内门体静脉分流术(TIPS)和导管消融技术，由于上述技术主要在血管内实施，也可以纳入血管系统介入技术。

二、诊疗技术分类

(一)血管内栓塞技术

1.血管内栓塞剂及其应用基本原则

血管内使用栓塞剂的目的是阻断血流,闭塞血管,以期达到控制出血、闭塞血管性病变、治疗肿瘤以及消除病变器官功能。血管内栓塞技术已经成为一种治疗各种血管性疾病的重要方法。原则上任何能够闭塞血管的物质均可以作为栓塞剂来使用,但是由于栓塞剂需要停留在血管内,因此,理想的栓塞材料应符合下述要求:

(1)无毒。

(2)无抗原性。

(3)具有较好的生物相容性。

(4)能迅速闭塞靶血管。

(5)能闭塞不同口径和不同流量的血管,易于经导管运送。

(6)易于消毒和控制闭塞血管时间长短。

(7)依据需要可以经皮回收或使血管再通。

目前的临床常用栓塞剂主要有碘油、PVA 颗粒、明胶海绵、栓塞微球、弹簧圈、可脱球囊、生物胶、无水乙醇等,较少使用的包括自体凝血块、硬脑膜组织和手术丝线等。根据栓塞剂材料性质,可以分为对于机体有无活性作用的物质、自体物质和放射性微粒三种;按照栓塞剂来源,可以分为自体栓塞剂(自体凝血块、硬脑膜组织等)和外源性栓塞剂(碘油、PVA 颗粒、明胶海绵颗粒、栓塞微球、弹簧圈等);按照物理性状可以分为液体栓塞剂(无水乙醇、碘油、生物胶等)和固体栓塞剂(PVA 颗粒、明胶海绵颗粒、栓塞微球、弹簧圈等);根据栓塞剂作用的时间,则可以分为暂时性(自体凝血块、明胶海绵)和永久性栓塞剂(栓塞微球、弹簧圈等);根据栓塞血管位置的不同,又可以分为主干血管栓塞剂(弹簧圈)和末梢血管栓塞剂(碘油、栓塞微球);根据栓塞剂在 X 线下是否显影,又可以分为非显影性栓塞剂(明胶海绵、栓塞微球、PVA 颗粒)和显影栓塞剂(弹簧圈、Onxy 胶等)。

除了少数可控弹簧圈等栓塞材料,绝大部分的栓塞剂一旦栓塞后均不能再取出,一旦误栓,可能导致严重的后果,因此栓塞时需要考虑以下的栓塞原则:

(1)术者必须对栓塞剂有充分了解,熟悉栓塞剂作用时间、最大用量、使用技术及可能出血的意外情况和应对措施。

(2)充分了解被栓塞病灶的性质和情况,如病灶血流动力学特点、对栓塞剂的生物理化反应、栓塞靶点栓塞剂到位成功率等。

(3)充分了解接受栓塞器官血液循环的影响,了解被栓塞器官血管的粗细、组织供血范围、侧支循环建立情况和器官功能的代偿能力。

(4)注意避免误栓,对于栓塞部位尽可能做到超选择插管,最大程度减少对正常供血动脉的影响,注意栓塞剂装填器械与其他器械隔离,避免误用。

(5)严格掌握无菌原则,栓塞器械不得与任何非无菌物接触,栓塞剂不得过早暴露于空间。

除了上述一般的栓塞原则,下述注意事项在进行栓塞操作时也需要考虑:

(1)主干血管栓塞和末梢血管栓塞策略的选择:主干血管的栓塞常用较大的机械性栓塞材料如

金属弹簧圈，置于近端血管的主干，阻断血流。对于大部分器官，近端主干闭塞后，通过侧支血管脏器仍可以获得足够的血液供应，不产生组织坏死。但是主干栓塞后远端的动脉压力可以显著降低，因此对于以降低外伤性破裂出血、假性动脉瘤或者预防性栓塞术中出血的应用时，可以满足治疗要求的同时保留器官功能；末梢栓塞则是以追求组织坏死为治疗目的，主要使用细小的颗粒或者组织胶，由于末梢栓塞的组织坏死通常是确切的，因此对于血管供血区域和栓塞剂的反流情况，少数情况下侧支血管开放程度也需要在术前仔细评估，以最大程度减少误栓。

(2)栓塞时导管头的定位：一方面需要尽可能采用超选技术，如微导管的应用，将栓塞导管尽可能靠近栓塞靶点；另一方面，在栓塞过程中需要全程关注导管头位置，避免因为栓塞过程中的注射压力造成导管头移位甚至脱落。同时，在注射生物胶时，尤其需要预判导管位置与整体通路血管的关系，导管张力、导管头位置和生物胶的反流等因素需要综合考虑，实现生物胶靶点栓塞的同时，避免拔管困难。

(3)临时性栓塞的选择：对于某些血管，如胃肠道出血或者一些临床以暂时止血为目的的栓塞，如瘢痕妊娠刮宫术前栓塞等，宜选择短期栓塞剂，如明胶海绵颗粒为佳，一旦短期止血后，栓塞剂被吸收，血管可以再通，不影响器官的正常功能。

(4)栓塞剂大小选择：栓塞时要根据病灶供养血管直径选择合适大小的栓塞剂，如病灶合并动静脉瘘，需要首先选择较大直径的栓塞剂，将瘘口闭塞后，再选择直径较小的栓塞剂进行治疗栓塞；如病变的供养血管存在较大的正常分支难以避开，也可选择较大的栓塞剂进行保护性栓塞，待正常分支血流阻断后，再进行病灶栓塞。

(5)栓塞剂注射压力控制：根据不同栓塞剂和不同的栓塞导管使用适当的压力实现平稳注射，注射栓塞剂时也要注意注射器内的栓塞剂分布均匀，避免栓塞剂在导管内或者导管入口处过度堆积，造成堵管或者突然喷射引起大量反流造成误栓。

(6)方向性流向优选原理：根据血管走向，栓塞剂往往沿优势血流方向漂流，不容易进入方向不一致的血管。针对同一血流方向的两根血管，更容易进入血管直径粗的一侧。

(7)血流再分配原理：当靶血管大部分栓塞后，血流会流向邻近分支血管或者侧支血管开放，如果过度栓塞，栓塞剂容易进入分支血管或者开放的侧支血管引起误栓。

2.栓塞剂分类及其临床应用

(1)自体凝血块：自体凝血块栓塞剂通常按照自体血液和亮氨酸按照 9∶1 比例配制，添加凝血酶 50U 可以增加血块稳定性与韧性。如添加氧化纤维素可延迟闭塞时间，也可以考虑加入钽粉增加 X 线透视下的可视性。自体凝血块既往主要用于胃肠道出血的栓塞治疗，由于其栓塞时间的不可控性，目前临床已经很少应用。

(2)颗粒/微球栓塞剂：目前临床主要应用的栓塞颗粒成分主要由明胶海绵和聚乙烯醇(PVA)成分构成。明胶海绵是一种多孔、柔韧的，由多种氨基酸组成的动物蛋白基质海绵，能够被组织所吸收，因此明胶海绵颗粒闭塞血管的时间通常为 4～6 周，其材料优点是无抗原性、廉价、能消毒，具有可吸收性和可塑性，可以按需制成不同形态和大小，以往临床常需要术者人工将薄片明胶海绵制备成条状或者颗粒，现在已经有不同直径的颗粒产品可供选择使用。明胶海绵颗粒进入血液溶胀后可以很快促进凝血块形成，但是体外停留时间过长后体积改变，也有堵管风险。聚乙烯醇是一种白色粉末状、片状或絮状固体，具有多孔性结构，弹性好，吸水性强的特点，干燥时呈不规则碎块状，血液浸泡后 PVA 可以膨胀，常制备成不同直径的颗粒栓塞剂供临床应用。PVA 颗粒不同于明胶海绵颗粒在于其体内不可降解性，因此是一种永久性的栓塞剂，栓塞后血管很少能够再通。颗粒状栓塞剂的缺陷在于其形态不规则，且颗粒之间容易互相聚集，因此可能导致栓塞剂不能顺利达到与其直径相匹配的远端血管，导致末梢栓塞的不充分。微球栓塞剂是目前临床应用的新一代栓塞剂，可由明胶海绵、淀粉酶、海藻酸钠、PVA、水凝胶核心和 polyzene-F 涂层材料、三丙烯醛明胶等材料制备。和颗粒栓塞剂相比，微球栓塞剂最大的优点是形态规整，不会相互堆积，可以到达额定的远端血管，并且具有一定的形变能力，可以通过相对较小的导管腔而不会堵管。根据制备材料的不同，微球栓塞剂可以分为：①可降解微球，如明胶海绵(GMSs)、淀粉酶、海藻酸钠(KMG)；②不可降解微球，三丙烯醛明胶、水凝胶核心和 polyzene-F 涂层材料、醋酸乙烯酯和丙烯酸甲酯与丙烯酸钠醇共聚物。目前部分微球已经可以实现载药功能，载药微球以惰性材料聚乙烯醇和 2-丙烯酰胺基-2-甲基丙磺酸(AMPS)聚合而成，AMPS 具有吸附抗肿瘤药物的作用，可用于吸附多柔比星和表柔比星等药物。栓塞后能在局部持续释放抗肿瘤药物，提高疗效。目前临床主要有 DC 微球和 HepaSphere 微球，以及国产 CalliSphere 微球等产品。

目前，临床使用的颗粒栓塞剂规格通常为 100～2000μm，末梢血管栓塞剂最常选择的规格为 150～700μm。明胶海绵主要用于控制外伤性出血，如胃肠道和肝、肾、肺部出血，也可用于部分肿瘤栓塞术后的血流控制，以及降低外科术中出血的临时性栓塞。PVA 颗粒主要用于实体肿瘤组织的血管内栓塞治疗，同样可以应用于部分外伤性出血，其栓塞疗效优于明胶海绵颗粒且出血复发风险低，但是要注意其造成器官缺血坏死的风险更高。对于栓塞颗粒的选择，一般肝脏肿瘤选择 200～肾脏肿瘤栓塞可用 250～350μm，子宫肌瘤栓塞可用 350～500μm 或者 500～700μm，骨转移瘤用 250～500μm，胃肠道出血选用 250～350μm。

(3)机械栓塞物：机械栓塞物主要包括弹簧圈和可脱球囊两类。弹簧圈根据其尺寸可分为微弹簧圈和普通弹簧圈，根据其解脱特点可分为游离弹簧圈和可解脱弹簧圈。微弹簧圈主要材质为铂金圈，通常有 10 和 18 两种型号，每种型号又分 2D 和 3D 圈。微弹簧圈通常为可解脱设计，解脱前可以完全回收调整。根据解脱方式的不同，又可以分为电解脱、水解脱、机械解脱圈；根据是否添加生物促凝材料，又可以分为裸圈或者生物活性圈。微弹簧圈主要用于颅内血管疾病，如动脉瘤、血管畸形等疾病的栓塞治疗。外周弹簧圈通常为游离圈或者半可控弹簧圈，圈表面通常带有促凝的纤毛结构，主要用于外周血管疾病，如血管畸形、动静脉瘘或者血管破裂出血的栓塞治疗。

可脱球囊有乳胶球囊和硅胶球囊两种。用永久性填充剂填充球囊后，与微导管配合使用，待球囊到位并充胀后，轻轻后拉导管，即可解脱球囊。由于球囊的使用技术较为复杂，目前临床上只适合于颅底闭塞试验、主干血管闭塞及颈内动脉海绵窦瘘的栓塞治疗。

(4)液体栓塞剂：与颗粒栓塞剂栓塞毛细血管前血管不同，液体栓塞剂可以进入毛细血管并进入静脉循环。这一特点使其成为适合进行完全性靶器官栓塞的材料，如肿瘤及血管畸形的治疗。应用液体栓塞剂的风险较颗粒栓塞剂大。液体栓塞剂以碘油、无水乙醇、生物胶(如 Onyx 和 n-氰基丙烯酸异丁酯)、放射性液体和聚桂醇为代表。

碘油为目前临床栓塞肝癌最为常用的栓塞剂，通常和化疗药物混合成乳剂后经导管注射。碘油血管内注射后可以特异性地沉积于肝脏肿瘤组织内，时间可达数月甚至 1 年以上，而正常肝组织摄取数天后即可消失，可能的机制包括：①肿瘤新生血管丰富，血流量大，碘油通过虹吸作用选择性流向肿瘤区；②肿瘤血管扭曲，不规则，缺乏肌层和弹力层，血流缓慢，不足以冲刷附着的碘油；③肿瘤细胞分泌的渗透增强因子有助于包括碘油在内的各种物质渗出毛细血管，使碘油易滞留于肿瘤内；④肿瘤组织内缺乏能够清除碘油的单核巨噬细胞系统和淋巴系统；⑤坏死所致的死腔形成，单核巨噬细胞系统难以将其清除。碘油的治疗作用主要在于其能与抗癌药物制成乳剂或者混悬液，作为抗癌药物的载体，使得药物能以高浓度长时间驻留于肿瘤内缓慢释放，增强药物的抗癌作用。

无水乙醇是一种良好的血管内组织坏死剂，不必另行制备，注射容易，且可通过最细的导管释放。具有强烈的局部作用而没有严重的全身性反应，安全可靠，栓塞后侧支血管不易建立，具有强烈的蛋白凝固作用，能造成局部血管的内皮和血管周围组织坏死，破坏与其接触的血液有形成分与蛋白质，使之成为泥浆样，阻塞毛细血管床，并且可以直接破坏此动脉供养的组织器官。主要用于肿瘤组织的消融治疗，但是由于不能X线跟踪，并且和造影剂混合后容易降低其疗效，因此其体内应用消融时具有一定的风险。

液体生物组织胶目前临床应用的主要有氰丙烯酸酯类组织胶和Onyx胶[次乙烯醇异分子聚合物(EVOH)、二甲基亚砜(DMSO)和钽粉混合物]。α-氰丙烯酸正丁酯(NBCA)和Onyx胶两种组织胶主要用于颅内血管畸形或者动静脉瘘的栓塞。氰丙烯酸酯类是由甲醛和相应的烷基氰乙酸酯合而成的聚合物，再经裂解蒸馏所得的液体单体。它们在血液中可瞬间聚合，在盐水中聚合需15～40秒，而在5%的葡萄糖注射液中却不发生聚合。这类胶和碘油混合后可延长其聚合时间，并且随两者的混合比例不同，聚合时间也相应发生变化，可相对延缓聚合时间，常用浓度为20%～66%。同时加入适量钽粉，可增加显影效果。在栓塞前后用5%的葡萄糖注射液冲洗导管，可避免其在导管内发生聚合。优点：有快速黏接作用；低浓度NBCA栓塞的畸形团和供血动脉比较柔软，容易切除，并不增加手术并发症和手术致残率。缺点：以NBCA为代表的氰基丙烯酸酯类液体栓塞材料的最大缺点是“黏管”问题，由于其黏附性，注射后必须立即撤管，否则将有微导管黏附于畸形团的危险。Onyx胶也是一种非黏合液体栓塞剂，在栓塞过程中，当Onyx接触血液时开始发生凝结，溶媒散开后，从内到外形成海绵样聚合铸型，其特点不同于NBCA，主要体现在：①此种栓塞剂在栓塞(缓慢注射)过程中为可控制注射栓塞材料，轻松停止或再注射；②可以完全充填而没有黏合性，有非常好的瘤巢血管深度浸透；③可以同时进行血管造影；④栓塞剂缓慢注射有较充分的时间进行判定；⑤没有黏管的风险，不同黏度的产品设计可以适用于不同的血管病变，有三种浓度Onyx 18、Onyx 34、OnyxHD 500可供选择。α-氰基丙烯酸正辛酯(NOCA)和乙烯醇聚合物(EVAL)相对上述两种组织胶因其价格更为低廉，尤其适用于外周血管，如胃冠状静脉出血栓塞。少数情况下，硬化剂如聚桂醇也可归为一种液态栓塞剂，可用于胃冠状静脉或者下肢静脉曲张的栓塞治疗。

(二)血管内灌注技术

1.灌注药物及其选择

对于肿瘤、炎症和出血的药物治疗，其疗效除与病变对药物的敏感性直接相关外，药物在病变区域的浓度和作用时间也起着重要的作用。传统的口服或者静脉给药，药物需要经静脉回流至右心，再经肺循环，由左心泵出循环至全身，到达病变区的药物浓度往往大大降低。同时，由于相当的药物与血浆蛋白结合，具有生物学活性的游离药物减少，进一步降低了疗效。因此，经导管动脉内灌注药物，可以提高病变区域或者靶器官的药物浓度和作用时间，同时避免了药物外周血浆浓度过高造成全身副作用，是提高药物效能的有效手段。可用于灌注的器械可以是一般的造影导管与微导管，也可以是专用的带多个侧孔的灌注导管，或者是专用的灌注导丝、球囊导管，甚至于输液港或者留置的药盒系统。影响动脉灌注疗效的主要因素包括：

(1)灌注区血流量变化,根据药物代谢动力学原理,减少灌注区的血流量,则靶组织的药量增加,疗效提高。

(2)灌注速度,灌注速度必须保证靶组织的血药浓度达到该药物的有效浓度。在此基础上,因为药物有与受体结合的饱和现象,所以一般认为,在有效药物浓度范围内药物灌注速度慢一些好,抗代谢药物给药时间应大于肿瘤细胞的倍增时间。

(3)药物与血浆蛋白的结合,某些药物与血浆蛋白结合后失去生物学活性或活性下降,从而影响疗效。动脉灌注时超选择插管或减少灌注区血流量均可减轻药物与血浆蛋白的结合,从而提高疗效。

(4)药物层流,导管位置、灌注速率和压力、注射方式及药物比重等因素均可影响药物层流,使灌注区药物分布不均或使靶组织药物减少,降低疗效。增加灌注速度可减少药物层流,同时,脉冲式注射也可干扰层流形成,使药物均匀分布。

2.临床应用

(1)经导管动脉灌注化疗:肿瘤生长所需营养供应主要来自于动脉(肝癌及某些转移癌,可为双重血供)。经导管动脉灌注(TAI)化疗时可将数种有效化疗药搭配在一起,通过导管技术找到肿瘤供血动脉并将抗癌药直接注入肿瘤组织或肿瘤床,起到药物治疗的“首过效应”,从而显著提高肿瘤局部药物浓度,提高疗效。经研究证实 TAI 较静脉输注化疗局部药物浓度高 6 倍。通过留置在动脉内的导管持续泵入化疗药物,使局部血药浓度维持在较高水平,可致肿瘤灭活,明显减轻全身不良反应。TAI 技术适用于各期肿瘤,尤其适用于那些失去手术机会或不宜手术的肝、肺、胃、胰腺、肾、盆腔、骨与软组织的恶性肿瘤或转移瘤。利用介入技术在肿瘤供血动脉内直接灌注药物,能克服部分静脉化疗无法通过的生理屏障。TAI 治疗虽为局部化疗,但动脉灌注后化疗药物同样会沿血液循环至全身,因此,同时也起到一定程度的全身系统化疗作用。TAI 与全身化疗类似,也可能产生心、肺、肝、肾等功能损伤,以及骨髓抑制、发热、出血、感染、过敏性休克、消化道反应等不良反应,但程度相对轻微,对人体免疫功能损害亦较轻。

TAI 适应证主要包括:①明确诊断的恶性肿瘤;②外科切除术前新辅助化疗及术后辅助化疗,如贲门癌、胃癌的术前动脉灌注可明显达到降期作用,为外科手术切除创造条件;③晚期和转移性肿瘤的姑息治疗,如中晚期胰腺癌经正规全身化疗无效的或年老体弱不适于全身化疗的,可行局部动脉灌注术,也可作为结直肠癌肝转移的一线区域性化疗;④作为联合放疗、静脉及口服化疗、靶向治疗、射频消融、微波消融等综合治疗。

TAI 时应谨慎选择用药,争取在获得最大有效作用的同时减少不良反应。因此,在选择介入化疗药物时应根据以下原则:①选择肿瘤敏感药物,根据患者原发病变(如肺癌、胃癌、肠癌、乳腺癌、肝癌、卵巢癌等)和细胞组织学类型(如鳞癌、腺癌、淋巴来源、神经内分泌等)选择敏感药物,制订化疗方案。推荐作药物敏感试验,可能时进行肿瘤细胞相关分子靶标检测,实现患者个体化用药治疗;②选择原型起作用的药物,TAI 是让化疗药与肿瘤细胞直接接触,发挥首过效应;③首选浓度依赖型药物,细胞周期划分为 5 个时相(G0、G1、S、G2、M),根据药物作用于不同细胞增殖周期,分为周期非特异性药物(对增殖或非增殖细胞均有作用)、周期特异性药物(作用于细胞增殖整个或大部分周期时相)、周期时相特异性药物(选择性作用于某一个时相)。TAI 是发挥药物首过效应,所以要首选细胞周期非特异性药物,细胞周期非特异性药物均为浓度依赖型,即提高肿瘤区药物浓度比提高药物与肿瘤接触时间更重要,适宜于一次冲击性 TAI;动脉泵持续滴注药物中,往往考虑采用浓度依赖型药物加时间依赖型药物；④联合应用不同作用机制药物，旨在发挥协同作用、提高疗效并降低肿瘤耐受性。原则一为联合用药中应选择不同药物类别及作用机制药物，如植物类与其他类搭配，烷化剂与抗生素及铂类联用，抗代谢类与抗生素合用等。原则二为根据细胞增殖动力学不同选择药物组合，即主要作用于细胞增殖周期特定时相的特异性药与作用多个环节的周期非特异药相互联合。前者主要为抗代谢药及植物类药物，后者主要为铂类、抗生素及烷化剂类药物；⑤尽量避免药物毒性作用相同，或对同一脏器毒性累加的药物，多柔比星、表柔比星与紫杉醇联合应用时增加心脏事件发生，两药间隔时间最好在4～24小时，因此在介入时快速灌注需谨慎。博来霉素和顺铂会增加肺毒性，顺铂和甲氨蝶呤会增加肾毒性；⑥不得应用相互拮抗或相互发生不良化学反应(失活、沉淀等)的药物、溶剂配伍，如美司钠(巯乙磺酸钠)加入顺铂可形成美司钠-铂共价化合物，导致顺铂失活。常用化疗药物大部分只宜用0.9%氯化钠溶液稀释，然而，奥沙利铂、紫杉醇、脂质体、卡铂、吡柔比星等药物宜用5%葡萄糖注射液稀释；⑦TAI药物剂量，TAI药物剂量以多少为宜，至今无一明确结论，在药物总剂量上建议较静脉化疗患者体表面积所需总剂量减少20%～25%；再次治疗剂量，根据上次治疗毒性反应及疗效作调整。剂量调整原则一般为：对出现Ⅰ、Ⅱ度毒性反应而再次治疗前恢复正常者，可不予调整原剂量，若未恢复且治疗必须继续，原则上以原剂量的75%给予；对出现Ⅲ、Ⅳ度毒性反应者，再次化疗时减量25%～50%，若毒性反应未恢复，则推迟治疗或停止化疗。注意多次化疗患者药物累计超量，如多柔比星累积剂量一般应<550mg/m²，表柔比星累积剂量<800mg/m²；⑧化疗药输注顺序可影响药物代谢，导致效价或毒性改变：部分情况下，非抗肿瘤药物与化疗药之间相互作用也需要进行考虑。

(2)溶栓药物：主要溶栓药物有链激酶、尿激酶和重组组织型纤溶酶原激活物(rtPA)。链激酶和尿激酶临床应用于多种血栓栓塞疾病，以急性广泛深静脉血栓形成、急性大块肺栓塞、动静脉插管造成阻塞和周围动脉急性血栓栓塞最为有效。链激酶具有溶解血栓作用，先与血浆纤溶酶原结合构成激活剂，再激活剩余的纤溶酶原为纤溶酶，用于溶解纤维蛋白原和纤维蛋白。介入治疗术中可直接动脉灌注100万U/h。静滴初次剂量50万U溶于100mL生理盐水或5%葡萄糖注射液中，于30分钟滴完。维持量为60万U，溶于250～500mL葡萄糖注射液中，6小时滴完，4次/d，24小时不间断。疗程一般12小时至5日。尿激酶为较链激酶更为高效和常用的血栓溶解剂，可促使无活性的纤溶酶原变为有活性的纤溶酶，比链激酶不良反应小，介入治疗术中一般动脉灌注50万U/h，静滴1次25万～50万U，1～2次/天，连用5～7天。rtPA一般外周血管较少应用，主要应用于脑动脉血栓的溶栓治疗，在时间窗允许范围内，可以通过动脉内灌注rtPA溶栓治疗，一般总量为6～9mg，剩余剂量可静脉内应用，总量不能超过0.9mg/kg或90mg。

(3)血管收缩与扩张类药物：血管收缩与扩张类药物主要用于需要改变血流速度的造影或治疗，使用得当将会带来很好的造影及治疗效果。这些药物的使用均应在选择性插管的前提下进行，扩张类药物在较粗的血管分支内注入，为了达到分布广泛、均匀的目的，注入速度可以相对较快；而血管收缩类药物应在准确的分支血管内注入，注入速度应较慢，以没有反流为标准。

血管扩张类药物主要用于血管造影时增加被造影血管的血流量，使图像更加清晰，少数情况下用于解除血管痉挛。临床常用药物有罂粟碱、前列腺素-2和尼莫地平等。罂粟碱(帕帕非林，Papaverine)对血管、支气管、胃肠道、胆管等的平滑肌都有松弛作用。利用其松弛冠状动脉及脑动脉的扩张作用，主要用于防止脑血栓形成、冠心病和肺梗死，亦可用于下肢远端动脉痉挛及动脉血栓性疼痛。介入手术中，常用其扩张血管，增加血流量，改善血管造影效果。常用剂量：肌内注射、静脉注射或者导管内灌注，每次 30～60mg，24 小时不超过 300mg。前列腺素(PG)为目前最理想的血管扩张剂。在药物血管造影中多用 PGEI 和 PGFZa 这两类。现已用于四肢动脉造影、动脉性门脉造影、盆部动脉造影及胃肠道出血的诊断。用于解除插管所致的血管痉挛也极为有效。常用剂量:注射剂每支 2mg，另附每支 1mg 碳酸钠溶液及 10mL 生理盐水，用以稀释。尼莫地平对于蛛网膜下隙出血所致脑血管痉挛具有较好的效果，通常可采用静脉维持滴注(2.1～6.3mL/h)或者 10mL(2mg)稀释后动脉灌注。对于部分外周血管插管所致的血管痉挛，也可以采用利多卡因稀释后导管内缓慢注射。

血管收缩类药物主要用于降低动脉血流速度或正常组织血流速度，常用于小量消化道出血的造影、治疗或肿瘤栓塞，还可使用该类药物促进内分泌腺体增加分泌，用于胰腺内分泌肿瘤经静脉采血样。主要药物有:肾上腺素、血管升压素、葡萄糖酸钙等。肾上腺素为最常使用的血管收缩剂，常用于肾动脉造影、肾上腺动脉造影和肾静脉造影。肾上腺素肾动脉造影主要用于肿瘤诊断，因为肿瘤新生血管壁仅为单层内皮细胞，缺乏 α 受体，注入肾上腺素(3～6μg)后，造影剂流向无收缩反应的肿瘤血管，增强了肿瘤染色的显示。选择性肾静脉造影前，在肾动脉内注入 10～12μg 肾上腺素造成肾动脉收缩，会显著提高肾静脉造影效果。胰动脉缺乏 α 受体，在腹腔动脉或肠系膜上动脉内注入 5～8μg 肾上腺素后，进入胰血管内的造影剂增加，胰腺或胰内病变显示得更好。血管升压素也可作为造影诊断用药，如用于腹腔动脉造影和肝动脉造影，可显著改善胰内血管的显影质量；同时也可用于治疗胃肠道出血，可经肠系膜上动脉或者腹腔动脉灌注。常用剂量为 5mg/次。

(三)血管内成形技术

1.血管成形器械

经皮腔内血管成形术是采用导管技术扩张、再通动脉粥样硬化或者其他原因所致的血管狭窄或者闭塞性病变的方法。目前血管成形技术主要使用的器械包括球囊导管和支架，少数情况下，特殊的斑块旋切术也可以归为一种特殊的成形技术。

早期的管腔内成形多采用球囊单纯扩张，随着支架技术的不断发展，目前临床常用的成形技术多采用球囊导管对病变进行预扩张，对斑块进行充分撕裂后，植入金属支架进行成形，如成形效果不满意，还可考虑采用球囊导管进行后扩张，对病变血管进一步成形。然而，不论何种成形技术，术后的再狭窄所致的管腔丢失是目前各种成形技术面临的最大问题。药物涂层支架的出现很好地解决了管腔再狭窄的问题，通过支架表面紫杉醇或者西罗莫司的长期缓释，可以减少平滑肌增殖所致的内膜增生。目前最新的药物涂层球囊技术理论上较药物涂层支架更为先进，其以球囊作为药物释放平台，扩张后血管腔内不留下任何的移植物，在降低再狭窄率的同时，不会妨碍后续治疗。目前的可降解支架也是研究方向之一，主要材料包括镁合金、铁合金、锌合金、高分子聚乳酸等，但是目前尽管已经由临床产品上市应用，但是由于其降解速度过快(镁合金)，降解过程炎性反应大(聚乳酸)和力学性能不佳(聚乳酸)等缺陷，在短期内还难以替代传统的金属支架。

2.临床应用

临床上对于球囊导管的应用，主要需要考虑的因素包括：

(1)球囊结构:血管成形球囊导管按照其结构设计，可以分为同轴球囊导管和快速交换球囊导管。同轴球囊导管即双腔球囊导管，是由导管和球囊两部分构成，并分成完全独立的两个腔道。一个腔道为导丝腔，用于引导球囊导管，另一腔道位于导管外周并与远端的球囊相通，用于扩张球囊。

同轴球囊导管的优势在于可以提供更好的推送性能和病变通过性能，同时导丝腔可以用于病变部位的造影或者药物注射治疗，主要用于下肢血管和颅内血管等距离较远部位病变的扩张治疗。快速交换球囊导管与同轴球囊导管不同，为一种远端双腔、近端单腔球囊导管结构。双腔部分导丝导管同轴，导丝在单腔与双腔连接部分穿出，与导管并行。该类球囊导管不需要长交换导丝即可快速交换导管，既往主要应用于冠状动脉、颈动脉、肾动脉等部位的球囊成形术，近年在外周血管应用越来越多。此类球囊导管代表着发展方向，尤其在中小血管的应用，因其快速交换和更加微创（剖面更小）深受欢迎。

（2）球囊扩张功能：病变预扩张一般选用剖面较小，柔顺性、跟踪性和通过病变能力强的半顺应性的球囊导管；支架内后扩张一般选用非顺应性球囊导管，具有爆破压高、精确扩张和耐穿刺等优点。对于一般球囊扩张难以解决的硬化或者纤维化斑块，可以选择特殊功能的球囊导管。切割球囊外层表面上纵向装有 3 片或 4 片粥样硬化切开刀，球囊未扩张时刀片包裹于球囊的折缝中，球囊扩张时，刀片则突出于球囊表面，在球囊未完全打开之前刀片外露，继续加压则球囊扩张，刀片切割斑块，做到先切后扩，使切口之间的内壁在扩张时保持完整，管腔内膜撕开或损伤局限于切口处。由于切割球囊能够减轻扩张血管时的周向应力，所以可以减少内膜的严重及不规则撕裂，从而可以最大限度地减轻对血管壁的损伤，尤其适合于病变纤维化及钙化程度较高的狭窄病变，对于支架内膜增生所致的再狭窄也可以更大程度地挤压内膜而不扩张支架，改善管腔的净增加从而降低再狭窄率。高压球囊可以提供较普通球囊更高的扩张压力，其额定压力可以达到 24atm，适用于严重纤维化的斑块以及吻合口狭窄等病变，目前在血透通路狭窄病变中取得了较好的临床疗效。

（3）药物涂层：药物涂层球囊在冠脉和外周血管病变中的应用也越来越广泛，其在脑血管领域应用的安全性还没得到确认。其适应证主要是针对支架内再狭窄，小血管病变，不能耐受支架术后抗凝和抗血小板聚集治疗，复杂的分叉部血管病变和长段病变支架再狭窄率高的情况下应用，目前随着药物涂层球囊的疗效越来越确定，对于部分球囊预扩张后没有明显夹层的病变，也可以尝试采用药物涂层球囊。

临床上对于支架的应用，主要需要考虑的因素包括：①支架结构设计：支架结构设计主要包括开环设计、闭环设计和混合设计。开环设计的优势是支架整体柔顺性能好，释放时定位准确，在弯曲段血管置放时会带来更好的贴壁性能，降低支架内血栓事件；闭环设计支架的优势在于提供较高的金属覆盖率，较强的和更为均匀的径向支撑力，且支架内腔光滑，便于再次通过导管导丝，适合支架套叠技术。一般相对直段的血管闭环结构支架和开环结构支架均可以选用，在弯曲段血管置放时首选开环结构设计支架。如下肢动脉由于活动度较大，一般首选闭环支架，颅内弯曲段血管也首选开环设计支架，但是对于部分颅内动脉瘤治疗过程中需要提供更高的瘤颈金属覆盖率时，闭环设计支架优势更加明显；②支架释放方式：支架主要有自膨胀释放和球扩式释放两种方式，自膨胀释放支架主要材料为镍钛合金材料，球扩支架材料主要是钴铬合金或者不锈钢，两种支架临床应用选用主要体现在球扩支架释放定位准确性高，可以到毫米级；自膨支架则相对较差，血管起始部，分叉部位的支架释放往往选用球扩支架，如冠状动脉、肾动脉、椎动脉开口、髂动脉等。球扩支架抗压性较高，自膨支架的抗压性较差，因此支架释放后球扩支架的回缩率要明显低于自膨胀支架，因此对于硬化斑块，弹性回缩明显的斑块或者明显外压所致的管腔狭窄，主要考虑选用球扩支架。与球扩支架相比，自膨支架系统的剖面可以做的更小，柔顺性能更好，因此病变的通过性能和到位性能更佳，同时自膨支架的释放方式对于血管壁的损伤更小，因此自膨支架多用于颅内迂曲段血管，同时由于部分血管位于浅表或者肌肉中，容易受到外界压力影响，自膨支架有很好的回复性，而球扩支架没有，因此颈动脉和下肢动脉病变也需要选择自膨支架；③金属药物涂层支架：以紫杉醇涂层支架（CYPHER）和西罗莫司涂层支架（TAXUS）为代表。普通裸支架的支架内再狭窄发生率为20%～30%，在糖尿病、小血管病变、长病变、慢性完全闭塞病变及分叉病变再狭窄率可高达30%～70%；而药物涂层支架的再狭窄发生率<10%，但是药物涂层支架有内皮化延迟和引起支架内血栓的风险。目前药物涂层支架主要应用于冠脉血管，在其他系统血管内应用的安全性还没有报道；④生物可降解支架：作为最前沿的支架研究领域，目前已有可降解聚乳酸支架产品和镁合金支架产品应用于冠脉病变治疗的报道，但是如前所述，聚乳酸可降解支架（Absorb，Abbott）临床研究的结果表明，其临床疗效并不优于金属药物涂层支架（ABSORBID 研究），相反会带来更高的靶病变失败率和支架内血栓事件。

（四）血管内取栓技术

1.取栓技术概述

介入放射学领域的取栓技术是指采取经皮经腔的方法将血管内的血栓碎裂和/或取出体外的治疗方法。取栓器械按照取栓技术不同，可以分为取栓球囊导管、取栓支架、吸栓导管和其他取栓装置等。外周血管由于管径粗大，通常血栓负荷量大，传统的 Fogarty 球囊往往并发症较多，目前临床已经较少应用。导管抽吸具有经济性好，取栓效率高的优点，目前临床应用较多。近年来，经皮机械血栓切除疗法的设备得到了迅速发展，此类设备具有微创、清除血栓迅速、可减少溶栓剂用量的优点，但是费用昂贵。同时脑血管的取栓治疗获得了突飞猛进的发展，不同的取栓技术，包括 Merci 装置、取栓支架、吸栓导管等的器械进步，机械取栓技术已经成为临床救治急性大血管闭塞所致的急性缺血性卒中的先进救治方法。

2.临床应用

(1)外周血管取栓：外周血管常见的血栓形成部位包括下肢动静脉、肺动脉、腔静脉、门静脉等。经皮血栓抽吸术是目前主要的临床治疗方法，其技术优点是费用低，效率高和远端栓塞风险小，这一技术的缺陷是每次抽吸具有一定的失血量，负压过大则容易造成血管内膜损伤，常和其他方法(如溶栓和碎栓)联用，以恢复前向血流。抽吸导管常选用壁薄腔大的导引导管，充分接触血栓后采用注射器进行负压抽吸。Hydrolyser 血栓清除导管为 7F 双腔导管，包括一个注射腔和顶端带测孔的引流腔。可以用来清除透析通道，动脉旁路移植物或者下肢深静脉的血栓。其原理为经注射腔高压注入肝素等渗盐水，喷出的盐水经导管的引流腔进入引流袋中，根据文丘里效应，由其产生的负压将血栓吸入侧孔，血栓被高速水流粉碎并与其混合进入引流腔。Amplatz 血栓消融器是一种增强的聚亚胺酯导管，头端 1cm 长的中空金属管内装有与气压驱动轴相连的叶轮，其转速可达 150000r/min。高速旋转的叶轮在血管内形成强大的负压将血栓经金属管的端孔吸入，被叶轮粉碎后从金属管的 3 个侧孔排出，并再次被负压吸引进入导管，最终被粉碎成直径 13～1000μm 的微粒后排出。Roterax 血栓清除系统的工作原理和 Amplatz 系统类似。AngioJet 血栓清除装置，是应用伯努利原理，即高速的液体产生负压，将血栓吸入导管并击碎，吸出至体外，该装置对于治疗相对新鲜的血栓效果好，治疗比较陈旧的血栓效果不佳。

(2)脑血管取栓：颅内大血管闭塞是引起严重致残和致死性卒中的主要原因，静脉溶栓再通率仅有 30%左右。机械取栓联合静脉溶栓则可以将血管再通率提高至 72%～100%。早期脑血管机械再通的装置主要是Merci装置，近年来的循证医学证据推荐支架取栓辅助导管抽吸作为一线的取栓方法。目前临床主要应用的取栓支架包括Solitaire支架、Trevo支架和Revive支架等，尽管支架结构设计上有所差异，但是材质主要以镍钛合金为主，机制上均是借助支架释放后的支撑力与血栓进行嵌合，然后将嵌入的血栓取出，因此不同类型的取栓支架在取栓效率和血管再通率上都基本相似。单纯支架取栓技术的缺陷在于对部分血栓负荷量大的情况下，取栓效率偏低，常常需要联合中间导管的抽栓治疗。随着中间导管研发的进展，柔顺性好、管腔大和远端颅内血管到位率高的中间导管不断应用，配合支架取栓的Solumbra技术可以显著提高支架取栓效率，降低血栓脱落和远端栓塞风险。目前临床使用的中间导管包括Neuro、Navien、DAC、ARC、Phenom、Sofia、ACE等，上述中间导管可以很容易到达颈内动脉远端，部分中间导管甚至可以到达大脑中动脉M2段以远。

（五）其他技术

1.经颈静脉肝内门体分流术

经颈静脉肝内门体分流术（TIPS）是涉及颈静脉穿刺、肝静脉内插管、肝内门静脉穿刺、建立分流道、置入支架、球囊扩张等多项操作的一种综合介入技术。主要适用于：

（1）食管、胃底静脉曲张破裂大出血，经保守治疗效果不佳者。

（2）中度食管、胃底静脉曲张，随时有破裂出血危险者。

（3）门静脉高压所致的顽固性腹水。

（4）肝硬化并发肾功能不良者。

（5）等待肝移植期间。

（6）Budd-Chiarri综合征。

（7）门静脉高压合并脾功能亢进。

（8）小儿门静脉高压（优于内镜治疗）。

术中穿刺门静脉分支为TIPS的技术难点，肝静脉与门静脉之间的空间关系复杂，而解剖变异和肝硬化的病理改变又可使其空间关系改变，使门静脉穿刺定位困难。因此，首先应了解正常的解剖关系，可能存在的变异。术前超声定位及术中超声引导穿刺是实用、无创且经济方便的方法。穿刺最佳部位为门静脉右干距分叉1.5～2.0cm处，过于靠近周边分支则难以达到理想的分流效果。过于靠近门静脉干则极易发生穿透致严重腹腔内出血。支架安放的位置至关重要。理想的位置应使支架端在血管腔内1～2cm靠近肝静脉侧应使之略成喇叭状。肝组织内通道长短不一，取决于肝脏的大小和穿刺部位，这一分流通道必须全部由支架支撑，才会有利于完整的内膜形成。分流口径大小要根据患者的肝功能分级，术前肝血流动力学及门静脉压等情况而定。

2.腔静脉滤器植入术

下腔静脉滤器植放是一种预防肺动脉栓塞的血管内介入技术。肺动脉栓塞大多数是由下肢及盆腔的深部静脉血栓脱落造成的，是常见的致死原因之一。因其缺乏典型的临床症状和特异性的检查、检验指标，临床不易做诊断。因此，预防治疗尤为重要。通过经皮静脉穿刺、引入导丝、导管等一系列技术，将一种能够滤过血栓的特殊装置放置于下腔静脉内，可以预防血栓不随静脉回流至右心造成肺动脉的栓塞。

良好的滤器应具备以下特点：

(1)滤器的综合投影面积小(对血流阻力低)

(2)容易释放。

(3)生物相容性好。

(4)弹性好,抗腐蚀性好

(5)无促凝血作用。

(6)非铁磁性。

(7)可回收(放置后一段时间经微创方法取出体外)。

(8)维持腔静脉完全开放,放置后不再发小肺动脉栓塞。

(9)不损伤下腔静脉,不会移位。不同类型的滤器看来没有很大的疗效差别,一般而言,腔静脉维持通畅率为 90%左右,肺动脉栓塞复发率低于 10%。术中下腔静脉直径和滤器选择有较大关系,目前为止,除了鸟巢滤器以外,普通滤器只适合直径 28mm 以下的腔静脉。

3.肾动脉去交感神经消融术

肾动脉去交感神经消融术是近年来治疗难治性高血压的一项介入新技术。随着近期导管技术方法的改进,经血管途径可安全快速地阻断交感神经纤维,以降低血压。射频(RF)被认为是能量源的首选,但其他能量来源,如冷冻消融、微波、高强度聚焦超声、局部神经毒药物注射等方法也在研究当中。肾动脉去交感神经消融术的准入标准为顽固性高血压患者的收缩压大于 160mmHg,伴有糖尿病和既往心血管疾病史的标准为收缩压大于 160mmHg,以上标准大部分基于两项 Symplicity 试验和 EnligHTNI 研究,但已有多项初步研究探讨 RNA 对轻度顽固性高血压(140mmHg<收缩压<160mmHg)同样具有可行性。然而,随着 SYMPLICITYHTN-3 双盲试验结果公布,治疗 6 个月后,肾脏去神经支配治疗组与假手术组患者的血压降低变化不存在显著性差异。鉴于 SYMPLICITYHTN-3 研究的阴性结果,目前肾动脉去交感神经消融术有效性(充分消融)和长期的安全性(肾动脉狭窄)均是在后续临床研究中需要考虑的问题。

第二节　非血管系统介入诊疗技术

一、概述

非血管性介入技术是在医学影像监视下对非心血管部位所作的介入性诊疗技术。与血管介入性技术相比,其历史更早,有些项目原先不在影像监视下进行,而是盲目进行或在手术直视下进行,自从转为影像导引下进行诊治以来,成功率更高,安全性增强,而且开展的项目逐步增加,成为介入放射学的重要组成部分。

二、诊疗技术分类

(一)经皮穿刺活检术

1.概述

经皮穿刺活检术是利用穿刺针经皮穿刺组织器官取得细胞学和组织学材料,以明确病变性质的一种诊断方法。与临床常规性的穿刺活检相比，介入穿刺的特点是具有准确的病变定位、精准的导向系统以及合适的活检器材。根据所获取组织量的多少和采取方法，可分为针吸细胞学活检和切割组织学活检两类。早在1883年Leyden就报道用于对肺炎患者经皮肺穿刺抽吸作细菌学检查，1886年Menetrier报道对肺部肿块作穿刺用于诊断肺癌。但是早期穿刺活检技术由于穿刺针太粗、没有影像导向、细胞学检查的技术也未发展，结果是技术成功率低、组织学阳性率低，并且并发症率高。随着影像学导引技术(X线透视、CT、超声、磁共振)的发展，活检器械的改进，活检范围也从肺穿刺到纵隔、肝、胰、肾、骨骼、肌肉、乳房、淋巴、腹膜后、甲状腺、脑、脊髓与盆腔等多处部位。影像导引下的穿刺活检技术已经成为临床对疾病作病理学诊断、病期分类与药物和手术治疗方案选择的重要依据。不同影像学导引下的穿刺活检技术具有不同特点：

(1)超声引导：超声引导的最大优势在于其实时性，可以动态的观察进针位置，避免损伤血管等重要结构和穿刺通路上的重要脏器。尤其适用于受呼吸运动或者心脏搏动影像较大的脏器的穿刺，如肝脏、肾脏和心包等。目前大部分超声设备配备专用的超声穿刺探头装有进针孔，通过探头观察到靶结构后，沿穿刺孔进针即能到达相应部位，获取活检组织，可以进一步提高穿刺的精准度；

(2)CT引导：CT引导下穿刺的优势在于可以为术者提供精细的解剖学定位，尤其适合于位置深、体积小、周围重要结构包绕，且不易受呼吸运动影响的病灶的穿刺；

(3)MR引导：最大优势在于没有X线辐射，可以多平面成像，良好的组织对比度，对于部分CT显示不清的病灶，磁共振扫描下可以更好地显示病灶与正常组织的信号区别，包括其体积与范围，但是磁共振穿刺活检需要专用的器械，避免干扰磁场。

穿刺活检技术主要包括：

①负压穿刺抽吸法：负压抽吸法作为细胞学活检法代表，注射器与穿刺针相连，刺达病灶后，连穿刺针与注射器一起一边抽吸一边向里插进，再来回提插并抽吸2～3次减轻负压，拔出穿刺针。减轻负压是为防止把抽吸内容在针退出后吸到注射器内，造成取材困难。注意来回抽吸的距离，不能超出应抽吸部位。②Tru-cut切割法：系组织学检查的常用法，切割时，先将套管与穿刺针套合，不让针的凹槽外露，穿入体表直达病灶表面，稳住套管，将穿刺针插入病灶，这时病灶组织突入凹槽内然后稳住穿刺针，推入套管，套管在推入时沿凹槽将组织切下并套在套管内。迅速一起退出穿刺针与套管。目前已经有专用的组织学活检器械，提高了操作的简便性。

穿刺活检的原则一般采用较直的进针途径，最小的成角方向、最短的距离到达靶组织。但是对于位于脏器表面的病灶，通常要求间隔一部分正常组织进行穿刺，避免穿刺过程中病灶发生破裂或者出血周围没有正常组织压迫。

2.临床应用

(1)所有未经病理学诊断的脏器占位性病变和远离体表处于深部的肿瘤性病变。

(2)恶性肿瘤需要了解其组织分型，以便为临床治疗提供依据者。

(3)转移性肿瘤需要了解病理组织判断其来源者。

(4)难以通过体内管道系统到达部位的病变。

本技术无绝对禁忌证，但严重凝血功能障碍需慎重；对重要器官活检时尽量采用细针及选择安全的路径。

(二)经皮穿刺引流术

1.概述

经皮穿刺引流术,即在影像设备的引导下,利用穿刺针和引流导管等器材,对人体管道、体腔或器官组织内的病理性积液、血肿、脓肿或胆汁、胰液、尿液等体液淤积进行穿刺抽吸、引流,达到减压和治疗的目的。经皮穿刺引流术常用于全身各部位的脓肿、囊肿、浆膜腔积液、胆管或泌尿道梗阻、颅内血肿的穿刺引流。在对抽出液进行细胞学、细菌学和生化检测,做出鉴别诊断和指导用药的同时,还可以经引流导管进行局部抗炎、引流等治疗,达到减压、消炎等作用。穿刺引流术的最终治疗目的是置入引流管,可以通过一步法,即引流管直接置于穿刺针表面置入,也可以通过两步法,即套管针引入导丝交换后再引入引流管。

引流导管粗细的选择应根据引流液黏稠度不同来决定。稀薄的引流液(如囊液、尿液等)可用较细的引流管,稠厚的脓液或血肿血凝块宜用较粗的引流管。常用7～14F引流管,其进入引流区的一段应有多个侧孔。为防止游走滑脱,常将头端制成猪尾状卷曲、蘑菇状膨大或单弯状。有的脓腔因其脓液稠厚、腔大,为了便于冲洗引流,引流管内有2个腔,一个腔注入冲洗液,一个腔引流脓液。

2.临床应用

(1)正常人体管道阻塞,引起阻塞段以上液体过量积聚,不能完成生理过程,或引起的病理改变,如各种原因引起的胆道梗阻、泌尿道梗阻。

(2)体腔内由于炎症、外伤或其他原因引起腔内脏器受压,功能受损,或毒性物质不能排出而大量吸收有害于机体时,如气胸、脓胸,心包积液、积脓、积血、腹腔或盆腔等脓肿。

(3)实质脏器内的积液或积脓,如肝、脾、胰、肾等处的脓肿或巨大囊肿引起症状者。

(三)非血管腔内再通、成形与支架技术

1.概述

人体管腔总体上分为血管与非血管管道,其功能大体相似,即容纳人体必需的物质从其腔内通过。非血管人体腔道泛指一类除血管动静脉以外的,具有正常生理功能的人体腔道,主要包括消化道、胆道、泌尿道、泪腺、生殖腔道和淋巴管道等。管腔壁的病变在形态学上分为局部管腔扩张受限性病变(如狭窄或阻塞)和管腔过度扩张或管壁成分缺损性病变(如瘘),在临床上具有发病率高、外科手术创伤大、疗效不佳和并发症发生率高等特点,成为临床处理的棘手问题。介入腔内再通、球囊成形和支架技术是利用介入放射学微创的方法,借助某些腔内器械(如球囊和支架),在影像监视下将人体病变的管腔进行重新构建使其完全或部分恢复原有功能的一种新技术。对于与外界不相通的人体腔道,可以采用经皮穿刺,获得介入操作相关的通路。对于腔道阻塞性病变,可以借助导管导丝开通技术,通过病变段管腔后,采用导丝建立通道,后续采用球囊扩张或者支架植入的方法,获得管腔的重建。对于管腔破裂或者缺损所致的腔道瘘病变,则可以通过覆膜支架技术封堵瘘口,将病变腔道进行重建。对于良性非血管腔道的狭窄,如食管良性狭窄,通常采用球囊扩张或者暂时性可回收支架植入进行治疗;而对于肿瘤引起的恶性腔道梗阻,单纯球囊扩张往往容易引起管壁回缩,因此往往需要支架植入进行治疗。目前腔道内支架植入是用于腔道恶性梗阻的最常用技术,根据支架植入的时间长段可以分为永久性支架和临时性支架;根据支架材料,可以分为金属支架和非金属支架(塑料支架、高分子材料支架等);根据支架是否可降解又分为不可降解支架(金属支架)和

可降解支架(二噁烷酮支架和聚乳酸支架);根据支架功能不同又可以分为普通支架、药物洗脱支架和粒子放射性支架;根据支架是否覆膜分为裸支架和覆膜支架等。非血管腔道内支架植入与血管支架植入相比,需要考虑更多的影响支架功能的相关因素,主要包括:

(1)血管腔内支架植入治疗的几乎均为良性狭窄,而非血管腔道支架植入几乎均用于治疗恶性病变,因此梗阻再发的风险要远远高于血管腔道。

(2)非血管腔道往往具有自身特异的生理功能,如消化道的蠕动收缩功能,因此支架选择直径需要较正常生理管腔明显增大,同时管壁与金属支架之间的反复力学作用更易造成消化腔道的出血和穿孔风险。

(3)非血管腔道内流动的体液理化条件具有较大的差异,如消化道内体液成分 pH 值明显呈酸性对支架腐蚀增加,胆汁成分中固态成分胆盐、胆色素、胆固醇容易引起支架内胆汁淤积。

(4)对于部分非血管腔道的良性病变,考虑到支架植入后再狭窄率高和再处理困难,往往要求支架植入后能够短期内取出,或者支架自行降解,避免永久支架植入相关并发症,如良性食管狭窄、尿道狭窄等。

2.临床应用

(1)消化道梗阻:先天性食管狭窄、贲门失弛缓症、胃十二指肠良性狭窄、结肠代食管的吻合,如手术后吻合口狭窄(包括食管-胃吻合口狭窄、食管-空肠吻合口狭窄、胃-十二指肠或胃-空肠吻合口狭窄),以及手术后、放疗后、化学药物灼伤以及外压性狭窄,均属于良性食管狭窄,一般选用球囊或者暂时性可回收金属支架植入治疗,随着可降解支架的逐渐临床应用,将来可能成为治疗消化道良性狭窄的有效手段。而对于恶性肿瘤所致胃十二指肠管腔狭窄阻塞,或术后肿瘤复发浸润所致狭窄;直、结肠恶性狭窄、术后吻合口复发以及食管、结肠直瘘,则可以考虑金属支架或者金属覆膜支架植入进行治疗。

(2)胆道恶性梗阻:一般采用支架治疗,局限性的肿瘤侵犯、外压所致的胆道梗阻,引流 1～2 周后,导丝能够通过梗阻段,并且病变胆道无明显成角,可以考虑内支架植入增加内引流的胆汁量,内支架植入后即刻或者择期造影评估,是否能够有机会拔出引流管。最新临床研究表面,对于肿瘤侵犯胆管所致的恶性梗阻,I^{125}粒子胆道支架可以在提供机械支撑的同时提供局部肿瘤治疗作用,提高支架植入后的通畅率。

(3)气道狭窄:对于气管狭窄,球囊扩张和支架植入可用于治疗。①先天性气管支气管狭窄;②肿瘤、纵隔纤维化、结节病等造成的外压性气管支气管狭窄;③气管软化和气道塌陷;④气管支气管腔内肿瘤、肉芽组织增生已造成患者严重窒息时;⑤气管支气管术后吻合部狭窄;⑥放疗后气管支气管狭窄。

(4)尿道梗阻:输尿管支架主要为塑料支架,植入后需要择期取出,而尿道支架主要以镍钛合金金属为主,主要用于:①肾盂输尿管连接部短段狭窄,伴肾功能正常;②手术创伤、结石、放疗后、感染性、先天性及腹膜后纤维化所致输尿管良性狭窄;③前列腺增生所致尿道梗阻。

(5)输卵管再通:输卵管再通术适用于输卵管阻塞者,但壶腹部远端、伞段阻塞不宜行再通术。此外,子宫角部严重闭塞、结核性输卵管炎性闭塞也不适宜作再通术。主要采用导管扩张术,插入导管导丝,利用导管导丝的推进扩张分离作用和造影剂的冲击力等,使输卵管疏通至伞端。

(6)泪腺梗阻:球囊扩张术可用于鼻泪系统各部位的狭窄梗阻,金属支架只适用于连接处阻塞,因该处球囊扩张效果较差,但是金属支架再堵塞后无法取出,如有必要只能手术取出,再者鼻泪管与鼻底部有 60°～82°的角，所以放入时比较困难。尼龙与聚氨酯支架适用于连接处或鼻泪管狭窄与阻塞，如上述非金属支架植入后再闭塞，可以采用直视或者透视下将支架取出，必要时再次支架植入治疗。

(四)经皮非腔道成形技术

1.概述

经皮经腔成形术已经广泛用于血管和非血管腔道，非腔道的实体组织成形术主要用于骨关节系统，主要用于椎体，也可用于其他长骨与扁骨。经皮穿刺椎体成形术(PVP)通过在患者背部做一约 2mm 的切口，用特殊的穿刺针在 X 线监控下经皮肤穿刺进入椎体，建立工作通道，将骨水泥或人工骨注入椎体内。球囊扩张椎体后凸成形术(PKP)是指经过球囊扩张后再分次注入骨水泥，一方面球囊扩张后留下的空腔周围的松质骨得到压实，人为制造了一个阻止骨水泥渗漏的屏障；另一方面使用推杆分次注入骨水泥，较传统的压力泵持续注入大大降低了骨水泥注入时的压力，因此骨水泥的渗漏大大减少。无论是传统的 PVP 还是球囊扩张 PKP，防止骨折椎体进一步压缩、塌陷的同时，都具有确实可靠以及高效的止痛作用，文献报道疼痛的缓解率为 70%～95%。对骨折复位和纠正脊柱后凸畸形，球囊扩张 PKP 优于传统的 PVP。

2.临床应用

(1)椎体溶骨性转移瘤：对于已经有骨质塌陷或者高度骨质塌陷危险的患者，即使没有明显症状也可以考虑采用 PVP 术。PVP 术一般在放疗前进行，因放疗有可能加重骨质塌陷危险，而相反骨水泥并不会影响放疗效果。

(2)椎体骨髓瘤：多发性骨髓瘤累及椎体，造成骨质破坏或者椎体压缩，椎板后缘相对完整的情况下，可以考虑 PVP 术。

(3)椎体血管瘤：进展性或者症状性的椎体血管瘤是 PVP 一个很好的适应证。根据影像学表现，将椎体血管瘤分为 4 组：①有疼痛而无影像学进展；②无症状有影像学进展；③有症状并有影像学进展；累及硬膜外，并无神经体征；④有影像学进展，累及硬膜外，并出现急性脊髓或者神经根压迫症状。其中①组与②组为 PVP 选择性治疗手段；③组可以联合 PVP 与其他消融技术；④则需要联合 PVP 与外科手术治疗。

(4)骨质疏松性压缩骨折：PVP 可以有效降低骨折后的疼痛感。但是 PVP 后由于椎体骨水泥注入后椎体硬度增加，在活动过程中可能会增加相邻椎体骨折的风险。

(5)其他长骨和扁骨溶骨性转移：对于其他骨的肿瘤性溶骨破坏，也可以通过骨水泥予以治疗，但是需要充分评估手术的入路及其骨水泥外渗后可能带来的影响。

(五)经皮消融技术

1.概述

经皮消融技术是指采用射频、微波、冷冻、化学(无水乙醇)、不可逆性电穿孔技术等，特异性的损伤肿瘤细胞，达到杀灭肿瘤组织的局部治疗目的。无水乙醇等化学消融早期即在临床广泛应用，一般小于 2cm 病灶中心单点注射即可，对于较大病灶可以边退针边注射，或者多点穿刺注射。但是无水乙醇消融的缺陷在于注射后弥散不可控及、不能 X 线下动态监测等缺陷，在临床应用受到一定限制。随着射频和微波消融等更为精准的消融技术出现，肿瘤的局部消融成为除化疗、放疗和局部介入栓塞治疗以外，治疗实体肿瘤的主要临床手段。

射频是一种频率达到每秒15万次的高频振动。人体体液中含有大量的电介质,如离子、水、胶体微粒等,人体主要依靠离子移动传导电流。在高频交流电的作用下,离子的浓度变化方向随电流方向为正负半周往返变化。在高频振荡下,两电极之间的离子沿电力线方向快速运动,由移动状态逐渐变为振动状态。由于各种离子的大小、质量、电荷及移动速度不同,离子相互摩擦并与其他微粒相碰撞而产生生物热作用。由于肿瘤散热差,使肿瘤组织温度高于其邻近正常组织,加上癌细胞对高热敏感,高热能杀灭癌细胞。一般3cm左右的病灶可以一次性消融,对于体积较大病灶,可以采用多点消融或者多针穿刺消融的方法进行治疗。

微波消融是将一根特制微波针,经皮穿刺到肿瘤中心区域,针头部释放的微波磁场可以使周围的分子高速旋转运动并摩擦升温,从而使肿瘤组织凝固、脱水坏死,达到治疗的目的。与射频相比,微波消融优势主要体现在:

(1)多个微波能量源可同时应用,组织加热后不受电阻和传导性的影响与制约,可在更短的时间内使组织温度达到更高。

(2)微波产生的电磁波能量密度范围可达电极周围2cm,并且微波具有消融靶组织周围血管的潜力,产生更广泛的消融范围,单发病灶<5cm的肿瘤可一次灭活。

(3)单次消融时间PMCT一般为5~20分钟治疗时间短,疗效好。

冷冻消融技术主要是氩氦冷冻消融,是一种微创超低温冷冻消融肿瘤的先进医疗技术。氩气可使针尖温度迅速降至-175℃,氦气使温度升至45℃。冷冻治疗原理主要是降温后细胞内和细胞外迅速形成冰晶,导致肿瘤细胞脱水、破裂。同时冷冻使微血管收缩,血流减缓,微血栓形成,阻断血流,导致肿瘤组织缺血坏死。肿瘤细胞反复冻融后,细胞破裂、细胞膜溶解,促使细胞内处于遮蔽状态的抗原释放,刺激机体产生抗体,提高免疫能力。

不可逆性电穿孔是通过极其短但强力的电场使细胞膜上产生永久纳米孔的一种组织消融技术,通过扰动细胞稳态以致细胞死亡。这种手段可导致细胞凋亡而不是其他基于热融、辐射的消融技术造成的细胞坏死。该技术的主要优势体现在:①组织专一性。在治疗范围中有维护重要结构的能力,如肝脏组织结构包括肝动脉、肝静脉、肝门静脉、肝间胆管,主要成分是蛋白质的结构包括血管弹性、胶原结构,以及细胞周围的基质蛋白,维持生存的重要、骨架结构(如大血管、尿道),均不会受电流影响。神经纤维周围的绝缘髓磷脂层可以保护神经束,使其在某种程度上不会受到不可逆性电穿孔的影响;②清晰的消融范围边界。可逆性电穿孔与不可逆性电穿孔之间的过渡范围仅有几层细胞的宽度。相较起来,传统的辐射、热能消融技术并没有这种过渡范围;③没有过热导致的细胞坏死,瞬间的脉冲可避免对组织加热。在不可逆性电穿孔疗法的设计上不存在细胞坏死,没有细胞坏死导致的短、长期后作用;④疗程短。典型疗程在5分钟内可以完成。

2.临床应用

消融治疗对于部分体积较小的孤立性肿瘤可作为手术的替代治疗。对于晚期较大的肿瘤可作为姑息治疗,增强综合治疗的效果,可减少肿瘤负荷,减轻症状,提高生活质量,延长生存时间。主要应用于全身各种实体肿瘤,包括肝癌、肺癌、前列腺癌、肾癌、胰腺癌、骨骼的良恶性肿瘤、肾上腺癌、脑膜瘤、胶质瘤、子宫肌瘤、子宫癌、卵巢癌、乳腺癌、乳腺纤维瘤,以及用于癌症止痛等,目前最常用的是肝癌和肺癌。对于部分高龄、器官功能差、全身状况差难以耐受手术与麻醉的患者;多中心发生,难以完全切除的肿瘤;放化疗效果欠佳的中晚期肿瘤;手术、放疗、化疗等治疗后复发的肿瘤;负荷大,累及大血管、重要器官的肿瘤;有较重局部症状的中晚期肿瘤等均可以考虑作为首选治疗方案。

需要注意的是,如果肿瘤周围有较大血管或者气管结构时,射频治疗时血流或空气带走大量热能,肿瘤内热量不易蓄积,难以形成凝固性坏死,因此疗效较差。微波治疗的缺陷在于单次消融的有效体积和消融范围的可控性不如射频消融。低温冷冻手术治疗则在冷冻区边缘可能残存瘤细胞,成为复发来源;冷冻范围过大可引起器官裂开及“冷休克”等严重并发症。不可逆性电穿孔疗法产生的强电场由于对神经肌肉接头直接刺激,可造成强劲的肌肉收缩,患者需要特殊的全身麻醉:少数情况下消融范围内仍有可见的肿瘤细胞块,表明肿瘤组织比起健康的功能细胞组织可能对不可逆性电穿孔有不同的反应:不可逆性电穿孔疗法造成细胞膜穿孔与细胞凋亡,而肿瘤细胞对凋亡通路具有抵抗性。同时,可逆性电穿孔疗法需要的电场会被局部环境的导电性剧烈影响,例如金属、胆道的存在会造成能量释放的扰动。有些器官,如肾脏周围尿液小量的导电性,也会被这种不规律的能量波动影响。

第五章　动静脉介入治疗

第一节　肾动脉狭窄经导管治疗

支持肾动脉支架置入(RAS)的重要原因是其缓解重度肾动脉狭窄导致的肾低灌注可得到临床获益。已发表的 meta 分析结果显示，RAS 手术成功率非常高(>95%)，但令人吃惊的是，临床表现改善中等且不稳定。造成 RAS 的高手术成功率与不稳定的临床反应之间的不一致性，亦有如下可能：

1.RAS 成功地实施于非阻塞性肾动脉狭窄(那些未引起症状性肾低灌注的狭窄)。

2.所治疗的临床症状(高血压或肾功能不全)并非肾低灌注所致。

为在获得高手术成功率的同时得到预期的高临床获益，我们必须提高鉴别肾动脉狭窄是否会引起肾缺血的能力。

一、诊断

(一)肾动脉狭窄筛查

在肾动脉狭窄风险较高的患者中进行筛查是合理的(表 5-1)。肾动脉狭窄的筛查应尽可能采用无创的直接影像学技术，如多普勒超声、计算机化断层成像血管造影(CTA)或磁共振血管造影(MRA)。无创性影像学检查技术已十分成熟及准确，基本无须为诊断肾动脉疾病行经导管血管造影。

根据美国心脏病学会(ACC)及美国心脏协会(AHA)的专家共识小组的推荐意见及指南，在行心脏或其他外周血管造影时针对肾动脉狭窄进行血管造影筛查是合理的。在具有表 5-1 中列举的危险因素或提示肾动脉狭窄的临床综合征的患者中，在因其他临床适应证行血管造影的同时行主动脉造影筛查是Ⅰ类适应证。已发表的证据显示，在心导管造影时进行非选择性、诊断性肾动脉造影筛查是安全的，且不增加任何风险。

表 5-1　肾动脉狭窄患病率增加的危险因素

危险因素
• 高血压出现年龄≤30 岁或≥55 岁
• 恶性，加速性，难治性高血压
• 无法解释的肾功能不全
• 使用血管紧张素转化酶抑制剂或血管紧张素Ⅱ受体拮抗剂后出现氮质血症
• 无法解释两肾纵向长度差异≥1.5cm
• 心脏失衡综合征(一过性肺水肿)
• 外周血管疾病(腹主动脉瘤或踝-臂指数<0.9)
• 多支(≥2)冠状动脉疾病

(二)双功能超声

双功能超声(duplex ultrasonography,DUS)是肾动脉狭窄的优质检测项目,但检测效果很大程度上依赖于完成该检测的技师的技术。该项目是所有影像方法中最便宜的,但可对狭窄程度、肾脏大小及其他相关疾病(如血管阻塞)进程等提供有用的信息。DUS 可提供有关肾动脉狭窄的准确位置及程度的信息。

总体来说,与血管造影相比,DUS 在诊断肾动脉狭窄方面的敏感性及特异性分别为 84%~98%及 62%~99%。肾动脉 DUS 是用于随访血运重建术后 RAS 的优异的检测方法。在血管内治疗后,应在数周内行肾动脉 DUS 以建立基线数据,然后,在 6 个月、12 个月以及之后每年进行该检查。

DUS 的一个缺点为与检测主肾动脉相比(98%),检测副肾动脉的敏感性较低(67%)。因此,如果高血压患者合理药物应用下血压控制不佳,且经 DUS 检查未发现肾动脉狭窄,那么须考虑采用另一种影像方法检测是否存在副肾动脉狭窄。

使用未置入支架的肾血管参数诊断肾动脉支架内再狭窄(ISR)可能是存在问题的。最近,一组包含 132 例置入肾动脉支架患者的研究,比较血管造影的结果与 DUS 检查结果的相关性。没有单一的收缩期流速峰值(PSV)界限值可以在所有患者中准确地将 60%~99%与 0%~59%的支架内再狭窄区分开。PSV<241cm/s 用于除外 ISR 是有效的(阴性预测值 96%):81 例 PSV<241cm/s 的肾动脉中,78 例再狭窄程度为 0%~59%。PSV≥296cm/s 用于预测 ISR 是准确的(阳性预测值 94%):在 35 例 PSV≥296cm/s 的肾动脉中,33 例血管造影提示 ISR。PSV 在 241cm/s 与 295cm/s 之间代表一个中间区域,该区域内,肾动脉再狭窄无法仅凭 DUS 结果进行诊断或除外。

(三)阻力指数

阻力指数(RI)通过在肾皮质血管水平测得肾实质内 PSV 及舒张末期流速获得。该指标评价肾实质内小动脉病变数量(即肾硬化)。肾动脉 RI 曾不恰当地被建议为区分患者是否可能对肾动脉介入治疗有反应的方法。然而,Zeller 等进行的一项有关肾动脉支架置入前瞻性研究发现,RI 升高可预测肾动脉介入治疗 1 年后血压反应良好并且肾功能改善。如果存在预期肾血运重建结果良好的临床适应证,那么无论 RI 如何均应进行手术。

(四)非侵入性血管造影

CTA 运用电离辐射和含碘造影剂获得腹部血管的优质成像。CTA 检测肾动脉狭窄的敏感性及特异性分别为 89%~100%及 82%~100%。多排 CTA 技术可获得优质的二维成像质量及较高的分辨率。CTA 较 MRA 的优势在于高空间分辨率,无血流相关现象导致高估狭窄程度,可看见钙化及金属置入物,例如血管内支架及支架型人工血管。通常患者对 CTA 检查的耐受性较好,CTA 检查在开放的平台上进行,因此幽闭恐惧症不会像在 MRA 检查中一样,成为限制因素。与 MRA 相比,CTA 的劣势为会接受电离辐射且需要注射可能造成肾毒性的含碘造影剂。

MRA 同样能提供腹部血管及相关解剖结构的优质图像。与血管造影相比,MRA 的敏感性为 91%~100%,特异性为 71%~100%。采用含钆造影剂的增强 MRA 与无造影剂的 MRA 相比可改善图像治疗,缩短成像时间,继而减少一些由患者移动造成的伪影。然而,MRA 在纤维肌性发育不良(FMD)患者中的敏感性及特异性与之前所述不同,当怀疑 FMD 时,MRA 并非良好的筛查手段。

MRA 不能用于肾小球滤过率小于 30mL/(min·1.73m^2)的患者，因为可导致肾源性系统性硬化的风险增加。MRA 可能不能用于有金属(铁磁性)植入物的患者，如心脏机械瓣膜、脑动脉瘤夹，及电子植入物(起搏器、脊髓刺激器)。目前，MRA 不能用于随访支架置入后患者，因为金属支架可产生伪影。

(五)侵入性血管造影

肾动脉支架置入术的致命弱点是血管造影无法准确判定肾动脉的狭窄程度。决定肾动脉狭窄程度的传统"金"标准为侵入性血管造影。即使采用定量测量，血管造影也可能无法区分非阻塞性狭窄及临床有意义的严重狭窄。大多数人认为介入术者能够鉴别肾动脉"严重"狭窄，但对于轻度至中等程度狭窄病变，须行生理学检查证实病变程度。

(六)跨病变压力阶差

De Bruyne 及其同事的研究证实了严重肾动脉狭窄的血流动力学证据与肾素分泌之间的相关性。其他研究者发现，提示严重肾动脉狭窄的血流动力学参数(收缩峰值压力阶差＞21mmHg，肾动脉血流储备分数≤0.8，及多巴胺诱导的平均跨病变压力阶差≥20mmHg)与轻中度肾动脉狭窄患者行肾动脉支架置入术后临床改善程度相关。

(七)TIMI 帧数

血管造影后，以肾动脉血流帧数(RFC)测量肾血流状况，以肾灌注分级(RBG)描述肾微血管血流状况，这些指标可将 FMD 患者与正常患者区分开。通过测量 RFC 发现合并肾动脉狭窄的高血压患者也存在肾灌注减少。RAS 术后临床有反应者基线 RFC 倾向于较无反应者高，且 RAS 术后 RFC 值改善更大。在对 RAS 术有反应的高血压患者中，3/4 的患者基线 RFC≥25，且如果 RFC 改善＞4，则 79％患者对肾动脉支架置入术有反应。

二、肾动脉介入治疗

在 Goldblatt 等进行试验后，肾血管性高血压的病理生理机制已明确。在现代，针对此因果关系的进一步论证已由 De Bruyne 及其同事通过在体试验完成。该试验发现，通过对肾动脉阻塞分级评估，肾素的释放存在压力阶差阈值(Pd/Pa≤0.9)。令人困惑的是，早期引入经皮球囊血管成形术治疗肾动脉 FMD 获得巨大成功，然而，治疗动脉粥样硬化性肾动脉狭窄却遭受中等程度失败率。高估动脉粥样硬化病变的手术成功率导致设计的临床研究统计效力较低，更难以证明介入治疗可获得良好的效果。继而，球囊血管成形术被证实在治疗动脉粥样硬化性肾动脉狭窄方面劣于肾动脉支架置入术。

支架置入术后肾动脉再狭窄与急性期管腔获得及晚期管腔丢失均相关，与冠状动脉再狭窄类似。针对 100 例连续患者的血管造影行定量分析后发现，肾动脉通畅的患者肾支架最小管腔直径(MLD)[(4.9±0.9)mm vs (4.3±0.7)mm；P＝0.025]更大，晚期管腔丢失[(1.3±0.9)mm vs (3.0±1.4)mm；P＜0.001)]更少。在肾动脉支架置入的最大规模的系列研究中发现，参考血管直径(RVD)较大，支架置入后急性期管腔获得(即支架置入术后 MLD)较大均与支架内再狭窄率较低密切相关。例如，RVD＜4.5mm 的血管再狭窄率为 36％，而 RVD＞6.0mm 的血管再狭窄率仅 6.5％。肾动脉支架效果持久，其术后 1 年通畅率≥85％，5 年通畅率达 80％。

经皮经导管支架置入术已替代开放性外科手术成为粥样硬化性肾动脉狭窄的首选治疗方法。

然而，虽然肾动脉支架置入术的手术成功率超过95%，其术后报道的改善高血压的成功率差异较大。虽然缺乏标准化的报告准则可部分解释结果的差异，但其主要原因可能为患者及病变选择不佳。由于通过血管造影评估肾动脉狭窄造成的血流动力学影响程度存在较大差异，因而无法预测成功置入支架后患者的治疗反应。虽然大部分存在粥样硬化性肾动脉狭窄及血压升高的高血压患者术后血压可改善，或降压药物减少，但很少有患者高血压得到根治。

三、肾动脉介入治疗技术

至少应在术前一天开始阿司匹林治疗，虽然是否使用双联抗血小板治疗由术者决定，但目前尚无任何循证依据。虽然桡动脉入路正逐渐被接受(见下文)，经股动脉逆向入路是目前最常用的方法。逆向经股动脉入路须采用6Fr或7Fr的鞘管，并给予3000～5000单位的普通肝素使活化凝血时间(ACT)达到约250s。将4Fr的诊断导管(内乳动脉或Judkins右冠状动脉导管)通过6Fr"短"(50～60cm)成角(冰球棒形或肾形)指引导管送至肾动脉开口处。将0.014英寸冠状动脉导丝送过病变处，再将指引导管顺4Fr诊断导管前推，将大导管无损伤地送至肾动脉开口处。

另一种将导管安全送至粥样硬化的肾动脉开口处的技术为"不接触"技术。将0.035英寸J形导丝送至肾动脉上方的胸主动脉降部。肾动脉指引导管经导丝送至肾动脉开口附近。通过在主动脉内轻轻操作(前后推拉)0.035英寸J形导丝，指引导管的尖端可转向靠近肾动脉开口处。当指引导管靠近肾动脉开口时，将0.014英寸可操控导丝通过指引导管(沿着0.035英寸导丝)送至肾动脉开口处，并经狭窄处送至肾动脉远端。在回撤0.035英寸导丝后，指引导管将无损伤地通过0.014英寸导丝固定在肾动脉开口处。

将直径与参考血管直径比例为1∶1的球囊以最低扩张压力扩张，以保证钙化的肾动脉狭窄是可扩张的，并有助于选择支架大小。如患者在球囊扩张时感觉不适，须立即终止扩张，并重新评估患者、病变及球囊尺寸。疼痛可能源于血管外膜的牵拉，可能是动脉破裂或夹层的先兆。应选用长度足以覆盖病变，且直径与参考血管直径比例为1∶1的经球囊扩张的支架支撑病变，并使血管造影达到最佳效果。

(一)肾动脉粥样硬化性病变

粥样硬化性肾动脉狭窄通常累及主肾动脉开口或近段。这些病变形状复杂，二维血管造影难以看清。当介入术者仅依赖"目测"血管造影结果判定病变严重程度时，发生错误的比例会增加在最优条件下，目测估计造影所示狭窄缺乏重复性及准确性。鼓励检测肾动脉狭窄引起的血流动力学改变以证实狭窄程度。球囊血管成形术治疗粥样硬化性病变的成功率较低，6个月内再狭窄率约为50%。主动脉-肾动脉开口处的病变特别难以仅通过球囊扩张得到有效治疗。自主动脉延伸至肾动脉开口处的斑块易导致血管回缩，因此这种病变特别易于再狭窄，许多专家认为此类病变不适合单用球囊血管成形术治疗。

在肾动脉内常规置入支架已取代视情况而定(补救性)置入支架。随机对照研究清楚地证明了在粥样硬化性肾动脉狭窄病变中支架置入在手术成功率、晚期通畅率及成本-效益等方面优于仅行球囊扩张术。

粥样硬化病变需注意粥样硬化栓子。Henry及其同事在56例患者的65支肾动脉中置入支架的同时使用血栓保护装置(EPD)。他们在置入肾动脉支架的患者血管远端发现可取出斑块残渣，其中使用远端球囊阻塞导管[Percusurge(n=38),Medtronic,Minnesota]者100%可见,使用过滤器[FilterWire(n=26),BSC,Natick,Massachusetts和Angioguard(n=1),Cordis,Miami,Florida]者80%可见。有趣的是不管是否实施球囊预扩张,收集到的斑块碎片在大小和数量上无区别。经报道,通过EPD收集到粥样硬化斑块碎片的概率远超50%,因此,成功行肾血运重建的患者中25%出现肾功能减退也不会令人感到惊讶。

(二)纤维肌性发育不良

纤维肌性发育不良(FMD)常见于青年,特别是女性,但该疾病可迁延至晚年。血管造影提示血管呈波浪样改变是诊断FMD的特征。FMD患者经最优药物治疗血压仍较高是行球囊血管成形术的适应证,通常患者对球囊血管成形术有反应,无需置入支架。球囊血管成形术是FMD导致肾动脉狭窄的首选治疗。若患者经球囊血管成形术治疗后无反应,或出现再狭窄,那么行肾动脉支架置入术是合理的选择。

(三)手术并发症

与经导管肾动脉介入治疗相关的并发症包括血管穿刺并发症、导管引起的损伤、或与造影剂反应或肾毒性相关的全身并发症。血管穿刺并发症在肾动脉介入治疗中最常见,包括穿刺部位出血及血肿(1.5%~5%),穿刺部位血管损伤(1%~2%),腹膜后血肿(<1%),假性动脉瘤(0.5%~1%),动静脉瘘以及神经损伤(<1%)。外周血管造影的主要并发症发生率为1.9%~2.9%。

导管相关的肾动脉并发症包括粥样斑块栓塞、血管夹层或动脉穿孔,虽然这些并发症罕见(<1%),但均为灾难性事件。造影剂过敏反应在不到3%的病例中出现,但其中不到1%的患者需要住院治疗。在患有慢性肾功能不全、糖尿病、多发性骨髓瘤及服用肾毒性药物如氨基糖苷类的患者中,造影剂肾病(CIN)的风险增加。预防CIN需要加强水化及应用尽可能少的等渗造影剂。

(四)血栓保护装置

血栓保护装置(EPD)被开发用于冠状动脉旁路移植的隐静脉及颈动脉支架置入时保护大脑。EPD是经皮器械,可分为如下3类:

1.滤器。

2.球囊阻塞远端时抽吸斑块残渣。

3.近端球囊阻塞并使血液逆流。

大部分肾动脉狭窄位于主动脉-肾动脉开口处,不适用近端阻塞装置,因此远端阻塞球囊及滤器是超适应证用于肾动脉保护中最常用的装置。

(五)桡动脉入路

血管穿刺并发症占肾动脉支架置入临床并发症的绝大部分。使穿刺部位出血发生最低的方法之一为使用桡动脉。冠状动脉介入治疗文献已证实,与肱动脉及股动脉穿刺相比,桡动脉穿刺血管并发症显著减少。桡动脉鞘直径较小,且可使用6Fr指引导管完成“无鞘”技术,因此经桡动脉入路成为可行的选择(图5-1)。除了减少血管穿刺并发症外,桡动脉入路还有其他优势,包括增加患者接受度及改善指引导管稳定性(大部分肾动脉开口向下或向后)。桡动脉入路需用125cm的指引导管及杆部长度为150cm的球囊及支架,同时存在不长的学习曲线。桡动脉穿刺入路无可辩驳的优势在于血管穿刺相关并发症显著减少且可当日出院,并增加患者满意度。

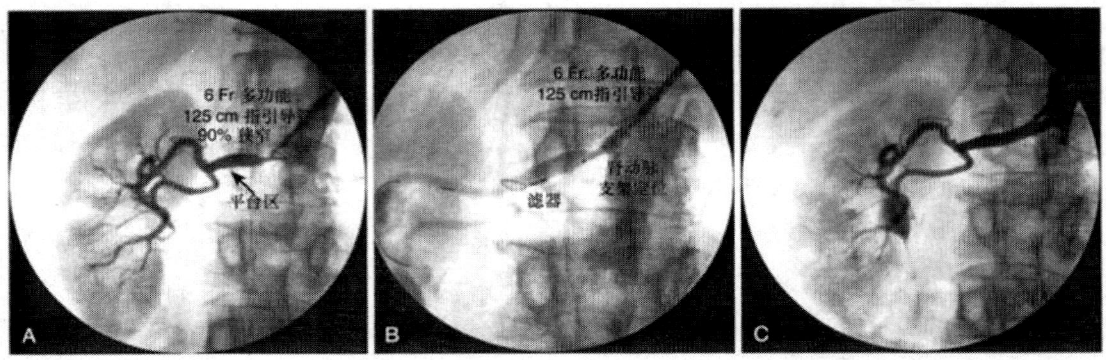

图 5-1 A.经右侧桡动脉通过 6Fr 多功能(125cm)指引导管行基线血管造影见有肾动脉狭窄 90%。注意血管分叉前可见平台区,适合使用滤器(超适应证应用)。B.滤器已到位,未释放的支架正在通过病变。C.支架释放且回收滤器后最终的血管造影图像

(六)肾动脉支架内再狭窄

肾动脉支架内再狭窄(ISR)的理想治疗方式尚不确定。在 ISR 病变中直接置入支架与成功行球囊血管成形术相比明显改善血管通畅率,将复发 ISR 概率降低 58%(29.4% vs 71.4%;$P=0.02$),将随访直径狭窄概率降低 30%(41% vs 58.2%;$P=0.03$)。再次行支架置入组较单行球囊血管成形术组再次开通率增加($P=0.05$),再次出现 ISR 概率降低($P=0.01$)。其他方法如置入冠状动脉药物洗脱支架、覆膜支架、切割球囊、短程内照射治疗等均有报道,但除反复置入金属裸支架外,尚无系统研究或其他比较研究数据支持以上技术。

(七)无症状肾动脉狭窄

目前尚无证据支持针对无症状肾动脉狭窄患者行血运重建可获益,不论该病变狭窄程度如何,目前 ACC/AHA 指南将单侧无症状,双侧无症状,孤立肾无症状肾动脉狭窄的介入治疗列为Ⅱb 类推荐,证据等级(LOE)C 级推荐,提示该治疗风险获益比不确定。病变在形态上较为严重,危及整体肾功能的可以具体问题具体分析,考虑给予治疗。

(八)肾血管性高血压

1.临床特点

据报道,肾动脉支架置入术前血压最高的患者术后收缩压降低最多,但是血压改善和年龄、性别、种族、狭窄程度、治疗血管数量、基线收缩压及基线血清肌酐水平无关。两项指标,双侧肾动脉狭窄[比值比(OR)=4.6;$P=0.009$]及平均动脉压>110mmHg(OR=2.9;$P=0.003$)与肾动脉支架置入术后血压改善密切相关。比较在老年(≥75 岁)以及较年轻(<75 岁)患者或女性及男性患者肾动脉支架置入术后反应的研究未发现任何差异。

2.患病率

动脉粥样硬化性肾动脉狭窄的患病率与研究人群相关。在 Medicare 人群门诊患者中(平均年龄 77 岁),经肾 DUS 筛查发现狭窄大于 60%者占 6.8%。肾动脉狭窄患者中,男性比例(9.1%)约为女性的 2 倍(5.5%,$P=0.053$),且无种族差异(高加索人=6.9% vs 非洲裔美国人=6.7%)。在高血压人群中,肾动脉狭窄是最常见的引起高血压的继发性因素(2%~5%)。在大于 50 岁患者中行尸体解剖发现,肾动脉狭窄概率为 27%,若合并舒张期高血压病史,则该概率上升至 53%。在进入透析治疗的患者中,10%~15%的患者因肾动脉狭窄导致终末期肾病。在老年原因不明的慢性肾脏疾病患者中,约 25%存在此前未怀疑到的肾动脉狭窄。

3.流行病学研究

肾动脉狭窄在成年人中主要由动脉粥样硬化引起，而 FMD(图 5－2)引起的肾动脉狭窄更好发于青年女性。肾动脉狭窄更常用于其他血管床存在粥样硬化病变的患者。在怀疑冠状动脉疾病行心导管检查患者中，RAS 患病率为 25％～30％，在外周血管疾病或腹主动脉瘤患者中肾动脉狭窄占 30％～40％。

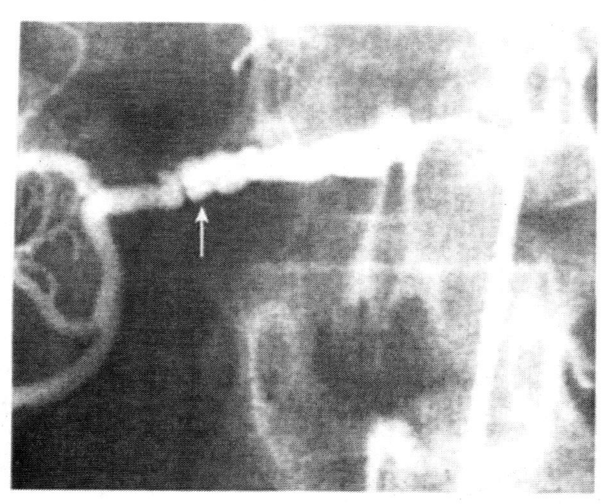

图 5－2　肾纤维肌性发育不良经典的呈串珠样改变的血管造影图像

4.循证治疗

最近将来自五项现代的前瞻性、多中心(117 个中心)、厂家赞助、经美国食品药品监督管理局研究器械豁免(IDE)批准的研究中 527 例患者数据纳入数据库，进行汇总分析。在肾动脉支架置入后 9 个月，收缩压(SBP)及舒张压(DBP)均显著降低。在 61％患者中，SBP 降低＞10mmHg。基线 SBP＞150mmHg 与术后血压(BP)有反应密切相关，但其他临床特点与之无关。在发现肾动脉狭窄的高血压患者中，术前 SBP＞150mmHg 是术后获益唯一可靠的预测因素。

目前 ACC/AHA 指南中针对高血压患者合并血流动力学改变显著的肾动脉狭窄及存活肾脏(长径＞7cm)的患者行肾动脉支架置入的指征如下：

- 高血压快速进展。
- 难治性高血压(包括利尿剂在内使用三种降压药仍失败)。
- 高血压合并肾缩小。
- 高血压合并药物不耐受(Ⅱa，LOE B)。

根据常规，血流动力学改变显著的病变目测肾动脉狭窄需≥70％，血管内超声测量肾动脉狭窄≥70％，或肾动脉狭窄为 50％～70％同时收缩期压差≥20mmHg 或平均跨病变压差≥10mmHg。

最近发表的肾动脉粥样硬化病变的心血管结局(CORAL)研究中，比较多种药物治疗(例如血管紧张素受体拮抗剂、噻嗪类利尿剂、氨氯地平、阿托伐他汀、抗血小板治疗及根据临床指南进行的糖尿病治疗)及药物治疗联合肾动脉支架置入对肾血管性高血压的疗效后发现，其结果与指南推荐一致。CORAL 研究发现，在肾动脉狭窄(直径狭窄＞60％)及服用 2 种至更多种药物血压仍控制不佳的患者中，主要复合终点(心血管或肾脏导致的死亡、心肌梗死、脑卒中、因心力衰竭住院、进行性肾功能不全，或需肾脏替代治疗)在两组间未见显著差异。在试验结束时，两组间降压药数量无区别[药物组(3.5±1.4)种 vs 支架组(3.3±1.5)种],两组收缩压降低幅度也类似,药物治疗组达(15.6±25.8)mmHg,支架组为(16.6±21.2)mmHg。CORAL 研究推荐首先尝试多因素药物治疗,该推荐与目前 ACC/AHA 指南中推荐肾血管性高血压患者在药物治疗失败后再进行血运重建一致。

(九)缺血性肾病

1.患病率

有关缺血性肾病的发病率及其可逆性在专家间仍是存在争议的话题。需行透析治疗的粥样硬化性 RAS 患者数量正在上升。反对在肾功能不全的 RAS 患者中行积极血运重建者认为,肾接受了营养过度丰富的血流灌注,因而无法从血运重建中获益。

2.循证治疗

肾动脉支架置入改善肾功能的证据与成功置入支架后肾功能不全恶化的证据一样多。然而,没有大规模随机研究证实血运重建在改善肾功能方面优于药物治疗。

不幸的是,几项比较了肾动脉支架置入及药物治疗与单用药物治疗的疗效的研究完成质量不高,包括最近完成的 STAR(支架置入及降压降脂治疗预防肾动脉开口处粥样硬化性病变进展导致的肾功能不全)研究及血管成形术及支架治疗肾动脉病变(ASTRAL)研究。方法学问题,例如入选轻度(<50%)或非阻塞性肾动脉狭窄,导致这些“意向治疗”研究效力减弱。对 RAS 有效性的全面否定亦未得到提供的证据的支持。

一项大型队列研究证实在肾脏疾病最重的患者中,RAS 疗效优于药物治疗。一个中心仅提供药物治疗患者(n=182),其他中心提供 RAS 合并药物治疗患者(n=348)。将患者根据肾功能不全程度进行匹配,并在术后 5 年间比较临床结局。经 Cox 回归分析,行 RAS 患者死亡率显著降低[相对危险度(RR)0.55;95%置信区间(CI),0.34~0.88;$P=0.013$]。在针对肾损伤程度进行分析后发现,肾功能中重度受损患者 RAS 术后肾功能显著改善。该文作者总结,合并晚期慢性肾病(4 及 5 期)的肾动脉狭窄患者可从 RAS 治疗中获益,表现为肾功能改善及生存率提高。

目前,有几项参数提示患者可能在血运重建后使肾功能获益。首先,阻塞性肾动脉狭窄须导致肾低灌注。存在风险的肾组织越多,越有可能从 RAS 术后获得反应及改善。通常认为,双侧肾动脉狭窄及孤立肾肾动脉狭窄的患者更可能获得改善。最后,肾较小(<7cm)及合并较多蛋白尿的患者获益可能性较低。

肾功能急剧下降患者较稳定的肾功能不全患者从血运重建中获益更多。肾功能下降的速率,以血清肌酐对时间行回归分析所得斜率表示,是 RAS 后获益的强预测因子。多因素回归分析发现,RAS 后获益的唯一预测因素为术前肾功能下降的速率。基线肌酐值、蛋白尿、肾脏大小及糖尿病在该研究中均不是术后获得改善的显著预测因素。

目前 ACC/AHA 关于进行导管治疗以保护肾功能的指南推荐总结如下,在肾动脉显著狭窄及进行性慢性肾病合并双侧肾动脉狭窄或孤立且有功能的肾合并狭窄患者中行 RAS 是合理的(推荐类别Ⅱa,LOE B)。也可在血流动力学改变显著的狭窄及合并单侧肾动脉狭窄的慢性肾功能不全患者中具体问题具体分析,决定是否行 RAS(推荐类别Ⅱb,LOE C)。

(十)心脏失衡综合征

由肾动脉狭窄引起心脏失衡综合征的机制包括由于外周动脉血管收缩和(或)容量超负荷导致

的冠状动脉缺血及充血性心力衰竭(CHF)加重。肾血管疾病患者无法使用血管紧张素转化酶抑制剂(ACEI)及血管紧张素Ⅱ受体拮抗剂(ARB),因此合并心力衰竭时治疗更为复杂。

肾动脉支架置入术在治疗心功能紊乱患者中的重要性已在一组表现为CHF或急性冠脉综合征的患者中得到描述。成功的肾动脉支架置入可致血压显著降低,且88%(42/48)患者的症状得到控制。冠状动脉及肾动脉均行血运重建组及仅行肾动脉支架置入组在术后急性期及术后8个月进行比较后发现,两组间加拿大心血管协会(CCS)心绞痛分级及纽约心脏协会(NYHA)功能分级均无差异,提示肾血运重建是最有效的干预手段。

Gray及其同事报道了一组含39例通过肾动脉支架置入控制CHF的患者。18例(46%)患者存在双侧肾动脉狭窄,21例患者(54%)存在孤立功能肾的肾动脉狭窄。在操作上,肾动脉支架置入术在所有39例患者中均获得成功。72%患者血压获得改善。51%患者肾功能获得改善,26%患者肾功能稳定。支架置入前因CHF平均住院次数为2.37+1.42(范围1～6),在肾动脉支架置入后为0.30+0.065(范围0～3)($P<0.001$)。在21.3个月的随访中,77%患者在RAS后未住院。

经皮治疗可改善肾动脉狭窄并显著改善心力衰竭及心绞痛症状。ACC/AHA指南将在血流动力学显著改变的肾动脉狭窄及反复、无法解释的充血性心力衰竭,或突发无法解释的肺水肿患者中行经皮肾动脉血运重建列为Ⅰ类,LOE B级适应证。RAS用于治疗肾动脉狭窄及难治性不稳定型心绞痛则为Ⅱa类,LOE B级推荐。

拟诊为粥样硬化性肾血管性高血压的患者应首先尝试给予多因素药物治疗以改善血压,正如CORAL研究结果所推荐的。在药物治疗无法控制血压的患者中,应遵循ACC/AHA指南的推荐意见,即在与难治性高血压相关的显著的粥样硬化性肾动脉狭窄(血管造影肾动脉狭窄>70%,或狭窄50%～70%合并血流动力学改变证实病变严重程度)同时使用包括利尿剂在内的三种药物降压仍失败的患者中,或高血压合并药物不耐受的患者中置入支架是合理的。

推荐使用经导管疗法作为血运重建的方法治疗有症状的(高血压、缺血性肾病或心脏失衡综合征)、血流动力学改变显著的粥样硬化性肾动脉狭窄。高手术成功率(>95%)与中等度的临床反应率(60%～70%)的差异很可能由三个主要因素造成:患者选择不佳,血管造影判断病变程度不准确,及合并严重肾实质病变。有证据显示,采用生理学方法评估病变可增加血运重建患者选择的准确性,并改善临床反应率。除了通过更好的选择行RAS的患者及病变以最大化临床获益,还可扩大桡动脉入路在RAS中的应用,以减少血管穿刺并发症,并改善患者满意度,同时使一部分患者可当日出院。

第二节　下肢动脉疾病介入治疗

一、临床评估

外周动脉疾病(PAD)由一系列影响下肢动脉的病理因素引起。工业化国家最常见的病因是动脉粥样硬化,但介入医生需要了解其他可能通过非介入方法得到最佳治疗的病理情况。病史和体格检查可以辨别外周动脉疾病最常见的原因,并明确进一步检测的必要性和介入治疗的紧迫性。

(一)外周动脉疾病的病因

动脉粥样硬化是外周动脉疾病最常见的病因，主要与年龄、吸烟、胆固醇升高、高血压、糖尿病及少动和肥胖等常规危险因素有关。大动脉疾病还包括动脉瘤、夹层、栓塞、压迫综合征和血管炎。

约 50%～90%的外周动脉硬化患者没有明显症状，主要通过临床检查或因其他原因而进行相关检查时诊断该疾病，同时其也是心血管事件风险升高的一个标志。因此介入医生在鼓励患者戒烟、增加运动量、控制高脂血症和高血压等减少危险因素方面和转诊医生拥有同样的责任。

外周动脉疾病的急慢性和病灶的位置可根据患者的临床表现判定，同时疾病发作迅速与否对于决定是否急诊治疗尤为重要。

1.急性下肢缺血

急性下肢缺血指突发的下肢灌注减少(14 天内)，可危及下肢活力，因此需要快速确诊治疗以挽救患肢，其往往因合并其他疾病而死亡率较高。急性下肢缺血通常与来自心脏的脱落栓子和原位动脉粥样硬化形成的血栓有关，此外移植物或支架内血栓栓塞形成导致的急性下肢缺血也逐渐增加。

病发前无相关症状和体征的患者常因游离栓子造成缺血。原位血栓形成的患者则常伴有双下肢动脉粥样硬化症状，还可由移植物或支架相关的血流障碍(如再狭窄或移植物增生)、腘动脉瘤内血栓形成、高凝状态或夹层造成。

急性下肢缺血的经典临床表现为 6P 征，即疼痛(pain)，苍白(pallor)，无脉(pulseless)，患肢低温(poikilothermia)，感觉异常(paresthesia)和瘫痪(paralysis)。这些症状和体征出现的先后顺序与患肢活力和血运重建效果有关。由于患肢感觉和运动功能从远端到近端逐渐丧失，可通过趾背屈试验来测试运动功能是否完整。表 5－2 列出了急性肢体缺血的卢瑟福分型及外周动脉疾病管理共识提出的疾病管理建议。卢瑟福Ⅰ型和Ⅱa 型患者可采取过夜置管溶栓；Ⅱb 型患者需立即进行介入吸栓或机械血栓切除，并联合溶栓治疗，或者行传统血栓切除术或旁路移植术。若因再灌注损伤和血运重建后下肢水肿出现间隔室综合征，则需进行筋膜切开术治疗。

表 5－2　急性肢体缺血的卢瑟福分型

卢瑟福分型		预后	感觉测试	运动测试	动脉多普勒信号	静脉多普勒信号	皮肤测试	基础治疗	针对性治疗
Ⅰ型：不危险	有活力，	无紧急威胁	正常	正常	可听到	可听到	正常毛细血管回流	抗凝	成像和血管再生
Ⅱa 型：	濒临坏死	经迅速治疗可保肢	部分缺失	正常	不能听到	可听到	毛细血管回流减慢	抗凝	成像和血管再生

（续表）

卢瑟福分型		预后	感觉测试	运动测试	动脉多普勒信号	静脉多普勒信号	皮肤测试	基础治疗	针对性治疗
Ⅱb型：	迅速坏死	立即治疗可保肢	中度感觉缺失和静息痛	轻中度肌无力	不能听到	可听到	苍白	抗凝	+/－成像和血管再生
Ⅲ型：	不可逆转	不可逆的组织和神经损伤	严重缺失，麻痹	麻痹或强直	不能听到	不能听到	无毛细血管回流并出现大理石纹	抗凝	截肢

2.慢性下肢缺血

慢性下肢缺血常表现为活动减少，较急性更为常见。其分类包括美国通用的卢瑟福分型和欧洲通用的Fontaine分期（表5－3）。两种分类都对间歇性跛行和严重下肢缺血这两个主要临床表现进行了区分。

表5－3　PAD中慢性肢体缺血的卢瑟福分型和Fontaine分期

外周动脉疾病分类	临床症状	卢瑟福分型	Fontaine分期
无症状	无症状	0	Ⅰ
间歇性跛行	轻度跛行	1	Ⅱa
	中度跛行	2	Ⅱb
	中度跛行	3	Ⅱb
重度肢体缺血	缺血性静息痛	4	Ⅲ
	轻度组织损伤	5	Ⅳ
	溃疡或坏疽	6	Ⅳ

间歇性跛行常表现为痉挛、疼痛不适或通过休息可缓解的活动痛。跛行主要是由腿部血管狭窄或闭塞无法提供足够血流，从而造成腿部肌肉缺血所导致的，但大部分患者常主诉为疲劳、行走缓慢和步态不稳等非典型症状。该症状影响活动功能，降低生活质量，同时也会逐渐增加心血管疾病风险。由于慢性下肢缺血瘫痪风险较低，因此在考虑手术血运重建之前可进行几个月的保守治疗[如康复训练和（或）应用西洛他唑]，大多数情况可以缓解症状，改善运动功能和生活质量，无需进行血运重建。

若静息状态下血运受阻、无法满足代谢要求会导致严重下肢缺血，表现为小腿静息痛，常伴下肢寒冷或麻木。抬高下肢可加重症状，通过重力作用改善腿部血流（如腿部在床边自然下垂）可缓解疼痛。患肢缺血时间较长可形成溃疡和坏疽，并伴有大截肢（截肢平面为踝以上）、心肌梗死和卒中的高风险。因此需要尽快血运重建，并减少动脉粥样硬化的危险因素。

（二）体格检查

体格检查包括皮肤、心、肺、腹部和上下肢的系统检查以确定是否存在系统性疾病，寻找下肢缺血的原因。若双臂血压相差大于15～20mmHg则提示存在单侧上肢疾病。另外，对所有的外周搏动进行触诊并按照缺失（0）、减少（1）或正常（2）进行记录。搏动呈膨胀性或高动力提示动脉瘤（如腹主动脉瘤或腘动脉瘤）。杂音表明血流受阻或湍流，可能存在血管狭窄。此外，还应检查足部是否存在溃疡或坏疽，特别注意精神障碍患者的漏诊。动脉性溃疡通常基底干燥或溃疡面覆有焦痂，而静脉性溃疡表面粗糙并且潮湿。缺血严重时可有皮肤苍白、下肢体温较低等表现，抬高患肢症状加重，下垂可因小动脉和小静脉扩张及重力作用使血流改善，皮肤恢复红润。

（三）生理指标

踝肱指数（ABI）为确定是否患有PAD的一种简易门诊检测手段。利用一个手持式5～10MHz多普勒装置和常规血压袖带可测量两侧肱动脉和足背动脉的收缩压。最新指南建议将同侧足背动脉和肱动脉的最高血压比值作为ABI，正常范围1.0～1.4，高于上限提示胫动脉钙化，但不能确定是否存在闭塞性疾病。ABI临界值为0.9～1.0，低于0.9提示有闭塞性PAD，且心血管疾病风险增加，该指标具有较好的敏感性和特异性。

此外，实验室还可提供其他生理指标帮助诊断。如下肢节段性血压可帮助定位病灶，将袖带套于下肢不同部位测量，血压出现骤降的两个袖带之间即为病灶位置。还可将袖带放松到最低压力，通过测量下肢动脉每次搏动的细微扩张程度来测定其每搏量。这些指标在下肢动脉钙化时可替代ABI。此外，踏板试验通过标准化步行方案可以量化PAD患者踝动脉压力下降时的步行时间和距离。

（四）血管成像

双重超声结合了B型超声的灰度图像和彩色多普勒及脉冲多普勒速度分析。灰度成像和彩色多普勒可以识别动脉和血流方向，但不能用来辨别狭窄程度。狭窄可通过不同湍流的速度来确定，同时脉冲多普勒可通过对比狭窄段与近侧参考段的血流速度进行狭窄程度分级，狭窄程度严重时会出现峰值增加及舒张期血流。

磁共振成像使用Time-of-Flight（TOF）技术和对比增强成像技术显示白色的血流信号，进行血管成像（图5-3）。TOF技术要求血流为层流，和传统血管成像相比可能会高估血管狭窄程度，尤其在血流紊乱（如分支处）和存在回流的区域。对比增强技术使用造影剂钆，增加了成像准确性，并对远端小动脉时以更好显影。三维重建时通过旋转图像来判定偏心性狭窄。但造影剂钆的使用可能会引起肾源性系统性硬化症的小概率事件，此外还应格外注意在透析的晚期肾病患者中造影剂的使用，若存在严重肾功能不全应避免使用。

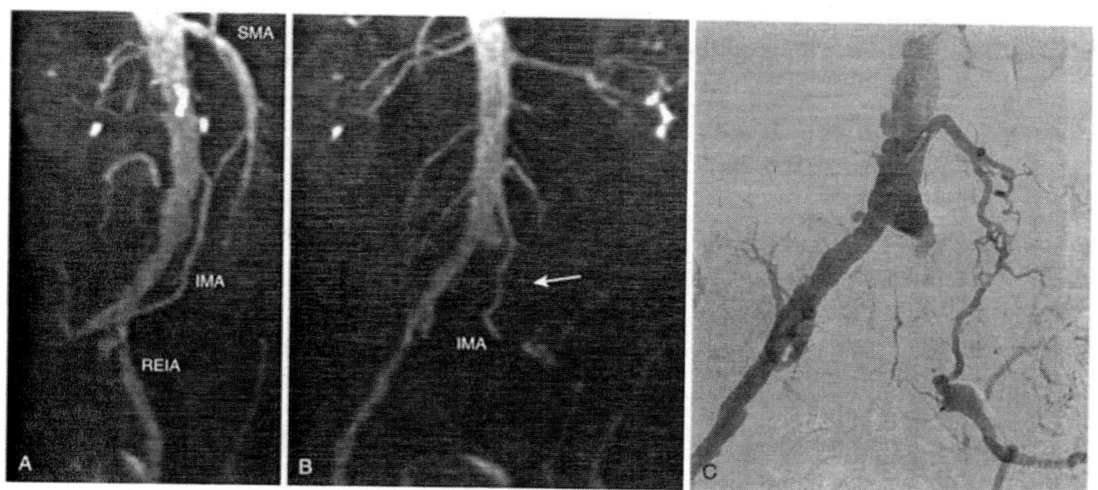

图 5-3　磁共振血管造影和数字减影血管造影(DSA)的比较。A.主动脉和髂动脉的侧旋最大密度投影(MIP)。SMA,肠系膜上动脉;IMA,肠系膜下动脉;REIA,右髂外动脉。B.前后旋MIP 显示左侧髂总动脉闭塞(箭头)和肠系膜下动脉提供给左侧髂外动脉的侧支循环。C.相应的传统的 DSA

计算机化断层显像血管成像采用高分辨率 X 线扫描仪和碘化造影剂进行血管成像。容积重建和三维重建可以去除血管周围的组织,得到和传统血管造影或磁共振类似的图像。高分辨率多层螺旋 CT 计算速度通常快于磁共振成像,但对于严重钙化的血管而言,因钙化组织周围的弥散效应难以确定狭窄程度。由于碘造影剂用量通常为 100mL 或更多,限制了其在肾功能不全患者中的应用。

传统的侵入性血管造影目前仍是动脉成像的金标准。数字成像设备既可电影成像又可数字减影成像,可去除其他组织以便更好地观察血管。非侵入性血管成像在疾病的诊断和定位方面很大程度上可替代传统血管造影,但侵入性方法可通过静息压力梯度测定和血管扩张剂使用对特殊病灶进行其他生理评估,如静息时压力梯度为 10mmHg 或采用扩张剂(如硝酸甘油)后压力梯度为 15～20mmHg 时被认为具有临床意义。但经病灶置入即使为 4Fr 的导管也会增加测定的压力梯度,这一误差可通过从近端向远端撤退导管或使用 0.014 英寸的压力导丝避免。

二、经皮血运重建

(一)入路

下肢动脉的四个主要入路包括对侧股动脉逆行入路,同侧股动脉顺行入路,通过主动脉的上肢动脉入路和同侧远端动脉如腘动脉或胫动脉的逆行入路。每种入路各有利弊。

许多介入心脏病专家较为熟悉对侧股动脉逆行入路,其通过一系列闭合装置撤退导鞘(图 5-4A 至 C)。导管和导鞘可通过主-髂分叉处进入对侧下肢动脉。该种入路容易进入髂动脉、股总动脉和近端股浅动脉,但通常用来治疗远端动脉疾病。其优点为在远端动脉穿孔的情况下可快速以球囊堵塞远端主动脉或对侧近端髂动脉,以及治疗对侧股动脉和近端股浅动脉。缺点为不适用于迂曲或钙化的髂动脉系统,且对于进入病变的远端动脉如腘动脉或胫动脉所提供的支撑力较小。

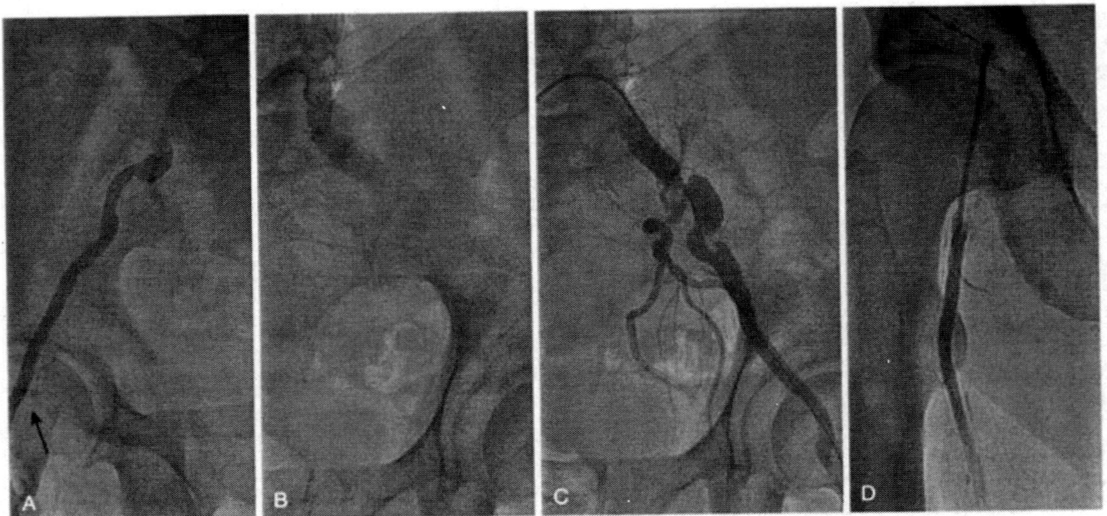

图 5－4　A～C.经右侧股动脉至左侧髂动脉狭窄处。A.右侧股动脉入路，箭头示股鞘末端。B.Omniflush 导管从右侧髂动脉进入左侧髂动脉，支撑导丝用于导引鞘管进入左侧髂动脉进行介入治疗。D.经股动脉顺行入路导引鞘管顶端进入股浅动脉

通过上肢动脉（通常为肱动脉）入路可进入远端下肢动脉，但由于距离较远，大多数装置仅能治疗远端主动脉和髂动脉病变（图 5－5），当存在相关疾病或髂动脉慢性闭塞导致股动脉入路较难通过时可采用该入路。桡动脉入路由于距离下肢动脉太远，大多数设备难以到达，其应用受到限制。

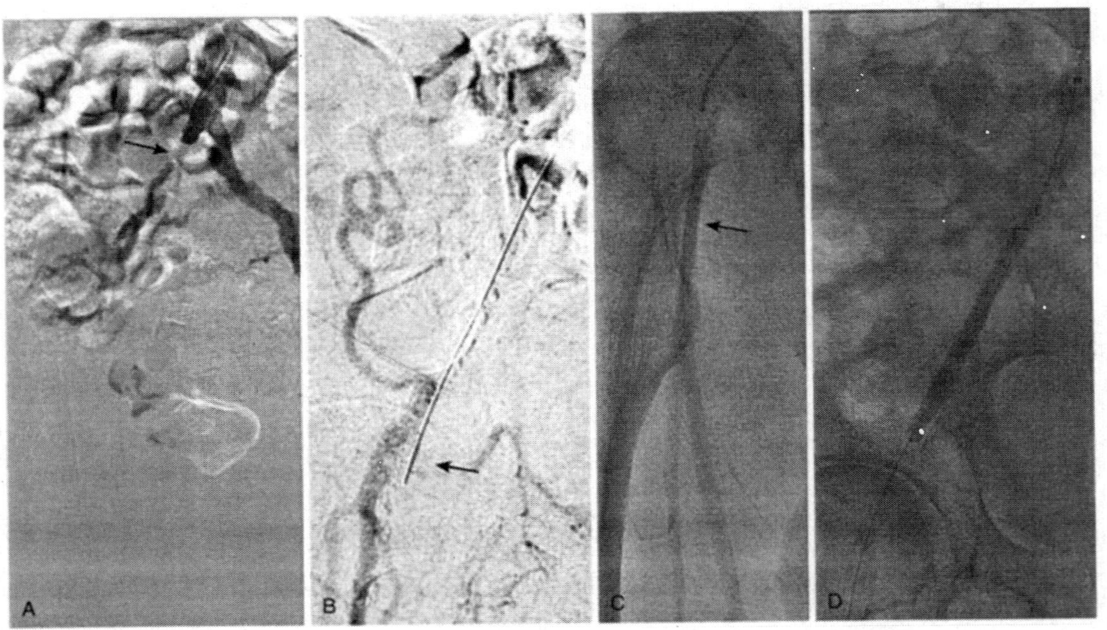

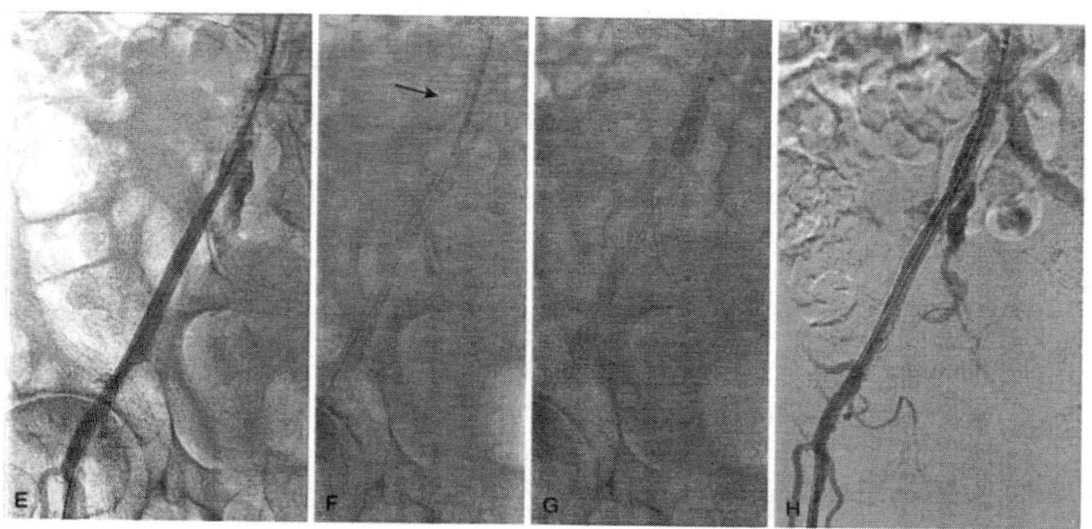

图 5-5　右侧髂总动脉和髂外动脉闭塞的肱动脉入路。A.肱动脉造影显示右侧髂总动脉闭塞(箭头)。B.髂外动脉的管腔平面外的导丝末端。C.导丝位置调整,在远端闭塞处注射显示导管的管腔位置。D.髂外动脉内球囊扩张。E.自扩张支架用于扩张髂外动脉(因为闭塞发生在股动脉)。F.近端右侧髂总动脉起点处的球囊扩张支架放置,从而避免髓内动脉"冒烟"。G.近端支架的后扩张。H.最终显示髂总、髂内及髂外动脉均通畅

同侧股动脉顺行入路可为进入腘动脉或胫动脉提供额外的支撑力(图 5-4D)。但其要求皮肤切口恰好位于股总动脉上方,因此不适用于超重或肥胖的患者。此外,由于该顺行入路到达股动脉的皮下通路通常比逆行股动脉入路要远,闭合器失败率较高。

当顺行入路(尤其要通过慢性完全闭塞部位)失败时可采用远端动脉逆行入路(图 5-6)。此种方法由于入路动脉较小,术后需人工压迫止血,其缺点是当血运重建失败时可能造成缺血性溃疡,因此该种入路通常为最后的选择。

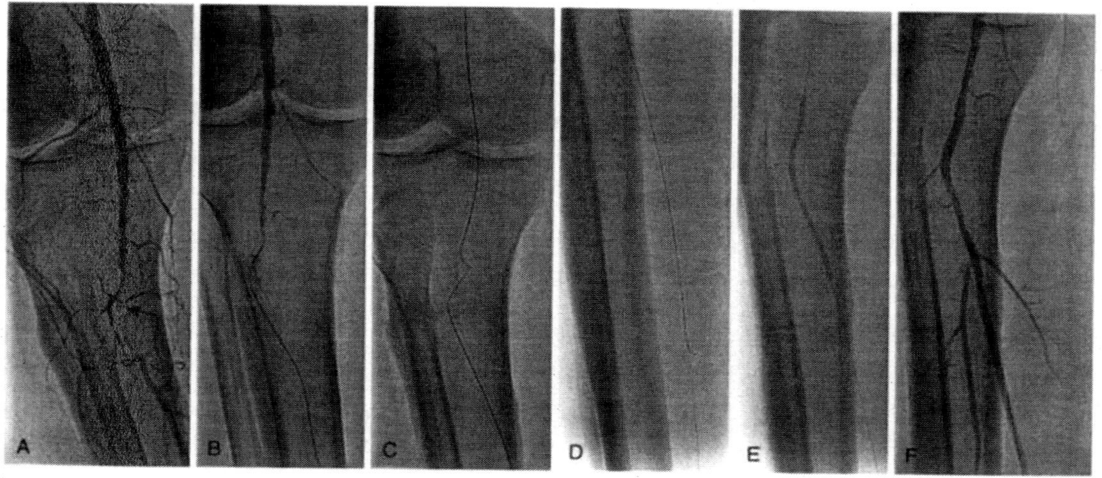

图 5-6　膝下腘动脉及胫后动脉的顺行、逆行入路。A.闭塞部位(箭头)。B.踝关节处的胫后动脉逆行导丝。C.顺行、逆行导丝于闭塞部位交汇。D.顺行导丝穿过闭塞部位抵至胫后动脉末端。E.闭塞节段中伴随短支架的球囊血管成形术。F.最终血管造影图像

(二)指引导管和鞘管

下肢病例诊断和干预措施中涉及各类导管和鞘管。两者大小均以 Fr 尺寸表示(1Fr=0.33mm),但鞘管 Fr 尺寸指的是内径,而导引导管 Fr 尺寸指的是外径。因此,相同 Fr 尺寸的鞘管和导引导管中,鞘管外径更大。

对侧股动脉入路的常用鞘管包括 Balkin 和 Ansel 鞘,两者本身即带有一定的弧度,需要时也可进一步成形。传统的短鞘和长鞘可用于顺行股动脉入路,其头端带有的放射不透明的标记可用来定位靶病变的位置。

对侧或同侧股动脉入路时,多功能鞘管能导引至股浅动脉远端或腘动脉来进行膝下干预(图 5-7)。这样不仅能够提供比股动脉鞘管更大的支撑,而且还可以减少干预所需的造影剂量。常规的 0.014 英寸冠状动脉球囊或特定的外周球囊可以通过 5Fr 或 6Fr 的多功能鞘管来使用。

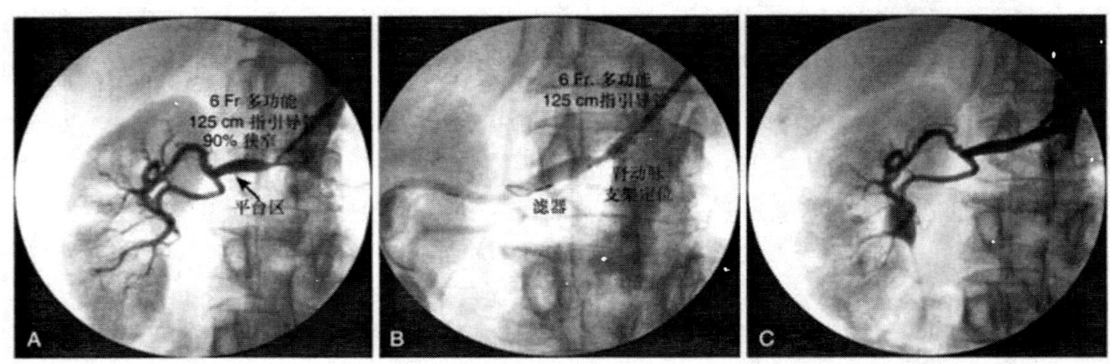

图 5-7 胫前动脉完全闭塞球囊血管成形术的顺行入路,用于治疗足部前侧方不愈合溃疡,采用腘动脉多向导支持。A.胫前动脉闭塞节段的初始成像(箭头)。B.0.014 英寸导丝进入闭塞节段。C.胫前动脉远端的血管扩张,采用 2.0mm×80mm 球囊。D.2.0mm 球囊扩张后的胫前动脉血管成像。E.3.0mm 球囊扩张远端动脉。F.3.0mm 球囊扩张近侧胫前动脉。G.近侧胫前动脉的最终血管造影成像。H.足部最终血管造影图像显示足背动脉(DP)以及胫后动脉(PT)畅通,且具有充足的足部吻合

(三)导丝

多种导线可用于通过扭曲的狭窄病变或者长期慢性闭塞病变。其中包括在冠状动脉介入中使用的各种具有不同尖端硬度和亲水性的 0.014 英寸导丝。设计用于 0.018 英寸导丝的球囊通常能够与 0.014 英寸导丝一起使用,但由于球囊和导丝间的不匹配,0.035 英寸球囊在 0.014 英寸导丝上通常不能很好地跟进。亲水的 0.018 英寸导丝相比于 0.014 英寸导丝,支撑性更强但是抗折性要差。

传统 0.035 英寸硬导丝(例如 Amplatz 和 Rosen 导丝)能为指引导管(如从对侧股动脉入路时)提供更强的支撑。Wholey 导丝在硬杆身基础上设计有柔软的尖端,但是相比亲水性导丝它更不易扭转。成角的亲水性导丝可以帮助导管选择动脉,并且可以更换更硬的 J 形导丝来将鞘管导入位置。成角的亲水性导丝容易穿过病变,但也很容易造成动脉穿孔,因此在球囊扩张前应采取多角度血管造影术或其他方法确定导丝位置。

(四)抗凝

所有干预措施或者诊断时间较长时都需要抗凝以防止导丝和其他设备上形成血栓。与冠状动

脉介入相比，普通肝素经常在较低的活化凝血时间(220～250s)下使用。对于长段闭塞性病变这类穿孔可能性较大的情况，通常选择肝素作为抗凝剂，在穿孔可能进一步扩大时能够立即用鱼精蛋白逆转。

由于血流量大(静止时大约200mL/min)，髂动脉穿孔可能导致灾难性的后果并且需要及早识别和治疗。尽管鱼精蛋白的推荐剂量大约为每1000U肝素使用10mg(最高可达50mg)，但通常较低的剂量就能够成功阻止出血，特别是在穿孔部位附近使用低压球囊压迫时。如果不成功，也可用覆膜支架治疗穿孔。

冠状动脉介入的经验表明，新型抗凝剂如比伐卢定和强效的抗血小板药物可能提供更好的抗凝疗效，但在下肢干预中，它们的安全性和有效性尚未直接与肝素比较过。

(五)再进入装置

再进入装置被设计为内膜下通过慢性完全闭塞段后定位远侧真腔。所有这些装置的工作原理是，如果导丝内膜下通过病变到达斑块远端，可以使用再进入导管将导丝引入真腔。在进入远端动脉真腔之后，退出再进入装置并进行常规血管成形术和(或)支架置入术。相较于开通闭塞病变的标准介入技术，再进入装置还需要接受正式的测试。

Pioneer Plus 导管(Volcano Corp.San Diego，California)在导管末端配有血管内超声探头。导管与 Volcano 血管内超声系统相连，能够显示真腔。旋转导管直到远端真腔出现在超声图像的12点方向，此时正好对应装置尖端处弯针将开展治疗的方向。一旦针头进入真腔，0.014英寸导丝可以穿过针头进入真腔。

Outback LTD(Cordis，Miami Lakes，Florida)导管头端有L型的尖端和一个倾斜的针头。该导管内膜下前进至闭塞段远端，转动导管直到L形标记指向管腔。垂直来看，尖端应该与远端真腔重叠成T形。此时，将远端针头置入真腔中，并通过针头将0.014英寸导丝引入真腔中。

OffRoad CTO(Boston Scientific，Natick，Massachusetts)在病变远端使用一个球囊在血管壁内膨胀，最终导向管腔。微导管穿刺针通过球囊前进，以提供进入动脉远端真腔的通路。Enteer 再进入系统(Covidien，Mansfield，Massachusetts)使用带有两个侧口的扁平球囊，为避免将导丝导引至邻近动脉壁外层的侧口，而是导入邻近真腔的侧口，操作需要在透视下进行。

(六)其他慢性完全闭塞病变(CTO)开通装置

很多器械可以帮助开通难以通过的完全闭塞病变。尽管个案和病例报道均描述了上述再进入装置的使用，但是它们是否优于常规导丝开通技术还有待证明。若 CTO 开通装置不能成功进入远端真腔，则可能需要使用再进入装置。

将 Crosser CTO 系统(Bard，Murray Hill，New Jersey)使用的镍钛诺导丝插入闭塞物近端。导线的远端连接到一个外部传感器，该传感器产生沿着导线到达末端的高频振动。振动有助于导丝穿过闭塞段。Powerwire 导管(Baylis Medical Co.Montreal，Canada)采用射频消融术消融慢性完全闭塞的斑块。

True Path CTO(Boston Scientific，Natick，Massachusetts)0.018英寸导丝头端带有镶嵌钻石的尖端，连接到外部驱动器来通过闭塞病变。Viance 导管(Covidien，Mansfield，Massachusetts)采用类似的设计，用无创伤的尖端于内膜下开通病变动脉中膜。

Kittycat2 和 Wildcat 导管(Avinger，Redwood City，California)的尖端有一个旋转螺丝，并连

接到一个外部驱动器上以开通闭塞段。一种新的 Ocelot 导管(Avinger，Redwood City，California)将这种设计与横截面光学相干断层成像系统相结合，以避免操作时刺破动脉。

(七)球囊血管成形术

球囊血管成形术依然是最常选择的标准下肢血管再通技术(图 5－8)，尽管它通常需要伴随进行支架置入，尤其是在较长的节段中。虽然冠状动脉 0.014 英寸球囊可通过病变部位，但对大多数病变来说，其通常过短且难以推进。

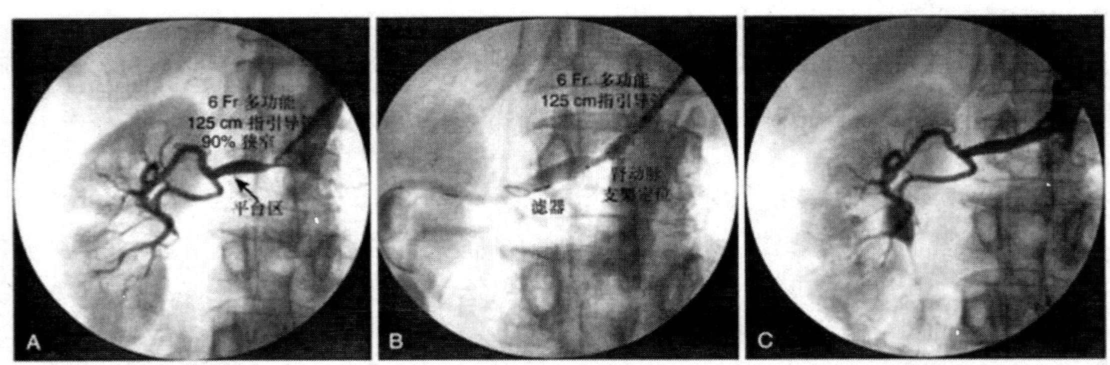

图 5－8　股浅动脉中部狭窄(A)的治疗，仅使用球囊进行血管扩张(B)，取得令人满意的最终结果(C)

外周球囊通常为 0.014 英寸、0.018 英寸以及 0.035 英寸的尺寸型号。大多数为顺应性或半顺应性，且趋于具有较大的扩张压。小直径球囊一般为 0.014 英寸及 0.018 英寸，可用于较小的胫动脉(动脉直径通常为 2～4mm)，并且可以拼接后用于各种较长节段的动脉。大直径球囊一般为 0.018英寸及 0.035 英寸，通常用于髂动脉和股动脉的治疗。

用于冠状动脉介入的 Indeflator 装置可以用于进行外周血管球囊扩张。自从大直径球囊开始使用后(相比于冠状动脉介入)，球囊扩张的造影剂更加稀释(造影剂：盐水为 1：3～1：4)。这使得扩张和收缩的速度增快，通常在造影中具有足够的密度以显示病变。

血管成形术通过促进血管正性重构(全动脉的急性扩张)、限制斑块和内膜夹层从而增加动脉腔面积。限制血流或有超过管腔直径 50％的可见皮瓣的较大夹层增加了 24～48h 内血管急性闭塞的风险。在数天至数月的时间里，由于血管平滑肌细胞产生蛋白多糖，血管成形术促进了与新生内膜有关的愈合反应。但是在数月之后，可以因为整个动脉发生内膜过度新生以及负性重塑，导致再狭窄的发生。数年之后，与冠状动脉相似，仍可因脂质沉积以及炎症细胞的募集导致类似新生动脉粥样硬化的发生。

(八)药物洗脱球囊

与未涂层球囊相比，近期研发的药物-涂层球囊可以降低再狭窄的发生率。这些球囊的涂层通常为紫杉烷类(如紫杉醇)，通常会复合碘类化合物或其他分子，以洗涤剂的方式在球囊成形术中促进药物从球囊上释放，并且分布于受损的动脉内膜上。在首次介入治疗或者再狭窄治疗，与传统远端的球囊成形术相比，表现出股动脉和胫动脉中较低的再狭窄率，以及更高的长期开放率。

药物-洗脱球囊通常用于介入术快结束时，因为药物只可从球囊上释放一次。因此在进行长阶段的治疗时通常需要大量的球囊。

(九)支架

远端动脉双支架的设计采用球囊扩张或者自扩张。支架治疗一般需要阿司匹林以及一种噻吩并吡啶(如氯吡格雷),尽管双抗治疗的证据大多来源于冠状动脉支架治疗的相关文献。球囊扩张支架通常采用不锈钢、钛钢合金或者其他材料。与自扩张支架相比,这些支架通常具有更好的延展性且容易快速撑开(如在开口位置),但是它们也更容易被外部作用力所压缩。因为这个原因,球囊扩张支架通常仅用于胫动脉的局部节段。

起初,自扩张支架为不锈钢材料,但是现在大多采用镍钛合金,使得再狭窄的风险降低(图 5-9)。它们最关键的优点是在外在压力作用后仍可恢复为初始直径,因此可以用于躯干外部以及扭转较大和压缩力较大的动脉(如股浅动脉)处。其长度为 60mm 至 100mm 的节段,与单一球囊血管成形术相比,采用自扩张镍钛合金支架具有较低的再狭窄率以及更好的功能恢复效果(通过平板试验评估)。

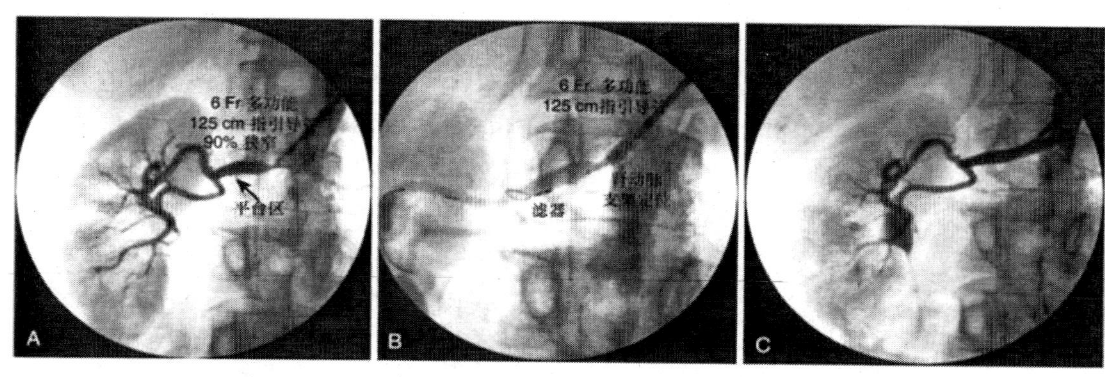

图 5-9　采用自扩张镍钛合金支架治疗股浅动脉闭塞。A.导丝抵达闭塞节段。B～D.导管的送入及退出,自扩张支架的释放。E.最终血管内成像

尽管新的支架更加耐用且较少发生支架断裂,但其在极度弯折和扭转下仍会发生扭卷和断裂,尤其是在关节处,例如腿弯曲部位的动脉。此种支架易于操纵,因此适用于难以操作的开口部位。自扩张支架可以覆盖较大的血管分支(如治疗近端股浅病变时越过深层动脉的开口),但一般较难恢复,在支撑反冲下支架支撑扩张无效。由于这些原因,自扩张支架一般不用于跨越膝关节和髋关节的治疗,仅作为这些部位的最后选择(如严重肢体缺血和较差的血管内成像时)。夹层的产生并不仅仅是低质量血管内造影术的结果,因为在所有成功的球囊血管扩张术中均存在夹层。血管造影质量差通常是由于动脉夹层、低速血流(血流异常缓慢)回冲或皮瓣明显超过管腔直径的 50%造成的。

(十)覆膜支架

球囊扩张和自扩张支架可覆膜聚四氟乙烯(图 5-10)。尤其用于动脉穿孔的治疗,以预防失血过多或间隔综合征。因为可以降低再狭窄率(不包括内膜新生),因此其使用得到推广,但是对于这一结论的评估,持续研究时长尚短,而使用覆膜支架出现再狭窄一般需要更长的时间。在一项髂动脉的研究中,再狭窄率的差异源于未覆膜支架臂内再狭窄率异常高。覆膜支架也有可能危及重要的分支动脉或侧支血管,在支架闭塞的情况下易发生急性肢体缺血(图 5-11,L 部分)。覆膜支架发生支架内血栓的风险也相对较高。而肝素覆盖的覆膜支架对于是否可以预防支架内血栓仍存在争议,需要更长期的随访研究。

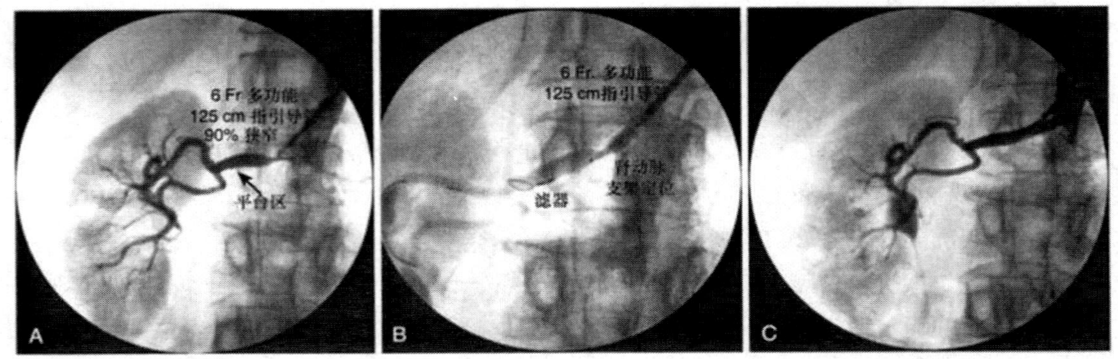

图 5－10　鞘或导管穿孔的处理。A.目标区域为位于股动脉的狭窄(箭头)。B.侧面血管内造影显示更加邻近髂外动脉的狭窄(箭头)。C.股动脉受损节段的射流注射造影剂外溢,抵达射流末端(箭头)。D.血管内造影显示髂外动脉近端穿孔,可能是由于鞘在病变近端损伤动脉造成穿孔。E.大腿上部股浅动脉周围血管外组织的对比。F.以 7.0mm×100mm 球囊低压填塞髂外动脉穿孔部位。G.穿孔部位少量造影剂发生血管外溢(箭头)。H.于近侧髂外动脉放置 7.0mm×38mm 覆膜支架,在髂外动脉开口处采用侧位荧光标记成像显示近侧支架置入位置标记(箭头),确保髂内动脉不被覆盖。Int,髂内动脉。I.最终血管内成像显示已无穿孔,对股动脉成功进行单独球囊扩张术

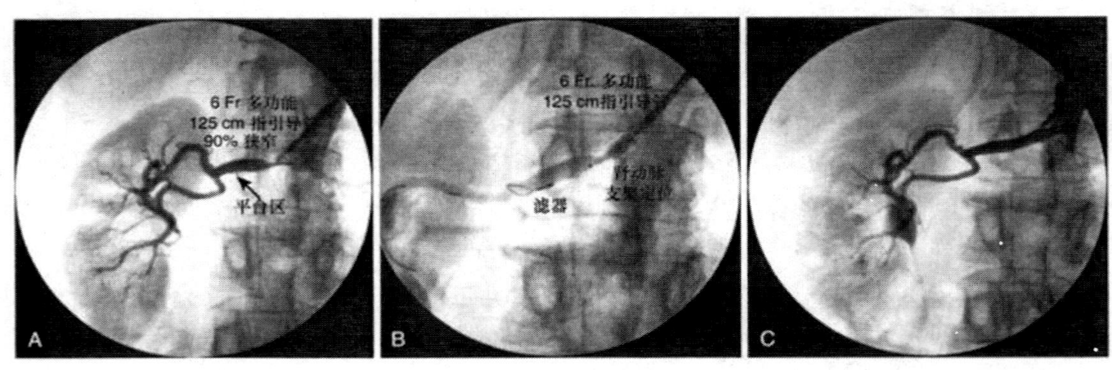

图 5－11　高外科风险患者腘动脉血管瘤内血栓形成的血管内治疗:A.膝上腘动脉闭塞(黑色箭头),膝下腘动脉血管重建(白色箭头)。B.腓动脉远端血流(箭头)。胫前、胫后动脉闭塞。C.位于阻塞部位近端的导丝。D.IVUS 导管从腘动脉进入。E.IVUS 图像。上方图像显示了腘动脉血管瘤中的血栓形成(黄色线条代表血管直径为 9mm)。下方图像显示膝下腘动脉远端管腔的血流再灌注。F.腘动脉内血栓。G.导管溶栓后 24h 血管内造影显示腘动脉血管瘤内大量残余血栓。H.将自扩张覆膜支架置入腘动脉中远端。I.血管内造影显示近端支架的残留病变。J.在近端释放第二支自膨式覆膜支架后进行后扩张。K.血管内造影显示邻近支架边缘处的血栓。L.第三次近端支架置入后的最终血管内造影图像,显示侧支丢失。M.腘动脉远端及膝下腓动脉的最终血管内造影成像

(十一)药物洗脱支架

药物洗脱球囊扩张支架最初研发用于冠状动脉,后被用于膝下球囊血管形成术的紧急治疗中。在血管成形术导致血流受限夹层出现且病变局灶(长度小于 30mm)时,药物洗脱球囊扩张支架能够重建血流并保证 1 年的血流通畅。然而,它们更易受到压缩力的作用,通常用于严重肢体缺血下

预防截肢时的血管再通术。多节段药物洗脱支架重叠使用的价值仍不确定，且因血栓或再狭窄的形成而具有较高的支架闭塞率，尤其在胫动脉末梢血管逐渐进入表浅处。

近期最新研发的药物洗脱自扩张股动脉支架可具有较低的再狭窄风险，尤其用于长节段时。此种支架复合应用了紫杉醇类药物，且两项研究显示，与裸金属自扩张支架相比，其可以减低再狭窄的风险。

（十二）旋切术

虽然各种减瘤和斑块旋切术装置可能会改变动脉的扩张性，但几乎没有证据表明相较于成功的球囊血管成形术，这些装置能提供更好的长期通畅性。因此，旋切术主要用于球囊血管成形术和（或）支架置入术的辅助治疗。对于难以通过球囊或支架扩张的钙化动脉或关节动脉中，这一策略尤其适用。斑块旋磨术可能会降低球囊血管成形术造成限流性夹层发生的风险。

旋磨术使用旋转毛刺来磨掉吸出的或足够小到可以通过毛细血管被网状内皮系统去除的斑块颗粒。其中包括 Rotablater(Boston Scientific，Natick，Massachusetts)，该设备为冠状动脉粥样硬化斑块切除术开发，但可用于下肢较小的远端动脉；Jetstream（Medrad，Warrendale，Pennsylvania)，其可以吸出斑块碎片；以及 Diamondback 360/Stealth 360/Predator 360 设备(Cardiovascular Systems Inc.St.Paul，Minnesota)，这些导丝具有偏心镶嵌钻石的毛刺，当导丝高速旋转时可扩大切割的轨道。

定向的斑块旋切设备包括 Turbohawk 或 Silverhawk(Covidien，Mansfield，Massachusetts)，其具有切割窗口，在锥头切割和收集斑块之前，切割窗口可以朝向不同的方向。

所有粥样斑块切除装置都具有使动脉粥样硬化斑块发生栓塞的倾向，即使它们设计了用于吸出或收集动脉粥样硬化斑块的功能。长段动脉粥样硬化切除术将小物质栓塞入微循环的风险更大，可能导致缓慢的血流和严重的肢体缺血。这可以通过放置远端过滤器栓塞保护装置来捕获栓塞的碎片，以防止这些并发症，但这只能在 Jetstream 和 Silverhawk 装置上进行，因为其他斑块旋切装置需使用配套的专用导丝。

在栓塞发生的情况下，大的栓子可以通过导管抽吸或通过球囊血管成形术破碎。缓慢血流中的小血管栓塞可能会对推注剂量的微血管扩张剂有效，如硝普钠(100～300μg)。

（十三）其他斑块修饰技术

其他技术包括冷冻球囊治疗，激光斑块切除术，切割或刻痕球囊。冷冻球囊治疗(Polarcath，Boston Scientific，Natick，Massachusetts)采用专有技术为特殊设计的带有一氧化二氮气体的双气囊充气，该气囊在－10℃下进行 20s 扩张。理论上，这种冷却技术被设计用于诱导血管平滑肌细胞凋亡并防止新内膜形成和再狭窄。在一项单中心研究中，使用冷冻球囊的支架置入术后再狭窄的发生率较低，但临床效果似乎相对较小。与单独的球囊血管成形术相比，激光斑块切除术设计用于消融组织，但与其他消融技术一样，其似乎不会减少再狭窄。切割或刻痕球囊使用与球囊相邻的导丝或切割刀片。当球囊在病变处膨胀时，导丝或刀片被设计用于切割斑块以产生更受控的夹层。它们也可能将力集中在导丝或刀片上以破坏顽固钙化或纤维斑块。因此，它们在临床试验中显示出积极作用，但没有证实益处。

（十四）近距离放射治疗

由于输送导管与大多数下肢动脉壁之间的距离较大（与冠状动脉相比），因此下肢近距离放射治疗通常需要伽马射线。这种技术有时用于治疗弥漫性支架内再狭窄，但需要广泛屏蔽和与辐射治疗师协同作业使这一技术很难在大多数中心进行。近距离放射治疗的临床效果尚未得到很好的研究，鉴于药物球囊更适用于此类疾病，近距离放射治疗的潜力被大大降低。

(十五)导管溶栓

导致急性或严重肢体缺血的主要下肢动脉血栓形成可以通过基于导管的溶栓成功治疗。所有技术都需要将血栓溶解剂(例如重组组织型纤溶酶原激活剂——tPA)递送到血栓中，因为血栓旁的静脉内治疗或输注血栓溶解剂的效果要差得多。

将多孔输注导管(例如，Cragg-McNamara 导管，Covidien，Mansfield，Massachusetts)通过导丝插入血栓形成的节段后，基于导管的溶栓药物输注最好在12～48h 内完成。此后撤除导丝，关闭尖端的阀门，以防止血栓溶解剂从导管末端排出，而通过导管的100～200mm 长度上的多个侧孔直接注入血栓中。通过导管给予10～20mg tPA 的初始推注，然后在12～48h 内每小时输注1～2mg。通常12～24h 就足够了，输液时间延长会增加纤维蛋白原耗尽和穿刺部位或其他部位出血的风险。通常同时给予低剂量华法林抗凝。全身纤维蛋白原浓度低于100mg/dL 可能表明出血风险较高，需要停止溶栓。

如果患者不能卧床休息，或者优选较低剂量的血栓溶解剂，或者基于导管的输注所需的时间可能危及肢体的生存情况，则可以使用另外两种血管内技术。其中包括 Angiojet(Possis Medical，Minneapolis，Minnesota)，其使用脉冲喷雾技术和 Trellis 导管系统(Covidien，Mansfield，Massachusetts)。Angiojet 使用文丘里(Venturi)效应从动脉抽吸血栓和碎片。然而，在脉冲喷雾模式下，抽吸被阻断，导管将血栓溶解剂溶液喷入有血栓形成的动脉(例如，50mL 生理盐水中含10mg tPA 或在50mL 生理盐水中含10～20mg TNK)。将溶液放置20min，然后将 Angiojet 转换成通常的吸液装置，并将溶液和血栓抽出。Trellis 系统包含一个多孔输液导管，在血栓的远端和近端有一个球囊堵塞动脉。该系统使用6Fr 导管(可用于直径最大10mm 的球囊)或8Fr 系统(可用于直径最大16mm 的球囊)，导管长度可达80cm 或120cm。根据导管的长度，系统可以治疗长达15cm 或30cm 长的血栓段。输送血栓溶解剂之后，马达以500～3000 转/分的频率振荡置于导管腔内的导丝以帮助将血栓溶解剂混入血块中。10min 后，抽出裂解的血栓。

基于导管的血栓溶解可以有效地恢复缺血肢体的灌注。然而，如果存在大量局部缺血，则可能发生再灌注综合征，组织肿胀导致骨筋膜室综合征。骨筋膜室综合征可导致组织缺血、梗死和潜在的肢体损伤，需要特定的筋膜切开术来缓解压力。出于这个原因，急性肢体局部缺血的血栓溶解需要团队合作，有外科医生参与，他们知道如何评估骨筋膜室综合征并进行有效的筋膜切开术。

(十六)血管内成像

血管内成像技术可以在设备通过血管壁内的闭塞时起到帮助，比如通过测量动脉直径来帮助选择设备的尺寸以及发现提示夹层或其他结构异常的血管影像学特征。最重要的两项(血管内)成像技术是 IVUS 和 OCT。OCT 尽管有着更高的空间分辨率，但其在穿透深度方面与 IVUS 相比还是相对逊色，这也就限制了其在外周大动脉中的应用。

为了在(血管)夹层后定位远端的真腔，IVUS 通常与再进入装置联合使用。这一技术可以显示导丝是否在动脉内或导丝是否已经通过了狭窄段动脉，并且可以帮助显示潜在的解剖缺陷——比如在一段狭窄的腘动脉处的腘动脉瘤。

三、特定血管中的介入治疗

(一)主髂动脉的介入治疗

在有症状的外周动脉疾病患者中，成功的主动脉或髂动脉介入治疗在功能和生活质量改善方面能够起到巨大作用。尽管同侧股动脉入路经常被应用，但仍有许多术者会采用对侧股动脉入路，特别是在治疗髂动脉狭窄时。髂外动脉通过股动脉进入骨盆，并且髂外动脉是外周动脉中因球囊或支架扩张而形成穿孔的最常见部位。在同侧的介入操作导致动脉穿孔时，对侧入路允许术者迅速对近端髂动脉或主动脉使用阻塞球囊。

同侧股动脉逆行入路并采用 6F 鞘管可以在(设备)通过髂动脉病变时起到良好的支持作用。通过使用头端不透射线的鞘管可以防止在鞘管头段扩张球囊或释放支架，特别是当病变部位离鞘管很近时，如髂外动脉病变。采用对侧入路则可以在观察病变和放置支架时提供更好的视野，因为从鞘管注射入体内的造影剂会流向病变远端。尽管如此，通过这种方式来治疗髂总动脉开口处或近端的病变还是很有难度的，因为鞘管的头端常会移入主动脉内从而不能对球囊或支架起到支撑作用。

尽管在这些大动脉中，球囊血管成形术的结果可以令人接受，髂部的病变通常还是使用支架，这是因为在球囊扩张后(放置支架)，(病变血管)有着更佳的长期通畅率和更小的再狭窄率。与自膨式支架相比，球囊可扩张支架在放置之后移动的可能性更小，并且能够提供更佳的径向支撑力。正因如此，球囊可扩张支架受到许多术者的喜爱，除远端髂动脉在髋关节处移行为股动脉有时会受到些许的外力挤压(因而此处的病变不适于使用球囊可扩张支架)之外。

髂总动脉起始处(的病变)可以采用“kissing 支架”来形成一个更高的隆突。然而，使用这一技术后，若未来想在(同一患者身上)使用对侧入路会非常困难，在髂总动脉开口处放置髂总动脉近端支架能够解决这一问题。

髂部金属裸支架的耐久度是非常好的，并且其 5 年通畅率和行外科手术重建血运一样，均大于 80%，虽然这一数据在吸烟者中有所下降。尽管覆膜支架有时因血管再狭窄率低而受到推崇，但是能够证明这一点的证据少之又少，除此之外，有人担心覆膜支架会导致更高的支架内血栓形成率和覆盖、阻塞重要的侧支血管(如髂内动脉或对侧的髂总动脉)。覆膜支架在治疗动脉瘤或者穿孔时有着更明确的指征。

(二)股浅动脉

股浅动脉是外周动脉中最常导致有症状的外周动脉疾病的动脉。股深动脉很少受到阻塞性动脉粥样硬化的影响，但其可以在同侧的股浅动脉发生病变时作为重要的侧支循环血管提供血液。因此，血管腔内介入治疗时通常尽力避开股总动脉或使股深动脉受拘束，因为这些动脉的再狭窄或闭塞通常可以导致急性的肢体缺血和肢体的丧失。

对侧股动脉入路是治疗涉及近端股浅动脉的病变的主要入路，因为若采用同侧顺行股动脉入路则没有足够的空间来安置鞘管。对侧髂动脉则会选择性地采用乳腺导管或是非选择性地采用 Omniflush 或猪尾导管。后两种导管通常用于低位主动脉和髂动脉介入之前的血管造影。一根 0.035英寸的亲水性导丝被用来选择对侧的髂动脉系统并且将导管置入对侧的股动脉。之后将导丝换为 stiff J 导丝并且将导管和股动脉鞘管换为一根 45～55cm 的鞘管(如 Balkin 或 Ansel)。股浅动脉的病变可以通过任何型号的导丝。对于狭窄病变来说，在一开始可以使用一条可高度扭转的冠状动脉 0.014 英寸导丝，之后可以换成 0.018 英寸或 0.035 英寸的导丝来进行更大尺寸的球囊扩张血管成形术或置入更大尺寸的支架。闭塞处的血管可以用 0.014 英寸的硬导丝通过，0.025 英寸或 0.035 英寸的亲水性导丝若通过牵引导丝的头部或牵引在导丝硬软相接部分所形成的环也可以通过。后一项技术有时被称作“内膜下”技术，而这一名字显得有些用词不当，因为闭塞性病变并没有内膜。在现实中，这一方法往往还会借助媒介物，有时甚至会接近外膜。这两种方法都会引起导丝导致的动脉穿孔。通过在不同的倾斜度的血管造影或通过导管注射造影剂或将球囊顺着导丝运送至远端真腔等方法可以确认导丝成功地通过了阻塞端病变。

球囊血管成形术是最常见的使用直径为 5～6mm 的球囊用于股浅动脉和 4～5mm 腘动脉的介入治疗方法。自膨式支架则用于长段病变（＞100～150mm）或流量限制分离，有证据表明其比单纯的球囊治疗疗效更好，通常选择直径比动脉管径大 1mm 的自膨式支架以确保它们能贴附在动脉壁上。尺寸较小的自膨式支架无法用更大的球囊进行扩张而变大，因为支架的金属记忆会使其收缩到预定的尺寸。长段的自膨式支架的放置通常是比较困难的，因为支架的近端与未放置部位相比在径向上可能会发生收缩或延伸（移位）。股浅动脉病变的治疗通常只需要较短的自膨式支架。在某些病例中，单独使用球囊血管成形术来治疗股浅动脉开口的短段病变是更佳的选择，避免了因试图覆盖股浅动脉的开口而殃及股深动脉的风险。而药物洗脱球囊的出现则可能使其成为一种更可行的替代方法。

长段的股动脉支架（＞200mm）与再狭窄率有相当高的关系（在 2.5 年的时间里可达 40％～50％）。然而，它可以通过反复的球囊血管成形术进行治疗来提高总体的血管通畅率，并对具有跛行和重度肢体缺血的门诊患者进行密切随访。由于长段支架的再狭窄发生率较高，药物洗脱的自膨式支架可能是用于长段病变的最好方式。然而，考虑到当前单个支架的长度限制（80mm），在治疗长段病变时可能需要使用多个支架，因而增加了治疗的费用。药物洗脱球囊与裸金属自膨式支架的常规联合使用尚待进一步评估。

经皮腔内斑块旋切术可用于不适合血管成形术的病变（如严重的钙化病变），但由于它增加了栓塞和穿孔的风险，因此，尚不能确定其价值是否超过球囊血管成形术。栓塞保护装置可能有助于预防远端栓塞的发生。

用小的 4Fr 或 5Fr 的鞘管经腘动脉逆行进入可成功穿过慢性闭塞病变。在这种情形下，导丝逆行进入对侧股总动脉内的鞘管。这种“牙线技术”也可应用于髂动脉（图 17－22）以增加支持力使球囊穿通闭塞处进行治疗。介入治疗成功后，当抗凝作用失效，可经人工按压有效止血，这时可拔除腘动脉鞘管。尽管腘动脉途径很有吸引力，但由于其管径小易于受到损伤，并可能由于解剖或移除鞘管时的人为压迫而导致血管闭塞。同时，不成功的介入治疗可能导致伤口愈合不良，或是腘动脉穿刺点缺血性溃疡的发生。

（三）腘动脉

腘动脉起于膝盖上方的内收肌管出口，止于膝盖下方胫前动脉和胫腓干分叉处。这条动脉在走路和弯曲膝盖时受到大幅度被动活动。腘动脉的大部分弯曲发生在髌骨上缘下方至胫骨骺板的下缘。因此，大多数术者都尽量避免在这一区域进行支架置入，除非要进行重度肢体缺血的治疗，或者球囊血管成形术效果不佳（限流术）。腘动脉闭塞可以通过腔内斑块旋切术和球囊血管成形术来避免支架置入，但要确认是否腘动脉瘤血栓形成是造成闭塞的原因。后一种情况与灾难性的栓塞和胫骨动脉的丧失有关，是导致截肢的主要原因，最好通过外科结扎和旁路手术治疗。尽管支架覆盖被用于治疗腘动脉瘤,但其使用年限与手术相比是不确定的。覆盖的支架可能闭塞重要的膝部侧支循环,如果随后血管发生阻塞,则会因主要动脉和侧支循环的丧失导致急性骨筋膜室综合征。

(四)胫动脉

胫动脉疾病很少造成跛行,大多数术者仅对造成重度肢体缺血的动脉进行干预。再灌注综合征(如急性肢体缺血后血管再生)或胫动脉穿孔也可引起灾难性的骨筋膜室综合征,导致肌肉丧失甚至截肢。经同侧股动脉入路顺行植入的球囊可达足部,与经对侧股动脉入路相比可提供更好的血供支持。由于胫动脉在管径上与冠状动脉相似,因此大多数 0.014 英寸的导丝、导管和球囊都可穿过病变部位。使用置于腘动脉的多用途冠状动脉介入导引,可以增加对血供的支持,并可在血管造影时减少造影剂的使用。

长 0.014 英寸的球囊搭配 80～150mm 的外周球囊,通常更硬,且可防止需要使用多个球囊。虽然在治疗长期、弥漫性和常常为钙化的胫动脉后,再狭窄的发生比较常见,但增加灌注可使伤口和组织的愈合先于再狭窄的发生。如果由于再狭窄造成伤口愈合不佳,重复血管成形术通常可获得成功。药物洗脱球囊很可能在保持胫动脉的通畅和增加重度肢体缺血的伤口愈合率上起到重要作用。

在重度肢体缺血的情况下,当顺行入路不能到达阻塞部位时,可经逆行入路通过足动脉帮助穿通胫动脉的阻塞。然而,如果这种方法不能成功,那么足动脉穿刺点将变成一个愈合不了的溃疡。

(五)静脉和人工血管的介入治疗

旁路移植物可在与原生动脉的近端和远端吻合口以及移植物内部发生再狭窄。静脉移植物的狭窄可通过球囊血管成形术和支架置入术成功治疗。如果吻合口在旁路移植后很快发生病变,医生可能更倾向于手术修复而非腔内治疗。尽管短期内腔内介入治疗和外科开放修复的疗效相当,但长期疗效是否有差异尚未确定。移植的人工血管由于无法进行正性血管重构,因此人工血管的病变很难使用腔内介入的方式进行治疗。球囊扩张虽然可以改变斑块的位置使其纵向移位,但长期疗效尚未可知。腔内斑块旋切术有移除修复移植物内斑块的可能性,但若发生穿孔则会导致快速失血,部分原因在于移植物没有血管收缩反射(这也可能发生在病变的移植静脉中)。因此,在这种情况下可能需要进行支架置入。移植修复物发生的病变最好通过外科手术来治疗。然而,当患者由于共存病或广泛的术区纤维化而缺乏静脉导管或重复旁路手术的风险高得令人望而却步时,可能需要腔内介入的方法进行治疗。

导管溶栓可成功治疗修复移植物内形成的血栓。如果可修正病因(如移植物吻合口狭窄)得到治疗,则远期通畅率会更高。

经皮介入技术和设备的进步增加了下肢动脉、静脉和旁路移植物闭塞性病变的治疗选择和成功率。尽管经皮或手术血运重建后新发的动脉粥样硬化和新生内膜增生是工业化国家阻塞性疾病最常见的病因,但介入医生需要识别其他原因(如炎症或压迫)或不可逆的组织损伤(如急性肢体缺血),这将决定经皮血运重建的合理性或时机。对新发或复发疾病动脉粥样硬化危险因素的改正和监测是外周动脉疾病管理的重要部分。当适合进行经皮血运重建时,如慢性完全闭塞病变,应规划血管入路,考虑特殊设备的使用和对复杂病变的特别处理等步骤来优化手术。要有备用方案,知道何时停止手术和知道何时停止操作,并备有充足的后备材料(如用于穿孔时的覆膜支架)是前期规划内容的一部分,可避免或及时处理并发症。

第三节　肺动脉栓塞介入治疗

一、概述

肺动脉栓塞(pulmonary embolism,PE)在心血管疾病中的发病率仅次于高血压和冠状动脉粥样硬化性心脏病(以下简称冠心病),不经治疗的PE的死亡率高达20%～30%,经治疗者死亡率可降至2%～8%。PE的栓子最多来源于静脉系统的血栓,其次是来自于肺、胰腺、消化道、泌尿生殖系统和乳腺的癌栓,此外长骨骨折的脂肪栓、医源性气栓、女性分娩时羊水栓以及感染性菌栓也不少见。PE可单发也可多发,多发相对较多,右肺多于左肺,下叶多于上叶。

急性PE病理生理特点是急性血流动力学障碍和气体交换异常。急性PE使肺循环受阻、肺动脉压升高,重者可出现急性肺心病,右心衰竭的病理变化,心排量下降加之冠状动脉痉挛使左心室缺血缺氧,易出现心内膜下多发梗死,这样的病理过程容易导致误诊。一般来讲,肺血流受阻超过70%就会出现严重肺动脉高压,肺血流受阻超过85%时容易猝死。同时肺血流的减少会导致无效通气增加,以及局部生化因素导致肺不张和肺水肿,综合表现为通气和弥散功能同时下降,出现严重呼吸困难和缺氧。

急性PE的临床表现严重程度很不一致,从无症状到猝死都可能发生。最常见症状为呼吸困难、活动后胸痛、咳嗽、咯血(量少)、心悸、出汗、晕厥甚至休克。最常见的体征是呼吸加快(表5-4)。

表5-4　怀疑PE患者症状和体征的发生率

临床表现	PE(n=219)(%)	非PE(n=546)(%)
症状		
呼吸困难	80	59
胸膜性胸痛	52	43
胸骨后胸痛	12	8
咳嗽	20	25
咯血	11	7
晕厥	19	11
体征		
呼吸加快(≥20次/分)	70	68
心动过速(>100次/分)	26	23
DVT体征	15	10
发热(>38.5℃)	7	17
发绀	11	9

虽然目前为止，经外周静脉溶栓治疗是各个指南推荐的对于急性危重患者的一线疗法。但其对于一些(单侧肺动脉完全阻塞、血栓处于亚急性期等)患者效果欠佳，有部分患者有溶栓禁忌证，且大出血的发生率偏高。因此，20 世纪 70 年代，人们开始尝试介入方法治疗急性 PE 并获成功。使用导管去除血栓或联合接触性药物溶栓，不仅可以使阻塞的肺血管快速复流，降低后负荷改善右心功能，挽救患者生命，还可以使血栓溶解得更快、更彻底。随着导管技术的不断改进，新的装置和技术不断应用于临床，逐渐成为急危重症 PE 患者可选的治疗方法，弥补了药物及手术的不足。

二、适应证

目前为止，PE 介入治疗的循证医学证据很少，各种技术和装置基本都还处于小规模探索性研究阶段，绝大多数文献都是用于特定人群的回顾性研究。Meta 分析发现，入选标准为大面积 PE 且至少存在下面一项者：①收缩压＜90mmHg，或较基础值降低＞40mmHg。②心源性休克伴外周血管低灌注和低氧血症。③循环衰竭，需心肺复苏时，若接受介入治疗则临床成功率高达 86.5%，相关的严重并发症仅 2.4%。虽然这一 Meta 分析仍有很大不足，但在目前阶段，确实为制订介入处理 PE 的适应证提供了价值很高的参考。

2008 年 ESC 肺栓塞指南认为介入方案治疗 PE 是手术的替代方法，建议用于高危患者存在溶栓绝对禁忌证或溶栓失败者。

2011 年美国 AHA 认为经导管介入再通完全和部分堵塞的肺动脉干或大的肺动脉，有可能挽救部分大面积或次大面积 PE 患者的生命，是存在溶栓禁忌证或溶栓失败，无法实施肺动脉血栓清除术或有手术禁忌患者的一种替代方法。复合疗法，包括经导管碎栓和局部溶栓是一种新的策略。美国 AHA 导管去栓和碎栓的建议如下：①根据术者经验，导管去栓术和碎栓术或手术血栓清除术都可以用于大面积 PE 且存在溶栓禁忌的患者(Ⅱa 类，C 级证据)。②导管去栓术和碎栓术或手术血栓清除术都可用于大面积 PE 溶栓后病情仍然不稳定的患者(Ⅱa 类，C 级证据)。③对于临床上存在预后不良证据的次大面积 PE(如新出现的血流动力学不稳定、呼吸衰竭恶化、严重 RV 功能障碍或较大范围的心肌坏死)可以考虑导管或手术治疗(Ⅱb 类，C 级证据)。④导管去栓术和手术血栓清除术不建议用于低危 PE 患者或次大面积 PE RV 功能轻微障碍、心肌坏死范围较小以及临床上病情无恶化的患者(Ⅲ类，C 级证据)。

三、器材准备及介入过程

PE 的介入治疗分为 4 类方法：碎栓、取栓、压栓和接触性溶栓。碎栓是将阻塞主干道的大块血栓打碎，化整为零让其随血流冲向远端，以“牺牲一部分拯救大部分”的策略来进行治疗的，是最简便、易行的方法，但有效；取栓是通过特殊器械将血栓取出体外，从而降低血栓负荷；压栓是使用球囊或支架将血栓压缩粘附在血管壁上，开通血流通路。在保证安全的前提下，如上述三种方法都可以再结合溶栓导管的接触性溶栓(在低分子肝素或普通肝素保护下，使用尿激酶每小时 25 万 U，2 小时冲击，接续每小时 10 万 U，持续 12～24h 或 PA 10mg 静脉推注，接续每小时 20mg，2h)，会取得更佳疗效。

(一)碎栓

通常肺动脉造影导管、猪尾导管和多功能导管配以 0.035 英寸(0.89mm)超滑导丝都可胜任碎栓任务。但使用专门用于碎栓的旋转猪尾导管效果更佳，因为它可以在碎栓时有导丝支撑，能够提供相对较大的碎栓力量且在旋转过程中不容易移位。0.035英寸(0.89mm)导丝支撑的旋转猪尾导管是一种改良的5F猪尾导管，有10个造影侧孔，在猪尾外侧面有一个卵圆孔，稳定导丝可以从中穿过。但存在潜在危险，原来大块非中心性血栓被打碎后形成的大块碎屑堵塞原来通畅的肺动脉分支，造成更严重后果，同时被堵塞的小分支未来可能成为慢性肺动脉高压的基础。

1.健侧股静脉入路

如果下肢入路不可行，可以选用经右颈静脉入路。造影目的如下：①明确PE情况。②直接测量右心室压、肺动脉压及栓塞部位前后压差。对于严重的肺动脉高压，肺动脉收缩压>80mmHg、右心室舒张末压>20mmHg的患者则不宜行此项检查，因为有较高的死亡率。全肺动脉造影宜选用多侧孔猪尾导管；单侧肺动脉造影可用端孔或兼有侧孔的"J"形导管。导管一旦进入肺动脉主干，即应注射造影剂以检查是否存在大的中心性栓子，如果血栓存在，应采取右心室造影；如果试验性注射未发现中心性血栓，导管可进一步探查左右肺动脉。PE的直接征象为：肺动脉内充盈缺损或血流完全中断；间接征象为：造影剂流动缓慢，局部低灌注，静脉回流延迟。一般主肺动脉造影剂总量40mL，速率25mL/s，左、右肺动脉造影总量25～30mL，速率25mL/s。

2.下腔静脉滤器置入

按照规程置入保护性滤器。需要特别提出的是，若疾病本身没有滤器置入指征，那么仅就碎栓操作来讲可以无需置入下腔静脉滤器。如果必须置入下腔静脉滤器，且碎栓入路为股静脉，那么建议置入点接触式滤器(如TempoFiherⅡ、Celect等)，以便碎栓通路(动脉长鞘或导引导管)经过滤器，避免其他意外。

3.碎栓

造影导管超越栓塞部位，留置交换长度0.035英寸(0.89mm)的超滑导丝；撤除造影导管；经如上导丝引导交换6～8F多功能导引导管至主肺动脉；经如上导丝和导引导管引导碎栓导管至栓塞部位；快速旋转碎栓导管，打碎大块血栓。

4.接触溶栓

碎栓后通常都会结合接触溶栓，使用交换导丝将溶栓导管置入大栓子部位，使用尿激酶或rt-PA溶栓。

(二)取栓

取栓器材主要分两类：通用导管吸栓和专用取栓装置取栓。前者主要有单独8F PTCA导引导管或专用吸栓导管PRONTO XL，也有使用直径更大导管的方案，主要都采用反复抽吸的方法；后者国内市面可用的主要有AngioJet和Aspirex。如上方法和器材都还没有经过大规模RCT的验证，更多的是小样本的报道，体现其有效性和安全性。

1.吸栓导管

PRONTO XL吸栓导管(Vascular Solutions)具有14F外径，通过大侧孔进行抽吸，前端有可通过0.035英寸(0.89mm)导丝的通路，有直头型和猪尾型两种，后者的头端还可以承担一定碎栓或调整在血管中与血栓接触位置的作用。

2.取栓装置

AngioJet取栓装置利用逆向高速水流产生的Venturi效应对血栓进行抽吸，同时利用局部高剪切力碎栓后将其吸出体外。所有血流动力学取栓装置都不是专为肺动脉设计的，AngioJet 也不是设计用于直径>12mm 血管的，但此类装置在 PE 的应用中可能效力相对较高。因为肺灌注的轻微改善都可能对血流动力学产生显著影响，所以 AngioJet 常常能取得明显的临床效果，而非影像学效果。

Amplatz 取栓装置是导管前端装有转速 150000r/min 的叶轮，空气涡轮机驱动，可将血栓抽吸并粉碎成微粒。

Aspirex 取栓装置是专门设计用来进行肺动脉取栓的，是一种全程通过的装置，利用导管内高速旋转的螺旋丝(40000r/min)产生负压，抽吸血栓同时将血栓引出体外。

(1)导管吸栓采取“蚕食”策略，反复抽吸，Amplatz 血栓去除装置使用如下：

①造影要点同上。

②取栓：尽量在造影导管引导下使交换导丝“钻越”血栓；通过交换导丝置入 9F 长鞘或 10F 导引导管于主肺动脉；经导丝和鞘管引导 ATD 进入肺动脉直至栓子近心端；使用 1∶1 造影剂＋生理盐水＋2～5U 肝素/mL 的滴灌液滴灌下，使用 ATD 导管抽吸血栓，每工作 60 秒需间歇 5 秒；根据血栓抽吸情况缓慢前送导管，经鞘管造影确定血栓状态。为避免严重损伤，不强求抽吸完全，以恢复血流动力学稳定为目标。

(2)Aspirex 导管取栓使用如下：

①造影同上。

②取栓：尽量在造影导管引导下使交换导丝“钻越”血栓；通过交换导丝置入 12F 长鞘于主肺动脉；经导丝和鞘管引导 Aspirex 进入肺动脉直至栓子近心端；使用 1∶1 造影剂＋生理盐水＋2～5U 肝素/mL 的滴灌液滴灌下，使用 Aspirex 导管抽吸血栓，导丝头端的抽吸全过程都要在视野内，随时观察警惕有无导丝抱死现象。为避免严重损伤，不强求抽吸完全，以恢复血流动力学稳定为目标。

(三)压栓

球囊大小为 6～16mm，静脉 Wallstent 支架等。

(1)造影和下腔静脉滤器置入要点同上。

(2)压栓：在造影导管引导下使交换导丝“翻越”血栓；通过交换导丝置入 8～10F 长鞘于右心房；选择直径小于目标血管直径 1～2mm 球囊，长度超过闭塞长度 2～4cm；经导丝和鞘管引导球囊进入肺动脉直至跨越栓子；球囊扩张，压力不要>6 个标准大气压，扩张时密切观察血流动力学参数，以防意外。以恢复血流动力学稳定为目标，不要强求影像学满意。除非挽救生命需要，在急诊介入的情况下，尽可能不置入支架。

四、下腔静脉滤器置入

腔静脉滤器的诞生明显降低了肺栓塞的死亡率，但其广泛使用后的远期并发症也日渐增多。因此，临时性滤器的应用逐渐获得临床医生的认可。临时滤器的合理应用既能有效的预防致命性肺栓塞的发生，又能最大程度地减少滤器带来的并发症。但由于临时性滤器有其特殊的技术要求，临床应用及管理相对永久滤器而言要复杂。本节着重介绍常用的临时性滤器特点，其应用指征和管理措施。对相对禁忌和常见并发症的防治，疗效评价及随访结果进行评述。目前常见临时性滤器包括两大类:临时滤器和可回收滤器,其中临时滤器常见为 TempofilterⅡ,可回收滤器常见为 Optease、Gunther Tulip 和 Collect,以及国产 Aegisy 等。

(一)临时滤器

TempofilterⅡ是一款真正意义的临时滤器,其设计特点决定了必须适时取出。滤器的导入系统为 12F 鞘,独特留置导管和皮下锚锁装置,滤器材质为 Phynox 合金,经右侧颈内静脉置入,置入期最长为 12 周。适用于直径 18～28mm 的下腔静脉。取出非常简单,也不需要额外的花费。

1.适应证

(1)明确有肺动脉栓塞(PE)风险的患者(如下肢创伤、骨科手术前诊断 DVT 的患者)(图 5－12)。

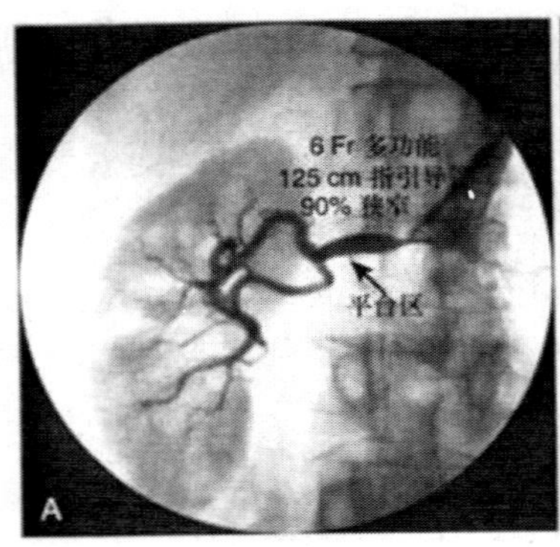

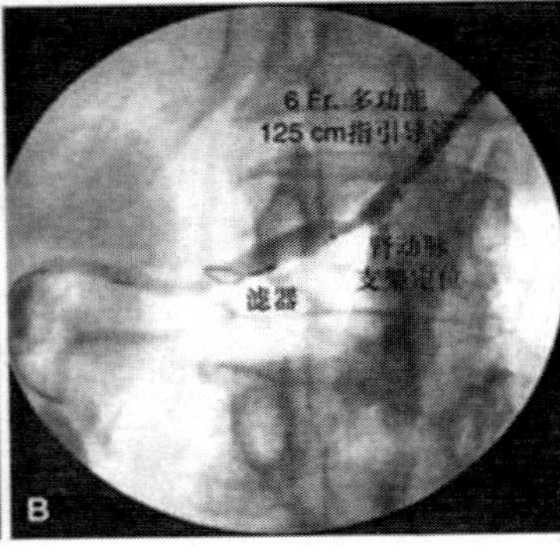

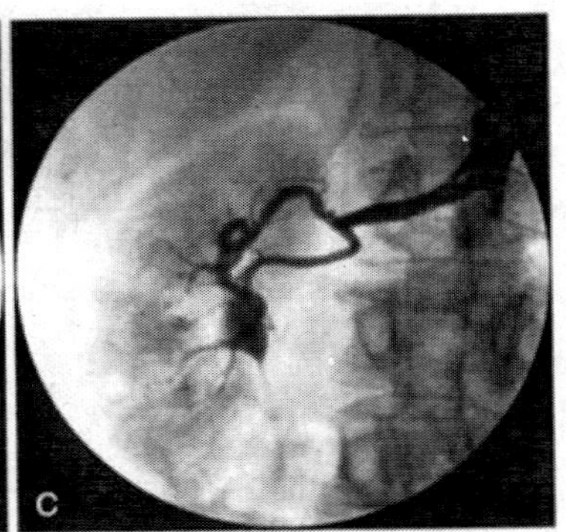

图 5－12　下肢静脉血栓

(2)年龄<65 岁患者。

(3)急性深静脉血栓栓塞(DVT)拟近期介入溶栓、取栓手术患者。

(4)拟 30 天内结束肢体有创治疗患者。

(5)同意接受临时滤器置入患者。

2.相对禁忌

(1)预期患者 3 个月以上不能摆脱高凝或 PE 风险患者。

(2)各种原因导致的右侧颈内静脉穿刺受限患者。

(3)合并有严重心律失常患者。

(4)超高龄患者或诱发心肌梗死可能性较大患者。

(5)右侧颈内静脉狭窄合并血栓或胸出口狭窄患者。

(6)有长期抗凝禁忌患者。

(7)测得的最大腔静脉直径超过 28mm,身高低于 1.5m 或高于 1.9m 患者。

3.临时滤器取出或终止条件

(1)血栓抗凝治疗已超过 2～3 周。

(2)动态监测 D-二聚体大幅降低或基本恢复正常。

(3)彩色超声提示下肢血栓已机化或溶解。

(4)未发现下腔静脉阻塞或下腔静脉造影未见直径大于 1cm 的血栓。

(5)肢体 DVT 发生概率已减少。

(6)监控发现滤器主体严重移位(肾静脉以上)。

4.置入步骤

(1)无菌条件下进行右侧颈内静脉穿刺。采用 Seldinger 技术(或利用目视的静脉切口)穿刺。注射器回抽,确保静脉通路建立成功。

(2)导入约为 70cm 长,直径为 0.89mm(0.035 英寸)的短导丝,撤出穿刺针。

(3)预扩张及过滤器放置位置的标定①用解剖刀开一个小切口以便输送器的导入,将 9F 导管输送器沿导丝插入,该导管输送器一方面用于预扩张静脉,另一方面也作为必要时的逆向造影通道。②将短导丝换为直径为 0.89mm(0.035 英寸),长度为 150cm 的长导丝。③标定过滤器拟放位置,在过滤器拟放位置上,将两个金属标志物相对于脊柱横向跨过腹部,相距约 4cm(一端为头端,一端为尾端)。

(4)引入"J"形导丝透视下,在 9F 导管输送器中导入直径为 0.89mm(0.035 英寸)的长"J"形导丝。注意:确认导丝的"J"头到达下腔静脉的底部,避免错位(如腰动脉、肾静脉、肝静脉、右心室等)。在遇到因导丝的"J"头形状引起的导入困难时,可取出导丝,用另一端可弯曲的直头重新导入。如果问题仍未得到解决,可以借助于一个诊断导管(比如具有"hockey tick"构形)来引入到右心房。

(5)皮下袋制作:①取出导管输送器。②在颈部括约肌之下制成一个朝上的皮下小袋,宽 10mm,深 1.5mm。③注意避免将该小袋埋置的过浅或过深,特别是接近胸锁乳突肌鞘的部位,过深的安置可能在取出过滤器时对于橄榄体的外部观测造成困难。

(6)输送系统的安置:①沿"J"形导丝插入过滤器的输送系统(70cm),包括导鞘和扩张器。②导入输送系统直至导鞘上的金属标记和患者腹部放置的两个标志物中较低的那个平齐。这个位置对应着过滤器放置远端。③注意为了避免导丝随输送系统移动,紧紧地握住"J"形导丝的近端,让输送系统沿导丝前移。

(7)TempofilterⅡ滤器置入:①松开导鞘和扩张器之间的连接。取出"J"形导丝和扩张器,注意不要移动导鞘。用 10mL 肝素化的生理盐水冲洗导鞘。②将含过滤器的注射器旋紧到导鞘上,通过推动留置导管将过滤器引入到导鞘中,这一过程有赖于留置导管中的硬质管心针。在过滤器放置完成之前不要将管芯取出(图 5-13)。

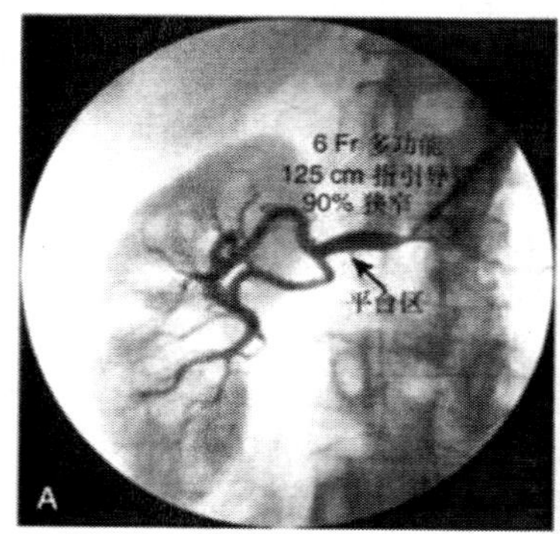

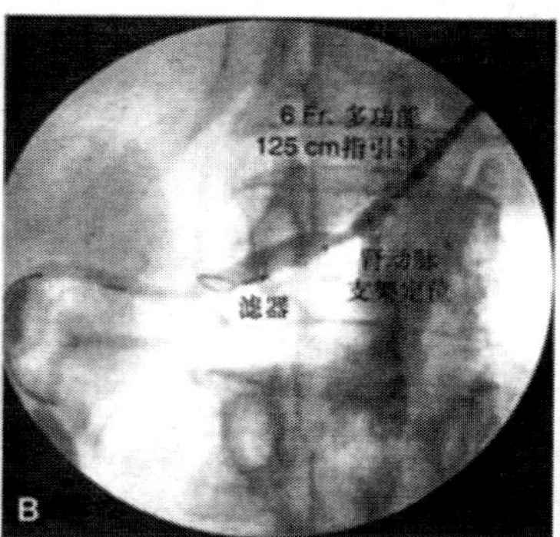

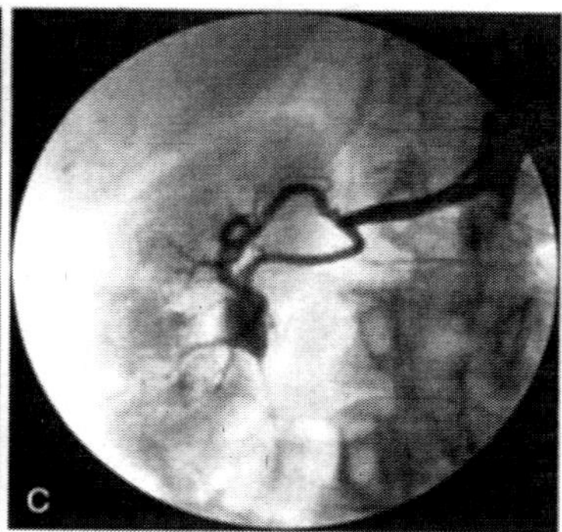

图 5-13　临时滤器放置

A.下腔静脉造影确定管腔直径;B.再次造影确定临时滤器放置位置

5.临床应用常见问题及处理对策

(1)置入滤器前应详尽了解下腔静脉情况:精确了解下腔静脉是否通畅、直径、有无附壁血栓、左右髂静脉汇合部位，尽可能将滤器主体释放在下腔静脉最远端。如髂静脉直径＜18mm 或＞28mm 时一定慎重释放。注意髂静脉和下腔静脉畸形（1%～4%）的可能。常见的髂静脉和下腔静脉畸形：下腔静脉缺如、左侧下腔静脉、双侧下腔静脉（肾前段重复畸形、肾后段重复畸形、完全重复畸形）。如有静脉畸形应全面评估选择合适的滤器。

（2）下腔静脉狭窄或阻塞：临时滤器置入后，因滤器拦截大量血栓或滤器置入期抗凝不足，均可导致下腔静脉狭窄或阻塞，导致滤器不能顺利取出。因此，应该注意置入滤器后进行常规抗凝，如发现滤器远端已有血栓阻塞，需早期溶栓，必要时可通过手术取栓，再取滤器。

（3）滤器远端下腔静脉残留血栓：尽管通过手术取栓或有效的溶栓治疗可以消除大部分血栓，仍有部分患者在滤器远端会有残余血栓，通常情况下可以置换永久型腔静脉滤器，如此便失去“临时”之初衷。合理的选择是：对于滤器远端的残余血栓只要能确定已机化（与髂静脉粘连），可以适时取出滤器，持续标准化抗凝治疗 3～6 个月。不能确定血栓是否机化持续抗凝直至条件成熟而取出滤器。一般情况在抗凝 2～3 周后，D-二聚体趋于或恢复正常表明残余血栓已经机化（图 5－14）。

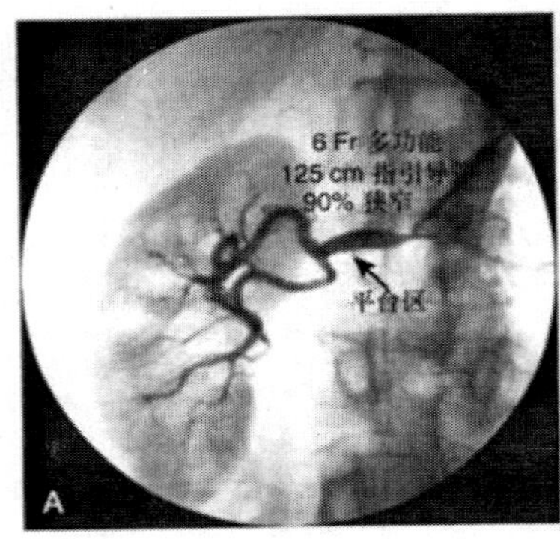

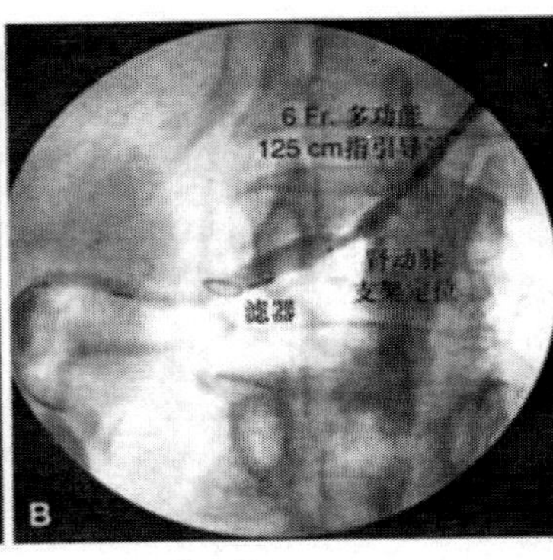

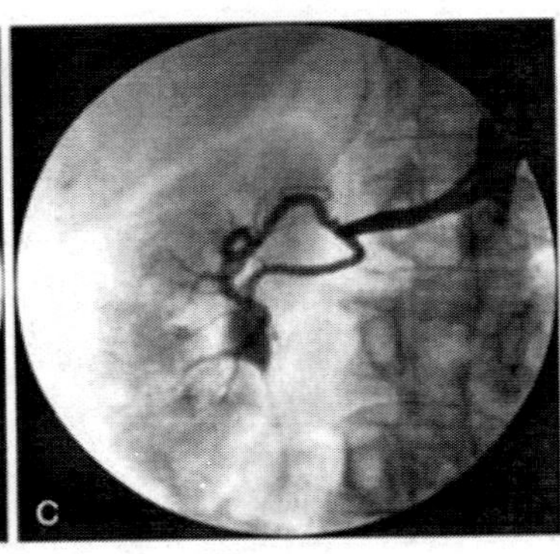

图 5－14　腔静脉滤器残留血栓

A.滤器远端拦截血栓；B.溶栓后残留血栓；C.确定血栓机化后取出滤器；D.3 个月后复查

（4）滤器变形：约 1%的滤器在置入期间会有严重滤器变形。变形原因：滤器主体可随呼吸运动向上移位，使滤器脚肢进入下腔静脉分支并形成嵌顿，滤器拦截血栓后，在血流冲击或躯体剧烈运动下，导致滤器变形。严重的变形不但会使滤器降低或丧失拦截功能，也可能出现类“疲劳骨折”的支脚折断。处理措施：置长期严密监控，出现严重变形立即终止。如 PE 风险不能排除，向上提高滤器位置 1～2cm，使滤器形态恢复重新固定。

（5）滤器移位：TempofilterⅡ植入体内后由于尾导管要顺应正常人体解剖，滤器主体会向上有 1～2cm 的移位。我院最初使用 TempofilterⅡ的 178 例中有 2.5%的病例有重大移位至肾静脉开口上，其中 2 例滤器移位至右心房入口。此后的 200 余例均未发生严重移位，移位发生时间常见于置入后第 1 周，可能与躯体剧烈活动有关。预防重大移位的具体措施是：置入后卧床并限制肢体剧烈活动 24 小时，建议置入后 1、3、5 天及每周腹部 X 线平片检查。

（6）取出后处理：滤器取出后的抗凝尤为重要，普遍接受的是中等标准化抗凝治疗至 DVT 发生概率等同正常人，即华法林治疗维持 INR 1.8～2.5 个月至半年左右，或患者能正常生活、工作（WELL 评分＜3 分）。目前我院使用 TempofilterⅡ并随访 700 余例，仅有 1 例因连续 5 小时乘车未活动而复发。

(7)总体评价:回收率高、管理繁琐,①TempofilterⅡ是真正意义的“临时”滤器,可以100%取出。②血栓拦截功能良好,安全性可。③不需要特殊回收器材,花费较少。④置入期变形移位需严格监控、管理繁琐。⑤支脚有断裂风险尤其在肾静脉水平上置入。⑥置入通道单一仅能通过右侧颈内静脉。

TempofilterⅡ适合绝对年轻、无心肺疾患、短时间PE风险患者。

(二)可回收滤器

Optease滤器和Aegisy滤器是目前市场常见的两款可回收滤器,其滤器主体类似。为预防PE置入体内,PE风险降低可随时取出,PE风险长期存在则变为永久性使用。但由于可回收滤器起初通过钩、倒刺或放射状压力固定在腔静脉壁上,因此,随着时间推移,滤器的一部分随内皮生长会粘连在腔静脉壁上,则无法回收,约70%的滤器最终永久置入体内。

1.主要特征

以Optease滤器为例,国产Aegisy滤器主要特点与之相似,详细内容不再赘述(图5-15)。

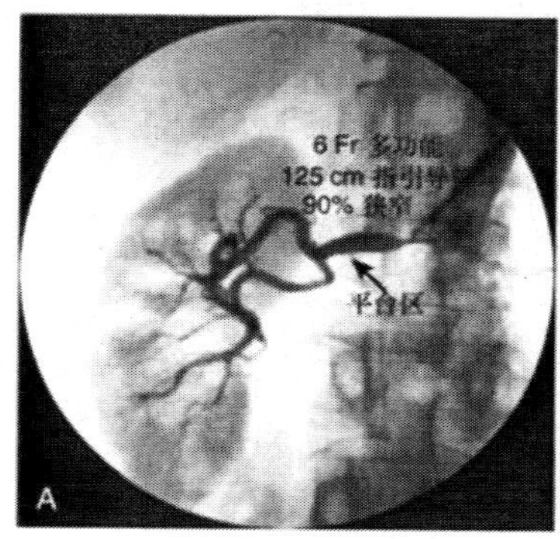

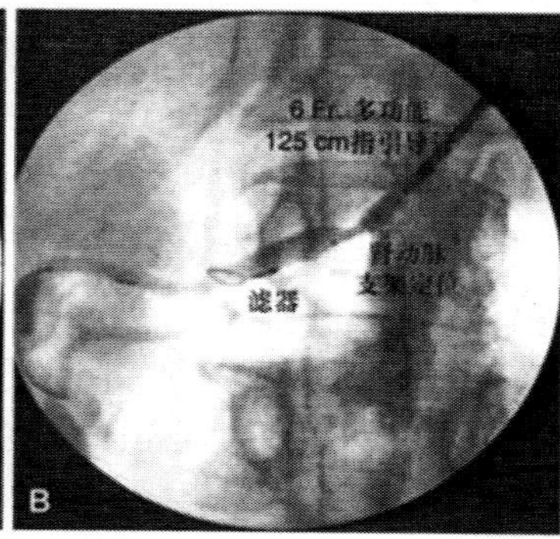

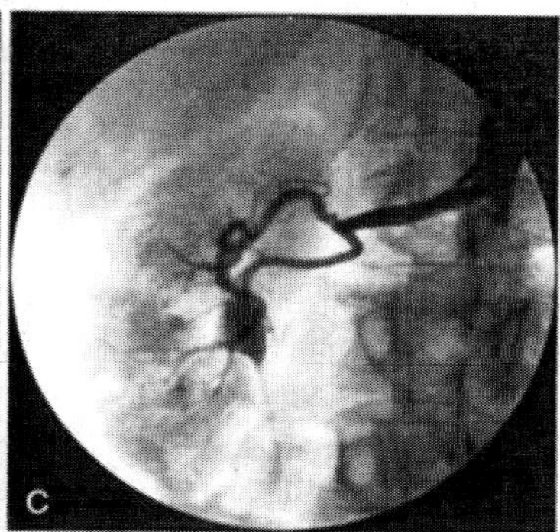

图5-15　Optease滤器

使用6F输送系统,可经颈静脉、肘静脉或股静脉置入,适用于直径30mm以下的下腔静脉,回收系统为10F回收导管及鹅颈抓捕器,推荐取出时间12天

2.适应证

(1)年龄>65岁。

(2)有严重的心肺疾患不适合心房留置导管。

(3)各种原因不适合右颈内静脉穿刺的年轻患者。

(4)预期患者2周内基本摆脱PE高危风险。

(5)患者有强烈取出意愿。

3.不能按计划回收的原因

(1)滤器拦截较大血栓,即刻处理后仍有大块血栓残留(图5-16)。

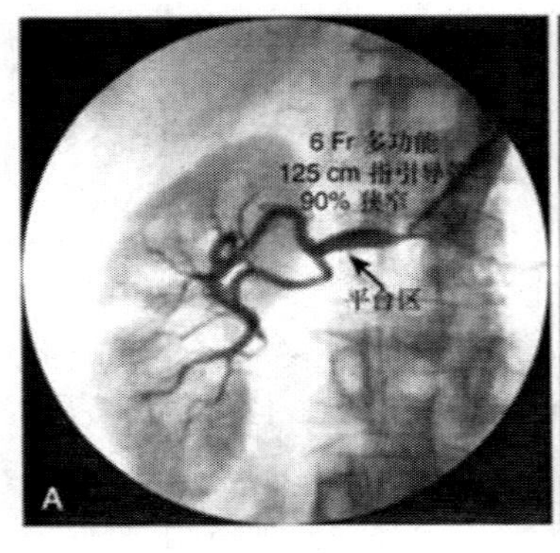

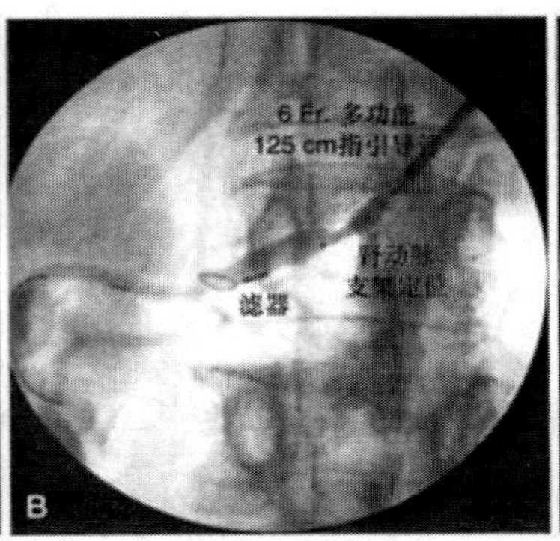

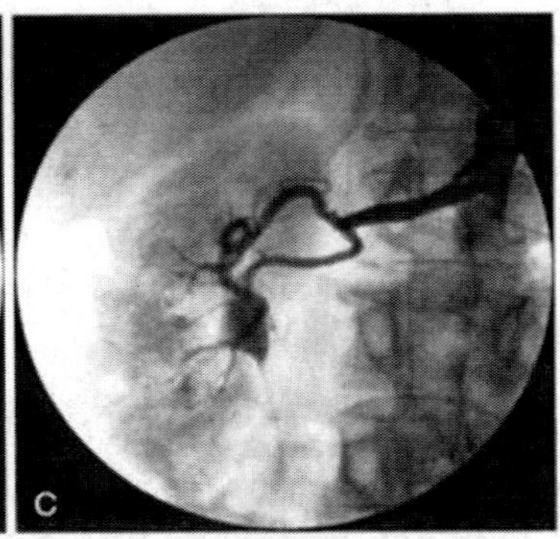

图 5－16　滤器残留血栓

尽管做了溶栓、取栓仍有大量血栓残留于滤器内

(2)各种原因导致时间窗内下肢血栓不稳定而错过滤器回收机会。

(3)由于技术原因无法取出(概率较小)。

4.如何提高可回收滤器取出率

Optease 滤器与 Aegisy 滤器相似，技术上取出的主要难点为回收钩贴壁，可使用导丝、球囊、导管辅助取出，常用“辅助导丝法”。

滤器远端拦截血栓及滤器内血栓形成是导致滤器不能正常取出的主要原因之一，尽管一部分患者可以通过溶栓导管或介入取栓消除血栓后成功取出滤器，仍有相当多的患者因血栓不能彻底清除而转换为永久性滤器。推荐的取出时间窗为 12 天，而 12 天内下肢的血栓是很难彻底清除或稳定(机化)。有报道滤器“原位搬家”以避免内膜增生，笔者认为此法尚不成熟，还需后续临床验证。提高取出率应注意以下几点：置入滤器后足量抗凝；尽快消除原发血栓溶栓或手术取栓；滤器远端拦截血栓后及时消除；合理使用有效的介入器材提高抓捕概率；合理选择适合患者群体如超高龄等预期生存期较短患者。

5.总体评价

回收率时间窗短，稳定性好。

(1)置入过程较为简单，置入通路多。

(2)稳定性好，移位可能性小。

(3)血栓形成可能性大，回收率低。

(4)径向支撑力强，较易内皮化，置入时间窗短。

(5)永久使用腔内金属异物较多。

适合老年合并心肺疾病患者或预计 PE 风险较低患者。

可回收滤器中，Celect 滤器因其独特的支撑设计(靠支脚固定)从而避免了大面积内膜增生包埋滤器的可能。虽然其推荐最佳取出时间窗为 14 天，理论上来说延迟取出有一定的可能性，临床可见半年甚至置入 3 年取出的滤器均为此款滤器。作为一款中长期(3～6 个月)使用的滤器无疑是较好的选择。

Celect 滤器均需从颈静脉回收。常用回收步骤如下：①穿刺右侧颈内静脉，将灌注导管送至滤器下方，进行诊断性腔静脉造影。用同轴回收鞘系统替换灌注导管。②将回收环系统经同轴回收鞘系统导入腔静脉，并将回收环系统的白色 Tuohy-Borst 侧臂适配器与回收鞘连接。拧紧 Tuohy-

Borst 侧臂适配器可防止导管周围的漏血。③松开透明的Y形接头上的螺帽,将回收环送入导管,握住操作柄,使回收环完全露出导管,并送至滤器处。④将回收环向后拉,套住滤器挂钩。将透明的Y形接头与导管一起向前推送,使其触及滤器挂钩,拧紧Y形接头上的螺帽,以确保将滤器牢固套取固定。⑤通过Y形接头稳定回收系统的位置,将白色 Tuohy-Borst 侧臂适配器及同轴回收系统一起向前推送。可将滤器压缩,使滤器尾钩脱离腔静脉壁。⑥当同轴回收系统头端抵达滤器尾钩处时,松开外鞘导管座,向前推送外鞘,覆盖整个滤器,然后将系统整体取出。

特殊情况下滤器回收方法:①滤器拦截血栓后在血流冲击下可能倾斜。②拦截血栓后可进行导管接触溶栓,血栓彻底消融后回收。③作为永久滤器使用可能会出现更多的并发症。④滤器倾斜回收钩贴壁的回收方法:该滤器的设计缘于提高回收率的理念,一定程度上牺牲了固定的稳定性,由于倾斜导致回收钩贴壁内皮化抓捕困难且该滤器永久使用并发症较多,建议尽可能回收。图为 Loop 技术辅助抓捕回收方法。

Celect 滤器长期置入是安全的、可回收率高,血栓拦截效果良好。尽管可长期置入,但是也建议 PE 风险可控时及早取出,回收技术要求较高。

(三)腔静脉滤器置入的认识与争议

下腔静脉滤器的临床应用已三十余年,腔静脉滤器的使用不仅使下腔静脉结扎预防肺栓塞这一粗暴而不得已的手术方式成为历史,并极大程度地降低了致死性肺栓塞的发生率,然而一旦患者摆脱致死性肺栓塞的威胁或者通过抗凝治疗可以完全预防肺栓塞发生的时候,已置入的腔静脉滤器便转化为威胁患者健康的"定时炸弹"。临时性或可回收滤器的应用似乎很好地解决了问题但是诸多临床问题使得回收率并不高,如何合理的使用滤器仍有较大的争议,众多权威性指南不建议常规使用腔静脉滤器的原因也基于此。

1.滤器的使用时机

下腔静脉滤器问世于20世纪80年代初,Mobin-Uddin 第一个使用了经皮置入式的腔静脉滤器,虽然该滤器并发症发生率很高,但仍然将死亡率从24%降低到了10%。此后关于滤器的应用有了大量的报道,滤器的作用无疑是巨大的。2014年发表于 JAMA 的统计结果显示,过去10年间美国大型诊所尸检证实:手术病例发生致死性肺栓塞的概率为6%。针对创伤性 DVT 选择应尽可能避免使用永久性滤器,骨科术前急性 DVT(2周内血栓+D-二聚体增高)应于术前置放滤器,骨科术后周围性血栓以抗凝治疗为主,骨科术后中心型 DVT 需介入溶栓或取栓患者需放置滤器,D-二聚体基本恢复正常的 DVT 患者视同陈旧性,以抗凝治疗预防新生为主。

2.滤器的选择

事物总有其两面性,同样永久性滤器的置入并发症是必然的。最大一组永久滤器的报道是:3404例患者中,433例出现并发症,并发症的发生率为13%。其中最重要的肺栓塞的发生率<1%(32例),下腔静脉血栓形成及闭塞的平均发生率为2%。置入位置血栓形成发生率为2%。滤器移位,以及错位和倾斜的发生率均为1%。另有报道置入腔静脉滤器患者的症状性血栓的发生率为2%~10%,而无症状性腔静脉阻塞的发生率多达30%。因为将滤器从体内取出可能会消除远期并发症,所以有支持者主张使用可取出下腔静脉滤器,并认为可取出下腔静脉滤器的出现解决了这一用其他方法无法满足的需求。如果 PE 风险是暂时的(创伤、外科手术),那么应该用临时性的、可选择性的腔静脉滤器。理想滤器的基本特点应包括血栓捕获的有效性、腔静脉壁的安全固

定、可经小管径套管皮下置入、兼容 MRI、并发症发病率低、成本低、可随时取出。目前所有的滤器都不能完全满足上述标准,滤器置入的选择就显得尤为重要。

3.如何提高滤器的回收率

提高滤器的回收率无疑是减少远期并发症最有效的手段。提高回收率首先是根据不同患者合理的选择和置入滤器。

(1)血栓抗凝治疗已逾 3 周。

(2)动态监测 D-二聚体基本恢复正常。

(3)彩色超声提示下肢血栓已机化或溶解。

(4)未发现明确下腔静脉阻塞或下腔静脉造影血栓直径<1cm。

(5)肢体 DVT 发生概率已减少。

其中心思想即判断血栓稳定即可行滤器取出,滤器置入期抗凝治疗及滤器的监控是必不可少的措施。多孔溶栓导管的问世使得溶栓可以精确定位,大大提高血栓溶解率,由于滤器拦截的血栓相对新鲜,下腔静脉的定位溶栓技术可以更大程度的溶解滤器拦截血栓从而提高滤器回收率。

滤器置入作为预防致死性 PE 最有效、最直接的方法,在临床判断 DVT 是不稳定时,适时置入是必须的,合理的选择使用、血栓稳定后最大程度的取出是避免远期并发症的有力措施。

五、并发症及处理

PE 介入治疗的并发症不多见,但相较于其他常见介入并发症有其特殊性,主要分为四类。

(一)出血

因为右心室心肌尤其是右心室流出道和肺动脉壁较薄,所以除了穿刺点出血外,最常见的是心脏压塞、肺出血等,最严重的并发症为主肺动脉分支破裂,可能导致几乎无法抢救的死亡。当血管直径<6mm 时介入治疗穿孔风险增加,因此操作必须小心谨慎,严禁暴力操作。为降低血管穿破裂风险,应该局限于主肺动脉、叶肺动脉内,不应进入肺动脉段以远。血流动力学指标比血管造影影像更重要,尽量避免为了追求影像学满意而进一步操作。

(二)心律失常

刺激右心室和主肺动脉常常会引起心律失常,虽然通常都是一过性的,但有时可加重本身已危重的病情。因此,一方面要轻柔操作,另一方面要尽可能选择副损伤小的方案达到缓解病情的目的。

(三)肺动脉痉挛

个别患者会在治疗过程中出现肺动脉痉挛的情况,此时要首先消除和避免刺激因素,例如避免使用较硬导丝、操作动作要轻柔。若发生痉挛可以导管内推注法舒地尔或硝酸甘油解除痉挛。

(四)心脏骤停

发生概率不高,但很危险,血流动力学不稳定患者发生率较高,主肺动脉球囊扩张时发生率也相对较高。尽快心肺复苏,复苏后迅速解除肺动脉梗阻。

六、疗效评价及随访

PE 介入治疗的主要目的是即刻恢复肺动脉血流,增加肺循环血流量,降低心脏后负荷,抢救生命;次要目的是降低远期肺动脉高压的风险。鉴于此,即刻血流动力学的稳定是评估疗效的最重要指征。在随访中,使用超声对右心功能、肺动脉压力和下肢深静脉血栓状态的持续监控是必不可少的。

第四节 布-加综合征介入治疗

布-加综合征所累及的血管是肝静脉和下腔静脉,而下腔静脉是人体内最粗大的静脉血管,肝静脉属于中等管径的静脉血管,肝静脉和下腔静脉发生阻塞后,对静脉系统的血液循环影响甚大,临床症状较重。然而,一旦将阻塞的下腔静脉和肝静脉开通,静脉系统的血液循环即刻恢复正常。临床症状和体征在数小时内将得到改善和恢复,故下腔静脉和肝静脉阻塞是介入治疗的最佳适应证。布-加综合征的介入治疗是使用经皮穿刺球囊扩张的方法将阻塞的变为通畅的,使肝静脉和下腔静脉血流恢复到正常的生理状态。通常情况下,针对不同部位的阻塞,又将布-加综合征的介入治疗称之为下腔静脉成形术、肝静脉成形术和副肝静脉成形术。

一、肝静脉阻塞介入治疗

在解剖学上,肝静脉由肝左、肝中和肝右静脉三支主干组成,肝左静脉引流肝左叶血液,肝中静脉和肝右静脉引流肝右叶血液。正常情况下,三支肝静脉之间无交通支,但是,肝静脉的一支发生阻塞后,相邻的两支肝静脉之间将出现交通支,三支肝静脉均阻塞时,肝内出现广泛的交通支,故肝静脉一支或两支发生阻塞时,由于肝内交通支的存在,临床上可以无症状和体征,一旦出现临床症状和体征,则表明三支肝静脉均发生阻塞。

既往的文献认为布-加综合征在亚洲地区以下腔静脉阻塞为主,祖茂衡等报道的1270例介入治疗病例资料表明以腔静脉高压症状为主要临床表现的下腔静脉阻塞型占69.65%,以门静脉高压为主要临床症状的肝静脉阻塞型为19.54%。韩新巍等利用MRA、彩色多普勒和血管造影研究发现,298例布-加综合征患者中累及肝静脉阻塞者292例,高达97.9%,此研究结果对重新认识布-加综合征的分型具有挑战性。

肝静脉的阻塞多发生在肝静脉开口处,形成阻塞的病理基础可以是隔膜,也可以是节段性闭塞,而以血栓形成为原因的肝静脉阻塞的范围较广,常累及肝静脉主干的全程。肝静脉开口处的膜性和节段性闭塞可以通过介入手段将其开通,而肝静脉主干全程闭塞在目前尚无法开通。因为肝静脉阻塞后在较短的时间内可发生肝淤血导致急性肝功能损害、低蛋白血症、黄疸和门静脉高压,继而出现因胃底食管静脉曲张、破裂出血导致患者死亡,所以肝静脉闭塞是布-加综合征介入治疗中的重点。肝静脉阻塞又是布-加综合征介入治疗中的难点,因为肝静脉开口闭塞后导管无法直接进入肝静脉内,需要使用特殊穿刺针刺破肝静脉开口处隔膜或闭塞段,才能将导管送入肝静脉内。肝静脉开口的位置在透视下无法确定,使得刺破隔膜的穿刺具有一定的盲目性,特别是肝静脉阻塞后,肝淤血加重,膈肌影升高,使肝静脉开口的解剖定位变得更加困难。肝静脉闭塞后大量腹水时限制了经皮经肝穿刺插管,也增加了介入治疗的难度。

本文针对不同类型肝静脉阻塞的介入治疗方法介绍如下。

(一)肝静脉成形术

1.适应证

①肝静脉开口处膜性闭塞。②肝静脉开口处节段性闭塞。

2.禁忌证

①肝静脉开口于右心房。②肝静脉闭塞远端主干内存在新鲜血栓。③严重肝、肾、凝血功能不全。

3.器械

肝静脉成形术包括肝静脉球囊扩张和肝静脉内放置血管内支架。肝静脉内支架放置紧接球囊扩张后进行,适应证和操作方法基本相同,在此做总体介绍,在后面的不再分别赘述。

(1)经皮穿刺针:包括 18G 薄壁穿刺针、18G 穿刺套针、21G Chiba 针、18G Luendqunst 穿刺套针。

(2)导丝:0.89mm 超滑或金属普通导丝;0.97mm,180cm 加强导丝;0.89mm,260cm 交换导丝。

(3)导管:4～5F 猪尾导管、单弯导管或蛇形管。

(4)导管鞘:5～7F 静脉导管鞘,10～12F、45～90cm 长鞘。

(5)开通穿刺针:房间隔穿刺针,自制钢针,RUPS-100。

(6)球囊导管:12～20mm 球囊导管。

(7)压力测量仪(管):血管压力检测仪(管)。

(8)内支架:直径 12～14mm、长 30～40mm 支架。

(9)支架输送器:直径 10～12F,长 45cm。

4.术前准备

(1)患者准备:与患者谈话,告知患者介入治疗的基本方法和过程,以解除患者的紧张和恐惧,求得术中配合。与患者家属谈话,介绍介入治疗的方法、过程,重点交代介入治疗术中可能发生的并发症,预防和处理措施,签订手术协议。术前禁食 4 小时。

(2)技术人员准备:检查和保证血管造影机器和设备处于正常运转状态。

(3)护理人员准备:介入治疗器械的准备,包括导丝、导管、穿刺针、导管鞘、压力测量管、破膜用穿刺针、球囊导管、血管内支架、支架输送器等,监测患者心电、血压、血氧饱和度。准备好抢救药品和器械的准备。

5.操作方法

(1)经股静脉穿刺行下腔静脉造影,重点观察下腔静脉血流速度和下腔静脉管腔的形态学改变,观察有无隔膜膨出征、肝静脉和副肝静脉有无显影,下腔静脉内有无血栓形成。测量下腔静脉压力。确定肝静脉开口的大概位置。

(2)经颈静脉穿刺并保留导管鞘,颈静脉穿刺多采用右颈静脉。但是在少数病例中,右颈静脉纤细或闭塞,使得穿刺无法进行,在此种情况下,可以采用左颈静脉穿刺,但是,经左颈静脉穿刺时,需注意导管经左无名静脉进入上腔静脉,存在着一弯曲,导管经下腔静脉第二肝门处进入肝静脉时,又存在着一弯曲,可造成操作困难,特别是在使用钢针进行开通穿刺和推送肝静脉内支架时使操作更为困难。

(3)开通穿刺,肝静脉成形术中的关键性操作步骤,也是肝静脉成形术的难点所在。肝静脉的开通方法包括经颈静脉途径逆行开通和经皮经肝穿刺顺行性开通。经皮经肝穿刺需要借助超声引导,同时又对肝造成一定的损伤,通常情况下首选经颈静脉逆行开通,在逆行开通未能获得成功时则经皮经肝顺行性开通穿刺。①经颈静脉逆行开通穿刺的优点是穿刺针直接抵达肝静脉开口处和进入阻塞的肝静脉内,可以避免损伤肝组织,不受腹水量限制。②导丝软端开通法适用于肝静脉开口处膜性有孔的病例。首先使用单弯导管或眼镜蛇导管,将导管经上腔静脉、右心房插至下腔静脉第二肝门处,使用黑泥鳅导丝软端探查肝静脉开口,此时应不断改变导丝和导管前端的方向,力求导管和导丝走向与隔膜孔的方向一致,导丝才有可能进入到隔膜孔中去,导丝经隔膜孔进入后,可以发现导丝沿肝静脉走向继续下行,此时可以将导管沿导丝继续推进,退出导丝,手推少量造影剂证实导管的位置。③钢针开通法适用于肝静脉开口处膜性或节段性闭塞。使用导丝软端或硬端开通未能成功时,则需要使用强度更大的开通用穿刺针、房间隔穿刺针或 RUPS-100 穿刺针进行开通穿刺。在进行开通穿刺时,应特别注意穿刺针前端的位置,尤其是准备穿刺肝左静脉时,应确保穿刺针前端位于肝左静脉开口处才能进行开通穿刺,如果穿刺针前端位置稍微高一些,极容易滑动到右心房,误穿右心房。

由于肝静脉与下腔静脉之间存在着 45°～55°的夹角,使用钢针进行开通穿刺时,穿刺针前端应预制为符合肝静脉与下腔静脉解剖角度的弯曲度,RUPS-100 穿刺针应作为开通肝静脉首选的穿刺针,但是当肝静脉主干与下腔静脉夹角发生变异时,推荐使用自制穿刺针,并将自制穿刺针预制成符合其异常解剖角度的弯曲度,钢针前端伸出导管 3～5cm,首先缓慢用力使穿刺针前端顶住肝静脉开口处,然后用力穿刺,如果穿刺点位置正确,穿刺针通过隔膜或闭塞段后,操作者可以感觉到突破感和落空感,此时应固定穿刺针,向前推进导管,如果导管行走无阻力,则表明破膜穿刺成功,如果导管前进阻力较大,应退出穿刺针,手推少量造影剂观察导管位置;如果导管位于肝实质内,应退回导管,重新调整穿刺方向,直至破膜穿刺成功。

笔者在提高穿刺成功率的技巧方面经验如下:①在进行介入治疗前给予超声检查和(或)MRA 检查了解肝静脉主干的直径和走向是十分必要的,肝静脉主干扩张使开通容易成功,且开通后临床效果好。②仔细观察下腔静脉造影图片,在下腔静脉造影图像上可以看到以下几个对开通穿刺具有指导意义的征象(图 5－17)。

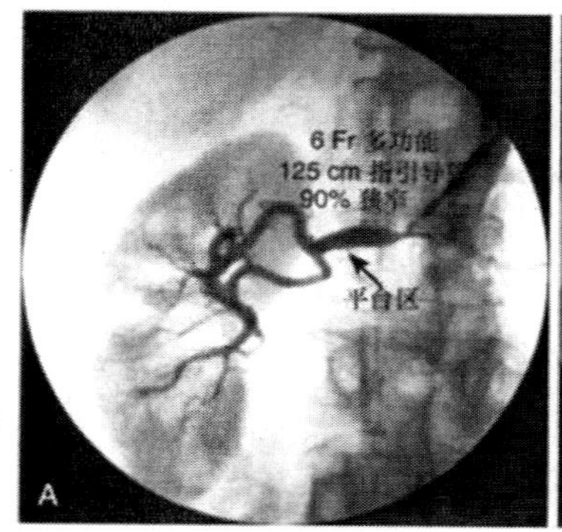

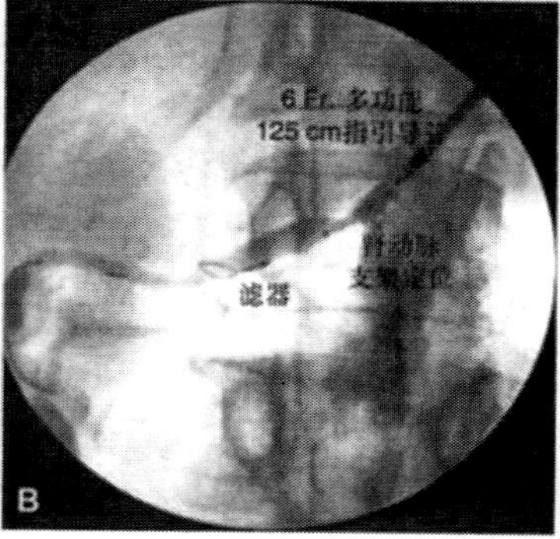

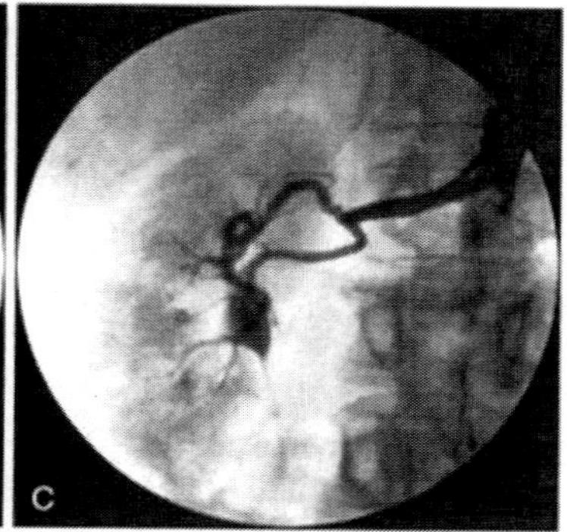

图 5－17　下腔静脉造影

A.隔膜膨出征;B.喷射征;C.交界征

(1)喷射征:肝静脉开口为膜性阻塞合并小孔时在下腔静脉造影图像上可以看到一条 1～2mm

斜行走向的负影，根据负影的位置使用Cobra导管和超滑导丝配合即可将导丝插入阻塞的肝静脉内。喷射征同样可以见于副肝静脉阻塞的患者，在少数副肝静脉开口于下腔静脉前壁时，喷射征表现为点状负影，酷似一小气泡影。根据“气泡影”的位置可以比较容易地寻找到副肝静脉开口。

(2)隔膜膨出征：由于肝静脉阻塞后的压力升高可以达到40～50cm水柱，升高的肝静脉压力可以将较薄的隔膜推向下腔静脉，在下腔静脉造影时可以在肝静脉开口位置出现一半圆形或三角形充盈缺损区隔膜膨出的位置即为肝静脉开口位置，以此位置进行定位穿刺，可以轻松取得开通穿刺成功。

(3)交界征：肝右静脉与下腔静脉汇合后即呈现为一膨大段，此段位于肝脏上缘上方，由于此段没有肝的包裹，与肝静脉开口下方受压变细的下腔静脉形成一明显的交界，此交界点又是进行肝右静脉穿刺点的定位点，故判定和使用此交界点是进行肝右静脉开通穿刺的要点之一。

6.选择肝静脉主干扩张最粗的一支作为靶血管，尽管如此，在部分肝静脉阻塞的病例中寻找和确定肝静脉的开口仍然具有较大的困难，对于经颈静脉途径开通失败时，应进行经皮肝穿刺肝静脉造影。

(二)经皮肝穿刺开通

国内李天晓、李彦豪等于1995年报道采用经皮肝穿刺肝静脉造影和肝静脉开通技术，经皮经肝穿刺适用于无腹水或仅有肝包膜下少量积液的病例，不适用于大量腹水的患者。经皮经肝穿刺肝静脉可以在透视引导下进行，更推荐在超声引导下进行经皮经肝穿刺肝静脉的目的有以下三点。①了解肝静脉的解剖，若血管造影之前因为条件限制而未给予超声或MRI检查，肝静脉阻塞后导管无法进入肝静脉内，经皮经肝穿刺肝静脉行肝静脉造影才能实现对肝静脉解剖的了解。②为经颈静脉开通做标志经皮经肝开通穿刺后，经穿刺针插入导丝，稍用力推进导丝软端，导丝前端于闭塞远心端处弯曲呈弧形，以此作为经颈静脉途径开通穿刺的标志，可以提高颈静脉开通穿刺的成功率。③经皮经肝顺行性开通穿刺肝静脉成功后行肝静脉造影，使用交换导丝，插入4F单弯导管至闭塞处，然后使用导丝硬端行开通穿刺，导丝硬端进入下腔静脉后，推进单弯导管进入下腔静脉，而后交换导丝软端进入下腔静脉、右心房和上腔静脉内，经颈静脉插入圈套器将导丝经颈静脉引出，形成导丝贯穿于肝静脉和颈静脉，而后经颈静脉途径插入球囊导管或支架。笔者在此强调建立导丝贯穿的目的是为经颈静脉途径进入球囊导管提供便利，同时对肝组织不造成损伤，尽管有文献报道可经皮经肝顺行性穿刺成功后直接沿导丝插入球囊导管进行扩张，但这种操作不仅增加了穿刺通道对肝组织的创伤，而且需要在撤离球囊导管后对穿刺通道进行封堵。

在透视下进行经皮经肝穿刺时宜使用20G穿刺针或Chiba针，因为透视下盲穿难以做到一次成功，而多次细针穿刺对肝的损伤较轻。而超声引导下穿刺宜使用18G穿刺针，因为18G穿刺针的回声显像优于20G穿刺针，另外18G穿刺针内径允许0.035英寸(0.89mm)导丝直接进入。

经皮经肝穿刺肝静脉的靶血管选择与经颈静脉相同，应选择最粗大的一支作为靶血管。经皮经肝穿刺肝静脉成功后，宜使用4F导管进入肝静脉内。作者之所以强调使用4F导管的意义在于使用最细的导管可以最大程度地减少经皮经肝穿刺对肝组织的创伤。若使用5F以上的导管或者直接经皮经肝途径插入球囊导管时，撤离造影导管或球囊导管时必须使用弹簧圈或医用胶对穿刺通道进行封堵，否则术后抗凝治疗会导致穿刺通道的出血。

肝静脉造影和测压是在破膜穿刺成功后，将导管插至肝静脉主干内进行的，在肝静脉完全闭塞的病例中，肝静脉内压力可以达到30～50cm水柱。测量闭塞远端肝静脉主干直径供选择球囊大小用。

肝静脉造影结束后，将加强交换导丝(0.97mm，180cm)经导管送入肝静脉内，加强交换导丝前端尽可能插至肝静脉远端，固定导丝，退出造影导管，插入RUPS-100外鞘管(10F)至肝静脉开口闭塞处，并使鞘管通过闭塞处，反复通过2～3次，对闭塞处进行预扩张，退出扩张管后，插入相应大小的球囊导管。

球囊大小的选择与扩张效果之间具有密切的关系，作者的经验认为，球囊大小的选择应大于闭塞远端管径的50%以上，管腔直径在8mm以下时，可以选用大于管腔直径1倍的球囊。

球囊扩张时使用手推法即可达到球囊完全扩张的程度，球囊扩张的满意度以球囊切迹完全消失为标准。若手推法难以使球囊达到完全扩张时，应使用压力泵推注造影剂以达到最大压力。球囊扩张的持续时间在切迹消失后20～30秒。第2次扩张的持续时间可以延长至1分钟。第3次扩张的持续时间可以2～3分钟。扩张后给以血管造影复查和压力测量。

(三)肝静脉内支架置入

1.适应证

①肝静脉或副肝静脉膜性闭塞行球囊扩张效果不满意。②肝静脉或副肝静脉节段型闭塞。③肝静脉或副肝静脉球囊扩张后出现再狭窄者。④下腔静脉支架引起肝静脉阻塞。

2.禁忌证

肝静脉直接开口于右心房或开口距离右心房＜1cm者应视为内支架放置相对禁忌证。

3.肝静脉内支架置入方法

肝静脉支架的置入总是在球囊扩张后紧接着进行，球囊扩张后退出球囊导管，保留导丝于被扩张的肝静脉内，沿导丝插入支架输送套装至肝静脉开口处，保持支架近端位于下腔静脉内在1cm左右，缓慢释放支架，直至内支架完全弹开，保留导丝退出支架输送系统，经导丝再次插入造影导管行支架置入后造影，再次测量肝静脉内压力。

由于闭塞的肝静脉已经被扩张过，故肝静脉支架置入在操作技术上并不复杂，但是，肝静脉支架置入的型号选择、定位和支架膨胀后在下腔静脉内的留置长度是支架置入操作的难点。

(1)支架类型的选择：目前可供选择的支架有“Z”形支架和网织型支架，由于“Z”形支架在结构上一节一节连接而成，节与节的连接处是支架支撑力最薄弱点，而此薄弱点又非常容易滑动和嵌顿在肝静脉与下腔静脉交界处，导致近心端有一节位于下腔静脉内。由于有一节留置在下腔静脉内，是导致下腔静脉血栓形成和继发阻塞的直接因素之一。若肝静脉直接开口于右心房或开口距离右心房＜1cm时，同样会导致支架连接点嵌顿在肝静脉与右心房交界处，使一节支架游离于右心房内，故肝静脉开口于右心房或开口位置距离右心房＜1cm时视为支架置入的禁忌证。由于网织型支架无薄弱点存在，使支架近心端游离在下腔静脉内的长度可以得到控制。故笔者推荐放置网织状支架，如Wallstent、Smart支架等。

(2)支架大小的选择：为了保证支架的稳定性，支架的直径选择应大于肝静脉主干直径的40%，目前市场上销售的支架长度多为40mm和60mm，由于肝静脉支架在下腔静脉内的游离长度应＜1cm，使用40mm或60mm支架时，支架在肝静脉主干的长度将达到30～50mm。由于肝静脉主干的直径由近心端向远心端逐渐变细和存在较多的分支，直径14mm的支架伸入肝静脉主干30mm和50mm后即表现为过度扩张，此时过度扩张的支架远心端对肝静脉管壁形成一种剪切力，此剪切力刺激局部血管内皮增生，从而导致支架远心端再狭窄的发生。为了减少肝静脉支架远心端再狭窄的发生，总长度在 30mm，近心端为 14mm，远心端为 10～12mm 的支架是适用于肝静脉的理想支架。

(四)下腔静脉支架导致肝静脉阻塞的介入治疗

在下腔静脉阻塞病变的介入治疗中，某些病例需要放置下腔静脉支架。1995 年之前，下腔静脉支架引起肝静脉阻塞的文献报道甚少，由于时代和临床经验的局限性，在开展下腔静脉支架置入的早期阶段，下腔静脉支架可以引起肝静脉阻塞未能引起人们的高度关注。随着下腔静脉支架置入病例的不断增多，出现因下腔静脉支架引起肝静脉阻塞的报道不断增加。

由于下腔静脉支架的存在，通过下腔静脉支架行肝静脉成形术的难度明显大于无支架者。支架的存在首先影响到肝静脉开口的寻找和开通穿刺针的进入。由于"Z"形支架的支杆折曲处呈 V 字形，在部分病例中，即使破膜穿刺针通过支杆间隙，而随后的球囊导管通过支杆间隙同样是非常困难的。

由于下腔静脉支架跨越在肝静脉开口处，球囊扩张是相对容易实现的，但是球囊扩张的效果是差的，此时多需要给予肝静脉支架置入。

(五)副肝静脉成形术

肝静脉节段性或膜性狭窄与闭塞时多伴有副肝静脉代偿，副肝静脉同样可以发生膜性狭窄与闭塞在肝静脉和副肝静脉同时闭塞的病例中，特别是肝静脉节段性闭塞时，行肝静脉的成形术难度较大，且具有较大的危险性，此危险性表现为误穿心包腔，误穿局部的侧支循环血管等。肝静脉阻塞合并副肝静脉阻塞时，选择副肝静脉成形术不仅在技术难度上比肝静脉成形术小，而且术中危险性相对较小，同时可以取得令人满意的临床效果，故副肝静脉成形术具有和肝静脉成形术同样的价值(图 5－18)。

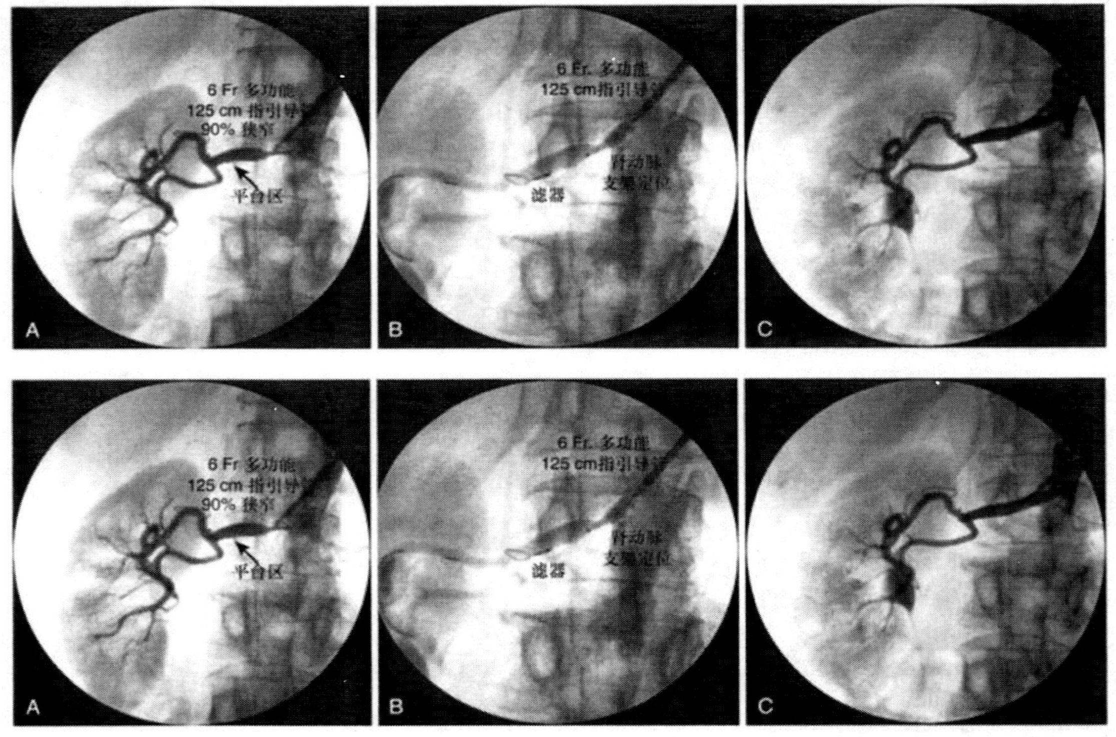

图 5－18　副肝静脉成形术

A.血管造影显示肝静脉和副肝静脉均闭塞,副肝静脉管径大于肝静脉;B.球囊扩张副肝静脉;C.球囊扩张后造影显示副肝静脉通畅

为了明确有无副肝静脉的存在,在介入治疗前行超声、CT、MRI检查可以初步明确副肝静脉的大小,而副肝静脉狭窄的程度、性质、主干行走方向与下腔静脉之间夹角等详细资料需要通过下腔静脉造影和(或)经皮穿刺肝静脉造影才能明确,在经下腔静脉穿刺未能取得成功时,推荐行经皮穿刺肝静脉造影,在副肝静脉发生阻塞的病例中,绝大多数的病例存在一个细小的孔道,使用超滑导丝探查,导丝比较容易通过此孔道进入下腔静脉,此时经颈静脉或股静脉将导丝引出,形成导丝贯穿,可以使进一步的操作变得容易。

由于副肝静脉主干在肝内行走的方向存在着较多变化,特别是其主干行走方向与下腔静脉的夹角存在着三种角度,即锐角、钝角和直角,从而使介入治疗插管的途径应顺从副肝静脉主干行走的方向才能取得技术上的成功。所谓技术上的成功指开通穿刺、球囊导管进入狭窄或闭塞部位、血管内支架顺利到达靶血管。之所以强调此点,是因为在部分副肝静脉闭塞的病例中,虽然开通穿刺取得了成功,导丝和导管进入到副肝静脉内,但是由于副肝静脉主干与下腔静脉夹角角度呈锐角,使球囊导管和内支架输送导管无法进入靶血管内而告失败。为了使副肝静脉成形术能够通过一次治疗取得成功,在介入诊治的过程中,同时给予股静脉、颈静脉和经皮经肝三个部位穿刺插管,这样做可以使副肝静脉阻塞的介入治疗方案随机而定,灵活地选择和组合不同的方法和技术。

副肝静脉内放置内支架时,应根据副肝静脉与下腔静脉成角情况决定输送器进入体内的途径,副肝静脉与下腔静脉夹角为锐角时,经颈静脉途径放置。副肝静脉与下腔静脉成角为钝角时,经股静脉途径放置。肝静脉和下腔静脉均需要放置内支架时,应首先放置肝静脉支架,再放置下腔静脉内支架。

(六)经下腔静脉行肝内门体分流术

使用TIPS技术治疗布-加综合征在国内外已有较多的文献报道,笔者在近20年中使用TIPS技术治疗肝静脉阻塞的病例较少,因为肝静脉阻塞的患者中95%的病例可以通过肝静脉成形术和副肝静脉成形术解决肝静脉的阻塞。笔者的观点是肝静脉阻塞型病例在介入治疗前应进行MRA检查,详细了解肝静脉和副肝静脉的全貌。只要存在一支主干>8mm的肝静脉或副肝静脉,应首选肝静脉或副肝静脉成形术,因为肝静脉或副肝静脉再通后,肝静脉的血液回流完全符合肝解剖和生理功能的需要,而TIPS仅能起到降低门静脉高压的作用。TIPS的应用范围主要是广泛性肝静脉闭塞的病例。

1.适应证

肝静脉广泛性狭窄或闭塞者;肝静脉或副肝静脉内支架放置后再闭塞而无法再通者。

2.操作方法

操作方法和步骤同TIPS,本文不再详述。

由于肝静脉狭窄或闭塞,无法在肝静脉内穿刺门静脉,从而经下腔静脉,在相当于肝右静脉开口处直接穿刺门静脉,若肝右静脉内已有内支架,穿刺点应定位于支架下方。

二、肝静脉阻塞合并血栓形成的介入治疗

肝静脉血栓形成在西方国家是造成肝静脉阻塞的常见原因之一,在中国的布-加综合征患者

中，以肝静脉血栓形成作为肝静脉阻塞主要原因的发生率远远低于西方国家，在本组的 1300 余例患者中，肝静脉阻塞合并血栓形成见于三种情况：①肝静脉开口处阻塞合并血栓形成，在我们的 1300 例患者中仅 6 例。②下腔静脉血栓蔓延至肝静脉或副肝静脉内，在我们的 1300 例患者中，144 例下腔静脉阻塞合并血栓形成，其中 8 例下腔静脉血栓蔓延到肝静脉或副肝静脉。③肝静脉支架置入后继发性血栓形成，在我们的病例资料中肝静脉支架置入后继发血栓形成的比例高达 33.9%。

无论何种原因引起的肝静脉内血栓形成的处理原则是一样的，即以溶栓治疗为主，但是一种复杂的情况是肝静脉内血栓形成时合并消化道出血。笔者推荐对肝静脉血栓形成处理方法如下。

（一）肝静脉血栓形成不合并消化道出血的处理

对肝右、肝中、肝左静脉内血栓形成患者，采用经颈静脉途径插管行下腔静脉造影，而后根据术前超声或 MRI 提示的资料在透视下选择靶血管，使用开通穿刺针将阻塞的肝静脉开通并行肝静脉造影进一步明确肝静脉阻塞的部位和血栓的性质，将溶栓导管或猪尾导管插至肝静脉主干远心端，保留导管行溶栓治疗。将溶栓药物使用 20mL 注射用水溶解后经导管高压注入，每天 3～4 次。2～3 天后行对照性造影，待血栓完全溶解后对肝静脉开口处的阻塞部位给予球囊扩张治疗。上述方法的优点是导管经颈静脉鞘管保留在肝静脉内，在保留导管溶栓期间患者可以下床活动，护理较方便。

对下腔静脉阻塞合并血栓形成和血栓蔓延至肝静脉或副肝静脉内者，可以采用经股静脉途径插管行下腔静脉和肝静脉造影，在明确下腔静脉和肝静脉或副肝静脉内血栓性质、部位和程度后，将猪尾导管头端插至肝静脉或副肝静脉主干远心端给予溶栓，每 2～3 天复查 1 次，肝静脉内血栓溶解后调整猪尾导管位置至下腔静脉内，直至下腔静脉内血栓完全溶解。若留置导管时间达到 7 天而下腔静脉内血栓尚未完全溶解，此时不再继续溶栓，进一步的处理方法是开通下腔静脉，对下腔静脉内的残留血栓使用血管内支架进行压迫固定。此种方法的优点是操作方便，但是存在的不足之处是在保留导管期间，患者需要卧床，这给患者的日常生活、活动和护理带来诸多不便。

为了方便患者，对下腔静脉阻塞合并血栓形成和血栓蔓延到肝静脉或副肝静脉的病例，也可以采用以下方法进行保留导管溶栓。经股静脉途径插入造影导管行下腔静脉造影，明确下腔静脉和肝静脉或副肝静脉血栓形成的性质、部位和程度后，将猪尾导管放置于下腔静脉阻塞端下方备用；经右颈静脉穿刺，置入 6F 导管鞘和 5F 多用途导管至右心房下方之下腔静脉阻塞端上端处，行下腔静脉阻塞近心端造影，而后经颈静脉途径以位于阻塞端下端的猪尾导管作为标记，由上向下进行开通穿刺，开通穿刺成功后给以直径 10mm 的球囊导管对下腔静脉闭塞段进行扩张，退出球囊后插入猪尾导管至肝静脉主干远心端，退出预留在阻塞端下方的猪尾导管和导管鞘，对股静脉穿刺点压迫止血。保留经颈静脉插入的导管行肝静脉溶栓治疗，待肝静脉内血栓溶解后再将猪尾导管置于下腔静脉血栓内进行溶栓治疗，待下腔静脉血栓溶解后使用直径 25mm 或 28mm 球囊对下腔静脉闭塞段进行充分扩张。

（二）肝静脉血栓形成合并消化道出血的介入治疗

肝静脉一支开口处阻塞时肝静脉之间形成交通支，阻塞支引流区域的血液可以通过交通支流出，多支肝静脉阻塞时肝静脉与肝包膜之间形成交通或通过肝小静脉形成交通支，上述交通支的建立有助于肝静脉血液的引出，一旦肝静脉内血栓形成，在肝静脉主干阻塞的基础上，血栓更容易阻塞肝静脉之间的交通支和导致门静脉压力的急剧升高与消化道出血。

肝静脉血栓形成是加重门静脉高压和导致消化道出血的原因之一，在肝静脉血栓形成和消化道出血并存期间，溶栓与止血是十分矛盾的，因为溶栓治疗可能导致再次出血，甚至危及生命，而止血治疗则可能加重血栓形成。对此治疗上的矛盾，笔者采用了如下的方法进行处理。

（1）在肝静脉阻塞伴血栓形成同时出现消化道出血时，首先进行止血治疗，可以首先使用血管收缩剂，如加压素、肾上腺素等，尽可能少用或不用止血剂。出血量较大时给予输血并动态监测患者生命体征。

（2）在出血停止 1 周后，可以给予抗凝、部分开通阻塞肝静脉和小剂量溶栓治疗。由于肝静脉阻塞是导致门静脉压力的直接原因，将阻塞的肝静脉使用 8～10mm 球囊导管进行扩张，使肝静脉压力部分降低，可以减轻门静脉压力，在肝静脉和门静脉压力部分缓解后将导管插至肝静脉血栓内给予接触性溶栓治疗，每次给以尿激酶 10 万国际单位，每天 3～4 次，随着血栓的溶解，出血的概率则逐渐下降。待血栓完全溶解后使用 12～14mm 球囊对肝静脉阻塞处给以充分扩张。

三、肝静脉与副肝静脉支架的远期疗效评价

血管内支架对肝静脉与副肝静脉开口处闭塞球囊扩张后出现急性再狭窄的治疗是十分必要和疗效肯定，但是远期通畅率并非理想。

资料表明，直径 10mm 支架放置于肝静脉内的再狭窄发生率是 100%，直径 12mm 的支架再狭窄的发生率为 30%，而 14mm 的支架再狭窄的发生率为 44.4%。由此看来，肝静脉支架的远期通畅率并没有随着支架直径的扩大而增加。在直径 14mm 支架发生再狭窄的病例中，支架远心端血管内皮增生引起的再狭窄大于血栓形成。

肝静脉支架内血栓形成是造成再狭窄的常见原因之一，肝静脉或副肝静脉支架血栓形成同样可以是急性血栓形成和慢性血栓形成，对支架内急性血栓形成治疗首选的方法是溶栓治疗，使用溶栓导管溶栓对急性血栓形成的治疗效果是肯定的，为了防止血栓脱落引起肺动脉栓塞，我们的经验是经导管每 8 小时注射尿激酶 10 万～20 万国际单位，连续用药 2～3 天可取得令人满意的效果。

在临床上遇到的肝静脉或副肝静脉支架内血栓形成病例中绝大多数血栓形成为陈旧性，对于陈旧型血栓形成的处理原则是先使用小于原支架内径的球囊进行扩张，而后保留导管进行溶栓。保留导管溶栓的时间需要 5 天左右，溶栓治疗后再次给予造影复查，对于陈旧性血栓溶栓效果不满意时，可以使用与支架内径相等的球囊再次给以扩张。肝静脉支架内血栓形成的处理相对而言是容易的，因为支架作为标记，再次行开通穿刺、球囊扩张和溶栓治疗在技术上均可以实现。

肝静脉支架内血栓形成的另一种类型是支架内及其支架远端肝静脉与其分支内广泛性血栓形成，此种类型的处理是极其困难的。我们的患者中曾出现过 1 例肝静脉支架内及其远端肝静脉和分支内全部血栓形成，尽管将溶栓导管送入到支架远端分支内，由于支架远端的肝静脉主干和分支内无血流使溶栓治疗失败，进一步的结果是患者发生消化道出血和肝功能衰竭。

无论是肝静脉或副肝静脉支架内急性血栓形成还是慢性血栓形成在保留导管进行溶栓治疗的过程中均需要全身抗凝和监测凝血功能，同时需要仔细的导管护理。

直径 14mm 的肝静脉支架远心端出现局限性狭窄时提示再狭窄是由于血管内皮增生所致，对此种类型的再狭窄则需要给以球囊扩张。

四、注意事项

①肝静脉闭塞有大量腹水时，应采用利尿和腹腔穿刺引流后再行介入治疗。②肝静脉闭塞伴有脾增大和脾功能亢进的患者，肝静脉再通后若脾功能亢进仍存在，可以给以脾动脉栓塞治疗。③肝静脉闭塞合并肝癌时，可以先行肝动脉化学性栓塞，而后再行肝静脉开通，因为肝静脉阻塞状态下，有利于化疗药物和碘化油在肝内的滞留。④多支肝静脉闭塞时，应选择管径最粗大者为靶血管。⑤在行肝静脉开通穿刺时，注意观察心影大小和搏动，可以早期发现心包积血，以便及时处理。

五、并发症处理

(一)心脏压塞

心脏压塞为误穿心包腔所致，心包内少量出血时，透视下可见心影轻度扩大，心尖搏动减弱，此时应停止操作，使用超声观察出血量，密切观察患者的呼吸、心率、血压。心包内中等量出血时，心影扩大，心尖搏动微弱或消失，患者出现胸闷、气急，心率加快，脉压差＜30mmHg，此时应给予吸氧，心包穿刺引流。心包大量出血时，心影显著扩大，心尖搏动消失；因心脏压塞，患者出现突发惊厥、抽搐、面部发绀，血压降低或呼吸、心跳骤停，此时应立即给予胸外心脏按摩、吸氧，待心率恢复后快速给予剑突下心包穿刺引流，透视下见心影缩小，心尖搏动可见时，采用 Seldinger 技术，放置一根猪尾导管于心包腔内，在超声监视下继续给予引流，同时给予止血药物。猪尾导管置留于心包腔内可达 24h，回抽无活动性出血，超声观察心包腔内无积血声像后，退出猪尾导管。采用心包穿刺引流的方法优于外科开胸引流，因为采用心包穿刺引流可以最大程度的赢得抢救时间。

(二)胸腔出血

胸腔出血见于肝右静脉开口位置较高和肝右静脉近段为节段性狭窄时，球囊扩张将肝右静脉撕裂所致，出血进入胸腔后产生胸腔出血。胸腔出血表现为患者出现突发剧烈胸痛，透视下可见患侧肺部外带透光度降低。对中、大量胸腔出血者应给予止血药物、胸腔引流或开胸止血。

(三)肝包膜下出血

肝包膜下出血为经皮经肝穿刺采用较粗穿刺针，反复穿刺和经皮经肝出入球囊导管所致，肝包膜下出血的临床表现为肝区疼痛，特别是背部或肩胛区疼痛。对于怀疑肝包膜下出血的患者，超声检查可以明确诊断。为防止经皮经肝穿刺通道发生出血，最有效的处理措施是使用弹簧圈或医用胶封堵穿刺通道。

(四)腹腔出血

肝静脉阻塞后对肝的直接影响是肝淤血，肝细胞肿胀、坏死，此时肝组织比较脆弱，在进行介入治疗的过程中，为了使导丝具有较强的支撑力，需要将导丝插入肝静脉的小分支处，在用力推进球囊导管时导丝可以穿透肝而进入腹腔，此种情况是造成腹腔出血的常见原因。可能引起腹腔出血的另一原因是开通肝静脉隔膜或闭塞段的穿刺时用力过大而致穿刺针直接穿透肝，此种情况更容易发生在开通肝左静脉时，因为肝左叶的体积较小。由于导丝或穿刺针穿透肝而引起出血的处理是对出血通道进行栓塞，采用弹簧圈或医用胶均可取得满意的效果。

六、术后处理

(一)穿刺点的处理

颈部穿刺点的处理是相对简单的,导管及导管鞘撤离后压迫 10 分钟后使用无菌纱布覆盖固定。腹股沟穿刺点在撤离导管和导管鞘后压迫 10～15 分钟给予加压包扎,回病房后 4 小时去除加压包扎,平卧 12 小时。若介入治疗术中给予了经皮经肝穿刺,在撤离导管和导管鞘后应用力压迫穿刺点 10～15 分钟,使用无菌纱布给予覆盖和固定。

(二)生命体征监测

患者回到病房后,首先观察穿刺点处有无出血,而后给予心电、血压、呼吸和血氧饱和度检测 12 小时。

(三)抗凝

患者回到病房后,应给予肝素抗凝治疗,可皮下注射肝素 50mg,每天 2 次,连续 3 天。术后第 2 天给以华法林 2.5mg/d 口服,口服华法林 3 天后给以凝血功能监测,以凝血酶原时间保持在 18～28 秒,国际标准化比值保持在 1.5～2.5 为理想的抗凝结果。口服华法林抗凝持续时间应在 1 年以上。

在口服华法林抗凝期间除定期监测凝血功能外,还应告知患者密切注意观察有无出血倾向,如鼻衄、牙龈出血、血尿、月经过多、皮下出血。一旦发生出血倾向应立即停止服用华法林。另外还应告知患者在服用华法林期间采取避孕措施和防止外伤。

(四)随访

肝静脉阻塞介入治疗成功后仍然存在着再狭窄的可能性,术后随访是必要的。首选的复查方法是超声检查,超声复查的内容应包括肝静脉或副肝静脉血流方向、血流速度、肝静脉或副肝静脉开口处直径;门静脉血流方向、血流速度、门静脉主干直径;肝和脾大小;有无腹水等。

七、疗效评价

肝静脉阻塞介入治疗后如何评价其效果,目前尚无统一标准,疗效评价可以分为即刻疗效、近期疗效和远期疗效三种,即刻疗效主要反映介入在球囊扩张和血管内支架放置是否成功;近期疗效为介入治疗后 3 个月内临床症状改善和恢复的情况;远期疗效为介入治疗 1 年后临床症状和体征消失的情况。

(一)即刻疗效的评价指标

1.压力变化

测量 PTA 后压力数值;肝静脉和下腔静脉压力差＜5mm 即为理想效果。

2.造影表现

PTA 后原闭塞处管腔直径大于或等于原闭塞远端管腔直径,血流通畅;血管内支架位置正确及弹开良好,血流通过支架通畅,为理想效果。

(二)近期疗效的评价指标

1.临床症状和体征

PTA 后 1 周内腹水吸收,肝、脾缩小,下肢水肿消退,腹壁曲张静脉萎陷;下肢色素沉着,颜色变浅,面积缩小;下肢溃疡愈合为近期疗效肯定。

2.无创性彩色多普勒超声复查

PTA 后局部管腔直径较前缩小，血流向心且通畅。

（三）远期疗效的评价指标

1.临床症状和体征

原症状和体征消失，肝恢复正常大小，腹水吸收，消化道出血停止，脾功能亢进消失。

2.超声或血管造影复查

血流向心且通畅。

第五节　上消化道非静脉曲张性出血介入治疗

上消化道出血常表现为急性大量呕血，是临床常见急症，约占年均总住院人数的 0.1%。尽管现代诊断技术有了很大的进步，上消化道出血的临床病死率与病因误诊率仍然较高，分别为 10% 与 20%。

消化道出血的临床表现为呕血或便血，临床上根据失血量与速度将消化道出血分为慢性隐性出血、慢性显性出血和急性出血。急性大量出血一般界定为短时间（1～2 小时）内出血量＞800mL 或占总循环血量的 20%，死亡率约占 10%，60 岁以上患者出血死亡率高于中青年人，为 30%～50%。

消化道出血按出血来源分为静脉曲张性出血和非静脉曲张性出血，本节主要叙述非静脉曲张性出血的介入治疗应用。

一、病因

在上消化道大出血的病因中，不同国家，甚至同一国家的不同地区的报道均存在差别。根据国内资料，上消化道大出血的常见病因有以下五种。①胃十二指肠溃疡。约 50%的上消化道出血是由胃和十二指肠溃疡引起。消化性溃疡的发病率约为 0.6/1000，其中与阿司匹林和非甾体消炎药使用有关的溃疡性出血所占的比例逐年上升。溃疡性出血多见于高龄患者，约 68%的患者年龄超过 60 岁，27%的患者年龄超过 80 岁。80%的溃疡性出血病例可自发停止，20%的病例可持续性出血或发生再出血。由于患者存在高龄、多种疾病并存以及输血过多等因素，溃疡出血造成的患者死亡率高达 5%～10%。主要死亡原因是出血导致基础病变恶化、器官功能失代偿等。②门静脉高压症。③出血性胃炎（hemorrhagic gastritis）又称糜烂性胃炎（erosive gastritis）或应激性溃疡（stress ulcer），约占 5%。④胃癌占上消化道大出血的常见病因的 3%～5%。癌组织缺血坏死，表面发生糜烂或溃疡，侵蚀血管引起大出血。胃癌引起的上消化道大出血，临床表现方面黑粪症比呕血更常见。⑤胆道出血（hemobilia）各种原因导致血管与胆道沟通，引起血液涌入胆道，再进入十二指肠，统称胆道出血。最常见的病因是胆道感染、肝外伤，其他原因有肝胆肿瘤、肝血管瘤、胆管结石压迫和手术损伤等。胆道出血的三联症是胆绞痛、梗阻性黄疸和消化道出血。

二、适应证与禁忌证

(一)适应证

1.经内镜检查或其他检查(如核素扫描、CT 增强检查等)不能明确出血原因和部位,循环相对稳定者。

2.内科治疗(包括补液、输血、药物治疗、内镜下治疗等)不能控制的大出血,暂无外科治疗条件者。一般急性上消化道大出血界定为:出血量每小时每次 30mL,或 24 小时 1500mL 以上,或 24 小时内输鲜血至少 4 个单位者。

3.患者血流动力学不稳收缩压＜100mmHg,心率＞100 次/分钟,或有失血性休克的临床表现、不能实施急诊内镜或外科手术者。

4.反复多次出血(非大出血),经保守治疗和 1 次以上内镜治疗失败者。

5.其他,如外科止血风险高(如全身状况差、高龄、凝血功能低下等)、外科术后再出血的患者。

(二)禁忌证

对于救治大出血的患者而言,血管造影术和血管内介入止血治疗无绝对禁忌证。以下为禁忌证或相对禁忌证。

1.碘剂过敏者不应使用含碘对比剂,但可以酌情选择其他类型的对比剂,如含钆对比剂、CO_2等。CO_2检测消化道出血的敏感性高于含碘对比剂,能够发现流速＜0.5mL/min 的出血,经济耗费少,但由于操作比较繁杂,目前应用率不高。MRI 增强用含钆对比剂(gadolinium diethylenetriae pentacetic acid,GD-DTPA)也可用于 X 线血管造影,特别适合对碘剂过敏、存在肾功能不全、存在使用碘剂的高危因素以及有使用 CO_2的禁忌证患者。需要强调的是,对病情危重、生命体征不稳定、需要争分夺秒救治患者、无机会或无条件做过敏试验时,可不做过敏试验,但应在知情同意书中或者抢救后医疗文书中注明使用对比剂的必要性和可能造成的不良后果。

2.生命体征不稳定、烦躁不安、不能配合治疗者,应先做对症处理。

3.存在血管造影的其他禁忌证,如不能纠正的严重出血倾向、未能控制的全身感染及重要脏器(肝、肾等)衰竭等。

4.既往有胃肠道放疗、外科治疗者,栓塞后发生严重缺血并发症较高。

三、主要器材

对血管造影设备的基本要求,首先需要配备数字减影血管造影仪(DSA)。近年,数字化平板 X 线血管造影仪已经取代传统的数模转换式 DSA 成像仪。其次为急救设备器材和药品。最后是导管和导丝。常用导管和导丝如下。

(一)普通导管

选择性内脏血管造影术需要配备多种型号、不同形状的导管。根据术者的习惯可酌情选用 Cobra、Simmons、多功能导管、肝动脉导管(Rosch-hepatic catheter,R-H 导管)、单钩型(hook)、亚西诺(Yashiro)导管、胃左动脉导管等。猪尾导管用于胸腹主动脉造影。

(二)普通导丝

目前多用超滑型多功能头导丝,这类导丝亲水性好,不易对血管内膜造成损伤。

（三）微型导管和微导丝

目前市售产品有多种类型，微型导管外径 2.6～3.0F 配套的微型导丝直径 0.014～0.018 英寸(0.36～0.46mm)，多数导丝的头段可被塑形成不同形状。微型导管可通过内径≥0.035 英寸(0.89mm)的普通导管或导引导管。

（四）栓塞材料

选择急诊介入止血栓塞材料的基本原则是迅速、容易释放和安全有效。常用的栓塞材料为明胶海绵、各种颗粒（聚乙烯醇 polyvinyl alcohol，PVA 颗粒）、微型弹簧圈、生物胶等。

四、血管造影技术

（一）穿刺入路

穿刺入路一般选择穿刺股动脉途径，以诊断为目的或间歇性出血患者，可酌情选择穿刺桡动脉途径。常规用 4～5F 动脉导管鞘，高龄或髂动脉迂曲患者宜用长 26cm 的加长型导管鞘。

（二）常规造影术

常规造影术包括腹腔动脉、肠系膜上动脉、脾动脉、肝总动脉造影等，可用 4～5F 导管，超选择性造影推荐用微型导管，以避免血管痉挛和夹层形成。

（三）酌情给予抑制胃肠道蠕动的药物

酌情给予抑制胃肠道蠕动的药物如胰高血糖素（glucagon，每次 1mg，静脉注射，5 分钟起抑制肠蠕动作用）或东莨菪碱（buscopan，每次 0.3～0.6mg）等，可暂时性抑制肠蠕动，减少 DSA 图像伪影，有利于发现微小量出血。如无用药的禁忌证，推荐常规使用。

（四）关于血管造影术的顺序

1.对于急症大出血患者，一般应先做高度怀疑出血部位的选择性血管造影术，如上消化道出血患者依次做腹腔动脉、肠系膜上动脉，然后做选择性或超选择性胃左动脉、肝总动脉、脾动脉、胃-十二指肠动脉、胰-十二指肠下动脉等造影。最后酌情做腹主动脉造影。造影术前的内镜检查、核素扫描、CTA 等可为选择性血管造影提供重要参考信息。摄影时间应该足够长，至静脉后期，以鉴别对比剂外溢、滞留、与静脉持续显影。

2.非急症患者可先做腹主动脉造影术，了解内脏动脉分支解剖及变异，供选择性插管参考。

3.应该熟悉常见的内脏血管解剖变异。如中结肠动脉可直接发自胰背动脉（发生率 2%），回结肠动脉可直接发自腹主动脉。另外腹主动脉瘤破入小肠也可是消化道出血的原因。

4.关于激发出血试验血管造影术或药物性血管造影术。

由于消化道出血具有间歇性的特点，有相当比例的患者（45%～75%）在血管造影时不能发现出血的部位，因此，不宜做栓塞治疗，同时也不能为急诊外科提供定位信息。提高血管造影术检测出血部位阳性率的措施之一即所谓激发出血试验血管造影术，包括在可疑责任血管内用血管扩张剂、抗凝剂、溶栓剂等，虽然可能提高检测出血的阳性率，但是存在导致难以控制大出血的风险，需要备血和实施急诊外科的准备。这种方法的适应证范围非常有限，仅适宜个别经常规检查后仍然不能定位的下消化道出血病例。

激发出血试验的联合用药方法为：动脉内给以肝素 3000～10 000U 或者使活化凝血时间（activated clotting time，ACT）达到对照值的 2 倍；局部动脉内给予溶栓剂（tPA 10～5mg；或者尿激酶

25 万 U，灌注 15 分钟）；局部动脉内给予血管扩张剂妥拉唑啉 25～100mg。由于妥拉唑啉已经很少在临床应用，故目前多用维拉帕米（verapamil）100～200μg，或硝酸甘油（nitroglycerin）100～300μg 代替，前者舒张血管的效应更强。文献报道，激发出血试验显示活动性出血（对比剂外溢）的阳性率最高达 65%（常规血管造影术为 32%）；常规血管造影为阴性的病例，用药物激发出血试验后血管造影显示对比剂外溢率达 37.5%。

哈佛大学麻省总医院 Walker 等推荐用的激发出血方式为：局部动脉内给以肝素 5000U、血管舒张剂和 tPA 5～10mg。该学者认为激发出血试验对某些疑难病例有积极意义，可及时发现出血并给予栓塞治疗，或为外科定位提供帮助，但不主张用大剂量的溶栓剂，以避免造成难以控制的大出血。

（五）其他辅助技术

1.超选择性血管造影和联合延迟注射法（如用 3F 微型导管，注入对比剂速率为每秒 2.5～3.5mL，注射时间为 8～10 秒）可提高发现微小量出血阳性率。

2.用 CO_2 做对比剂，造影检测出血的阳性率高于用碘剂做对比剂的造影术，但操作比较繁琐，应用尚不普遍。

3.旋转血管造影术、DSA-CT 血管融合成像等适用于血管解剖较复杂、定位有困难的情况。

五、栓塞技术

（一）选择性和超选择性插管

完成造影诊断后，一般先将 4～5F 普通导管插入较大的血管（如胃左动脉、胃十二指肠动脉、脾动脉、空回肠动脉等），然后在微型导丝[0.014～0.018in（0.36～0.46mm）]引导下将同轴微型导管（2.6～3.0F）超选择性插入至靶血管或出血的责任血管，实施栓塞治疗。在插入微型导丝过程中应注意避免造成血管痉挛、夹层形成及穿破血管等并发症。在选择性插管术中给以解痉剂（如维拉帕米 100～200μg 或硝酸甘油 100～300μg）可预防和治疗血管痉挛。

（二）基本栓塞技术

栓塞血管的水平依不同血管而定。一般应该尽可能地超选择、释放栓塞材料应尽可能接近出血的部位。具体技术应用包括栓塞出血部位、栓塞供应出血的近侧（输入）血管、栓塞供应出血的输入和输出（远侧）血管（图 5－19）。

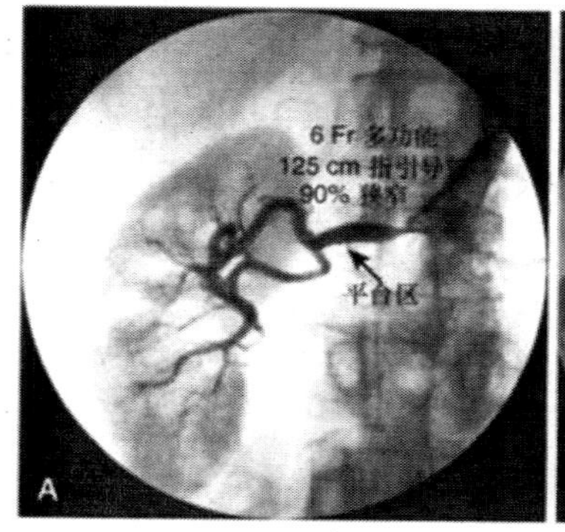

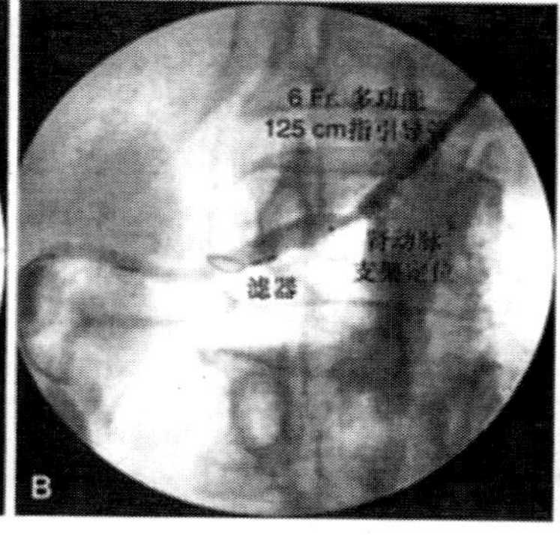

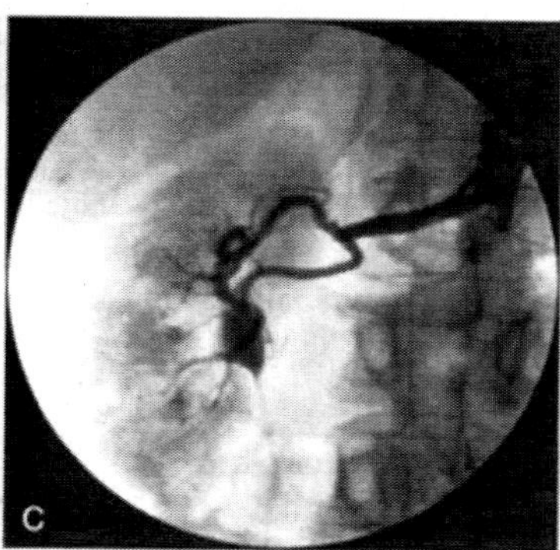

图 5－19　胃-十二指肠动脉出血

男性，十二指肠乳头溃疡出血、内镜下止血失败。A.选择性胃-十二指肠动脉造影显示胰-十二指肠动脉供血区对比剂外溢（箭头所示）；B.超选择性胰-十二指肠动脉造影显示大量对比剂溢入十二指肠（箭头所示）；C.超选择性栓塞（明胶海绵＋微型弹簧圈）后复查造影显示对比剂外溢消失（箭头所示）

1.直接栓塞出血部位

将导管头端直接插至对比剂溢出的部位进行栓塞，可酌情用弹簧圈、生物胶，或联合用明胶海绵、PVA 颗粒。

2.栓塞出血的近侧（输入）血管

指将导管头端插至供应出血的近侧血管进行栓塞，可用于超选择性插管失败而急需要止血的情况，这种栓塞技术复发出血的概率较高，原因是远侧血管的反流或侧支血管形成。对于有潜在的侧支或者有输出血管的出血（如胃-十二指肠动脉出血、肝动脉瘤破裂、脾动脉瘤破裂等），应避免单一栓塞近侧血管。当超选择性插管失败时，可先用组织胶或微颗粒栓塞、借助于血流闭塞出血的部位及远侧血管，然后再栓塞近侧血管。

3.栓塞供应出血的输入和输出（远侧）血管

指栓塞出血的远侧血管（包括侧支）、出血部位和供应出血的近侧血管，适用于有输出血管或侧支的出血，是目前介入止血的常用技术，也有人称为节段性栓塞术。一般将微型导管超选择性插至出血的远侧血管或侧支进行栓塞，然后栓塞出血部位，最后栓塞供应出血的输入血管。对于假性动脉瘤破裂是否应该栓塞动脉瘤本身，应视具体情况而定。

（三）“三明治”式栓塞技术

“三明治”式栓塞技术是经典栓塞技术的集成应用，在介入治疗上消化道出血方面有特定意义。基本方法包括：先用弹簧圈栓塞出血远侧（输出）血管或可能参与反流供血的血管，然后用明胶海绵栓塞出血部位和主干，最后用弹簧圈栓塞供应出血的近侧（输入）血管。以栓塞十二指肠溃疡出血为例，弹簧圈首先用弹簧圈栓塞可能造成反流供血的胃网膜右动脉，然后栓塞胰-十二指肠上动脉、胰-十二指肠后上动脉（尽可能超选择性插管）；完成所谓的远侧栓塞后，用明胶海绵颗粒栓塞胃-十二指肠动脉主干、直至血流停滞或形成血管铸型；最后用弹簧圈完全栓塞胃-十二指肠动脉主干近侧。栓塞后常需要复查肠系膜上动脉造影，了解胰-十二指肠下动脉是否参与出血的供血，然后酌情做超选择性栓塞。这种技术适宜于所有双源或多源性供血器官的介入止血治疗，如脾动脉瘤、肝固有动脉瘤等。

（四）关于试验性栓塞或经验性栓塞

经验性栓塞是指对临床检查（如内镜检查、CT 和 CTA、核素扫描等）高度怀疑出血的血管进行栓塞，尽管选择性造影未发现活动性出血。也有学者仅将内镜下发现有出血或与出血相关的疾病（如良、恶性肿瘤）、血管造影为阴性所见者实施的栓塞术称为内镜指导下栓塞术。另外，在内镜下留置金属夹于出血或可疑出血部位，以引导定向超选择性栓塞治疗也属于经验性栓塞，在超选择性血管造影时应采取多种体位摄影，以明确标记的金属夹与拟栓塞血管的关系。

1.方法和应用部位

经验性栓塞常用弹簧圈联合明胶海绵或 PVA 颗粒，一般不推荐用胶类材料。经验性栓塞可用于以下部位的高度可疑出血：胃左动脉、胃-十二指肠动脉、固有食管动脉、脾动脉（胰腺炎或胰腺术后大出血)、肝动脉分支(胆道出血)、髂内动脉等;对于存在明确的肿瘤血管或异常血管,虽然未见对比剂外溢,亦可做选择性栓塞术。

2.应用价值

经验性栓塞有一定盲目性、目前存在争议,既往也有文献称为 blind embolization。有学者报道,经验性栓塞和对发现活动性出血后实施栓塞的临床预后的差别无显著性。由于消化道出血具有间歇性特点,而每次出血都可能危及患者生命,因此经验性栓塞有其临床实用价值。但在多源性出血的情况下,经验型栓塞的血管可能不是真正的责任出血血管(culprit vessels),尤其是对胃出血的治疗有一定限度。美国加州大学旧金山分校的资料表明,将 12 年间 115 例上消化道出血(内镜证实的胃出血 50 例、十二指肠出血 65 例)分为三组:血管造影发现异常做栓塞治疗;血管造影未发现异常,不做栓塞治疗;血管造影未发现异常,做经验性栓塞治疗(根据内镜所见栓塞靶血管)。以栓塞后 30 天内止血有效率为考察指标,结果为:血管造影显示胃出血阳性和阴性者栓塞止血成功率分别为 67%和 42%,血管造影显示十二指肠出血阳性和阴性者栓塞止血成功率分别为 58%和 60%血管造影为阴性、未做栓塞治疗的自发性停止出血率占 33%。笔者认为经验性栓塞对十二指肠出血的止血有积极意义。

(五)胃肠道晚期肿瘤与消化道出血

晚期肿瘤导致的消化道出血治疗比较棘手,内镜下止血效果有限,而多数患者不适宜外科干预,血管内介入治疗可作为止血手段之一及时控制出血,为后续治疗肿瘤赢得机会。对于血管造影术发现有对比剂外溢(活动性出血)征象时,应及时做超选择性栓塞治疗。对于富血管性肿瘤可先用颗粒性栓塞材料闭塞肿瘤血管,然后用微型弹簧圈栓塞;晚期肿瘤的血供常为多源性,应注意寻找有无侧支或其他血管参与肿瘤供血。当不能实施超选择性栓塞时,可酌情做局部灌注加压素。当血管造影术未发现比剂外溢征象时,可依据血管造影的其他征象(肿瘤血管、肿瘤染色等)或内镜检查所见做经验性栓塞治疗。

杜克大学医学中心报道 6 年期间治疗 26 例胃肠道恶性肿瘤所致的消化道出血的经验,诊断经内镜证实,包括富血管性肿瘤(间质瘤、神经内分泌肿瘤、黑色素瘤等)和乏血管性肿瘤(如腺癌、鳞癌、淋巴瘤等),上消化道 16 例、下消化道 10 例。血管造影术的阳性发现率为 94.6%(肿瘤血管、肿瘤染色、血管受侵蚀等),发现活动性出血为 11.5%(3/26)。对血管造影术无明确活动性出血患者的栓塞结果为 68%(17/25)的患者术后出血停止;而未做栓塞治疗的病例,仅 22%(2/9)的患者出血自发停止;急性出血栓塞后的止血成功率为 91%(10/11)、慢性出血的栓塞成功率为 50%(7/14)。栓塞材料为微型弹簧圈和 PVA 颗粒,无并发症。笔者认为,对晚期消化道肿瘤所致的出血,尽管血管造影术未发现对比剂外溢,对肿瘤的供血动脉栓塞后 68%的患者有获益。

1.假性动脉瘤(pseudoaneurysms,PA)的介入治疗

PA 是胰腺疾病、肝胆胰等外科术后、胰腺创伤等比较常见的并发症,是上消化道凶险性大出血的常见原因。目前,介入栓塞术是治疗 PA 的首选方法,技术成功率为 62%~100%,与治疗相关的并发症和死亡率很低。

(1)基本栓塞技术:介入治疗 PA 的常用栓塞材料为弹簧圈,也有用明胶海绵、胶类材料的报道,但目前多主张复合式栓塞(联合弹簧圈和明胶海绵,或联合弹簧圈和生物胶等)。在栓塞技术方面,多主张用前面所叙述的"三明治"栓塞技术:即栓塞动脉瘤的输出血管、动脉瘤本身和动脉瘤的

输入(近侧)血管。需要注意的是:避免在接近 PA 附近的血管内高压、高速注入对比剂,以避免诱发破裂大出血。当动脉瘤巨大时,如果无血管自动脉瘤体发出,则无必要用栓塞材料完全填塞动脉瘤,可仅栓塞动脉瘤的输入和输出血管。

(2)仅闭塞动脉瘤本身、维持输入和输出血管通畅。避免栓塞发生器官缺血坏死。应用技术包括用可脱式弹簧圈:先置入裸金属支架,再用微型弹簧圈经支架的缝隙做栓塞;在球囊阻断动脉瘤口状态下栓塞等。联合用弹簧圈和生物胶类材料闭塞动脉瘤囊可提高完全闭塞的成功率、减少弹簧圈的用量。目前,多不主张用这种技术栓塞内脏动脉 PA,因为发生破裂出血和复发出血的比例较高。

(3)覆膜支架置入术适于治疗肠系膜上动脉、肝动脉、脾动脉 PA 等,适应证是血管解剖条件适于置入覆膜支架、栓塞后可能导致器官严重缺血并发症。目前在外周血管和内脏动脉应用的覆膜支架输送鞘较粗(8～14F)、支架柔顺性较差,不易通过比较弯曲或迂曲,甚至成锐角的血管。置入覆膜支架最适用于存在栓塞治疗禁忌证的情况,如肠系膜上动脉、存在门静脉闭塞的肝总动脉瘤或肝固有动脉瘤。对于治疗脾动脉瘤而言,目前认为栓塞仍然是最经济、实用的技术,因为完全闭塞脾动脉主干(闭塞动脉瘤的输入、输出干)很少产生严重后果。

2.胃-十二指肠动脉残端和胃-十二指肠动脉残端 PA 的处理

胃-十二指肠动脉残端 PA 是胰腺、胆道外科术后大出血的常见原因。单纯栓塞残端动脉瘤难以获得止血效果,而联合栓塞肝固有动脉、残端动脉瘤和肝总动脉是可靠的止血方法,但术后可能发生肝缺血甚至坏死,当同时存在门静脉阻塞、侧支(包括供应肝的动脉侧支和门静脉侧支)建立不充分时,闭塞肝动脉后可能导致严重肝缺血坏死。治疗胃-十二指肠动脉残端 PA 的另一选择是置入覆膜支架,在封堵动脉瘤的同时维持肝动脉血流通畅。对单纯胃-十二指肠动脉残端是否需要处理,目前存在争议。如果无足够证据证实出血是来自残端,可以严密观察。除了选择性血管造影发现对比剂外溢外,提示胃-十二指肠动脉残端出血的其他表现有:局部血管不规则、CT 或 CTA 显示残端周围血肿或出血、邻近残端的引流管出血等。

3.关于暂时性球囊阻断技术的应用

对于既不适宜做血管内栓塞术、又不适宜或无条件做其他治疗(如置入覆膜支架、灌注加压素)的凶险性大出血,如肠系膜上动脉主干、腹腔动脉起始部、脾动脉起始段等破裂出血及主动脉瘤破入肠腔,可采用球囊阻断、控制大出血,为后续治疗赢得时机(图 5-20)。

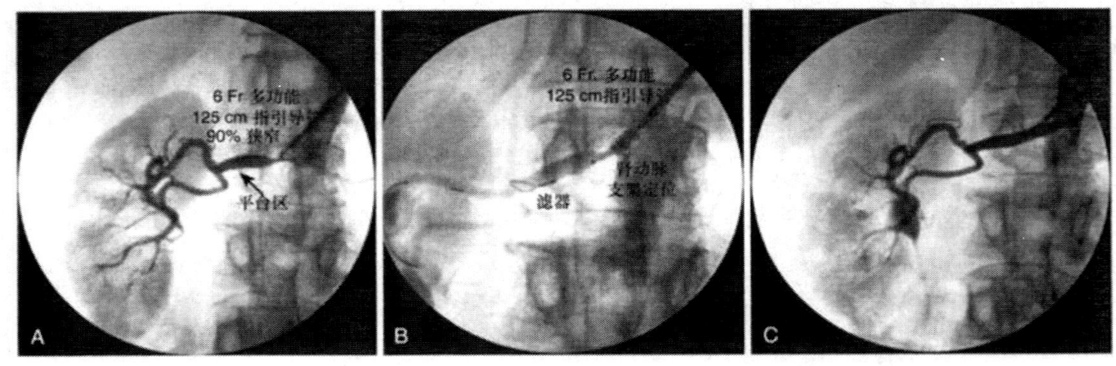

图 5-20　胰腺术后假性动脉瘤破裂出血:暂时性球囊阻断术

A.腹主动脉造影显示对比剂自腹腔动脉起始部溢出(箭头所示),循环极度不稳定;B.选择性腹腔动脉造影显示大量对比剂自腹腔动脉起始部溢出(箭头所示),不适宜栓塞和置入覆膜支架;C.向腹腔动脉插入阻塞球囊后(箭头所示)复查造影显示未见对比剂外溢,术后血压稳定、经急诊外科治疗成功

(1)非选择性球囊阻断术:即阻断胸或腹主动脉。目前已有市售专用阻断球囊,这种球囊为硅胶材料、质地柔软,不易损伤血管内膜。阻断腹主动脉上段用球囊直径为20～25mm,阻断腹主动脉下段用球囊直径为18～20mm。一次充盈球囊的阻断时间为25～30分钟、间歇抽瘪球囊3～5分钟,以避免造成重要脏器(如肠管、肾等)不可逆性缺血损伤。

(2)选择性球囊阻断术:首选硅胶材料的所谓"顺应"性球囊(compliant balloon),一般不用血管成形术用球囊。一次充盈球囊的阻断肠系膜上动脉的时间一般不超过20分钟,一次阻断腹腔动脉的时间不超过60分钟。

(六)不同出血部位推荐栓塞的血管

1.食管出血

主要应栓塞的血管有甲状腺下动脉、支气管动脉、食管固有动脉、胃左动脉食管支等。需要注意的侧支有锁骨下动脉的其他分支、肋间动脉、膈下动脉、网膜动脉等。食管外科术后的血管供血变异较多,除了前述的血管外,胸廓内、外动脉也可能参与供血。

2.胃底-贲门区出血

主要应栓塞的血管有胃左动脉、胃短或胃后动脉、左侧膈下动脉等。需要注意的其他血管有胃右动脉、食管固有动脉、胃网膜动脉、肝左动脉等。

3.胃体及胃窦出血

主要应栓塞的血管有胃-十二指肠动脉、胃右动脉、胃网膜右动脉等。需要注意的其他血管有胃左动脉、胃短或胃后动脉、胃网膜左动脉、肠系膜上动脉的变异分支等。

4.十二指肠出血

主要应栓塞的血管有胃-十二指肠动脉、胰-十二指肠上动脉、胰-十二指肠下动脉、胃网膜右动脉等。需要注意的其他血管有胰背动脉、胃右动脉、肝动脉、右肾上腺动脉、右膈下动脉、肠系膜上动脉的变异分支等。

5.胰腺病变出血

胰腺疾病并发出血的来源较复杂,如病情允许,应于介入治疗前做CT增强和CTA,使血管造影检查更有针对性。重点应关注的血管有胃-十二指肠动脉、胰-十二指肠上动脉、胰-十二指肠下动脉、脾动脉、胰背动脉、胰大动脉、胃网膜右动脉、胃网膜左动脉等。

六、并发症及处理

(一)穿刺股动脉处并发症

穿刺股动脉处并发症包括穿刺部位血肿、动脉痉挛、血栓、夹层动脉瘤、PA等,发生率与其他血管内操作相同。凝血功能低下的患者,发生穿刺部位出血的比例较高。

(二)急性肾衰竭

急性肾衰竭是由于术中用较大剂量的对比剂、血管收缩剂、血容量不足等多因素作用的结果。

(三)异位栓塞

误栓肝动脉可造成一过性氨基转移酶升高，除非合并严重肝硬化、肝功能失代偿以及门静脉血流灌注不足等情况，一般不至于造成严重后果。

(四)十二指肠狭窄

十二指肠狭窄是栓塞十二指肠出血后的延迟并发症之一。使用过分稀释的生物胶(推荐碘油：组织胶为 2：1)和直径<500μm 微颗粒，可能栓塞肠管的微小血管，影响侧支建立。另外，既往胃十二指肠外科手术、放疗等是栓塞后发生肠管狭窄的高危因素。

七、介入术后治疗与随访

(一)对阴性造影结果的处理

1.撤出导管，终止检查。有 50%～70%的血管造影为阴性结果的患者，术后不再发生出血。

2.将导管保留在高度怀疑出血的血管。一般保留 24～48 小时，对有严重基础病变(如胰腺疾病)可保留 48～72 小时，一旦再次发生大出血可及时做血管造影。

3.对血管造影所见为非特异性表现者，可根据其他检查(胃镜、CT 或 CTA、核素)结果做经验性栓塞或随诊观察。

(二)复发出血

针对复发出血，可酌情采取内镜下治疗、外科治疗或再次介入治疗等。再次介入治疗适合无内镜治疗指征、不适合外科治疗的患者。

(三)对穿刺股动脉局部的止血及观察

1.压迫止血法撤除导管鞘，用手指压迫穿刺点，以穿刺点不出血为宜。使用血管鞘直径≤5F 时，压迫 10 分钟，然后做加压包扎、用 1kg 左右重的沙袋或盐袋压迫 3～6 小时，术后患者平卧、保持穿刺侧下肢伸直 4～6 小时。用直径为 6～8F 血管鞘时，压迫穿刺点的时间为 15～20 分钟，术后平卧 12～24 小时。对凝血功能低下的患者，可酌情延长压迫时间和术后平卧时间。

2.血管封堵器止血法

目前市售品种有多种，分缝合式和粘堵式两类，适用于用血管鞘直径>6F 者，尤其以压迫止血困难者为首选。用此种方法封堵可使患者术后即可下床活动，免于长时间卧床。

3.术后观察内容

密切观察穿刺血管侧肢体的皮肤颜色、温度、肢端动脉搏动，警惕穿刺侧动脉血栓和静脉血栓形成。

(四)其他治疗

包括纠正凝血功能异常、酌情给予止血剂、针对病因治疗等。酌情应用抗生素 2～3 天。用对比剂量较大者，应注意对比剂的相关不良反应，特别注意警惕发生心、肾功能不全。酌情给予补液、促进对比剂体内排出。

第六章　超声声学基础

第一节　超声波的定义及特性

自然界里有各种各样的波，但根据其性质基本上分为两大类：电磁波和机械波。

电磁波是由于电磁力的作用产生的，是电磁场的变化在空间的传播过程，它传播的是电磁能量。无线电波、可见光和X线等均属于电磁波。电磁波可以在真空中和介质中传播。它在空气中的传播速度可达310km/s。

机械波是由于机械力(弹性力)的作用，使得机械振动在连续的弹性介质内传播的过程，它传播的是机械能量。我们熟悉的声波、水波和地震波等均为机械波。机械波只能在介质中传播而不能在真空中传播。传播速度一般从每秒几百米至几千米，比电磁波传播速度要低得多。机械波按其频率可分成各种不同的波。可以看到，声波是机械波，即振动在连续介质中的传播。

一、超声波的基本属性

超声波是频率范围在 $2\times10^4\sim2\times10^8$ Hz的声波，其频率范围高于人耳听觉范围。由于超声波的频率恰好处于射频段，所以常常用射频声波来模拟超声波。超声波的频率范围很宽，而医学超声的频率范围集中在20kHz～40MHz，超声诊断用超声频率多在1～10MHz范围内，相应的波长为0.15～1.5mm。由于超声波独特的高频特性，其波长较短，因而超声波具有音频声波所不具备的空间分辨力，使得超声波能够应用于临床医学领域。

医学超声学主要研究超声在人体组织中的传播、效应、作用机制和应用，它是一门交叉科学。其原理涉及物理、生物、医学、化学、数学等自然科学，其技术涉及电子、计算机、机械、材料等工程科学。

二、超声波的典型特性

超声波波长很短，由此决定了超声波具有一些重要特性，使其能广泛用于生物医学领域。

(一)方向性好

超声波是频率很高、波长很短的机械波，医学中使用的波长为毫米数量级。超声波像光波一样具有良好的束射性，可以定向发射，犹如一束手电筒光束可以在黑暗中寻找到所需物品一样在被测部位扫描。

(二)能量高

超声波频率远高于声波。能量与频率的平方成正比，因此超声波的能量远大于声波的能量。如1MHz的超声波能量相当于同振幅的1kHz的声波能量的100万倍。

(三)便于传播

在医学超声设备中，特别是超声波脉冲反射法仪器中，利用了超声波具有几何声学的一些特点，如在介质中直线传播、遇界面产生反射、折射等。同时也利用了超声波在几何尺寸小于或等于波长的介质时，会出现的散射、衍射等现象。

(四)穿透能力强

超声波在生物介质中传播时,存在着因扩散、散射、吸收与界面反射所引起的衰减。尽管如此,选用恰当的工作频率和发射功率,仍可获得人体内部的生物信息。

第二节　超声波的产生和分类

一、超声波的产生

应用超声波进行诊断和治疗,首先要解决的问题是如何产生超声波。目前能采用许多方法来产生超声波,如利用激光可以得到频率高至几百兆赫兹或几千兆赫兹的超声;基于光学方法的接收和观察被用于超声全息和超声声场显示等方面。尽管如此,目前医学超声设备大多采用声-电换能器来实现超声波的发射与接收。

二、超声波的类型

超声波的分类方法很多,本书主要介绍几种常见的分类方法。

(一)根据质点的振动方向分类

由机械波的产生原理可知,后一个质点的振动是由前一个质点的振动带动的,所以只要

找到了前一个质点(靠近波源一方的质点)的位置,就可以判断后一个质点的振动方向。按照质点的不同振动方向,常可见横波和纵波。

1.横波

介质中质点振动方向与波的传播方向互相垂直的波称为横波,用 S 或 T 表示。当介质质点受到交变的剪切应力作用时,产生切变形变,从而形成横波,故横波又称为切变波。只有固体介质才能承受剪切应力,液体和气体介质不能承受剪切应力,因此横波只能在固体介质中传播,不能在液体和气体介质中传播。

2.纵波

波在介质中传播时,介质质点振动方向与波的传播方向相一致的波,称为纵波,可用 L 表示。当纵波通过介质传播时,介质中各点会出现周期性的稀疏和稠密现象,因此纵波也称疏密波或压缩波。纵波是超声诊断与治疗中常用的波型。

(二)根据波的形状分类

波的形状是根据波阵面的形状来区分的。同一时刻介质中振动相位相同的所有质点所连成的面,称为波阵面。某一时刻,波动所到达的空间各点所连成的面,称为波前。波的传播方向称为波线。由以上定义可知,波前是最前面的波阵面,是波阵面的特例。任一时刻,波前只有一个,而波阵面却有多个。在各向同性的介质中,波线恒垂直于波阵面或波前。根据波阵面的形状不同,可以把不同波源发出的波分为平面波、柱面波和球面波。

1.平面波

波阵面为互相平行的平面的波,称为平面波。平面波的波源为一平面。尺寸远大于波长的刚

性平面波源在各向同性的介质中辐射的波可视为平面波，平面波束不扩散，平面波各质点振幅是一个常数，不随距离而变化。

2.柱面波

波阵面为同轴圆柱面的波，称为柱面波。柱面波的波源为一条线。长度远大于波长的线状波源在各向同性介质中辐射的波可视为柱面波。柱面波波束向四周扩散，柱面波各质点的振幅与距离的平方根成反比。

3.球面波

波阵面为同心球面的波，称为球面波。球面波的波源为一点。尺寸远小于波长的点波源在各向同性的介质中辐射的波可视为球面波。球面波波束向四面八方扩散，球面波各质点的振幅与距离成反比。

（三）根据振动的持续时间分类

根据波源振动持续时间的长短，可将波动分为连续波和脉冲波。

1.连续波

如图 6－1 所示，波源持续不断地振动所形成的波，称为连续波。

2.脉冲波

如图 6－2 所示，波源振动持续时间很短，间歇产生的波，称为脉冲波。

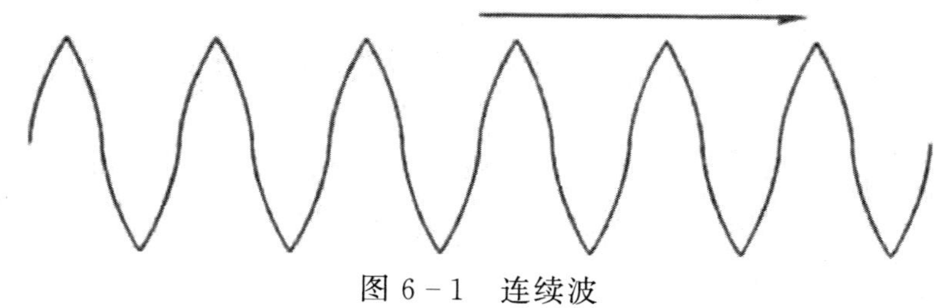

图 6－1　连续波

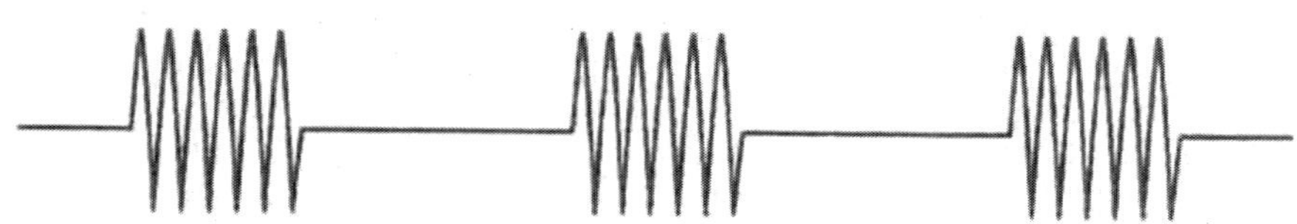

图 6－2　脉冲波

第三节 常用超声声学物理量

超声声学参量是学习超声波动方程以及探索超声声场的基本要素。本节特选取常用的超声声学物理量进行介绍。

一、超声波波速

超声波在介质中的传播速度与介质的杨氏弹性模量 E 和介质的密度 ρ 有关。对一定的介质，杨氏弹性模量 E 和密度 ρ 为常数，故声速还随其波型不同而异。超声的特性不同时，介质弹性变形形式不同，声速也不一样。因此超声在介质中的传播速度，是表征介质声学特性的重要参数。

(一)流体介质中的声速

由于流体介质(液体和气体)没有剪切特性，故而只能承受压应力，不能承受剪切应力，因此液体和气体介质中仅能传播纵波。

液体和气体中的纵波波速为：

$$c_L = \sqrt{\frac{B}{\rho}} \quad (6-1)$$

式中，B 为液体、气体介质的体积弹性系数；ρ 为介质密度。

由式(6－1)可知，液体、气体介质中纵波声速与其体积弹性系数 B 和密度 ρ 有关，介质的体积弹性系数 B 越大，密度 ρ 越小，则声速越大。由于介质的体积弹性系数 B 与温度息息相关，因此声速也与温度有关。

(二)固体介质中的声速

由于固体介质具有诸如体积弹性、剪切弹性、弯曲弹性等多种弹性，因此横波和纵波均可在固体中传播，而且还可能产生表面波、扭曲波等，且不同波型的声速是不相同的。此外介质尺寸的大小对声速也有一定影响。当介质尺寸远大于波长时，就可视为无限大介质。

在无限大的固体介质中，纵波声速为：

$$c_L = \sqrt{\frac{E}{\rho} \cdot \frac{1-\lambda}{(1+\lambda)(1-2\lambda)}} \quad (6-2)$$

横波声速为：

$$c_S = \sqrt{\frac{B}{\rho}} = \sqrt{\frac{E}{\rho} \cdot \frac{1-\lambda}{2(1+\lambda)}} \quad (6-3)$$

此处可定义切变弹性系数 α 和 β 为：

$$\alpha = \frac{E\lambda}{(1+\lambda)(1-2\lambda)}$$

$$\beta = \frac{E}{2(1+\lambda)} \quad (6-4)$$

式中，ρ 是介质的密度；λ 是介质的泊松比；E 是介质的杨氏弹性模量；G 是介质的切变弹性模量。

由式(6－2)和式(6－3)可知：①固体介质中的声速与介质密度 ρ 和杨氏弹性模量 E 等参数有

关,不同的介质,声速不同,介质的杨氏弹性模量 E 越大,密度 ρ 越小,则声速越大;②声速还与波型有关,同一固体介质中纵波、横波的声速各不相同,并且相互之间满足 $c_L > c_S$ 的关系。

二、超声波声压

垂直作用于单位面积上的压力称为压强。对流体媒质而言,在无扰动时的平衡态,介质各点所具有的压强称为静态压强 p_0。而当介质中有超声波传播时,由于介质空间中存在一个由扰动产生的声场,使得介质中压强交替变化,超声声场中某一点在某一瞬时所具有的压强记为 p_1。如式(6-5)所示,瞬时压强 p_1 与静态压强 p_0 之差,就定义为该点的声压,用 p 表示,单位为帕斯卡(Pa)。声压 p 是一个标量,一般来讲是空间和时间的函数。这里注意 $1Pa=1N/m^2$。

$$p=p_1-p_0 \quad (6-5)$$

超声声压可以通过仪器直接测量,但仪器读数是声压的有效值 p_e。声场中某一瞬时的声压值称为瞬时声压,在一定持续时间内最大的瞬时声压称为峰值声压,对于时间按简谐规律变化的声压而言,峰值声压即是声压的振幅。而瞬时声压对时间取均方根值便可得到声压有效值 p_e:

$$p_e=\sqrt{\frac{1}{T}\int_0^T p^0 dt} \quad (6-6)$$

其中,T 为求时间平均所用的时间,应当选取为足够长的时间或周期的整数倍。

对于平面波而言,我们可以认为其声源为无限大平面,因而平面波质点振动幅度不随距声源距离的变化而变化,进一步求解理想流体的平面波动方程的解,即可得出超声波在介质中传播的数学表达式。这里以平面余弦波为例进行推导。

设平面余弦波 f 为:

$$\varepsilon=A\cos w(t-\frac{x}{c}) \quad (6-7)$$

其中,A 为介质中质点的振幅;w 为介质中质点振动的圆频率,$w=2\pi f$;c 为介质中的声速;t 为时间点;x 为至波源的距离。

其声压为:

$$p=pcAw\cos[w(t-\frac{x}{c})+\frac{\pi}{2}]=-\rho cAw\sin(t-\frac{x}{c}) \quad (6-8)$$

定义声压的峰值(又称声压幅值)P_m 为:

$$IP_mI=I\rho cAwI \quad (6-9)$$

由以上推导可以看到:①超声场中某一点的声压 p 随时间按正弦函数规律周期性地变化;②超声场中某一点的声压幅值 P_m 与该点处质点振幅 A 和圆频率 w 成正比,而鉴于 $w=2\pi f$,超声声场中某一点的声压 p 与超声波的频率 f 成正比。由于超声波的频率很高,远大于声波的频率,故超声波的声压也远大于普通声波的声压。

三、声阻抗率

在超声波传播过程中,介质中某一点的声压幅值 P_m 与该处质点振动速度 v 是相互关联的两个物理量,这种关联关系是由介质所决定的。因此定义一个专门的声学参量——声阻抗率(常用 Z_c 表示)来表述 P_m 和 v 的关系。由式(6-10)可以得到声阻抗率 Z_c 的一般定义式:

$$Z_c = P_m / v \quad (6-10)$$

声阻抗率 Z_c 表示超声场中介质对质点振动的阻碍作用，因此在同一声压下，声阻抗率越大，质点的振动速度就越小。由于相位的作用，声阻抗率 Z_c 可以为复数，其相角表示声压 P_m 与振动速度 v 之间的相位差。对于无衰减平面波，声阻抗率 Z_c 为实数，单位为 Pa・s/m，在数值上等于介质密度 ρ 与介质中声速 c 的乘积，即：

$$Z_c = \rho c \quad (6-11)$$

由于固体、液体和气体三者的波速 c 和密度 ρ 相差很大，因此它们的声阻抗率 Z_c 也大不相同。在同一固体介质中，由于纵波、横波、表面波等的波速不同，因此它们的声阻抗率也不一样。温度的变化对介质密度和波速都有影响，所以温度变化对声阻抗率也有一定影响。声阻抗率是由介质本身固有特征决定的，它是衡量介质声学性质的重要参数。超声波在界面上的反射和透射率与界面两侧介质的声阻抗率密切相关。对于生物体软组织，其声阻抗率与水的声阻抗率相近。

四、声强

单位时间内，声波强度定义为与声波传播方向垂直的单位截面上流过的声能量，简称为声强（常用 I 表示，单位为 w/cm^2）。瞬时声强 I(t) 可表示为：

$$I(t) = pv = Z_c v^2 = p^2 / Z_c \quad (6-12)$$

对于平面余弦波，其平均声强 I 为：

$$I = \frac{1}{\lambda}\int_0^{\lambda} \frac{p^2}{Z_c} dx = \frac{1}{2} \rho c A^2 w^2 = \frac{P_m^2}{2Z_c} \quad (1-13)$$

由式(6－13)可知，超声声场中，声强 J 与声压 P_m 幅值成正比，与频率 f 成正比。由于超声波的频率很高，故超声波的声强很大，这是超声波被广泛用于医学诊断与治疗的重要物理依据。

五、辐射压与声功率

超声波穿过任何界面和媒质时，除存在交变声压外，还存在静态声压，使超声波在传播方向上的声强减少，这种静态声压被称为辐射压。它与振动的频率无关，而只与声功率有关。在平面波全吸收的条件下，声辐射压力 F 与声功率 W 的关系为 F＝W/c，其中 c 是声速。对于全反射性界面，因为入射力等于反射力，因而由于声波产生的辐射压力增加 1 倍，即 F＝2W/C。

声功率的测量方法之一，就是采用天平来测量辐射压力，而超声强度可以从测得的超声功率除以接收超声的面积来获得。

鉴于超声声学物理量数目繁多且彼此之间相互关联。

第四节　超声波的传播特性和在生物组织中的衰减

与其他波动过程一样，当超声波在介质中进行传播时也有波的叠加、反射、透射、衍射、散射以及吸收、衰减等物理特性，一般均遵循几何光学基本原则。

一、超声波的传播特性

（一）声波叠加

波的叠加原理描述了波的独立性以及质点受到几个波同时作用时的振动叠加性。

当几个波在同一介质中传播并相遇时，相遇处质点的振动是各列波引起的分振动的合成，任一时刻该质点的位移是各个波引起的分位移的矢量和。

这里尤其要注意，相遇后各个波仍保持它们各自原有的特性（频率、波长、振幅、振动方向等）不变，并按照自己原来的传播方向继续前进，好像在各自的传播过程中没有遇到其他波一样。

假设两个同频声波 A 和 B 到达介质中某点时的瞬时声压 p_A、p_B，分别如式（6－14）所示：

$$p_A = P_{mA}\cos(wt - \varphi_A) \quad (6-14)$$

$$p_B = P_{mB}\cos(wt - \varphi_B) \quad (6-15)$$

其中，P_{mA}、P_{mB}分别为两个声波的峰值声压，w 为声波圆频率，φ_A、φ_B分别为两个声波的初相。

叠加后的峰值声压 P_m则为：

$$P_m = \sqrt{P_{mA}^2 + P_{mB}^2 + 2P_{mA}P_{mB}\cos(\varphi_1 - \varphi_2)} \quad (6-15)$$

（二）声波干涉

波的干涉是波动的重要特性。两列频率相同或相近的声波在同一声场区域内相遇时，由于波叠加的结果，会使某些地方的振动始终互相加强，而另一些地方的振动始终互相减弱或完全抵消，这种现象称为波的干涉现象。这时合成声场的声场参量，其幅值的空间分布和

时间分布均不等于原有声场参量。产生干涉现象的波称为相干波，产生干涉现象的波源称为相干波源。

波的叠加原理是波干涉现象的基础。干涉现象的产生是相干波传播到空间各点时波程不同所致。当波程差等于波长的整数倍时，两列相干波相遇时互相加强，合成振幅达最大值；当波程差等于半波长的奇数倍时，两列相干波相遇时互相减弱，合成振幅达到最小值。如两列波的振幅相同，则互相完全抵消。

两列振幅相同的相干波，在同一直线上沿相反方向传播时，互相叠加而成的波称为驻波。驻波是波的干涉现象的特例。当介质厚度等于半波长的整数倍时，即 $t = n\lambda/2$ 时，就会产生驻波。驻波中振幅最大的点称为波峰，振幅为零的点称为波节。在超声波探头设计中，通常压电芯片厚度 $t = \lambda/2$，目的就是形成驻波，产生共振，使得合成振幅达到最大，这时探头辐射超声波的效率最高。

（三）声波衍射

声波遇到障碍物或其他介质而使特性阻抗不连续，因而声波的波阵面发生畸变的现象称为声波衍射。波的衍射现象是波动的又一重要特性。超声波在传播过程中遇到障碍物时，一方面产生

反射、折射，另一方面产生绕射（即衍射），衍射本领的大小取决于障碍物的尺寸 D 和波长 λ 的相对大小。

当 D<<λ 时，几乎只衍射无反射，这时无反射回波。

当 D>>λ 时，几乎只反射无衍射，这时反射回波很强。

当 D 与 λ 相当时，既反射又衍射，由于波的衍射使反射回波减弱，一般认为超声波能探测到的最小病灶尺寸为 λ/2，这是一个重要原因。

（四）声波反射和声波透射

声波入射到两种声学特性阻抗不同介质之间的分界面上引起声波返回的过程称为声波反射。因介质中声速的空间变化而引起的声传播方向改变的过程称为声波折射。而声波穿过介质之间的界面或介质层的现象称为声波透射。在界面上声能（声压、声强）的分配和传播方向的变化都将遵循一定的规律。

1.超声波垂直入射到平界面上的反射和透射

本节首先讨论超声波垂直入射到平界面上的反射和透射情况，主要涉及声能的分配。

当超声波垂直入射到足够大的光滑平界面时，将在第一介质中产生一个与入射波方向相反的反射波，在第二介质中产生一个与入射波方向相同的透射波，如图 6－9 所示。反射波与透射波的声压（或声强）是按一定规律分配的。这个分配比例由声压反射率（或声强反射率）和透射率（或声强透射率）来表示。

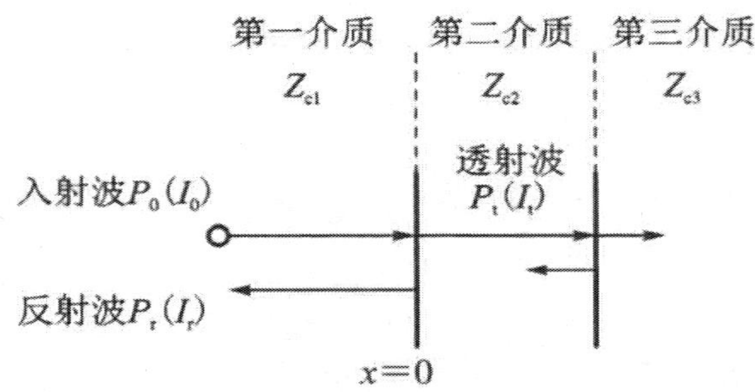

图 6－3　超声波垂直入射到单一平界面

设入射波的声压为 P_0（声强为 I_0），反射波的声压为 P_r（声强为 I_r），透射波的声压为 P_t（声强为 I_t）。

第一介质和第二介质交界面上反射波声压 P_r 与入射波声压 P_0 之比，称为界面的声压反射率，用 r 表示为：

$$r=P_r/P_0=(Z_{c2}-Z_{c1})/(Z_{c2}+Z_{c1}) \quad (6-16)$$

式中，Z_{c1} 是第一介质的声阻抗率；Z_{c2} 是第二介质的声阻抗率。

反射波声强 I_r 与入射波声强 I_0 之比，称为声强反射率，用 R 表示如下：

$$R=I_r/I_0=\frac{\frac{P_r^2}{2Z_{c1}}}{\frac{P_0^2}{2Z_{c2}}}=\frac{P_r^2}{P_0^2}=r^2=(\frac{Z_{c2}-Z_{c1}}{Z_{c2}+Z_{c1}})^2 \quad (6-17)$$

界面上透射波声压 P_t 与入射波声压 P_0 之比，称为界面的声压透射率，用 t 表示如下：

$$t=\frac{P_t}{P_0}=\frac{2Z_{c2}}{Z_{c2}+Z_{c1}} \quad (1-18)$$

透射波声强 I_t 与入射波声强 I_0 之比，称为声强透射率，用 T 表示如下：

$$T=I_t/I_0=\frac{\dfrac{P_r^2}{2Z_{c2}}}{\dfrac{P_0^2}{2Z_{c1}}}=\frac{Z_{c1}}{Z_{c2}}\times\frac{P_r^2}{P_0^2}=\frac{Z_{c1}}{Z_{c2}}\times t^2=\frac{4Z_{c1}Z_{c2}}{(Z_{c2}+Z_{c1})^2} \quad (6-19)$$

由以上公式不难发现，R+T=1。

在理想情况下，超声波垂直入射到平界面上时，声压和声强的分配比例仅与界面两侧介质的声阻抗有关。下面讨论几种常见界面上的声压声强反射和透射情况：

(1)当 $Z_{c2}>Zc_1$ 时，可以得到：

$$r=\frac{P_t}{P_0}=\frac{Z_{c2}-Z_{c1}}{Z_{c2}+Z_{c1}}>0 \quad (6-20)$$

即反射波声压与入射波声压同相位，界面上反射波与入射波叠加类似驻波，合成声压振幅增大为 P_0+P_r。

(2)当 $Z_{c2}<Z_{c1}$ 时，可以得到：

$$r=\frac{P_t}{P_0}=\frac{Z_{c2}-Z_{c1}}{Z_{c2}+Z_{c1}}<0 \quad (6-21)$$

即反射声压与入射声压相位相反，反射波与入射波合成声压振幅减小。

(3)当 $Z_{c2}<<Z_{c1}$ 时，可以得到：

$$r=\frac{P_t}{P_0}=\frac{Z_{c2}-Z_{c1}}{Z_{c2}+Z_{c1}}\approx-\frac{Z_{c1}}{Z_{c1}}=-1$$

$$t=\frac{P_t}{P_0}=\frac{2Z_{c2}}{Z_{c2}+Z_{c1}}\approx\frac{2Z_{c2}}{Z_{c1}}\approx 0 \quad (6-22)$$

即声压反射率趋于−1，透射率趋于 0，即声压几乎全反射，无透射，只是反射波声压与入射波声压有 180°相位变化。超声诊断中，探头和人体间如不施加耦合剂，则形成固(换能器)-气界面，超声波将无法进入人体。

(4)当 $Z_{c2}\approx Z_{c1}$ 时，可以得到：

$$r=\frac{P_t}{P_0}=\frac{Z_{c2}-Z_{c1}}{Z_{c2}+Z_{c1}}\approx\frac{Z_{c2}-Z_{c2}}{Z_{c2}+Z_{c2}}=0$$

$$t=\frac{P_t}{P_0}=\frac{2Z_{c2}}{Z_{c2}+Z_{c1}}\approx\frac{2Z_{c2}}{Z_{c2}+Z_{c2}}=1 \quad (6-23)$$

即超声波垂直入射到两种声阻抗差很小的介质组成的界面时，几乎全透射，无反射。

以上讨论的是超声波纵波垂直入射到单一平界面上的声压、声强反射率和透射率公式，同样适用于横波入射的情况。但必须注意的是固体/液体或固体/气体界面上，横波全反射，因为横波不能在液体和气体中传播。

2.超声波倾斜入射到平界面上的反射和透射

当超声波倾斜入射到异质界面时，除产生反射、透射现象以外，还往往伴随着波型转换现象。

(1)波型转换：当超声波倾斜入射到异质界面时，除了产生与入射波同类型的反射波和透射波以外，还会产生与入射波不同类型的反射波和透射波，这种现象称为波型转换。波型转换现象只发生在倾斜入射场合，而且与界面两侧介质的状态有关。由于液体气体介质中只能传播纵波，因此波型转换只可能在固体中产生。

同时还应指出，尽管气体介质理论上可以传播纵波，但由于气体声阻抗远小于固体和液体的声阻抗，使超声波在固/气或液/气界面上产生全反射。因此可以认为超声波难以从固体和液体中进入气体。

(2)反射、透射定律：超声波在介质中的传播方向，通常用声波的传播方向与界面法线的夹角来描述。入射波方向与法线间的夹角，称为入射角，常用 α 表示。反射波方向与法线间的夹角，称为反射角，常用 γ 表示。透射波方向与法线间的夹角，称为透射角，常用 β 表示。

超声波倾斜入射到异质界面时，反射波和透射波的传播方向由反射、透射定律(又称斯涅尔定律，(又称斯涅尔定律，Snell‘slaw)来确定。即：

$$sin\alpha_L/c_{L1}=sin\gamma_L/c_{L1}=sin\gamma_S/c_{S1}=sin\beta_L/c_{L2}=sin\beta_S/c_{S2}=k \quad (6-24)$$

式中，α_L 为纵波的入射角；γ_L 为纵波的反射角，γ_S 为横波的反射角；β_L 为纵波的透射角，β_S 为横波的透射角；c_{L1} 为第一介质中的纵波声速，c_{S1} 为第一介质中的横波声速；c_{L2} 为第二介质的纵波声速，c_{S2} 为第二介质中的横波声速。

由式(6-24)很容易总结得到反射、透射定律的基本特征：①反射、透射波线与入射波线分别在法线的两侧；②任何一种反射波或透射波所对应传播角度的正弦值与相应的声速之比恒等于一个定值；③若相同介质中的声速相同，则对应的传播角度便相等，因此同种波型的反射角与入射角相等。声速大，正弦值大，对应的传播角度就大。因此纵波反射角 γ_L 大于横波反射角 γ_S，纵波透射角 β_L 大于横波透射角 β_S。

波的反射率和透射率不仅与界面两侧介质的声阻抗有关，而且还与入射波的类型及入射角的大小有关。界面声阻抗差越大，反射波幅度也越大。超声波纵波倾斜入射到由声阻抗率为 Z_{c1} 和 Z_{c2} 两种介质所构成的界面上时，声压反射率 r 和声压透射率 t 分别为：

$$r=\frac{P_r}{P_0}=\frac{Z_{c2}\cos\alpha_L-Z_{c1}\cos\beta_L}{Z_{c2}\cos\alpha_L+Z_{c1}\cos\beta_L}$$

$$r=\frac{P_t}{P_0}=\frac{2Z_{c2}\cos\alpha_L}{Z_{c2}\cos\alpha_L+Z_{c1}\cos\beta_L} \quad (6-25)$$

声强反射率 R 和声强透射率 T 分别为：

$$R=\frac{I_r}{I_0}=(\frac{Z_{c2}\cos\alpha_L-Z_{c1}\cos\beta_L}{Z_{c2}\cos\alpha_L+Z_{c1}\cos\beta_L})^2$$

$$T=\frac{I_t}{I_0}=\frac{4Z_{c1}Z_{c2}\cos\alpha_L\cos\beta_L}{(Z_{c2}\cos\alpha_L+Z_{c1}\cos\beta_L)^2} \quad (6-26)$$

(五)临界角

超声波纵波倾斜入射到界面上，若第二介质纵波波速 c_{L2} 大于第一介质中的纵波波速 c_{L1}，则纵波透射角 β_L 大于纵波入射角 α_L。随着 α_L 增加，β_L 也增加，当 α_L 增加到一定程度时，β_L 增至 90°。这时，所对应的纵波入射角称为第一临界角，用 α_1 表示。

根据反射、透射定律得：

$$\sin\alpha_L/c_{L1}=\sin\beta_L/c_{L2} \quad (6-27)$$

令 $\beta_L = 90°$，得第一临界角 α_1 为：

$$\alpha_1 = \arcsin\frac{c_{L1}}{c_{L2}} \quad (6-28)$$

这里需要注意，只有当 $c_{L2} > c_{L1}$ 时，才会出现第一临界角。当 $\alpha_L = \alpha_1$ 时，第二介质中无透射纵波，但仍存在透射横波。

同理可求得当 $\beta_S = 90°$ 时，所对应的纵波入射角(称为第二临界角 α_{11})为：

$$\alpha_{11} = \arcsin\frac{c_{L1}}{c_{S2}} \quad (6-29)$$

当 $\alpha_L = \alpha_{11}$ 时，第二介质中既无透射横波，又无透射纵波。这时在介质表面将产生表面波。因此，只有当第二介质横波波速 c_{S2} 大于第一介质纵波波速 c_{L1} 时，才会出现第二临界角 α_{11}。

二、超声衰减

(一)衰减系数定义

当超声波在实际介质中传播时，原始声能随距离的增加而减少，且会在介质中重新进行声能的分配。影响衰减的因素很多。这些因素包括：声速的扩散使单位面积上的能量减少；非镜面反射引起的散射使按原始传播方向传输的能量迅速减少；波型变换时能量分配给两种或多种波型，以不同速度向不同方向传输；吸收、超声能量转换成热能等。对于沿着 z 方向传播的平面波，声能的指数衰减可表示为：

$$A_z = A_0 e^{-u0z} \quad (6-30)$$

其中，A_0 是波的变量(例如质点的声强或声压)在 $z=0$ 时的初始峰值；A_z 是相同的变量在 z 位置的峰值；u_0 是介质的幅度衰减系数，单位为 Np/cm。

进一步推导可得：

$$U_0 = -\left(\frac{1}{Z}\right)\ln\left(\frac{A_0}{A_z}\right)\text{Np/cm} \quad (6-31)$$

通常习惯用衰减系数 α 描述衰减程度。α 定义为每厘米衰减多少分贝，即 dB/cm，于是可以得到：

$$\alpha = 20(\lg c)u_0 = 8.636u_0\,\text{dB/cm} \quad (6-32)$$

(二)引起衰减的因素

生物组织中超声衰减主要由声束反射、散射、扩散和组织吸收等因素产生。

1.反射衰减

界面上反射引起的超声衰减，是引起衰减的一个重要方面。在声阻抗异质界面上，根据声阻抗的差别，使超声波的能量重新分配，超声波的弹性反射使透射进入更深层组织中的声波能量下降，从而引起传播超声波随距离增加而衰减。

2.散射衰减

当超声波遇到的障碍物的尺寸小于和近似等于波长时，发生散射和衍射，使传播方向和路径发生了不可逆转的改变，使超声能量衰减。

实际介质是非均匀的，声波传播到不回声阻抗的界面时，将引起镜面反射(界面大时)及散射(界面小时)，散射将使超声能量沿着新的路径传播，从而导致沿原方向传播的能量减小，即引起散射衰减。

在发生散射时，散射波的强度与障碍物的大小有关，随障碍物直径与波长的比值增大而加强。单一障碍物和散射中心对于入射波能量的消耗上不致妨碍超声检测，但是在波的传播区域内有许多的这种散射中心时，那么入射波的能量将由此渐渐地被大量甚至全部散射消耗殆尽。散射是引起超声衰减的重要因素之一。

3.扩散衰减

超声在理想介质中传播时，超声衰减主要来自超声波束的扩散。即由于离声源一定距离以后，声场面积过大，声能分散在更大面积上。

4.吸收衰减

超声在均匀介质中传播时，由于振动引起的弹性摩擦将一部分超声能量转变为其他形式的能量，因而表现为超声能量被介质吸收了，因而沿原传播方向的超声能量衰减。

吸收衰减主要有三种情况：

(1)黏滞吸收：是指超声在介质中传播时，由于黏滞性，介质质点运动时相互产生弹性摩擦，使一部分声能转化为热能。

(2)弛豫吸收：是指通过介质传导把一部分热能辐射出去而使声能减少。

(3)热传导吸收：是指声能转化成热能之后，通过传导使热量散失。

超声波被介质吸收的原因与波型和介质的性质有关。在没有黏滞性的介质中，超声能量的衰减正比于频率。

(三)衰减随超声波频率的变化

在各种人体组织中(除了肺部)，声波的能量吸收并转变为其他形式的能量(如热能)是引起超声衰减的主要因素。实验结果表明，当超声频率在1～15MHz范围内，超声波被人体组织吸收的系数几乎与频率成正比，其吸收衰减系数为0.5～3.5dB/(cm·MHz)。几乎80%的超声波被胶原蛋白所吸收。吸收衰减系数主要由超声频率、组织黏滞性等决定。

第五节　超声的生物效应

近十多年来，各国研究人员在器官、细胞、分子等水平上对超声生物效应进行了广泛研究。这一研究的起因主要有两个方面。第一，自超声技术引入医学领域时，人们就考虑超声的安全性，如何确定一个有科学依据的、合理的超声安全剂量值，而这个剂量值的提出只有在充分了解超声生物效应的基础上才能办到。第二，要研究超声波治疗方法与机理以及疗效评价，也必须研究超声生物效应。超声生物效应是一个十分复杂的问题，它取决于许多物理学和生物学方面的因素，如声强度、辐射时间、声场瞬间和空间结构，组织类型与生理状态、温度、压力等外部条件。过多的变量使超声生物效应的理论分析和实验研究都变得非常复杂。目前，已报道了大量的实验结果，但研究者之间的实验方法及其条件相差很大，使结果难以进行比较，本节只对超声生物效应基本的机理和规律加以简单阐述。

一、热效应

热效应是超声波对人体组织产生的主要生物效应。

被组织吸收的超声波对分子产生作用会导致两种基本的结果：

(1)分子振动和转动能量发生可逆转性的增加，这一点由组织温度上升所体现。

(2)分子结构永久性地被改变。

由于组织有相当高的吸收系数，而热传导性较差，如果组织中温度升高足够大，组织将被损伤，如蛋白改变。在生物组织中，似乎绝大部分损耗掉的声能是由大的蛋白质分子经各种弛豫过程所吸收。然而，值得庆幸的是，超声对人体的作用不像 X 射线具有累积效应，并且更重要的是，与 X 射线不同，超声声子能量还不足以引起危险的电离损害。

二、机械效应

超声波在人体中传播时的振动和压力会对细胞和组织结构产生直接的效应，如细胞和细胞器可能会被高强度超声波产生的剪切力所粉碎。这一损伤属机械效应。

三、超声空化

声空化可以定义为充有气体和水蒸汽的空腔在外场作用下发生振荡的任何现象。传统习惯把声空化分为稳态空化与瞬态空化。在超声生物效应中，空化受到人们的特别重视；其原因主要是：

(1)应用于医学临床的超声在大多数情况下可能在生物组织中引起不同程度的空化。空化可以通过温度升高和施加机械力来影响生物系统，还可以通过产生自由基引起化学变化。猛烈的声空化会引起高热和更大的机械力，可能对组织造成严重的损伤和破坏。

(2)空化的机理相当复杂，在对声空化的研究中还有许多未知的领域。即使在诊断超声的低剂量水平，也不能排除空化的生物效应。

四、生化效应

超声生化效应在很大的程度上取决于辐射超声的强度和持续时间。在一定的阈值范围内，超声对人体的损伤相比其治疗作用可以忽略不计。

第七章　盆底超声概述

第一节　盆底超声检查技术

与传统的二维超声相比，三维超声可衍生出更多的诊断方法和扫查技巧，三维超声的临床价值已经得到越来越多不同领域医生们的认可。

三维超声是建立在自动获取一系列二维图像的基础上的，通过特殊的容积探头获得容积数据后，计算机便可以重建出任意切面或者渲染出立体的图像，并以多平面模式或者不同的渲染模式显示到屏幕上。

构成二维图像的基本单元称为像素(pixel)，构成三维数据的最小单位称为体素(voxel)，是体积元素(volumetric pixel)的简称。

假设一个大立方被分割成一个个小立方体(voxel 体素)，每一行、每一列、每一个立方体之间的行距和间距彼此都相等。进一步的假设，每一个小立方体都是信息的载体，包含不同特性的数值，例如在 CT 扫描中，这些值是亨斯菲尔德单位，表示身体对于 X 线的不透光性；在超声诊断学中，这些数值代表了不同的灰度值和彩色值信息，表示身体组织的回声强度和彩色多普勒色彩强度。我们可以提取立方体上的信息并进行数学计算，可以对每一个立方体的空间位置以 X、Y、Z 进行定位，从而使每一点的纵向、横向、轴向甚至任一扫描方向的数据都被计算。

简言之，就是在采集容积数据后，可从三维角度对各个切面进行分析。容积数据内的任意一个切面、立体渲染的三维或四维图像，都可以从任意一个方向进行实时显示，使我们可以从新的角度显示解剖结构，进而对结构异常进行诊断。

容积成像可帮助我们获取从二维扫描技术上很难获得的切面、平行界面，并保证了这些数据可存储到硬盘上，供任何时间的再分析。这种采集后容积数据的分析既可直接在三维超声系统进行，也可以在安装了 4Dview 分析软件的普通电脑上进行。

一般的三维、四维检查按照以下步骤进行数据采集和分析：

(1)数据采集

①以二维图像定位；尽可能获取最好的二维图像(二维图像是三维、四维图像的基础)，调整增益、聚焦位置。

②激活三维、四维模式(黄色采集框显示)。

③在三维模式中选择正确的成像预设置(表面、骨骼、颅脑、胎儿心脏等)。

④根据感兴趣区的范围、大小选择合适的容积角度。

⑤保持探头静止不动(仅在三维模式)，开始容积数据采集。

(2)数据存储：存储、发送原始容积数据或 DICOM、jpg，mp4、avi 等格式的文件。

(3)数据分析

①使用表面模式或透视模式观察与分析容积数据。

②使用多平面模式观察与分析容积数据。

③对容积数据进行定量测量。

一、数据采集

根据采集方式的不同，超声容积数据采集可以分为自由臂采集和自动容积采集两大类。

（一）自由臂采集

自由臂（freehand）采集不需要特定的三维探头，只需要普通二维探头即可完成图像的采集。操作者需要手持二维探头在患者身上按照一个方向进行扫查，扫查的过程中仪器按照预设时间间隔采集二维图像，并经过立体渲染显示立体的三维图像。因为是手动扫查，所以扫查的速度不快，这就决定了自由臂采集只可以采集三维图像，而不能采集四维图像。

某些支持自由臂采集的超声设备可以安装一套磁定位装置，该装置是在探头上装一个信号传感器（分外置和内置），在扫查部位附近放一个磁场发生器。传感器和磁场发生器都连接超声设备，当探头在进行自由臂采集的时候，磁场发生器可以感应到探头移动的位置、方向和速度，从而能渲染出准确的立体三维图像。

（二）自动容积采集

自动容积采集是通过特定探头来完成的，该探头是专门为二维、三维、四维扫描而设计的。按照探头设计的不同，可以分为机械容积探头和电子容积探头两大类，两类容积探头都不需要人为移动探头来进行三维数据采集。

机械容积探头是由机械（外置机械或内置微机械）带动探头或者晶片移动来完成扫描采集的，靠机械摆动来控制扫描的速度和范围。目前机械容积探头的应用范围有腹部（含妇产科）、经阴道、经直肠、小儿经颅和浅表器官超声等。

电子容积探头是用电路控制声波发射顺序，用电子虚拟摆动控制扫描速度和范围，以此来完成数据的扫描和采集。目前电子容积探头的应用范围有经食管（相控阵）、成人心脏（相控阵）、腹部（相控阵）、产科（凸阵）超声等。

最常用的容积探头是内置微机械的机械容积探头，本书所涉及的相关内容均是以该探头采集的三维图像为基础进行叙述。使用外置机械臂驱动线阵探头采集乳腺全容积三维和使用相控矩阵电子容积探头采集心脏四维，从采集到显示模式到数据分析，其原理都跟内置微机械的机械容积探头类似。

容积数据的采集是以二维图像开始的，叠加上方形或扇形的采集框。采集前的起始平面或“开始”图像代表了容积的中心平面，采集扫描将从容积的一侧开始，到达另一侧。容积采集的范围由“容积角度”这个参数决定，在容积开始采集后这个参数不可改变。

在扫描过程中，采集框锁定的感兴趣区将保持不变，屏幕上将动态显示实时扫描过程中采集的二维图像。在三维模式中，容积扫描的进度在屏幕的右下角同步显示（容积角度），动态指示实时更新容积扫描过程中二维图像所在的位置。

扫描时间的长短取决于采集框的大小（深度范围、容积角度）和容积扫描质量的预设。对于静态三维扫描，要保持探头不动，实时显示扫描的二维帧数以供监测扫描图像的品质。实时四维扫描时，连续容积采集不需要保持探头不动。

（三）实时 4D 采集

与静态三维不同，实时四维模式是动态三维，即在连续容积采集的同时进行三维立体渲染并进行运算，当连续采集显示的速度增加到一定程度，即容积帧频逐步提高，便可以看到相对实时的没有延迟的动态三维。在实时四维模式中，采集取样框的大小和位置对获取一幅好的立体图像是非常重要的，四维图像的大小基于选中的显示区域的渲染框大小，并自动计算转换。这种运算确保不依赖于取样容积框大小；整幅四维图像总是以最有效的方式展示出来。冻结后，图像可根据需要调节大小并在四维容积或四维电影回放状态下进行电影回放。

二、容积数据分析

采集后容积数据可直接在超声系统中进行分析，也可以在安装了 4Dview 分析软件的普通电脑上进行分析。

（一）图像的方向

容积数据采集后，解剖结构的显示内容和显示方位取决于应用设置和扫描过程中探头的方向和位置。

以腹部三维探头做盆底超声为例子，只要满足以下条件，则盆底肛提肌裂孔的三维立体渲染图像的方位如图 7－1 所示，黄色三维立体渲染图像的左侧为患者的右侧：

（1）三维探头的探头标记（图 7－1）朝向患者腹侧。

（2）屏幕二维图像的扇形正向，并且图像标记位于屏幕左侧。

（3）三维立体渲染的观察方向为“从上往下”，即左上角 A 平面的渲染框的上缘为绿线。

（4）三维立体渲染图像没有发生旋转。

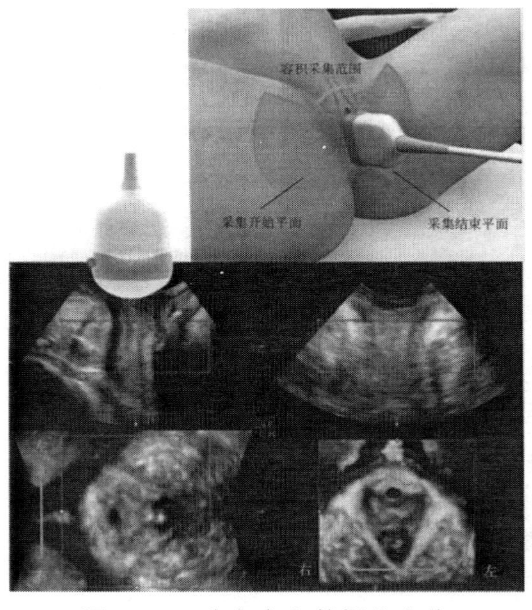

图 7－1　盆底容积数据的方位

（二）容积数据的旋转和交点移动

三维容积数据可以分别围绕 X、Y、Z 轴进行旋转，三根轴线相互垂直相交于一点上。

当操作旋转控制键时，参考平面内将会插入相应的像线一样的 X、Y、Z 轴。X、Y、Z 轴中任一轴可任意旋转。X 轴从左至右水平穿过平面或者容积；Y 轴从上至下垂直穿过平面或者容积；Z 轴从前至后水平穿过平面或者容积。

容积数据采集后，仪器默认以三个正交平面＋立体渲染图像的方式来显示容积数据。观察三个正交平面中任意一个平面内的光标运动，用户会发现相应的正交切面被实时运算并即刻更新容积内的任一点，其交互的平面都是彼此互相垂直的，换言之，同一结构可在三个平面的交互点位置进行同步观察。

（三）魔术剪

魔术剪允许用户把不需要显示的部分剪切掉。如果同时有彩色三维数据，则允许只剪切灰阶数据或只剪切彩色数据，或者同时剪切灰阶和彩色数据。魔术剪还支持擦除功能，即可自定义剪切的深度，擦掉表面，留下内部信息。

魔术剪技术使操作医生能够以理想角度对临床病例进行无障碍的观察。

三、容积数据可视化

当采集完容积数据后，三维超声仪器可以用不同的显示方式把容积数据显示到屏幕上。常见的显示方式有：立体渲染模式、三平面模式、断层超声成像模式、自由解剖成像模式、容积对比成像模式等。一般情况下，仪器默认以三个正交平面＋立体渲染图像的方式来显示容积数据。

容积超声的优势在于可以利用三维超声任意切面成像方式获取盆底轴平面，不论是在实时采集还是离线分析都可以做到这一点。采用存储动态容积数据，通过回放键选择所需平面，利用渲染模式来显示肛提肌裂孔的容积信息，显示方向可以从尾侧到头侧，在肛提肌收缩时直观评估有无肛提肌断裂和在最大 valsalva 动作测量肛提肌裂孔的大小。

（一）立体渲染

立体渲染是一个基于 3D 或 4D 原始数据，对“体素”进行可视化渲染的一个过程（“像素”是二维图像的最小信息单位；“体素”是三维容积数据中最小的信息单位）。

早期的三维仪器，渲染一幅 3D 图像需要大约 30 秒时间；而今，如此耗时的 3D 数据运算已不再是我们的工作障碍。计算机技术的快速发展，使渲染速度以百位数级别增加。现在，一幅 3D 图像的运算，耗时减至不足 0.1 秒。因此，我们完全可以说 3D 渲染是一种实时的成像，也就是我们常说的实时 4D。

立体渲染的软件包提供了对容积数据的灰阶、彩色能量多普勒以及玻璃体模式渲染的交互式表面和透视模式显示。该软件包内置在三维超声仪器的系统内，无需外部的硬件支持。

“交互”意味着每一步操作和调节都会实时改变渲染的结果。因为系统和采集取样框大小的不同，快速的硬件和智能的软件，使机器每秒钟能计算 5～45 个容积或含有 1024 幅图像的容积数据。

1.原理

立体渲染是一种算法程序，用于显示通过 2D 扫查采样获得的容积数据中的某些 3D 结构。不同的算法程序会显示出不同的表面或者内部效果。

不同于平面几何信息（如边缘、线条等），“投照路径”在 3D 数据内穿过，进而分析该路径上的“体素”。渲染（计算）法则、表面或透视模式，决定了三维结构的显示形式。通俗点说，即容积数据是以软组织模式或骨骼模式显示的。通常我们用表面纹理模式来显示盆底结构。

2.渲染取样区域（渲染框）

渲染取样区域和最开始三维采集时的数据采集区域是两个概念。数据采集区域是指整个原始三维数据的大小，它由开始采集之前的采集框大小和容积角度大小来决定。渲染取样区域是指采集三维原始数据后，在选择以立体渲染模式显示方式时渲染框所包括的数据区。

渲染框所包含的区域为渲染取样区域，程序只运算区域内体素的信息，因此，超出渲染框外的结构将不被显示。渲染框的位置和大小可以通过 a、b 和 c 三个正交平面来校准。操作者可以调整渲染框的大小和位置。

3.立体渲染的模式(算法)

不同的立体渲染算法会有不同的效果，根据不同的算法，可以分为三大类：表面模式、透视模式、HDlive 模式。三类模式都可以作用于灰阶容积数据和彩色多普勒容积数据。

(1)表面模式：只显示渲染框内表面的体素信息，内部的体素信息不显示。结构对比越强烈，表面边界越清晰。如胎儿的表面，有无回声的羊水衬托会更加漂亮；而盆底轴平面，则肛提肌回声越强，渲染出来的边界越清晰。常见的表面模式有：梯度亮度模式、表面纹理模式、表面平滑模式等。

(2)透视模式：显示渲染框内所有体素的信息，根据体素内回声的强度来决定显示的次序，会显示出不同高低回声优先的图像。常见的透视模式有：最大模式(骨骼模式)、最小模式、X 线模式。

(3)HDlive 模式：显示渲染框内所有体素的信息，同时包含表面和内部的轮廓信息。可通过调节光源的方向改变虚拟光源的透照方向，获得立体感更加强烈、细节更丰富的图像，也可通过调节轮廓化参数(Silhouette)，获得显示容积内外结构轮廓的图像。

4.立体渲染模式的使用提示

两种模式能同步计算并实时混合显示。调整两种模式的混合比例可以得到不同的渲染效果。

(1)表面模式：需要在渲染开始的区域和表面结构之间充满低回声区。使用"Th.Low"(阈值)控制键来删除围绕在表面结构的低回声结构，例如信号噪声等。

(2)最大模式：要避免强回声伪像，因为这些伪像也可在三维图像上显示。使用较小的渲染框显示骨骼结构，例如胎儿长骨。

(3)X 线模式：当采用 X 线模式时，容积内的所有灰阶值都会被显示出来。为了增强感兴趣区内结构的对比度，感兴趣区的厚度要尽可能薄。

(4)最小模式：需要避开因衰减而引起的声影或类似暗区，因为这些伪像也会一起被显示。

(5)HDlive 模式：采用 HDlive 模式后，投照光源的方向可以任意变化，不同方向的光源照射可显示不同的结构细节。同时，轮廓化参数(Silhouette)只在 HDlive 模式启动后才可以调节。

5.2D 图像对立体渲染结果的影响

(1)低质量的 2D 图像会导致低质量的 3D 图像效果。请注意焦点的位置和个数，并学会利用 2D 图像技术比如 Coded Excitation 编码激励，THI 组织谐波，CRI 空间复合成像或者 SRI 斑点消除成像(取决于系统和探头)来优化图像。

(2)想要获得好的 3D 图像质量，要在开始容积取样前，调整感兴趣结构的二维图像对比度。

(3)为了获得好的图像效果，正确放置渲染框的位置是很重要的。调节渲染框，以使表面模式开始渲染的区域(绿线)具有清晰的视野。

(4)当开启 4D 时，使用 2D 增益控制来改变 4D 图像的亮度。

(二)三平面模式

三平面模式是指机器只显示容积数据中三个正交平面，三个平面分别被称为 A、B、C 平面(图

7-2)。初始状态下,A平面为容积的中心平面,它无限接近三维采集启动前所看见的二维平面;B平面是A平面沿纵轴旋转了90°的平面;C平面是A平面沿横轴旋转90°的平面,三个平面永远两两垂直。例如,在盆底超声中,经会阴获取三维数据后,如果A平面是盆底的正中矢状切面,那么B平面就是盆底的冠状切面,C平面就是盆底的横切面(轴平面)。

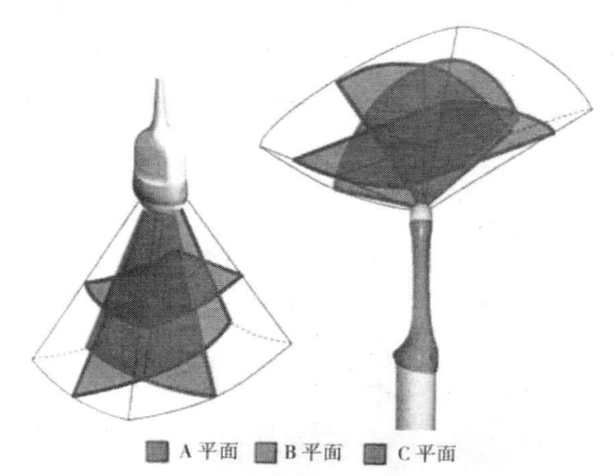

图7-2　腹部、腔内探头的A、B、C平面与探头的关系

红、蓝、绿色平面分别代表A、B、C平面

A、B、C三个平面之间的方位对应屏幕上的方位:三个平面相交的点就是图像上的指示点,通过调节指示点的位置,可以获得容积数据内任意平面图像,同时,沿着与平面相交的轴线旋转平面,可以获得容积数据内任意倾斜的平面。需要注意的是,A、B、C三个平面两两相交,永远相互垂直,因此只要一个平面位置发生变化,其他两个平面位置也会跟着变化,而指示点所在的位置在三个平面中是同一个位置。

三平面模式常用于显示和分析胎儿颅脑、胎儿心脏、胎儿腭等内部结构。

(三)断层超声成像

除了上述常规的三平面显示方式,三维超声还提供了不同的多平面显示方式,在盆底超声中,最常用的就是断层超声成像(TUI)。TUI成像是以多个平行平面的模式来显示容积数据,其显示的方式与CT/MRI类似。其中,平面的层数、层间距、位置、倾斜度等参数均可任意调节。联合四维(动态容积数据)和超声断层成像可以同时观察不同的动作后多个不同切面的图像。TUI成像可以同时显示2～16幅(目前最多可以显示25幅)图像。

(四)自由解剖成像

以上所提到的多个平面的显示和分析,都是利用直线对三维原始立体数据进行切割,形成正交平面(ABC平面)或平行平面(断层超声成像)来进行观察和分析。而自由解剖成像(Omniview)则提供曲线切割工具,我们可以沿着不同的曲线对三维原始立体数据进行切割,甚至可以沿着不规则的曲线进行切割。切割后可以得到任意曲面的直接投影或者拉伸投影图像。Omniview提供四种切割工具,分别是直线、弧线、多点折线、自由曲线。

一般情况下,人体组织器官有各种形状,有时候平面并不能提供充分的解剖信息,一个典型的例子是子宫。三维超声可用于显示子宫的冠状切面,从而对子宫畸形的观察和分类提供了有效的依据,但是子宫不是一个平面,特别是子宫畸形时,平面并不能显示所有的信息,这个时候需要曲面来对子宫进行成像显示。例如对复杂的早孕胚胎脑泡结构进行三维成像，展开投影的方式能显示完整的脑泡结构。

(五)容积对比成像

容积对比成像(VCI)是一个独特的三维成像技术，是一项优化2D图像的三维技术。它能基于4D容积扫描技术而产生高对比分辨率的实时2D图像，也可以应用于已经采集的3D容积数据，结合VCI技术之后，剖面性的成像如三平面成像、断层超声成像、自由解剖成像等都可以被优化。

在启动VCI(容积对比成像)后，机器用特殊的方法在一个用户自定义厚度的切片内进行成像，厚度为1～20mm，可调，同时，机器对该切片数据进行立体渲染投影。最终，可以获得一个没有斑点噪声和高组织对比度的剖面图像。

这种对比分辨率和信噪比的提升更有利于寻找器官的弥漫性病变。一些检查部位(如腔内检查)的C平面，不可能用传统的2D超声来获得，而用VCI技术则能进一步提供更多的形态学诊断信息。

不同的组织和孕周，可以选择不同的切片厚度和立体渲染模式，得出不同的效果(表7-1)。

表7-1　不同应用对应的VCI厚度

应用	VCI切片厚度	立体渲染模式
第一孕期(<20周)	1～2mm	X线模式、最小模式
第二孕期(20～30周)		
颅脑	2～5mm	X线模式
肺	2～5mm	X线模式
肾脏	2～5mm	X线模式、最小模式
脊柱	20mm	最大模式
妇科	2～10mm	X线模式、最大模式

四、三维数据测量

无论是在立体渲染的图像上，还是在多平面图像上，操作者都可以进行普通的距离、面积、角度等的二维测量，也可以进行一些特殊的容积测量，常见的三维测量方法，见表7-2。

表7-2　常见的三维测量方法

测量名称	测量工具
距离测量	两点间直线距离/两直线间垂直距离/曲线距离
面积测量	轨迹法/椭圆法/双径线法
角度测量	三点法/双线法
普通体积测量	径线法/椭圆法

（续表）

测量名称	测量工具
不规则体积测量	VOCALn™
液性暗区体积测量	SonoAVC
多切面体积测量	3D multiplane

第二节　盆底超声检查的适应证

(1)妊娠期及分娩后盆底功能障碍的一体化筛查及评估。

(2)产程监测。

(3)与女性前腔室异常相关的病变：

①尿频、尿急、尿痛及排尿不尽等。

②反复泌尿系统感染。

③尿失禁或排尿困难。

(4)子宫脱垂。

(5)与后腔室异常相关的病变：

①粪失禁。

②排便困难及便意不尽等，如功能性便秘。

(6)阴道前壁、穹隆和(或)后壁脱垂。

(7)盆底肌损伤包括肛提肌及肛门括约肌等损伤的筛查。

(8)盆底康复治疗前后的评估。

(9)其他各种与盆底病变相关手术前后的检查及疗效评价：

①阴道前壁和(或)后壁修补术。

②盆腔植入材料如吊带及补片等手术。

③全子宫切除和(或)次全子宫切除术后的患者。

④盆腔肿瘤手术术后的盆腔检查。

(10)盆底炎性或肿瘤性病变等：如尿道及尿道周围病变；膀胱壁及膀胱炎性/肿瘤性病变/膀胱结石等；直肠及其周围组织炎性或肿瘤性病变等。

(11)外伤累及盆腔脏器：如尿道、阴道、直肠等的检查。

(12)与盆底病变相关的慢性盆腔疼痛筛查。

(13)与盆底功能障碍性疾病相关的腹壁检查：如腹直肌分离等。

第三节　盆底超声检查基本程序及注意事项

盆底超声在临床上应用越来越广泛，对超声诊断的要求也越来越高，因此，如何规范的做好超声检查，为临床提供有价值的参考信息至关重要。本章主要介绍盆底超声检查的基本程序及相关注意事项。

一、检查前准备

(一)仪器准备

建议选用配有三维容积探的仪器进行盆底超声检查，探头频率4～8MHz或相近，容积扫查的角度应为85°或以上。选择盆底超声检查模式，输入患者姓名、年龄等基本信息，以便仪器内置存储图像。探头表面均匀涂抹适量耦合剂，外罩盆底超声专用探头套，在探头套表面再次涂抹较多消毒型或无菌耦合剂，尽量使探头套内外均没有气体存在，以免影响观察。如果没有配备专用探头套，可选用乳胶手套，并注意排空气体。

(二)患者准备

检查前详细询问并记录患者基本情况、病史、症状、体征等，嘱患者排空膀胱及直肠后10分钟内进行检查，检查时患者取仰卧截石位，如遇患者无法配合等特殊情况下可选择蹲位或站立位检查。部分尿潴留患者需导尿并拔出尿管后再进行检查，对于子宫、膀胱等脏器已脱出阴道口外的患者应还纳脏器后检查。一般首先进行静息状态及收缩状态下的检查，然后进行Valsalva状态下的检查，以尽量减少脱垂脏器对检查结果的影响。患者臀部下方需垫较厚可吸水的医用垫巾。

(三)检查者准备

检查者需熟练掌握盆底超声检查操作规范，并与患者进行良好的沟通交流。此外因部分患者会有尿失禁及粪失禁现象，检查者需做好自身防护，如佩戴一次性医用口罩、帽子、乳胶手套及袖套。

(四)医患沟通及动作指导

检查前医生需和患者进行有效沟通，使患者理解检查的过程和意义，避免紧张、羞怯心理，以便更好地配合医生检查。医生应用通俗易懂的语言使患者理解盆底肌收缩即肛门收缩上提的动作，Valsalva动作即向下用力屏气增加腹压的动作。在检查前可对患者进行动作训练，以达到动作规范标准。

(1)有效的盆底肌收缩动作训练标准为：

①盆腔脏器向头腹侧移动。

②肛提肌裂孔缩小。

③持续时间达3秒或3秒以上。

(2)有效的Valsalva动作训练标准为：

①盆腔脏器向背尾侧移动。

②肛提肌裂孔增大。

③持续时间达6秒或6秒以上。

二、检查规范与方法

(一)检查流程

盆底超声检查流程,见图7-3。

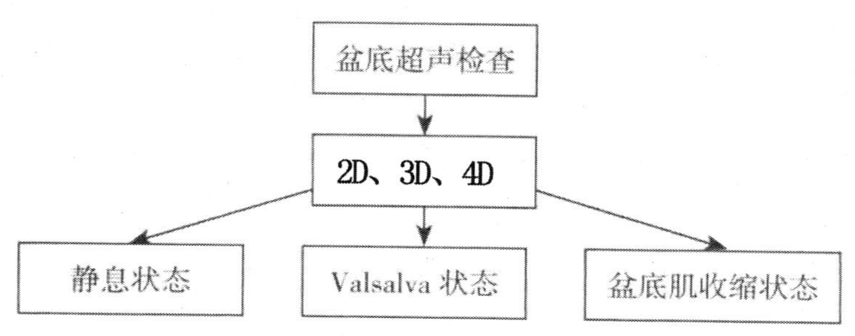

图7-3　盆底超声检查流程

(二)二维超声检查

二维超声检查步骤:

(1)首先将患者大阴唇分开,探头指示点朝上,纵向放置于患者会阴处,获得静息状态下的盆底标准正中矢状切面,此时可清晰地显示耻骨联合、尿道、膀胱颈及部分膀胱、阴道、直肠、肛管和肛管周围的肛门括约肌、肛提肌板等结构。观察静息状态各脏器的位置以及尿道、膀胱、阴道、直肠周围有无异常回声,膀胱黏膜面是否光滑,膀胱壁有无增厚,可测量膀胱逼尿肌厚度、膀胱残余尿等指标。

(2)探头保持盆底标准正中矢状切面,嘱患者做最大Valsalva动作,即深呼吸后用最大力量向下屏气增加腹压动作,此时可观察到盆腔脏器向患者背尾侧移动。冻结最大Valsalva动作时的图像,可测量膀胱、膀胱颈、子宫、直肠与参考线(过耻骨联合后下缘的水平线)间的垂直距离、膀胱尿道后角、尿道旋转角和膀胱颈移动度等指标。

(3)探头保持盆底标准正中矢状切面,嘱患者做盆底肌收缩运动,可观察到盆底结构向头腹侧运动。然后左右偏移探头,在旁矢状切面观察静息状态下左右侧肛提肌的完整性,嘱患者做盆底肌收缩动作,观察收缩状态下肛提肌的运动情况。

(4)将探头旋转90°,调整至横切面继续观察。探头指示点位于患者右侧,稍向后下方倾斜,上下摆动探头观察肛门括约肌的完整性。需要注意的是,因为二维超声检查无法获得肛提肌裂孔及肛提肌、肛门括约肌的断层解剖图像,对肛提肌和肛门括约肌的观察有限,所以不推荐仅使用二维超声检查来评估盆底肌群,但在未配备相应设备以及三维、四维容积探头的医院可以用二维超声对盆底基本情况进行初步筛查,以增加诊断信息。

(三)三维、四维超声检查

启用三维、四维超声检查程序,分别获得静息、盆底肌收缩、Valsalva状态下的超声容积数据。观察三种状态下盆底肌群、各脏器位置和实时运动情况,判断有无脏器脱垂及肛提肌、肛门括约肌的损伤。三维/四维超声检查可得到二维超声无法获取的特殊平面——盆底轴平面。可通过三种不同模式获得盆底轴平面:容积渲染模式(Render模式)、多平面显示(Section plane模式)和自由解剖平面(Omni View模式)。

1.静息状态

(1)Render 模式:起始平面是正中矢状切面。然后启动三维/四维,获得容积数据。首先调整容积框大小,宽度 0.5～2cm。激活 A 平面,然后旋转 Z 轴,使得取样框所在的位置位于耻骨联合后下缘表面到耻骨直肠肌环中心前面连线,即可获得肛提肌裂孔轴平面。

(2)Section plane 模式:起始 A 平面是正中矢状切面,在 A 平面将取样点放在耻骨联合后下缘,旋转 Z 轴,使得肛提肌完整显示,将 C 平面旋转 90°即可获得肛提肌裂孔轴平面。

(3)Omni View 模式:无需旋转图像,选择 Omni View 模式,选择直线方式(line),直接在耻骨联合后下缘表面到耻骨直肠肌环中心划一连线,即可获得肛提肌裂孔轴平面。

盆底轴平面在通过耻骨联合下缘与耻骨直肠肌环中心连线水平可显示肛提肌裂孔和周围的肌群,此平面能够评估肛提肌有无损伤、断裂,并可测量肛提肌厚度和裂孔面积、大小等参数。

2.Valsalva 状态

嘱患者做屏气用力下推的动作即 Valsalva 动作,同时启用三维/四维成像模式,选用以上三种方法中的任意一种均可获得盆底轴平面图像(Render 模式最为常用)。动态观察前、中、后三个腔室的脏器移动情况,评估各腔室有无脏器脱垂或膨出,并在最大 Valsalva 动作时测量肛提肌裂孔面积;存储动态图像以便于回放和分析。

3.盆底肌收缩状态

嘱患者做盆底肌收缩运动,同时启用三维/四维检查模式,获得容积数据。盆底肌收缩状态主要观察肛提肌和肛门括约肌有无损伤和断裂。在盆底肌收缩状态时,最重要的是断层超声成像模式(TUI)。TUI 模式的特点是可根据受累平面的层数及层间距对损伤级别和累及范围进行评估。

(1)盆底肌收缩状态肛提肌评估:首先在上述 Section plane 模式获得盆底肌收缩状态的肛提肌裂孔轴平面,然后进一步选择 TUI 模式,此时层间距选择 2.5mm,层数为 9 层,即可获得多幅平行切面的肛提肌裂孔图像。其中正中参考平面显示的图像必须为耻骨联合的闭合状态;标准要求第 3～5 幅图像所显示的耻骨联合必须分别呈开放、闭合、闭合状态。肛提肌断裂时表现为肌层回声不连续甚至完全不显示,据此可诊断部分或完全性的肛提肌断裂。

(2)盆底肌收缩状态肛门括约肌评估:嘱患者做盆底肌收缩运动,起始平面为肛管的冠状面,启用 TUI 模式时,层间距根据患者肛管的长度确定,一般采用 1.5mm 及以上,层数为 9 层;要求第一幅图像应在肛门内括约肌尾侧起点下方,一般放在肛门处,最后一幅图像应在肛门外括约肌头侧止点上方一个层面。此方法可评估肛门括约肌的完整性。

三、测量参数的获得

(一)参考线及指示点设定方法

1.参考线设定

以耻骨联合后下缘为标志点做一水平线,该水平线即为参考线,测量各脏器与参考线的距离。在静息、Valsalva 状态时,分别比较盆腔各脏器指示点与参考线的关系,当脏器指示点位于参考线水平以上时称为线上,位于参考线水平以下时称为线下。需要特别注意的是,Valsalva 动作时参考线会与静息状态有所不同,需按照 Valsalva 动作后的耻骨联合后下缘作为标志点制订新的参考线。

2.各脏器指示点

(1)膀胱:有膀胱膨出时,以膀胱膨出部分的最低点为指示点,测量其与参考线的距离。要注意在1型膀胱膨出时,膀胱颈不一定是最低点,膀胱后壁会低于膀胱颈,此时以膀胱后壁作为最低点;在无膀胱膨出时,一般膀胱颈即为膀胱最低点。

(2)子宫:以宫颈的最低点(前唇或后唇)为指示点,测量其与参考线的距离。

(3)直肠:以直肠壶腹部为指示点,测量其与参考线的距离。

(二)测量指标

1.静息状态

(1)膀胱残余尿:观察有无残余尿,进行残余尿量的测定。具体方法为,以膀胱互相垂直的两个最大径线,上下径(a)和前后径(b),单位为cm测量值相乘,再乘以系数5.6,所得数值即为残余尿量毫升数,即残余尿量$=a\times b\times 5.6$。

(2)逼尿肌厚度:膀胱排空后,超声声束垂直于膀胱黏膜,首先通过尿道和膀胱颈确定近膀胱中线的部位,一般选择膀胱顶的位置,然后从膀胱壁的黏膜面至浆膜面之间的低回声进行测量。测量三次取其平均值。

(3)尿道倾斜角:近端尿道与人体纵轴线所形成的夹角。

(4)膀胱尿道后角:膀胱后壁与近端尿道之间的夹角。

(5)膀胱颈位置:测量膀胱颈至参考线的垂直距离。

(6)膀胱、子宫、直肠位置:以耻骨联合后下缘水平线为参考线,测量膀胱、子宫颈、直肠壶腹部与参考线的距离。

(7)观察尿道内口有无开放,尿道周围有无囊肿、肿瘤或憩室等。

(8)肛提肌尿道间隙:轴平面获得肛提肌裂孔图像后,测量两侧肛提肌与尿道中点的距离。肛提肌尿道间隙在正常情况下两侧对称,间距基本相等。如果双侧不对称,往往提示存在肛提肌损伤。

2.Valsalva动作

(1)膀胱颈移动度:测量静息状态与Valsalva动作后膀胱颈与耻骨联合后下缘的距离的差值,即为膀胱颈移动度。当Valsalva动作后膀胱颈位于参考线水平以上时,为两者数值相减;当Valsalva动作后膀胱颈位于参考线水平以下时,为两者数值相加。

(2)尿道内口有无漏斗形成:指的是尿道内口有无开放,成漏斗样改变。

(3)尿道旋转角:尿道旋转角是静息和最大Valsalva动作时尿道倾斜角的差值。当Valsalva动作时尿道跨过人体纵轴线,尿道旋转角为静息时与Valsalva动作时的尿道倾斜角数值相加,反之则为静息状态的尿道倾斜角减去Valsalva动作时的尿道倾斜角的数值。

(4)膀胱尿道后角:与静息状态下测量方式相同,观察有无膀胱尿道后角增大(开放),见图7-4。

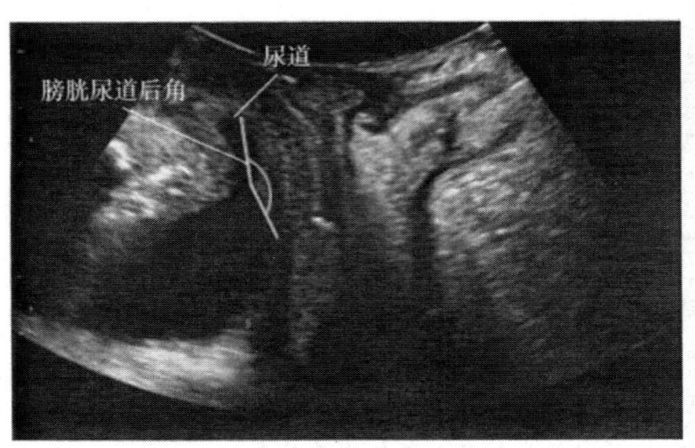

图 7－4　Valsalva 动作时膀胱尿道后角的测量

(5)膀胱、子宫、直肠下降位置：与静息状态测量方法一致，以耻骨联合后下缘水平线为参考线，测量最大 Valsalva 动作后各脏器最低点与参考线之间的距离。

(6)直肠膨出的高度：在正中矢状切面最大 Valsalva 动作时，沿肛门内括约肌与肛管平行向头侧引一条延长线，测量膨出物最顶端与其的垂直距离即为直肠膨出的高度。

(7)肛提肌裂孔面积：因 Valsalva 动作时肛提肌裂孔面积与脏器脱垂有明显的相关性，所以评估脏器脱垂时一般选用最大 Valsalva 动作时的面积来评估。如果肛提肌裂孔明显扩张，最大 Valsalva 动作时耻骨联合后下缘与肛提肌不能同时显示，则需回放图像至肛提肌刚好显示的平面来测量。

3.盆底肌收缩动作

(1)肛提肌耻骨联合间距：正中矢状面测量耻骨直肠肌与耻骨联合下后缘的距离。

(2)肛提肌应变率：可采用盆底肌收缩时的裂孔面积来评估肛提肌应变率。即静息状态下肛提肌裂孔面积减去收缩状态下裂孔面积的差值与静息状态下裂孔面积的比值。

四、图像优化

(1)选择合适的探头保护套。不推荐使用避孕套，因为顶端的突起可能会导致伪像。推荐使用专门的探头保护套，可使探头与保护套紧密结合减少伪像，同时还要注意排除探头套和探头表面之间的空气。此外，探头套外层也需要涂足够的无菌或消毒型耦合剂，以减少探头与皮肤之间由于空气导致的伪像。

(2)检查初始时注意探头的方向性，探头指示点一般应朝上，此时对应的图像耻骨联合位于图像左侧，直肠位于图像右侧。可通过观察探头与图像移动的方向来判断图像方位是否正确。

(3)如果图像出现回声异常增高或减低的区域，应注意是否为时间一增益补偿的调节异常或是由于气泡等产生的伪像。

(4)检查时探头应紧贴会阴和耻骨联合以确保探头的稳定性。探头表面距离耻骨联合应该不超过 1cm。太大的距离会导致图像显示不佳，并且会对检查结果产生较大影响，重复性差。

(5)经会阴超声的图像可以通过谐波成像、斑点噪声抑制消除和空间复合成像等技术进行优化。图像深度为 6～7cm 时，放置 2 个聚焦点可以明显提高图像分辨率。

(6)检查时可利用患者的咳嗽动作去除耦合剂内的气泡和碎屑以减少伪像；同时可使探头与会阴紧密贴合，提高图像清晰度。

五、检查技巧

(1)Valsalva 状态下进行四维容积成像时,因患者膨出物过大、检查者不够熟练等原因可导致脱靶或动态图像晃动幅度过大,无法获得标准的完整肛提肌裂孔图像及测量肛提肌裂孔相关参数。

对策:

①检查者需多次练习,熟练掌握操作方法。检查时探头可随着患者动作缓慢均匀往后下方轻微移动,即可获得更完整图像。

②适当缩小图像深度,使远场图像不会丢失。

③嘱患者屏气后缓慢均匀用力,避免用力过快导致膨出物迅速下降,无法追踪捕捉图像。

(2)部分患者平卧截石位时不能配合进行盆底肌收缩及 Valsalva 动作。

对策:

①做好患者心理疏导,使其克服羞怯心理。

②嘱患者去卫生间蹲位练习排尿后盆底肌收缩动作及用力屏气动作后再返回继续检查,一般情况下患者可正常配合。

③对于仍然无法配合的患者可采取蹲位或站立位检查。

六、成年女性盆底超声重复性研究及正常参考值

(一)重复性研究

良好的重复性及测量的稳定性与研究结果的准确性及可靠程度密切相关。目前,国内外针对经会阴实时三维超声的测量方法学方面的研究较少,且测量时受检者的体位及动作状态不一致可能导致测量结果产生差异,从而影响准确性。笔者所在中心运用经会阴实时三维超声技术,对正常女性的盆底结构进行超声检查,研究不同操作者评估盆底结构的可重复性及一致性。通过分别测量最大 Valsalva 动作后的膀胱颈移动度(BND)及肛提肌裂孔面积(HA),研究不同操作者组内和组间的重复性,比较各组测值的差异。结果表明,不同操作者之间测量正常女性膀胱颈移动度、肛提肌裂孔面积的 ICC 分别为 0.91,0.82 和 0.98,0.95,CV 分别为 8.7%、7.65%和 4.8%、3.38%。经验丰富的操作者重复性优于经验较少者。Bland-Altman 图像分析结果显示,两位不同经验操作者之间一致性较好。研究说明,运用经会阴实时三维超声技术检测女性盆底结构在不同操作者间的总体重复性和一致性较好。高年资操作者检测效能优于低年资操作者,通过加强对低年资医师的培训可进一步提高其测量准确性。

(二)正常参考值

确定正常女性盆底结构的参考值可对盆底功能障碍性疾病的评估与诊断提供参考。目前,国内外仅有少量文献针对未育女性的盆底结构进行研究,且部分文献在方法学上并未进行严格控制。以下参考值范围主要由文献研究及笔者所在中心临床大样本的研究结果共同制订。

(1)膀胱残余尿正常情况下应<50mL。

(2)逼尿肌厚度正常值<5mm,当逼尿肌的厚度超过 5mm 时,可能与逼尿肌的过度活动有关。需要注意的是,测量时残余尿必须<50mL,如果增厚还需注意与局限性膀胱收缩及膀胱自身病变相鉴别。

(3)静息时尿道倾斜角正常值＜30°。

(4)膀胱尿道后角据文献报道,正常值为静息状态下＜110°,Valsalva 动作后＜140°。

(5)膀胱/子宫/直肠位置无论静息状态还是 Valsalva 状态均要位于参考水平线以上。根据国外文献报道,即使子宫位于参考线上,当子宫颈与参考线间的距离＜15mm 时即可诊断轻度子宫脱垂,低于参考线为明显子宫脱垂。

(6)膀胱颈移动度正常值为＜25mm,≥25mm 为膀胱颈移动度增大。

(7)尿道旋转角正常值应＜45%

(8)肛提肌裂孔面积国外文献报道的裂孔面积大小参考值为:Valsalva 动作时＜25cm^2 为正常,30～34.9cm^2 为轻度扩张,35～39.9cm^2 为中度扩张,＞40cm^2 为重度扩张。因种族差异,国内外女性的裂孔面积有所差异。经过笔者所在中心大样本临床研究的结果显示,成年女性最大 Valsalva 动作时裂孔面积一般＜20cm^2。

(9)肛提肌尿道间隙据国外文献报道,成年女性肛提肌尿道间隙的正常值为 25mm。国内学者通过与 MRI 的联合研究认为我国成年女性的正常值为 23.65mm。

第八章　盆底超声

女性前腔室的解剖结构主要包括阴道前壁、膀胱、尿道。临床常见的前腔室功能障碍性疾病主要包括前腔室脏器的脱垂和压力性尿失禁等，是妇科泌尿学常见疾病之一。据国内外资料显示，13%～21%的女性患有不同程度的膀胱膨出和压力性尿失禁；而中老年女性中，大约50%的妇女患有不同程度的膀胱膨出和尿失禁。该类疾病已经成为影响人类生活质量的五大慢性疾病之一，并引发了女性一系列的社会生活和身心健康障碍，又被称为“社交癌”。病因学研究发现，引起前腔室功能障碍的病因是多方面的，如妊娠、分娩、先天性因素、肥胖、雌激素缺乏、盆腔手术和神经损害等。其中，经阴道分娩和先天性因素是最突出的原因，有学者认为妊娠和分娩特别是经阴道分娩可导致女性盆底的损伤；更年期妇女由于盆底支持结构萎缩及膀胱周围筋膜薄弱也可导致膀胱膨出与压力性尿失禁，而盆腔脏器的脱垂同时也具有遗传的特性。上述病因均可引起盆底支持结构的改变，如盆底肌、韧带及筋膜的损伤或薄弱，从而导致盆底整体支持功能下降而出现脏器的脱垂和(或)尿失禁。该类疾病如果能够在早期进行诊断，那么多数患者可以通过盆底肌肉功能训练等达到治疗目的。但在国内，由于该类疾病长期不受重视以及缺乏早期诊断的有效检查方法等原因，往往患者就诊时症状已经比较严重，需要手术治疗才能改善症状。因此，早期、合理、有效的诊断和及时的治疗有助于提高女性盆腔脏器脱垂和压力性尿失禁患者的预后及生活质量。

目前，临床上主要采用POP-Q评分来评估盆腔脏器脱垂的程度，但该方法经验依赖性强，结论具有一定的主观性。而对于压力性尿失禁的诊断来讲，除常规的体格检查及相关神经系统检查外，常用的辅助诊断方法还包括压力试验、指压实验、棉签实验及尿动力检查等。压力试验等是主观性检查，尿动力学检查是操作复杂的微创检查，且影响因素较多，因此影像学检查日益受到重视。主要包括MRI检查、X线排泄造影、CT和超声检查。MRI检查可以清晰显示静息状态下的盆底结构，但对于Valsalva状态下的盆腔脏器位置改变，无法实现真正的动态实时显示，尤其是难以克服肛提肌共激活所致的假阴性结果，且费用相对较高；此外，对于吊带及生物材料补片等植入术后的患者，因该类植入材料与软组织信号类似，MRI检查难以清晰显示其形态及位置，无法做出进一步的评估。CT和X线排泄造影具有辐射性，尤其是X线排泄造影是微创检查，故难以作为常规筛查方法应用。超声检查因其具有经济、便捷、无创、重复性好及易于被患者接受等优势，正日益成为临床重要的辅助诊断方法。

女性盆底超声检查方法有经腹壁超声检查、经会阴超声检查及经阴道或经直肠腔内超声检查，其中经会阴超声检查是目前国际上应用最广泛的检查方法。采用经腹超声检查时，容易受腹壁、骨骼、膀胱、肠道内容物等的干扰，较难获取清晰的尿道及尿道周围组织的声像图。采用经阴道或经直肠超声检查时，由于探头放置在腔内检查，所以会对周围组织产生一定的压迫而不易获得准确和客观的检查结果。经会阴超声检查则可避免腹壁、骨骼、肠道内容物等的干扰，保证了尿道及其周围组织处于自然生理状态，有利于获取客观、真实的超声图像。

经会阴二维超声检查时，正中矢状切面可显示膀胱、尿道及其周围组织。静息状态下，可观察尿道周围结构膀胱黏膜面是否光滑、膀胱壁有无增厚及尿道内口有无开放，膀胱尿道后角是否完整等，同时还可以进行膀胱残余尿量、膀胱逼尿肌厚度、膀胱颈位置、尿道倾斜角等的测量。在最大

Valsalva 动作时，可观察膀胱、尿道、子宫及直肠等脏器的位置，还可以测量膀胱下降位置、膀胱颈的活动度、膀胱尿道后角角度、尿道旋转角度及观察尿道内口漏斗形成等。实时三维超声可涵盖所有二维超声检查的内容，尤其是能获得二维超声无法显示的盆底轴平面，对女性盆底结构进行多平面、多角度的观察。同时，实时三维超声还能对疾病治疗效果，如吊带或网片植入后的疗效进行客观评估。

第一节　尿道周围病变

经会阴超声可辅助临床，对尿道周围的多种病变，如尿道钙化、憩室、囊肿、脓肿、尿道阴道瘘等做出诊断。既往女性尿道及尿道周围病变的检查主要是通过临床症状及实验室检查，少数可通过膀胱镜进行检查。但是临床症状及实验室检查均缺乏特异性且不够直观，膀胱镜为微创性检查也不宜常规开展。而采用超声观察女性尿道及其周围病变则具有直观、定位准确的优势。经会阴超声不仅可以通过正中矢状切面观察尿道的全程及尿道周围组织，还可以利用三维超声进一步观察病变的大小、形态以及与尿道的关系，分析静息状态和增加腹压（如 Valsalva 动作）后尿道及病变的变化情况。经会阴超声检查时，尿道显示为一纵向的低回声带，这一低回声带包括尿道黏膜、血管丛和尿道平滑肌，尿道及其周围组织结构的异常可由经会阴超声检查发现并做出诊断。

一、尿道钙化

尿道炎症可并发尿道黏膜层纤维钙化点，在尿道内可见高回声或强回声斑，边界清晰，可为单发或多发，伴有或不伴有后方声影（图 8－1）。

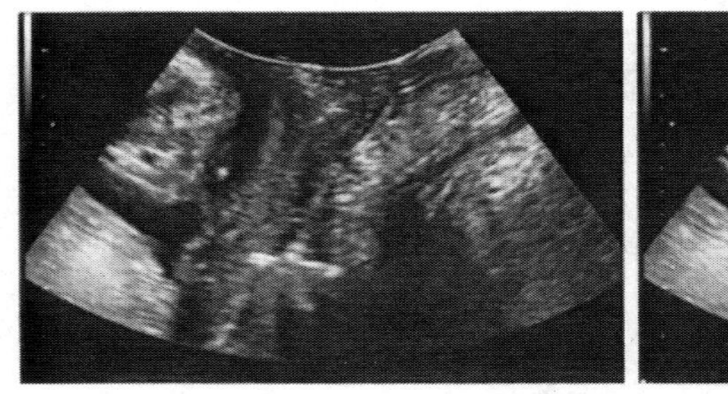

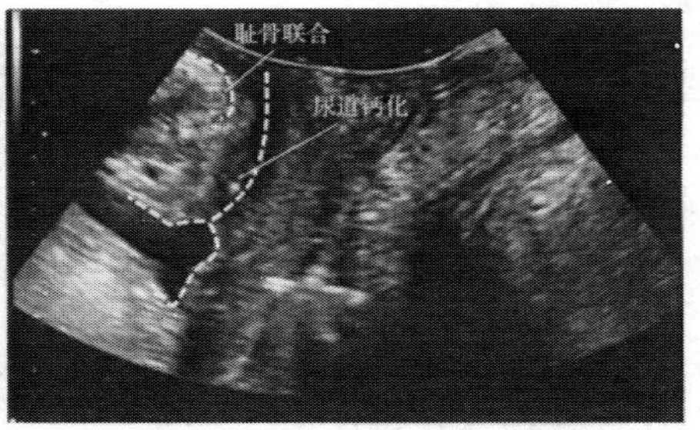

图 8－1A　尿道单个钙化斑尿道内见单个强回声钙化斑（正中矢状面）

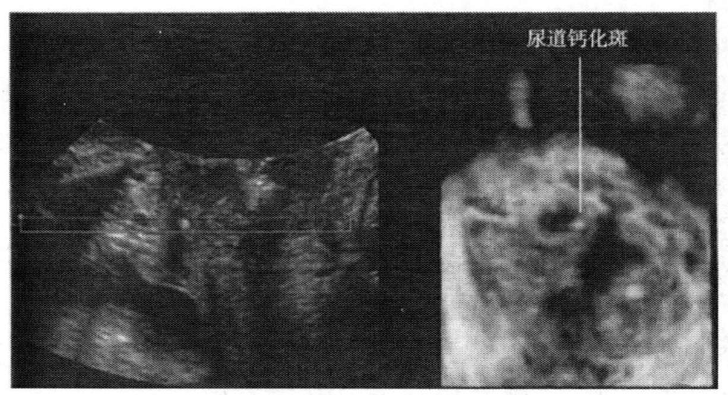

图 8－1B　尿道单个钙化斑

二、尿道囊肿

尿道囊肿分为先天性和后天性两种，超声表现为在尿道周围可见圆形或类圆形无回声或低回声区，边界清晰，与尿道不相通，可发生于尿道的任何区段，后方回声增强，可为单发或多发(图 8－2)。

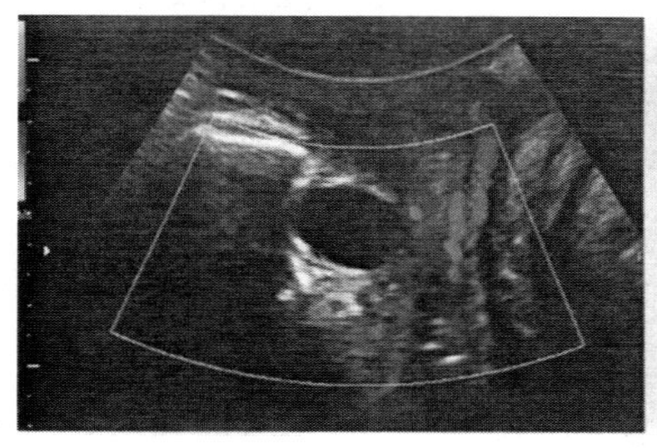

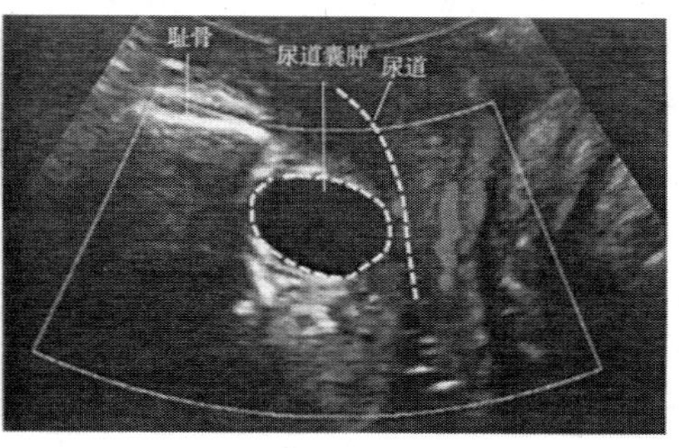

图 8－2　尿道周围囊肿

尿道前方可见一类圆形无回声区，边界清晰，与尿道不相通，后方回声增强(旁矢状面)CPFI：无回声区内未见明显血流信号

三、尿道憩室

尿道憩室在泌尿外科疾病中并不常见，发病率约为 0.6%～6%，是局限性的尿道囊状或管状扩张，囊状或管状扩张和正常尿道有交通。尿道憩室分为先天性和后天性两种，女性多见，多为单发，位于尿道与阴道之间。声像图表现为在尿道周围可见不规则形的无回声或低回声区，与尿道相通，边界清晰，后方回声增强。通过静息状态及 Valsalva 动作观察囊肿同尿道之间的关系，有助于尿道憩室与尿道囊肿的鉴别诊断。

第二节　膀胱膨出

膀胱膨出是妇科泌尿学中常见的疾病之一，妊娠和分娩是导致膀胱膨出的重要原因，而更年期妇女由于盆底支持结构萎缩及膀胱周围筋膜薄弱可导致膀胱膨出。经会阴超声检查可直观地了解尿道、膀胱解剖位置及部分功能的改变，从而为临床诊断膀胱膨出提供客观依据。

检查方法：经会阴超声检查时，患者取截石位，适当的充盈膀胱(残余尿量小于 50mL)，在检查的过程中必须始终保持探头与会阴之间贴附紧密。静息状态下，正中矢状切面观察尿道及膀胱的位置，随后嘱咐患者做 Valsalva 动作，动态实时的观察各脏器移动的情况。在患者做 Valsalva 动作时，不要用探头挤压膨出物，以免出现假阴性结果；并且探头同时要向会阴后下方轻微移动，以避免丢失观察目标。如果不能获得有效的 Valsalva 动作，可以叫患者站立位检查。

经典的膀胱膨出影像学分型方法最初是由 Green 提出的。Green 提出 X 线下膀胱尿道成像术中膀胱膨出的分型，分为Ⅰ型、Ⅱ型及Ⅲ型。因为 X 线下膀胱尿道成像术是微创检查，且具有放射性，不能反复动态观察，所以其临床应用受到一定限制。参照 Green 提出的 X 线下膀胱膨出分型，通过经会阴超声检查，根据正中矢状切面下，静息状态下及最大 Valsalva 动作时膀胱尿道后角的完整性及尿道旋转角度，总结出超声下的膀胱膨出共分三种类型：Ⅰ型：Valsalva 动作，膀胱尿道后角≥140°，尿道旋转角＜45°；Ⅱ型：Valsalva 动作，膀胱尿道后角≥140°，尿道旋转角≥45°；Ⅲ型：膀胱尿道后角＜140°，尿道旋转角≥45°。

由于不同类型的膀胱膨出有着不同的病因病理基础及临床表现，因此通过经会阴超声检查对膀胱膨出进行分型具有重要意义。Ⅱ型膀胱膨出患者常有压力性尿失禁但肛提肌完整，Ⅲ型膀胱膨出患者常有压力性尿失禁并伴不同程度的排尿困难及分娩所致的肛提肌损伤及断裂。这和经会阴超声检查所观察到的膀胱尿道后角是否开放具有一致性，Ⅲ型膀胱膨出患者膀胱尿道后角完整(＜140°)而尿道旋转角过大(≥45°)，此时膀胱最低点明显低于尿道内口，导致患者排尿困难，出现尿潴留的临床表现。通过经会阴超声检查可对膀胱膨出进行合理分型，从而为临床医生制订正确的治疗方案提供有力依据。

(一) Ⅰ型膀胱膨出

Ⅰ型膀胱膨出：Valsalva 动作，膀胱颈达参考线或位于线下，膀胱尿道后角≥140°，尿道旋转角＜45°(图 8-3)。

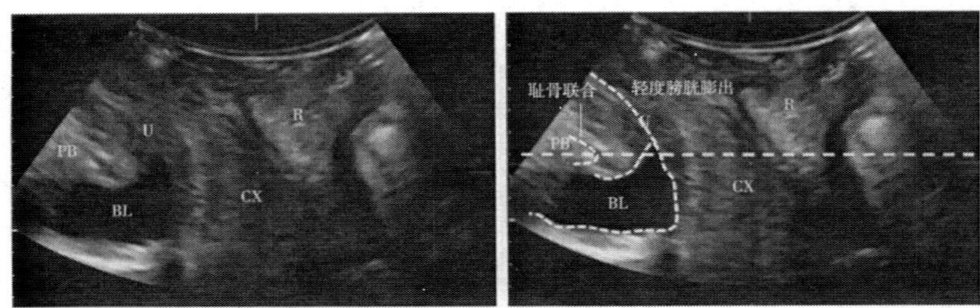

图 8-3　Ⅰ型膀胱膨出

最大 Valsalva 动作，膀胱颈位于参考线以下，膀胱尿道后角＞140°，尿道旋转角＜45°，同时合并子宫脱垂，宫颈位于参考线以下。PB：耻骨，U：尿道，BL：膀胱，R：直肠腹壶部，CX：宫颈

(二) Ⅱ型膀胱膨出

Ⅱ型膀胱膨出(膀胱脱垂伴膀胱后角开放)：Valsalva 动作，膀胱颈达参考线或位于线下，膀胱尿道后角≥140°，尿道旋转角＜45°。

(三) Ⅲ型膀胱膨出

Ⅲ型膀胱膨出(膀胱脱垂伴完整的膀胱后角)：Valsalva 动作，膀胱最低点达参考线或位于线下，膀胱尿道后角＜140°，尿道旋转角≥45°(图 8-4)。

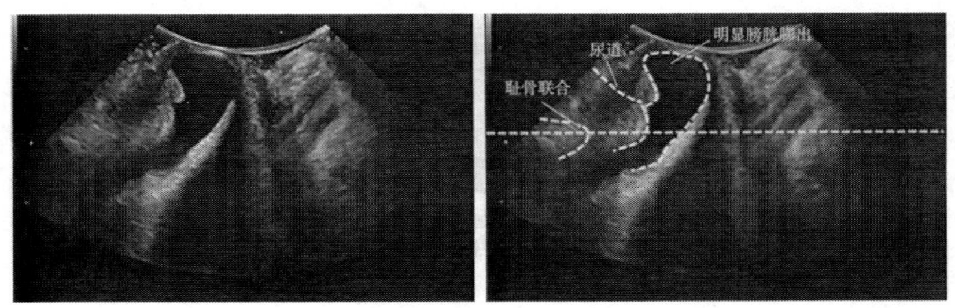

图 8-4　Ⅲ型膀胱膨出

最大 Valsalva 动作，膀胱膨出，膀胱最低点低于尿道内口，膀胱尿道后角完整

第三节　肛提肌损伤

一、概述

盆底肌肉由多层肌肉组成，其中肛提肌起着最主要的支持作用。在解剖学上，根据起点的位置，肛提肌分为耻骨直肠肌、耻尾肌、髂尾肌三部分，呈空间分布不规则的薄层横纹肌。两侧肛提肌与耻骨联合下缘共同围成肛提肌裂孔，年轻未孕女性肛提肌裂孔面积＜$20cm^2$，内有尿道、阴道、直肠通过。无论是在静息还是Valsalva状态下，肛提肌裂孔大小均与盆腔脏器下降的距离高度相关。若肛提肌发生损伤，可引起肛提肌裂孔增大，导致盆腔脏器的膨出，以前、中腔室脏器膨出为多见，即使对盆腔脏器脱垂进行矫正手术，肛提肌断裂仍可能降低手术的成功率。因此肛提肌的完整性在盆腔功能障碍性疾病的诊断以及术后评估中非常重要。

研究显示，产钳助产、初产、初产年龄大、胎儿头围、第二产程延长、会阴Ⅲ度撕裂、阴道侧壁撕裂、先天性组织发育不良、雌激素水平下降、机械性腹压增加及营养不良等都是肛提肌损伤的危险因素，而阴道头位分娩是肛提肌损伤最常见的原因。阴道分娩时，胎儿头部经过肛提肌裂孔，此时肛提肌被动拉伸，若超过50%时，肛提肌将发生微撕裂，肛提肌连续性仍保持完整，可能仅表现为肛提肌裂孔增大，此时临床及影像学方法均很难观察肌纤维的微撕裂。当肛提肌严重被动拉伸，则可能发生断裂。研究显示，超过30%以上的经阴道分娩的女性会出现局部肛提肌的断裂，并证实耻骨直肠肌耻骨支内侧面的附着处是最常见的断裂部位，其原因可能是由于胎儿经过中骨盆仰伸、着冠时对该部位产生了最大作用力。因此对妊娠分娩后出现盆腔脏器脱垂的患者，要详细评估肛提肌的完整性，重点关注耻骨直肠肌耻骨支内侧面的附着处。

目前临床评估肛提肌断裂的方法有多种，包括肛提肌触诊法、MRI及超声检查。

（一）肛提肌触诊法

妇检时示指置入阴道中下段（即距离处女膜缘2～3cm处），手指置于尿道侧方，平行于尿道，指尖触及膀胱颈，盆底肌收缩时，于手指旁开一指处可触及肛提肌插入耻骨的部分。若手指未触及收缩的肌肉即可诊断肛提肌损伤。该方法与MRI相比，两者阳性结果一致性仅为27.3%，阴性结果一致性则较高，达85.5%，触诊法比MRI具有更高的漏诊率。受训理疗师触诊与超声诊断肛提肌损伤的一致性也很低。出现以上结果的原因，推测可能是MRI和超声检查相对客观，而触诊检查需要经过专业的培训且存在很大的主观性，在静息状态或者自主控制能力低下甚至缺失的女性中，指诊法很难达到有效的诊断。而且，肛提肌变薄时，也很难触诊到强有力的肛提肌。若断裂发生在肛提肌背尾侧，可能也会导致假阴性，因此触诊可能会导致有以上情况的病例误诊、漏诊。

（二）MRI

主要优势在于空间分辨率高，且能够获得任意方位的断面图像，在20世纪90年代已被应用于肛提肌损伤的诊断。Morgan等研究指出，MRI采用等级分度法（无损伤、轻度损伤和重度损伤）评价肛提肌损伤程度具有相对可靠性。但是，MRI采集速度慢，实时性逊于四维超声，Valsalva动作时MRI测量肛提肌裂孔面积的重复性较差。

(三)超声

具有安全、简便、经济等特点,尤其是三维/四维超声具有多平面成像、动态图像采集以及强大的数据后处理等优点,可有效地评估肛提肌的完整性研究显示,在评估肛提肌裂孔大小、肛提肌厚度及肛提肌损伤时,三维/四维超声和 MRI 之间都有很好的一致性。而且,在 Valsalva 动作下,超声测量的重复性更好,能更实时地显示肛提肌形态的变化。断层超声成像(TUI)是近年来兴起的二维/四维超声成像新技术,可将感兴趣区域处理成特定数目的断层二维图像,从而避免因操作误差造成的单个容积超声图像或单一切面图像伪影所导致的假阳性结果,更有利于图像的分析。目前已有研究指出,TUI 对耻骨直肠肌损伤进行诊断具有很好的重复性和可行性。

二、肛提肌超声检查要求

(一)二维超声

探头置于会阴部,显示正中矢状面后,分别向左侧及右侧旁矢状切面扫查,在患者静息和收缩状态下观察肛提肌连续性,重点是耻骨直肠肌连续性。

(二)三维/四维超声

首先二维超声显示正中矢状面,嘱患者做盆底肌收缩动作,同时启动三维/四维超声检查模式,在多平面重建模式/Render 模式下观察肛提肌连续性,重点观察肛提肌中的耻骨直肠肌。对可疑肛提肌损伤的患者,可测量尿道到耻骨直肠肌耻骨支内侧面附着点的距离,即肛提肌尿道间隙(LUG),见图 8－5。国外研究采用 LUG＞25mm 作为诊断标准时,诊断肛提肌损伤的敏感性为 63%,特异性为 94%;而国内研究采用 LUG＞23.65mm 作为诊断标准时,其敏感性为 92%,特异性为 95%。还应观察肛提肌裂孔大小和形态,TUI 模式可在不同水平的轴平面显示肛提肌的完整性,可以避免漏诊,因此一般推荐在 TUI 模式下观察肛提肌,其操作注意事项如下:

1.检查状态

一般选用肛提肌收缩状态时的图像分析,因为收缩状态下更容易发现损伤的肛提肌断端。在临床工作中,有时会遇到被检查者难以做到有效收缩动作的情况。研究表明,在静息状态下评估观察肛提肌连续性也是可行的,但不建议在 Valsalva 动作下观察,因为肛提肌缺损虽然会进一步扩大,但当裂孔完全扩张时,缺损会沿着骨盆侧壁的方向拉平而被掩盖。

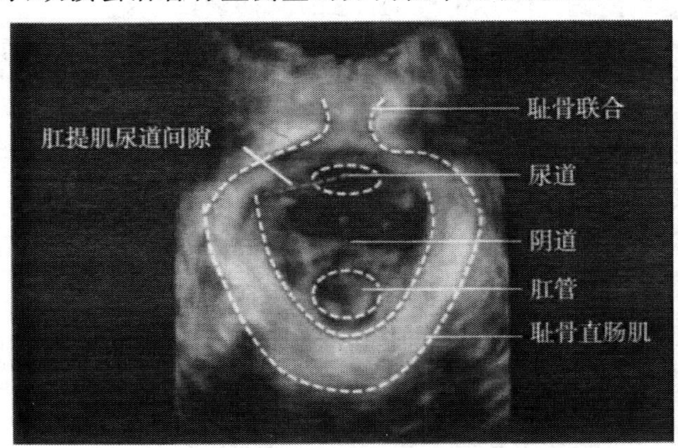

图 8－5 肛提肌尿道间隙

即尿道口到耻骨直肠肌耻骨支内侧面附着点距离,肛提肌尿道间隙 LUG＜23.65～25min

2.层数(slice)

一般选择 3×3 平面的 TUI 显示模式，共 9 幅图。第 1 幅图为骨盆冠状面定位图，其余 8 幅图为肛提肌不同层面的轴平面，选取第 2～9 幅图像共 8 个层面进行观察。

3.层间距(TUI distance)

层间距为 2.5mm。

4.图像要求

第 2～3 幅肛提肌所在平面图因其弯曲走行易出现伪像，一般不用于诊断。第 4～6 幅图像显示的耻骨联合必须是开放、即将闭合、闭合状态，双侧耻骨直肠肌均在肛直肠角后方相连，分别代表肛提肌裂孔最小平面及腹侧上方 2.5mm、5.0mm 水平的断层切面。Kashihara 等研究发现，此 3 个断层切面完全涵盖耻骨直肠肌的附着范围，肛提肌裂孔平面上方 7.5mm 以上的断层切面即第 7～9 幅图像已达闭孔水平，所显示的肛提肌已达髂尾肌水平。

三、正常肛提肌的超声表现

(一)二维超声

在静息状态下，双侧旁矢状切面显示肛提肌中的耻骨直肠肌呈带状稍高回声结构，回声均匀、连续，耻骨直肠肌腹侧附着于耻骨支内侧面，后行绕至肛直肠角后方，与对侧肌纤维连接。在收缩状态下，耻骨直肠肌增厚并缩短，回声均匀、连续，显示更加清晰。

(二)三维/四维超声

在多平面重建模式/Render 模式/TUI 模式重建的轴平面显示，收缩状态下，双侧肛提肌呈对称性稍高回声结构，其中耻骨直肠肌呈对称性连续的带状稍高回声结构，前方分别起于双侧耻骨支内侧面，后行绕至肛直肠角后方，与对侧肌纤维相连，构成 U 形或 V 形袢。腹侧更高水平轴平面可观察到髂尾肌，呈对称性连续的片状稍高结构。正常情况下，未孕女性耻骨直肠肌最大宽度为 0.57～0.89cm，双侧 LUG＜23.65mm，双侧肛提肌呈 U 形或 V 形，Valsalva 动作下裂孔面积＜$20cm^2$(图 8－6)。

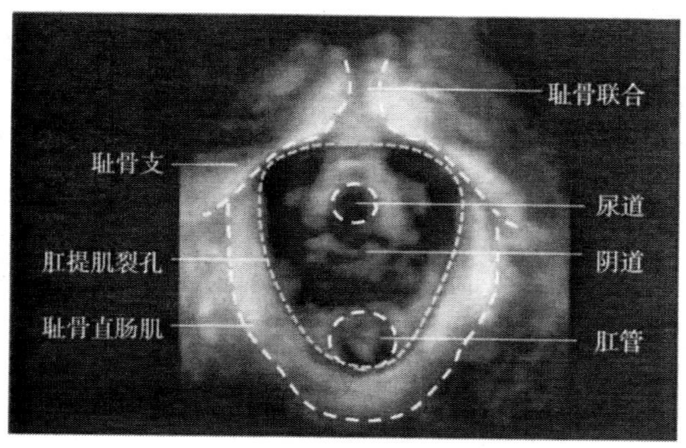

图 8－6　肛提肌裂孔

Valsalva 动作下双侧肛提肌呈 U 形，裂孔面积＜$20cm^2$

四、肛提肌断裂的超声表现

(一)二维超声

在收缩状态下,会阴部双侧旁矢状切面显示一侧或双侧耻骨直肠肌变薄或连续性中断,断端处可位于耻骨支内侧面附着处或耻骨直肠肌背侧,以前者多见。断端处可见不均匀低回声带,边缘欠规整。

(二)三维/四维超声

在收缩状态下,多平面重建模式/Render 模式/TUI 模面显示一侧或双侧耻骨直肠肌局部连续性中断,双侧肛提肌失去典型的 U 形或 V 形,耻骨直肠肌断端处被结缔组织代替致局部回声不均匀,单侧断裂表现为两侧耻骨直肠肌形态不对称,典型者表现为耻骨直肠肌与耻骨支分离,该侧 LUG>23.65mm,部分不典型者断裂发生在背尾侧;双侧断裂时两侧耻骨直肠肌形态对称或者不对称,但均未附着于耻骨支,双侧 LUG>23.65mm。如果 TUI 模式第 4～6 幅图均出现以上征象,则考虑为完全断裂;否则为肛提肌部分断裂。

部分患者表现为耻骨直肠肌一侧不对称性变薄或双侧励性变薄,耻骨直肠肌仍保持与耻骨支连接关系,多认为与分娩和衰老等因素引起支配肛提肌的阴部神经损伤及退行性改变,导致肌肉的失神经萎缩纤维化有关;年轻未育女性则可能与先天性发育异常有关,此时与耻骨直肠肌断裂声像鉴别困难。

在 Valsalva 动作下,肛提肌断裂常同时伴发盆腔脏器脱垂,以前、中盆腔脏器脱垂多见。Render 模式下可显示肛提肌裂孔增大,严重者呈气球样膨大,面积>$20cm^2$,裂孔内可见前中盆腔脏器脱垂。

第四节　压力性尿失禁的辅助诊断

压力性尿失禁(SUI)是指喷嚏或咳嗽等动作导致腹压增高时,出现不自主的尿液自尿道外口漏出。压力性尿失禁发生的相关因素较多,主要与年龄、分娩方式及次数、盆腔脏器脱垂、肥胖及遗传等因素相关。随着年龄的增长,盆底松弛、雌激素减少和尿道括约肌退行性变导致女性尿失禁患病率逐渐增高。经阴道分娩的女性比剖宫产的女性更易发生尿失禁。盆腔脏器脱垂的患者由于盆底支持组织变细、纤维化和萎缩等原因同样可以导致压力性尿失禁的发生。根据目前研究,压力性尿失禁的病理生理机制与下列因素有关:膀胱颈及近端尿道下移,尿道黏膜的封闭功能减退,尿道固有括约肌功能下降,盆底肌肉及结缔组织功能下降,支配控尿组织结构的神经系统功能障碍等。

压力性尿失禁的辅助诊断方法包括体格检查、实验室检查和器械检查、压力诱发试验、尿垫试验和尿失禁问卷等。这些检查相对粗糙,具有一定的主观性,而尿动力学检查操作复杂、有创且结果易受多因素影响。近年来随着实时三维超声技术的迅猛发展,超声为压力性尿失禁的诊断提供了简便、客观、有效的方法,成为压力性尿失禁诊断的常用辅助方法。

压力性尿失禁可有以下的超声表现:膀胱膨出,膀胱颈的移动度增加,尿道旋转角增加,尿道内口开放呈漏斗状,尿道括约肌松弛导致尿道扩张等(图 8－7、图 8－8)。

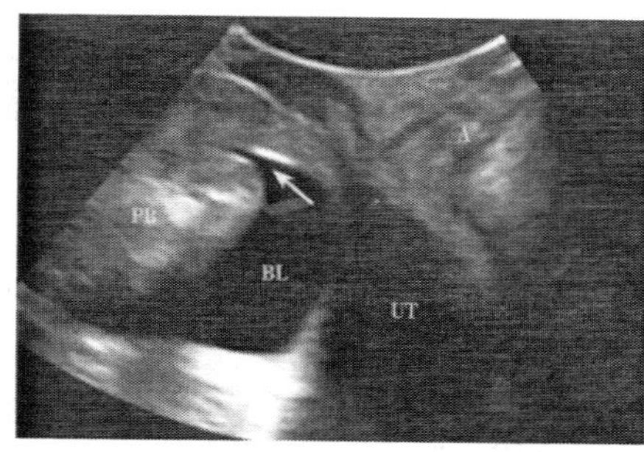

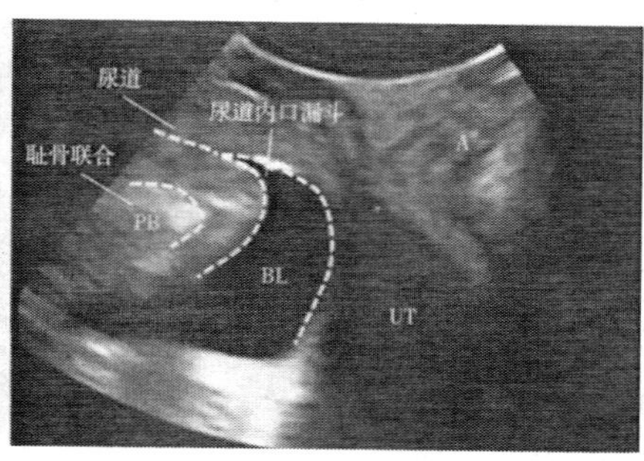

图 8-7　压力性尿失禁尿道内口漏斗形成

最大 Valsalva 动作，可见明显膀胱膨出及尿道内口漏斗形成，同时合并子宫脱垂（正中矢状面）。PB：耻骨；BL：膀胱；UT：子宫；A：肛管；箭头：尿道内口漏斗

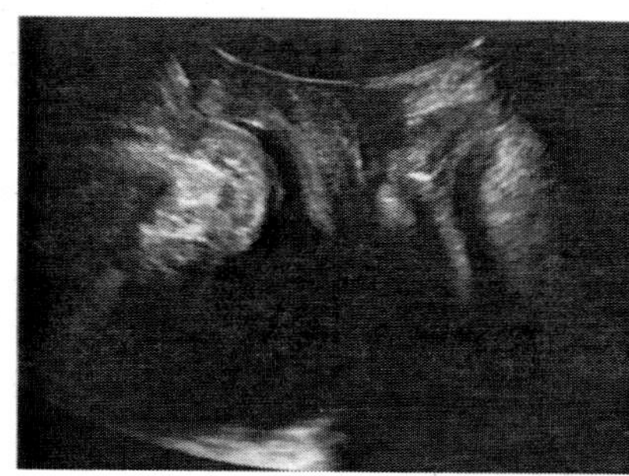

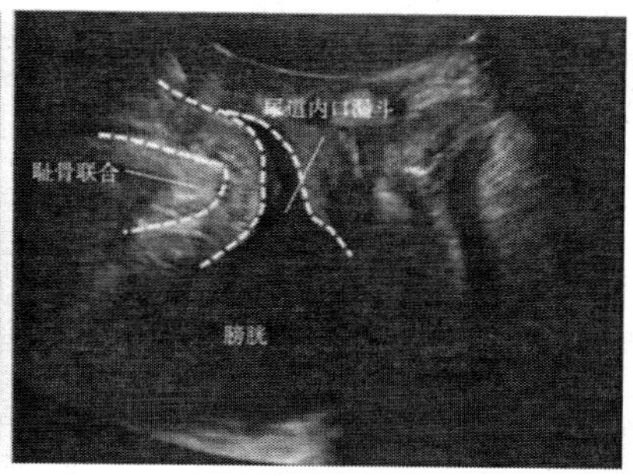

图 8-8A　压力性尿失禁尿道内口漏斗形成

最大 Valsalva 动作，可见明显尿道扩张，尿道内口漏斗形成，但无膀胱膨出（正中矢状面）

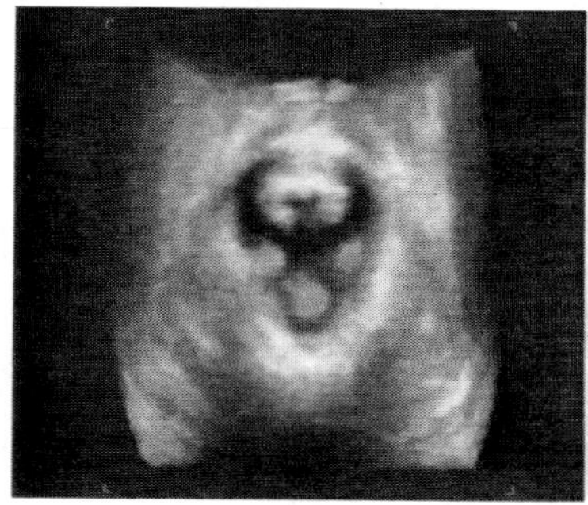

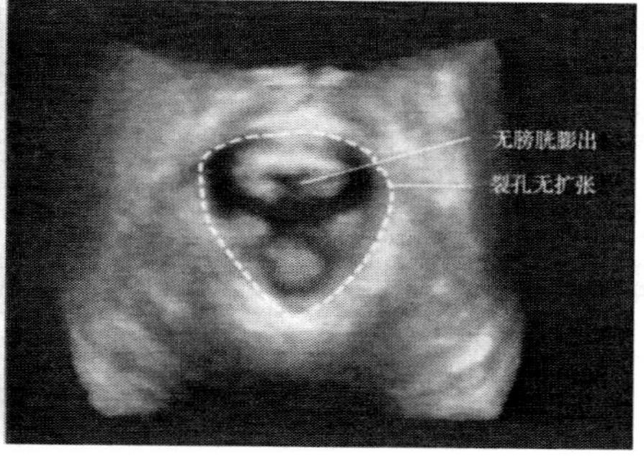

图 8-8B　压力性尿失禁

最大 Valsalva 动作，肛提肌裂孔无扩张，无膀胱膨出（轴平面）

第五节　产后盆底功能障碍性疾病的超声筛查

如本书第九章所述，产后女性盆底功能障碍性疾病的发生与母胎因素和分娩方式息息相关。欧洲泌尿协会(EAU)将详细的病史询问列为尿失禁诊疗过程中的A级证据，产后女性的FPFD的超声筛查也应结合病史，根据产前、产时等相关危险因素而开展有针对性的筛查。

研究表明，妊娠期尿失禁病史是产后女性出现压力性尿失禁的独立危险因素，有孕期泌尿系统疾病病史的产妇应着重观察其尿道及膀胱的情况。膀胱尿道的高活动性是引起压力性尿失禁最为常见的病因，其次是尿道括约肌功能障碍。经会阴盆底超声不仅可定性观察不同状态尤其是Valsalva状态下膀胱、尿道的移动度及尿道内口的关闭情况，还可定量评估膀胱颈移动度、尿道旋转角、膀胱尿道后角等提示膀胱尿道高活动性的指标，进而对产后SUI做出早期诊断。

文献表明妊娠次数增多与产后盆腔器官脱垂相关；相较于择期剖宫产，经阴道分娩女性更容易出现POP；较大的胎儿头围、体重以及孕期体重的过度增加也是POP的危险因素有相关病史的女性进行产后盆底超声筛查时应注意前、中、后腔室的器官脱垂情况。

除盆腔器官位置的变化，盆底肌肉的损伤也是产后盆底功能障碍性疾病筛查的重要部分。肛提肌起承托盆底的作用，支持盆腔器官保持在正常位置，研究表明产后肛提肌裂孔的增大与远期盆腔器官脱垂的发生相关。此外，肛提肌还参与控尿及控粪功能，肛门括约肌则主要与控粪功能相关，两组肌肉损伤将引起尿失禁及粪失禁等症状。器械助产是肛提肌损伤的危险因素，研究表明，相较于正常阴道分娩时15.4%的肛提肌损伤，使用胎头吸引助产时肛提肌损伤概率上升为33.3%，而产钳助产更是增至71.4%。研究表明，使用产钳助产时，右侧肛提肌更易出现断裂。因此，针对有器械助产病史的女性，盆底超声筛查应着重于观察肛提肌的完整性，并对肛提肌撕脱做出诊断。

会阴裂伤累及肛门括约肌为Ⅲ度，累及肛管黏膜为Ⅳ度，出现肛门括约肌断裂时，应同时询问其是否伴有控气、控粪功能的异常：既往研究表明，会阴侧切有助于保护会阴，避免严重的会阴裂伤，但对于存在急产病史的患者可能来不及实行有效的会阴保护，而导致较为严重的会阴裂伤。因此，对于有上述分娩史的患者，应用盆底超声进行检查时，尤其应注意观察其肛门括约肌损伤的情况。根据括约肌断裂的层数、层间距以及每一层断裂的角度，可对肛门内、外括约肌的损伤情况做出定量评估。

总之，应用盆底超声不仅可对产后女性盆底功能障碍性疾病进行早期筛查，还可对分娩后的肛提肌、肛门括约肌、会阴体、阴道壁损伤情况进行观察，并对肛提肌裂孔形态、大小的改变及阴道形态学改变等进行判断，评估不同分娩方式对盆底结构及产后盆底肌肉收缩功能的影响，为研究和诊治产后盆底功能障碍性疾病提供客观依据。

(一)产后女性压力性尿失禁的超声筛查

病史：28岁，G_2P_1，顺产，新生儿出生体重2.5kg，会阴Ⅰ度裂伤。诉产后咳嗽时漏尿，孕期有漏尿史(图8-9)。

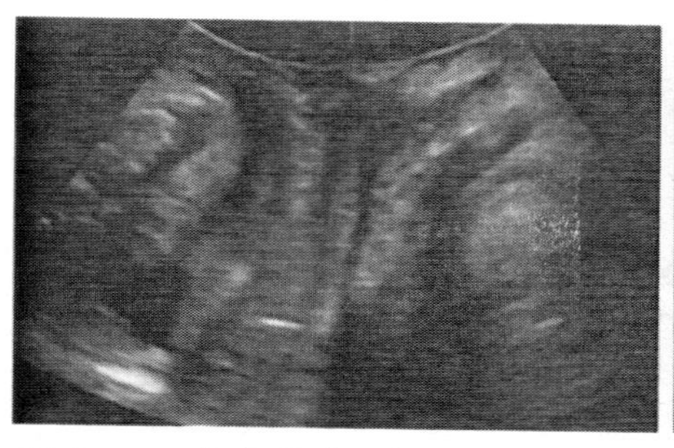

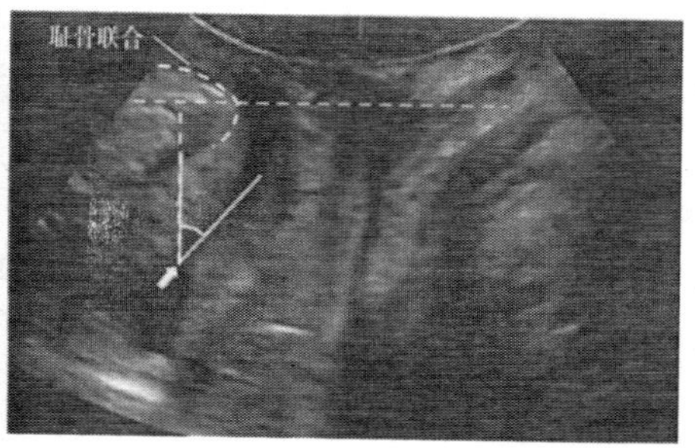

图 8－9　静息状态，膀胱颈(箭头)位于参考线上 26mm，尿道倾斜角为 45°

(二)产后女性 POP 的超声筛查

病史：34 岁，家庭主妇，G4P4，均顺产，新生儿体重分别为 4.2kg、3.95kg、3kg、3.8kg，第一胎会阴Ⅱ度裂伤，第二胎会阴Ⅰ度裂伤，余两胎无裂伤。诉阴道内肿物感，下腹坠涨感(图 8－10)。

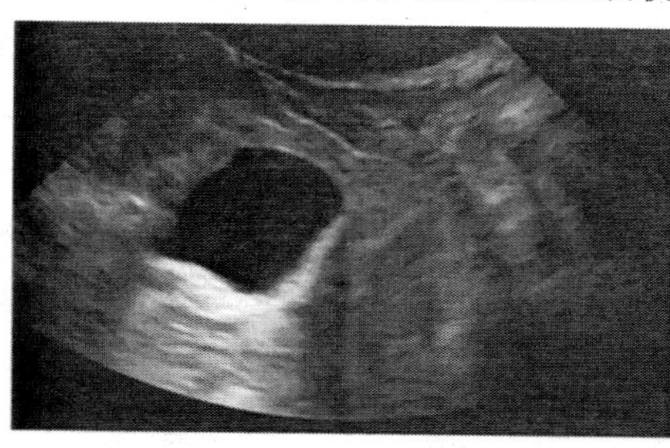

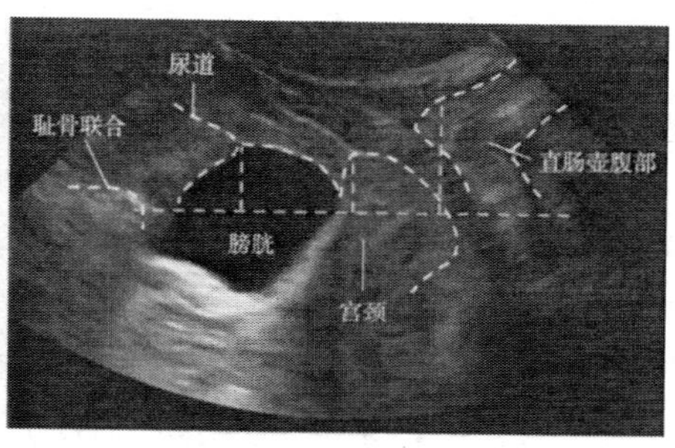

图 8－10　最大 Valsalva 动作，膀胱膨出，膀胱颈位于参考线下 11mm，子宫脱垂，宫颈最低点位于参考线下 10mm，会阴体过度运动，直肠壶腹部位于参考线下 21mm

(三)产后女性肛提肌断裂的超声筛查

病史：26 岁，G_1P_1，产钳助产，第二产程延长，新生儿出生体重 4kg，会阴侧切。产后无明显不适，盆底肌力检查测定Ⅰ类及Ⅱ类肌纤维肌力均为 5 级(0～5 级，0 级最低，5 级最高)。

(四)产后女性肛门括约肌断裂的超声筛查

病史：29 岁，G_1P_1，急产，第二产程约 10 分钟，新生儿出生体重 3.1kg，会阴Ⅳ度裂伤，诉产后粪失禁。流质饮食 1 周后行盆底超声检查。

第九章　胎儿畸形产前超声

第一节　早孕期胎儿异常

随着超声诊断仪分辨率的不断改进提高，早孕期胎儿超声检查不断深入细致，胎儿解剖结构的观察、胎儿畸形的诊断均不断提前。这项技术的进步与应用让产科临床医师、孕妇等受益，对临床产科医师而言，提前诊断有更多的时间对胎儿进行严密的观察、预后评估与处理，对孕妇而言，提前严重畸形儿的引产能减少对孕妇心理及身体伤害，缩短孕妇忧虑的时间。近10年早孕期胎儿超声筛查得到了飞速的发展，已成为产科超声研究发展的主要方向。

2011年Nicolaides发表在《Prenat Diagn》的《产检新金字塔模式——基于11～13周检查》一文指出在过去的20年里，科学的进步使得许多妊娠并发症可早至妊娠12周进行预测，这将改变产检的模式，新的产检模式是倒金字塔模式，高密度的产检将安排在11～13^{+6}周。这将意味着11～13^{+6}周的产前检查将是必然的趋势。11～13^{+6}周的产前超声检查是这些众多产前检查中最重要的一项检查。早孕期筛查胎儿异常，可做到早发现、早诊断、早处理。目前，11～13^{+6}周的产前超声检查已在一些级别较高的医院开展，并收到较好的临床效果，在不远的将来会得到更广泛的开展，普及至每一位孕妇。本章主要介绍11～13^{+6}周胎儿异常的产前超声表现。

11～13^{+6}周诊断胎儿异常的价值已得到肯定，但并不是所有的胎儿畸形均可在该时期检出。英国皇家医学院附属医院胎儿医学研究中心的Syngelaki等研究11～13^{+6}周筛查胎儿结构畸形(除外染色体异常)的挑战性与可行性，结果早孕期超声可检出该观察组的所有的无脑儿、无叶全前脑、脐膨出、腹裂、巨膀胱、体蒂异常，另检出77%无手或足畸形、50%的膈疝、50%的致死性骨发育不良、60%的多指/趾、34%严重心脏畸形、5%的面裂、14%的开放性脊柱裂，胎儿畸形总检出率为43.6%(213/488)，不能诊断的畸形有：胼胝体缺失、小脑或蚓部发育不良、肺内占位、肠梗阻、肾脏异常、足内翻；他们根据胎儿严重畸形是否可在11～13^{+6}周检出将其分成三组：第一组严重畸形是常可在11～13^{+6}周检出的，如体蒂异常、无脑儿、前脑无裂畸形、脐膨出、腹裂、巨膀胱；第二组严重畸形是不可在11～13^{+6}周检出，如小头畸形、小脑或蚓部发育不全、脑积水、胼胝体缺失、软骨发育不良、肺内占位性病变、肾异常和肠梗阻；第三组是严重畸形是可能会在11～13^{+6}周检出，超声检查者、超声诊断仪或检查时间长短等均可影响其产前检出率，如NT增厚、膈疝、开放性脊柱裂等。

一、非整倍体染色体异常筛查

早孕期超声筛查胎儿染色体异常的主要指标是颈部透明层(NT)增厚，其他指标包括鼻骨缺如或发育不全、静脉导管a波消失或反向、额上颌角减小等(详细内容见第19章胎儿染色体异常)。

二、颈部囊性淋巴管瘤

囊性淋巴管瘤是指运输组织液至静脉系统的网状淋巴管先天畸形，表现为淋巴管扩张，呈处单腔或多腔囊性改变，常发生在颈背部。病理上囊性淋巴管瘤可小至小囊袋样，也可是大量的组织液聚集形成大的囊性包块，范围可自头顶部至肩背部；囊性肿块表面可平滑或不规则，不规则者常是多腔的囊性肿块。

1989年，Bronshtein等通过经阴道超声检查囊性淋巴管瘤声像特点将囊性淋巴管瘤分成两型：有分隔型及无分隔型。随后不少研究报道有分隔型及无分隔型囊性淋巴管瘤的预后，认为有无分隔的颈部囊性淋巴管瘤预后不同，有分隔型颈部囊性淋巴管瘤胎儿非整倍体染色体异常及不良预后发生率较无分隔型颈部囊性淋巴管瘤高。到20世纪90年代，Nicolaides发展了利用测量颈项透明层筛查21三体的方法，因为无分隔型的颈部囊性淋巴管瘤与NT增厚难以区分，因此，也有学者认为颈部囊性淋巴管瘤专指有分隔型的，NT增厚是指无分隔型的皮下积液。颈部囊性淋巴管瘤产前超声表现为颈部囊性包块，包块范围可上至头顶部，下至胸部。有无分隔回声带常于颈部横切面判断。横切面示颈部明显增粗，颈部皮下可见囊性肿块，肿块内可见分隔回声带或无分隔回声带。颈部囊性淋巴管瘤常因压迫颈部血管导致头部静脉回流障碍使头颈皮肤水肿。其次还常合并胸腔积液、鼻骨缺如、静脉导管a波异常、心脏结构异常、三尖瓣反流等。

颈部囊性淋巴管瘤常合并其他异常，如染色体异常、心脏结构异常等。Gedikbasi等对64例颈部囊性淋巴管瘤的产前诊断、预后进行分析，发现无分隔型颈部囊性淋巴管瘤39例(60.9%，39/64)。有分隔型颈部囊性淋巴管瘤25例(39.1%，25/64)，25例(39.1%，25/64)染色体异常，无分隔型囊性淋巴管瘤最常见染色体畸形是21三体(27.8%，10/39)；有分隔型染色体畸形最常见是45，X(23.8%，5/25)，染色体正常的39例中仅3例(7.7%，3/39)出生且没有发现并发症。Graesslin等报道早孕期超声发现颈部囊性淋巴管瘤染色体异常发生率较高，72例中38例(52.7%，38/72)染色体异常，其中14例(36.8%，14/38)是21三体，34例染色体正常胎儿中16例(47.1%，18/34)出生而无明显并发症。在一篇评价颈部透明层厚度及颈部囊性淋巴管瘤在筛查整倍体胎儿(12910例)心脏结构异常的研究中，颈部囊性淋巴管瘤合并心脏畸形的发生率(4.28%，13/304)仅次于全身水肿(7.69%，1/13)，而颈部透明层增厚合并心脏畸形的发生率较前两者低(1.23%，10/813)。

三、中枢神经系统异常

至早孕晚期，胎儿神经系统大体结构已形成，神经管完全闭合完成于妊娠6周末，端脑于妊娠10周时已分成左、右两侧半球，但颅内一些结构于早孕期未发育完全，如小脑蚓部在妊娠19周前尚未完全形成，胼胝体于妊娠20周才发育完全。早孕晚期正常颅脑声像图表现为椭圆形颅骨强回声环(妊娠12周后出现)、大脑半球间强回声脑中线、脑皮质为薄带状低回声，厚为1～2mm，侧脑室被强回声脉络丛充填，双侧脉络丛呈“蝴蝶形”，脑岛表现为大脑半球侧面略凹陷的部分，两侧小脑半球不断向中线靠拢，小脑蚓部未发育完全。无脑儿、颅脑畸形、严重脑膨出、严重开放性脊柱裂、无叶全前脑等严重中枢神经系统畸形有可能在早孕期11～13^{+6}周超声检查时被检出。

(一)无脑畸形

中晚孕期无脑畸形的诊断要点是颅骨及大脑半球缺失。已有的研究表明在早孕期无脑畸形的声像表现没有中孕期明显。由于颅骨钙化于妊娠10周时候开始，11～13^{+6}周正常胎儿可以发现颅骨强回声环，因此，无脑儿早孕期超声诊断不应早于10周，建议在11周后才做诊断，主要表现颅骨强回声环缺失，脑组织可显示为规则或不规则的低回声或脑组织缺如。虽然理论上无脑儿头臀长会低于正常胎儿，但据报道仅有27%的无脑儿头臀长低于正常预测值第5百分位数。据文献报道，无脑畸形最早诊断孕周是9周，该例合并联体双胎畸形。

(二)脑膜脑膨出

脑膜脑膨出胎儿在颅骨缺损水平横切面上可显示颅骨缺损,缺损处可见低回声或无回声包块向颅外膨出,75%发生于枕部。常合并小头畸形、脑积水、脊柱裂、Mechel-Gruber 综合征等。

Bronshtein 等报道 1 例脑膨出,妊娠 13 周时表现为枕部无回声包块,大小约 8mm×9mm,14 周复查时无回声包块内未见脑组织回声,15 周和 16 周颅骨缺损可明确显示,19 周时可恒定显示脑膨出声像,并经引产证实。

van Zalen-Sprock 等报道 1 例脑膨出,妊娠 11 周时表现为枕部无回声包块,妊娠 13 周时表现为颅骨缺损、脑组织膨出,并经引产证实。

Braithwaite 等报道产前经腹超声检出 1 例妊娠 12^{+2} 周胎儿枕骨缺损,缺损处可见一小无回声包块,5d 后复查同时发现双侧多发性囊性发育不良肾,该胎儿于 37 周分娩,分娩后证实产前超声诊断,但漏诊多指(趾)畸形,该患儿于产后 5h 死亡,诊断为 Mechel-Gruber 综合征。

笔者院于早孕期诊断 2 例脑膜脑膨出,一例诊断孕周是 12^{+6} 周,一例是 13^{+6} 周,均表现为颅骨缺损、脑组织膨出。

(三)全前脑

根据前脑分裂的程度全前脑分三型:无叶全前脑、半叶全前脑及叶状全前脑。目前报道的早孕期超声检出的全前脑大多为无叶全前脑。正常情况下,早孕期超声于侧脑室水平横切面可清楚显示脑中线大脑镰强回声线,无叶全前脑表现为该强回声线消失,单一原始脑室,内充满脑脊液无回声区,常被误诊为"脑积水"。无叶全前脑常合并颜面部畸形,如喙鼻、单鼻孔、独眼、中央唇腭裂等。此外于侧脑室水平横切面观察双侧脉络丛呈"蝴蝶征"对早孕期排除全前脑畸形非常有用。Sepulveda 等于绒毛穿刺前利用这一超声征象筛查 378 例高危胎儿(妊娠 11~14 周),其中 3 例未能显示正常的"蝴蝶征"脉络丛,并可观察到一个融合的巨大侧脑室和融合丘脑,染色体检查结果 2 例为 13 三体,1 例为环状 13 三体。目前文献报道最早超声诊断无叶全前脑的月经龄是 9 周 2d。笔者早孕期产前诊断全前脑 26 例,最早诊断孕期为 10 周 3d,均获得产后证实。

(四)开放性脊柱裂

目前,对胎儿开放性脊柱裂的产前筛查与诊断主要在中孕期进行。在实验室检查方面,母体血清中甲胎蛋白(AFP)是最早被用来筛查胎儿神经管缺陷(NTD)的血清标志物。AFP 是一种来源于胎儿的糖蛋白,存在于孕妇的血清中,在胚胎早期由卵黄囊产生,后期由胎儿的肝分泌。在开放性脊柱裂发生时,AFP 从胎儿体内大量漏出,羊水 AFP 含量显著增高,母体血清中 AFP 浓度也显著升高,因此,AFP 可以用来筛查开放性脊柱裂。但早孕期胎儿产生的 AFP 较少,Aitken 等报道了 13 例开放性脊柱裂的胎儿在妊娠 8~13 周时均未出现 AFP 的升高。因此,在早孕期利用 AFP 筛查开放性脊柱裂的敏感性较低。迄今为止,诊断早孕期开放性脊柱裂的实验室检查方法尚未见报道,随着早孕期胎儿畸形的超声筛查研究进展,研究者开始探索早孕期超声筛查开放性脊柱裂的方法。

中孕期超声筛查开放性脊柱裂已日趋成熟。中孕期胎儿图像中"颅后窝池消失""香蕉形小脑""柠檬头"等颅脑特征性的超声表现已成为开放性脊柱裂诊断的筛查标准。这些特征是否也适用于早孕期,如果早孕期没有这些特征,有没有其他的特征?研究表明,能在早孕期被超声筛查出来的开放性脊柱裂,通常较严重,且常会合并其他畸形;同时,利用超声技术诊断小的和(或)孤立的开放性脊柱裂难度较大,这些超声特征往往只能到中孕期通过识别其他形态学指标的变化来确诊。这使得利用超声技术进行早孕期开放性脊柱裂诊断的漏诊率较高，也对早孕期开放性脊柱裂超声筛查提出了更高的技术要求。早孕期直接评价胎儿脊柱发育状况有无畸形是困难的，即使在高分辨率超声仪器的辅助下检查结果也常常受到产妇腹壁厚度、胎盘位置、胎儿大小和胎位等诸多因素的限制，且早孕期脊柱回声较低，易受相邻皮肤的影响，使整个脊柱颈椎至骶椎不能完全清楚显示。因此，研究探索早孕期开放性脊柱裂的超声筛查新指标具有重要的临床意义。随着 11～13^{+6} 周胎儿颈部透明层（NT）检查的广泛开展，越来越多的研究集中于寻找早孕期开放性脊柱裂的超声筛查指标，且收到很好的效果。

目前对早孕期开放性脊柱裂超声筛查方法的研究主要有：颅脑正中矢状切面上研究颅内透明层（IT）、额上颌角（FMF 角）、脑干直径（BS）与脑干到枕骨间距离（BSOB）和小脑延髓池（CM）。颅脑横切面上研究颅脑形状、双顶径（BPD）、中脑水管后缘-枕骨前缘（AOS-O）的距离和小脑横切面上第四脑室前后径。

1.颅内透明层（IT）

IT 是指第四脑室在胎儿颜面部正中矢状切面上显示为平行于 NT 的无回声区，前缘为脑干的背侧缘，后缘为第四脑室的脉络膜。多项研究相继建立了正常胎儿早孕期第四脑室的生物学测量参考值范围，研究者们均认为第四脑室前后径中值随孕周增长而呈线性增加。开放性脊柱裂胎儿颅脑结构向尾侧位移，第四脑室受压迫，认为颅内透明层减小或消失是“香蕉征”的早期表现，颅内透明层较易观察且重复性良好。因此，对胎儿颅内透明层的评价，可能有助于提高早孕期开放性脊柱裂的检出率。

2.额上颌角（FMF）

前面提到 21 三体胎儿额上颌角增大，Lachmann 等研究发现额上颌角在脊柱裂胎儿中可能会减小，在他们的一项包括 100 例正常胎儿和 20 例脊柱裂胎儿的回顾性研究表明，额上颌角的正常值范围随着孕周增加而减小，从头臀长（CRL）45mm 时的 84°减小到头臀长 84mm 时的 76.5°。而 90％脊柱裂胎儿的额上颌角比同孕周正常预测值低约 9.9°，低于第 5 百分位数。该作者认为开放性脊柱裂 FMF 减小可能与胎儿脑结构的尾侧位移，导致额骨的发育受阻，额上颌角变小有关。这也可能是中孕期额骨塌陷，产生“柠檬征”的可能机制。

3.脑干直径（BS）与脑干到枕骨间距离（BSOB）

Lachmann 等在开放性脊柱裂胎儿颅后窝异常的研究中，利用胎儿脑干宽度增加和第四脑室及颅后窝池宽度减少筛查早孕期开放性脊柱裂。认为在蝶骨和枕骨之间可以做两条水平线，第一条线为脑干与第四脑室交界线，第二条线为第四脑室与颅后窝池交界线，两线将胎儿颅后窝分为脑干（BS）直径，脑干一枕骨（BSOB）间距离两部分，在 30 例开放性脊柱裂和 1000 例正常胎儿的测量中，作者指出正常胎儿上述径线随孕周增加而增加，而两者比值则随孕周增加而下降。30 例开放性脊柱裂胎儿中 29 例胎儿 BS 大于正常值第 95 百分位数，26 例 BSOB 小于正常值的第 5 百分位数，30 例 BS 与 BSOB 的比值均大于正常值的第 95 百分位数。该报道提到的 BSOB 与颅内透明层类似，是关于开放性脊柱裂的正中矢状切面典型颅内声像改变的研究。由于 BSOB 包含了来自第四脑室和小脑延髓池的双重改变，理论上，BSOB 的测量比单独颅内透明层测量对开放性脊柱裂的检出有更高的敏感性。我们的一项研究中 4 例开放性脊柱裂均存在 BS 与 BSOB 比值大于正常值的第 95 百分位数。

4.小脑延髓池(CM)

CM 为第四脑室和枕骨之间的很薄的透明层,Eixarch 等对 80 例正常胎儿和 5 例开放性脊柱裂胎儿的超声图像进行分析,测量小脑延髓池宽度,发现正常胎儿小脑延髓池宽度随孕周增加而增加,而开放性脊柱裂胎儿的小脑延髓池宽度测值均低于正常值的第 5 百分位数。

5.中脑导水管后缘-枕骨前缘的距离(AS-O)

早孕期中脑水管(AS)较易观察,在双顶径测量平面的尾部,AS 表现为穿过中脑的无回声区。2011 年,Finn 等在颅脑横切面上测量 AS-O 发现 457 例妊娠 $11\sim13^{+6}$ 周正常胎儿 AS-O 与孕周呈正线性相关,AS-O 的下限范围(M-2SD)从头臀长 45mm 时的 1.7mm 增至头臀长 84mm 时的 3.7mm。研究中 9 例中脑位置异常的胎儿随后均确诊为神经管缺陷,其 AS-O 均低于正常参考值范围。AS-O 异常征象有可能成为早孕期诊断开放性脊柱裂的一个显著征象,就像中孕期诊断开放性脊柱裂的"香蕉小脑"征象一样成为超声重要征象。

6.双顶径(BPD)

2012 年 Macones 等的研究表明,BPD 可以在早孕期预测 50%的脊柱裂,开放性脊柱裂胎儿 BPD 低于第 5 百分位数,阳性似然比为 10,即 BPD 低于第 5 百分位数出现在开放性脊柱裂胎儿中的可能性是正常胎儿的 10 倍。Buisson 等报道 2 例妊娠 12 周脊柱裂胎儿 BPD 减小。BPD 减小可能是早孕期胎儿开放性脊柱裂的重要表现之一。

7.经前囟小脑横切面在早孕期开放性脊柱裂的诊断价值

关于早孕期开放性脊柱裂在小脑横切面的超声诊断指标的研究很少。笔者从 2005 年开始研究将声束由前囟进入胎儿头部,获得侧脑室水平横切面,探头随后向尾侧倾斜直到第四脑室、小脑延髓池和小脑显示清楚。Egle 等报道在 1 例脊柱裂的胎儿声像图表现中,小脑延髓池消失,第四脑室显示不清。认为横切面法减少了蝶骨对颅后窝的遮挡声影,颅后窝的结构显示较正中矢状切面更清晰,更有利于异常结构的发现。小脑横切面对筛查早孕期开放性脊柱裂具有重要价值,关于此切面上超声诊断指标的参考值范围的确立仍有待进一步研究。

2009 年在科室全面实行规范化检查,已诊断 4 例开放性脊柱裂,均表现为小脑延髓池消失、第四脑室显示不清。我们认为与传统的中孕期筛查相比,妊娠 $11\sim13^{+6}$ 周应用超声诊断技术筛查胎儿开放性脊柱裂是可行的。早孕期超声筛查在检查胎儿颈后透明层的孕周进行,在不增加检查次数的基础上,将畸形筛查时间提前,有利于减少畸形儿出生。目前关于超声筛查胎儿开放性脊柱裂的研究还处于初级阶段,尚需大规模临床研究加以证实。

四、骨骼肢体异常

肢体胚胎发育的理论支持高分辨率超声可在 $11\sim13^{+6}$ 周显示胎儿四肢解剖结构。受精后第 4 周中期胚胎上下肢雏形尚未形成;第 4 周晚期,上下肢肢芽开始出现;第 5 周末,上肢芽发生两个收缩环,从而可区分出上臂、前臂和手,随后,下肢亦区分出大腿、小腿和足。第 6 周初,肢芽内的间充质细胞增殖分化,并逐渐呈现出肢骨的软骨雏形;第 7 周,手板辐射状沟纹组织发生生理性细胞死亡,形成分开的手指;第 8 周足板亦出现分开的足趾。到第 8 周末,远端肢体变平形成手和足雏形,肢体基本形成,但尚未骨化。8~9 周胎儿肢体骨化中心可显示,但回声较低。9~10 周肱骨、尺骨、桡骨、股骨、胫骨、腓骨骨化中心回声逐渐增强,较周围组织回声高。10~11 周肱骨、尺骨、股骨、桡骨、胫骨、腓骨骨化中心回声增强且可在超声下测量。11 周以后手指骨化中心出现。

理论上胎儿肢体骨化中心出现以后超声便可显示，但临床上并不是超声显示出来了指(趾)端即代表指(趾)骨的存在。笔者通过研究胎儿尸体标本超声表现发现，早孕期骨化中心回声与皮肤强回声线差异较小且指(趾)骨化中心并不能完全显示，11～13^{+6}周胎儿肢体的显示仍然要依靠对肢体软组织结构的辨认。经腹部超声显示胎儿指(趾)的点状稍强回声可能并非以往所认为指(趾)的骨化中心，而是指(趾)端皮肤或软组织的强回声反射。

有学者认为手指和足趾的显示不仅要求能放大图像并保持较高的分辨率，而且要耗费较多的时间，笔者研究证实如果用连续顺序追踪超声检测法检查，经过训练的超声医生可以较短时间完成一个正常胎儿的 4 个肢体检查，早孕期胎儿肢体检查切实可行。

目前对中孕期胎儿肢体的检查方法已日趋成熟，而早孕期胎儿肢体畸形的筛查还处于起步阶段，国内外均未对早孕期肢体畸形的筛查效率进行分析。笔者用连续顺序追踪超声检测法筛查了8310 例早孕期胎儿肢体，肢体畸形检出率为 73.2%，敏感性、特异性、阳性预测值、阴性预测值分别为 73.2%、100%、100%、99.8%。早孕期可检出的肢体畸形包括严重肢体缺失、人体鱼序列征、致死性侏儒、成骨不全、严重的肢体姿势异常等；早孕期即发生的足内翻可能被检出；漏诊主要为屈曲指(趾)、裂手、多指(趾)、并指(趾)等。相对于中孕期而言，早孕期在诊断裂手和足内翻方面还存在不足之处。通过分析早孕期检出的肢体畸形种类，可以看出早孕期超声检查的主要目的应在于筛查胎儿肢体严重结构畸形。如果在早孕期筛查胎儿肢体畸形，可将以往认为在中孕期诊断的肢体畸形中的 85.7%(30/35)提前至早孕期检出。80.5%(33/41)肢体畸形合并其他严重结构畸形或染色体异常、综合征等。早孕期检出的患有肢体畸形的胎儿中 93%伴随着较差的预后，因此，早孕期检出胎儿肢体畸形意义重大。值得注意的是早孕期胎儿肢体畸形最常见的合并畸形为肢体体壁综合征，其次为胎儿水肿、心脏畸形、脊柱裂和巨膀胱等，因此，当发现以上畸形时应注意检查胎儿肢体以免漏诊。

(一)肢体缺失

早孕期诊断的肢体畸形中，肢体缺失最常见。肢体缺失包括横行肢体缺失和纵行肢体缺失，横行肢体缺失表现为截断平面以远肢体完全缺失；纵行肢体缺失表现为缺失平面以远结构存在，包括海豹肢畸形、先天性桡骨不全或缺如等。

1.横行肢体缺失

横行肢体缺失可分为：

(1)完全截肢：上肢或下肢整条肢体完全缺失，产前超声只能显示一条完整肢体图像，截断平面以下的肢体不显示，断端可规则、整齐、也可不规则、不整齐。

(2)部分截肢：截肢平面以上的肢体可显示，截肢平面以下的肢体不显示，断端可规则、整齐、也可不规则、不整齐。例如上臂中段截肢超声仅显示近段上臂及其内近段肱骨，肢体远侧不显示。

(3)羊膜带综合征相关截肢：羊膜带综合征引起的截肢断端常不整齐、不规则，骨回声可突出于软组织，同时可显示羊膜带及其他畸形，如脑膨出、裂腹等，早孕期超声较易显示与截断肢体相连的羊膜带回声而诊断。

(4)单纯指/趾缺失：单纯指、(趾)缺如时，早孕期超声诊断难度较大，较易漏诊。

2.纵行肢体缺失

(1)海豹肢畸形，较罕见，国内最新文献报道发生率约为 0.003%(9/257 578)。根据患肢近中段缺失的程度将其分为完全型海豹肢畸形、部分型海豹肢畸形(近端或远端海豹肢畸形)、未分类型海豹肢畸形。海豹肢畸形常表现为1个或多个肢体近端和(或)远端部分或全部缺失,手或足直接连于躯干。上肢完全型海豹肢畸形表现为上臂及其内肱骨、前臂及其内尺、桡骨均缺失,手直接连于躯干或通过不规则状骨连于躯干、手回声可异常,严重者仅可见一指状回声。上肢部分型海豹肢畸形则表现为上臂及其内肱骨或前臂及其内尺、桡骨缺如,下肢完全型海豹肢畸形则表现为大腿及其内股骨、小腿及其胫腓骨均缺如,足直接连于躯干,足回声可明显异常。下肢部分型海豹肢畸形则表现为大腿及其内股骨或小腿及其胫腓骨缺如。

(2)先天性桡骨发育不全或缺如:又称轴旁性桡侧半肢畸形,由于桡骨先天发育不全或不发育所致。可单侧发病也可双侧。分为三型:Ⅰ型为桡骨完全缺如,Ⅱ型为桡骨部分缺如;Ⅲ型为桡骨发育不全。声像图上可表现为前臂纵切或横切面上只显示一根长骨回声或桡骨明显缩短。常伴有不同程度的钩状手和拇指缺如,手因缺少桡骨的支持而明显向桡侧偏斜、与前臂成角,呈钩状(图9-1)。有研究发现桡骨发育不全或缺如是早孕期诊断的肢体畸形中最常见的一种畸形,约占53%(8/15)。而我们的发现与其不同,41例肢体畸形中桡骨缺失或发育不全共3例,约占7.3%(3/41)。桡骨发育不全或缺如与染色体异常尤其与18三体相关。同时还存在于某些综合征中。

纵行肢体缺失的病例中,除桡骨发育不全或缺如外,胫骨或腓骨发育不全或缺如也可在早孕期检出。

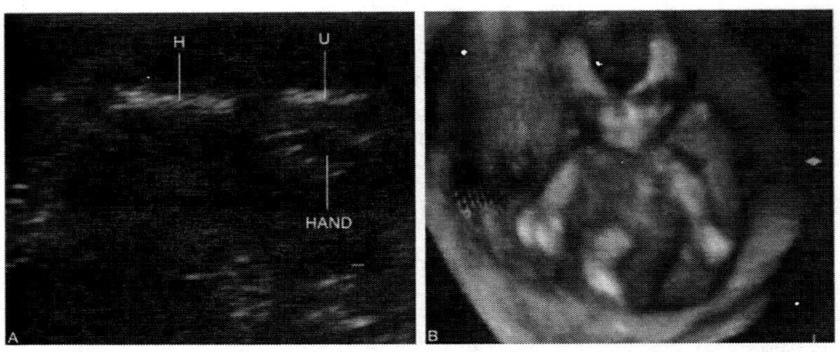

图9-1 12周3d胎儿双侧桡骨缺如,NT增厚,心脏畸形等多发畸形

胎儿左上肢纵切面二维(图A)及整体三维成像(图B)显示前臂的桡骨缺如,仅可见一根尺骨(U)回声,手(HAND)向桡侧偏,呈钩状

(二)先天性马蹄内翻足

又称为足内翻,可单独存在,也可是其他畸形综合征的一种表现,在早孕期胎儿中合并其他结构畸形的比例高达89%(8/9)。笔者资料中早孕期足内翻的检出率为67%(6/9)。虽然早孕期检查胎儿足时羊水相对充足,但早孕期足踝图像类似足内翻,需小心鉴别。尤其需要注意的是,诊断足内翻畸形要求在小腿长轴切面(需完全显示胫、腓骨长轴)显示足底平面。

(三)先天性骨发育

不良中晚孕期产前超声区分致死性和非致死性骨骼发育不良的准确率可达92%~100%,但早孕期致死性骨发育不良畸形的超声表现多不典型,且肢体缩短程度也较中孕期轻,一些用于鉴别诊断特征性表现尚未出现,从而使早孕期确诊骨发育不良较困难。

Khalil等认为大部分骨骼发育不良性先天畸形在早孕期已有超声表现,但确诊多需有家族史支持,否则只能在分娩后或经介入手段获得特征性的分子或细胞遗传学的早期诊断后才能确诊。尽管早孕期超声在诊断骨发育不良上较困难,我们依然可以发现一些线索,如NT增厚;胸腔狭窄、头颅及腹围不成比例，颅骨或脊柱骨化不良；四肢长骨测量低于正常预测值的第 5 百分位数；头颅增大但骨化差，面骨骨化不良；几乎完全不骨化的脊柱或脊柱畸形如半椎体、椎体融合等；长骨变形或骨折；四肢近段肢体呈点状回声，合并多指、手内翻等先天性手畸形；静脉导管血流反向，胎儿全身水肿等，密切追踪观察有利于及早检出致死性骨发育不良。早孕期骨发育不良如成骨不全Ⅱ型、致死性侏儒Ⅰ型、软骨发育不全也可仅表现为 NT 增厚或颈部囊性淋巴管瘤。因此，当仅发现 NT 增厚而无其他异常表现者，并不能排除骨发育不良的可能。

NT 增厚可能是早孕期诊断骨骼发育不良的重要线索。有学者总结文献报道的 39 例早孕期诊断的骨骼发育不良病例，77％为致死性骨发育不良，69％伴 NT 增厚，而在 NT 增厚的胎儿中 85％为致死性骨发育不良。

（四）人体鱼序列征

人体鱼序列征即并腿畸胎序列征，该畸形的发生可能与血管盗血现象有关，人体鱼序列征主要超声表现为双下肢融合不分开，胎动时双下肢同步运动。人体鱼序列征胎儿多合并双肾缺如或发育不良导致中晚孕期无羊水，中晚孕超声诊断该畸形较困难，而早孕期羊水主要是母体血清经胎膜进入羊膜腔的渗透液，羊水量不受泌尿系统畸形的影响，11～13^{+6}周可以清楚显示胎儿四肢的活动和姿势，因此，早孕期是诊断人体鱼序列征胎儿的良好时期。

（五）指（趾）畸形

尽管国外有早孕期诊断手畸形如裂手、多指等的个案报道，但笔者认为，除非有严重的指（趾）缺失或合并其他畸形，早孕期诊断手畸形敏感性较低，早孕期筛查肢体畸形的主要目的还应放在严重肢体畸形上。早孕期超声对手畸形尤其是指（趾）畸形的敏感性，约为 12.5％。早孕期检查易漏诊的手畸形包括屈曲指（趾）、多指（趾）、并指（趾）等。

早孕期对裂手畸形的诊断存在一定困难，若未显示手掌冠状切面时则更易漏诊。裂手、裂足畸形有两种类型，一种为手中心轴线的 V 形缺陷，手掌分成两部分，常有 1 个或多个指缺损，残留手指常倾向融合或长短不一。另一种为手中心轴线缺陷更宽、且明显偏向桡侧、仅在尺侧遗留一较小的手指。羊水良好时，声像图清晰，显示为 V 形手，V 字顶点朝向腕部，手指数目减少。Haak 等首次证明了早孕期超声诊断裂手裂足畸形的可行性，经阴道超声发现 11 周胎儿的双侧裂手伴有双侧拇指缺如，双侧“钳”样裂足。

（六）肢体畸形与 NT 增厚的关系

NT 增厚可能与许多胎儿结构畸形有关，例如胎儿心脏畸形，但是胎儿肢体畸形与 NT 增厚的关系尚待进一步研究。笔者的资料中 8 例单纯肢体畸形 NT 均正常，而合并其他畸形的 31 例肢体畸形中，74.2％(23/31)合并 NT 增厚。明显的 NT 增厚出现在所有的先天性骨发育不良、70％(7/10)的体蒂异常，67％(2/3)的人体鱼序列征中。因此，可以推论单纯的肢体畸形可能与 NT 增厚无关，但是当合并其他畸形时 NT 增厚的发生率明显增加。

五、心脏严重结构畸形

随着超声仪器的不断发展及超声诊断水平的不断提高，11～13^{+6}周诊断胎儿心脏畸形已逐步成为可能。心脏结构畸形是早孕期超声检查的难点。早孕期主要进行胎儿严重心脏畸形的筛查。

（一）心脏胚胎发育与早早期胎儿心脏超声检查

在胚胎第 8 周（妊娠龄第 10 周）时，各器官发生已完成，并且此时各器官已达到一定大小，能通过超声检查观察到。心血管的发生开始于妊娠第4周，由胚内中胚层转化而来。在妊娠第5周时，原始心管形成，并出现原始心管搏动。到第10周时，随着室间隔的关闭和房室瓣的形成，四腔心形成。心脏的直径随着孕周的增加而增加，在妊娠7周时为3mm，妊娠13周时达7mm，心脏直径与头臀长(CRL)的比值在妊娠7周时为0.22，在13周时为0.13。Allan等报道，在妊娠11周时，四腔心和心室流出道超声有可能显示。因此，妊娠11周以后经超声观察胎儿心脏结构从胚胎发育上来说是可行的。

(二)经阴道还是经腹部超声检查

早孕期诊断胎儿心脏畸形源于20世纪卯年代，Grembruch等1990年报道，在妊娠11周时经阴道超声诊断了1例完全性房室间隔缺损，终止妊娠后显微解剖证实为：完全型房室间隔缺损(Ⅱ型)，肺动脉瓣及主肺动脉发育不良，永存左上腔静脉，在当时的设备水平，他们认为早孕期经腹部超声观察胎儿心脏结构几乎是不可能的，在11～12周，经阴道高频探头观察还是有可行性，在他们的研究中心，10例12周的胎儿全部能观察到四腔心，11周的胎儿，10例中有8例观察到四腔心。随后，更多学者们证实了早孕期经阴道超声检查胎儿心脏的可行性。1992年Johnson等运用阴道超声探头在8～14周的胎儿行超声心动图检查，12周时四腔心切面的显示率达到了70%。2002年，Haak等在早孕期运用经阴道超声观察胎儿心脏，92%的胎儿进行了完整的胎儿超声心动图检查。2006年，Vimpelli等的研究认为在11～13^{+6}周，标准的超声心动图切面可以通过经阴道超声检查获得，他们建立了早孕期胎儿心脏正常参考值范围。Yagel等认为经阴道优于经腹部，因为阴道探头分辨率较高，有利于观察早孕期胎儿心脏结构。但是，经阴道超声检查因为探头活动范围局限，受胎儿宫内姿势影响较大。具有一定的局限性。

随着超声诊断仪器不断改进，20世纪90年代末，Sharland认为经腹部超声亦可评价胎儿心脏结构。1998年，Carvalho等运用5MHz曲阵探头经腹部二维超声加彩色多普勒检查，正确判断了10例早孕期胎儿的心脏结构正常与否。近年来，学者们提倡早孕期高频经腹部超声探头行超声心动图检查，认为经阴道超声检查能够提高胎儿结构的显示率，却不能增加心脏畸形的检出率。也有学者认为观察胎儿心脏结构，妊娠10～13周经阴道超声优于经腹部超声；妊娠14周两种方法成功率差别无统计学意义；妊娠15周经腹部能观察到全部结构，但对于肥胖的妇女，经阴道超声检查是很好的补充。

影响早孕期胎儿心脏超声检查成功与否的因素有：检查者的操作技巧，超声设备，孕妇体型，检查时胎儿的孕周及胎儿在宫内的姿势。心脏切面的显示率随着孕周的增加而增加，11周的检出率为20%，14周时可达95%。在Volpe等最近的一项研究中，经腹部超声完成心脏结构评估组和需要经阴道超声辅助检查组的头臀长(CRL)平均值分别为69.5mm、59.8mm，对应的孕妇体重指数平均值分别为22.9kg/m^2、26.1kg/m^2，两组比较均有统计学差异。

(三)早孕期胎儿心脏检查切面及最佳检查时机

运用腹部横切面、四腔心切面、左右心室流出道切面和三血管气管切面，在中晚孕期筛查胎儿心脏畸形已较为成熟。李胜利等运用四腔心头侧偏斜法在中晚孕期快速筛查胎儿心脏畸形，使胎儿心脏畸形的检出率达到了92.86%。但是，由于11～13^{+6}周的胎儿心脏较小，完整、满意显示上述切面较中晚孕期困难。

国外不同学者报道的用于11～13^{+6}周筛查胎儿心脏畸形的切面各异。Lombardi等在2007年通过用四腔心切面、“X”征(交叉的大动脉形成)、“b”征(动脉导管连接弯曲的主动脉弓和肺动脉形成)、“V”征(主动脉弓峡部和动脉导管汇合处形成)切面观察四腔心、流出道、动脉导管和主动脉弓,得出运用高频经腹线阵探头在NT检查的同时行胎儿超声心动图检查是可行的。Persico等报道,经过严格训练的产科医师在11～13^{+6}周运用腹围切面、四腔心切面、“X”征、“V”征可以观察心脏结构、诊断严重心脏畸形。

Haak等2002年的一项研究中,运用四腔心切面、主动脉根部切面、主动脉长轴切面、三血管切面(3VV)、大动脉交叉切面对85例11～13^{+6}周的胎儿行超声心动图检查,13周时有92%的胎儿完成了完整的超声心动图检查,认为13～13^{+6}周是早孕期行胎儿超声心动图检查的最佳时机。Smrcek认为早孕期经阴道、经腹部或两者结合行胎儿超声心动图检查在12周以后是合理、可行的。Marques Carvalho等对46例11～14^{+6}周NT、静脉导管血流频谱正常胎儿经阴道超声行超声心动图检查,发现心脏结构的检出率随着孕周的增加而增加,13周后,或头臀长达到了64mm,心脏切面显示率可达到100%,认为13周为早孕期胎儿心脏检查的最佳时机。

(四)早孕期能检出哪些心脏畸形

Haak等报道11～14周在NT增厚的胎儿中经阴道超声检查诊断胎儿心脏畸形的敏感度为88%,特异度为97%。Carvalho等认为早孕期可以检测出来的心脏畸形主要有:三尖瓣闭锁、肺动脉闭锁(伴或不伴室间隔缺损);二尖瓣闭锁、左心发育不良综合征、主动脉闭锁、大动脉转位(完全型或矫正型)、心室双入口、房室间隔缺损、永存动脉干、法洛四联症、大的室间隔缺损、左右心不对称的复杂畸形。其中房室间隔缺损、法洛四联症、大的室间隔缺损、左右心不对称的复杂畸形等在早孕期亦可能忽略。不同作者报道的早孕期诊断的心脏畸形类型见表9-1。房室间隔缺损为早孕期检出的最常见的心脏严重畸形。PERSICO等的研究发现,早孕期检出的心脏异常中约70%有染色体核型异常,这就解释了早孕期诊断的心脏畸形为什么最常见的严重心脏畸形为房室间隔缺损,该畸形主要见于21三体。

我院早孕期胎儿心脏畸形诊断方法与结果,2008年10月至2011年12月,经腹部超声对妊娠11～13^{+6}周来我院行胎儿颈项透明层检查的高危和次高危孕妇进行胎儿心脏畸形筛查,测量胎儿颈项透明层厚度,观察胎儿鼻骨,获取胎儿静脉导管频谱并进行分析。运用四腔心切面和三血管气管切面二维和彩色多普勒血流显像观察胎儿心脏。结果共发现心脏严重畸形32例,其中早孕期首次发现心脏严重畸形28例,主要包括左旋心、房室间隔缺损、单心室、单心房、左心发育不良、右心发育不良、完全型大动脉转位、右室双出口、法洛四联症、主动脉及肺动脉瓣缺如、肺动脉瓣缺如、单一动脉干(主动脉闭锁、肺动脉闭锁或永存动脉干),下腔静脉中断等。漏诊的4例,主要包括法洛四联症2例,右位主动脉弓、左位动脉导管1例,室间隔缺损、主动脉弓缩窄1例。32例中16例有心脏畸形结果证实。早孕期诊断胎儿心脏畸形主要依据如下:

1.四腔心切面异常

(1)心脏位置异常

①心房反位,心尖指向左,为左旋心。

②心房反位,心尖指向右,心室左襻者,为镜面右位心;心室右襻者,为孤立性心室反位镜像。

③心房正位,心尖指向右,为右旋心。

④心房正位,心尖指向左,心室左襻,孤立性心室反位。

⑤膈疝或胸腔占位等导致心脏移位,为左移心或右移心。

⑥心脏异位到腹腔或胸腔外,为心脏异位。

表 9－1　不同作者报道的早孕期诊断的心脏畸形类型

作者	报道年份	诊断孕周	畸形种类
Gembruch	1990	11	房室间隔缺损
Bronshtein	1990	$13 \sim 13^{+6}$	法洛四联症
Bronshtein	1991	12～16	右心室双出口，房室间隔缺损，室间隔缺损，法洛四联症，左心室发育不良，单心房单心室
Gembruch	1993	11～16	房室间隔缺损，肺动脉狭窄，单心室
Achiron	1994	12	房室间隔缺损
Areias	1998	12～14	房室间隔缺损
Basehat	1999	$11 \sim 13^{+6}$	房室间隔缺损，右心室双出口，左心发育不良综合征
Haak	2002	$11 \sim 13^{+6}$	室间隔缺损，房室间隔缺损，右心室双出口，左心发育不良综合征
Huggon	2002	$10 \sim 13^{+6}$	房室间隔缺损，左心室发育不良，室间隔缺损，Epstein 畸形，肺动脉闭锁，主动脉闭锁
Mcauliffe	2006	$11 \sim 13^{+6}$	左心发育不良综合征，房室间隔缺损，右心室双出口，右心发育不良，左心房异构，室间隔缺损
Bellotti	2010	$11 \sim 13^{+6}$	房室间隔缺损，大动脉转位，右心室双出口，左心发育不良综合征，主动脉弓缩窄，肺动脉闭锁
Persico	2011	$11 \sim 13^{+6}$	房室间隔缺损，大动脉转位，法洛四联症，左心发育不良，肺动脉闭锁，室间隔缺损

(2)左右心比例失常：

①左心小：二尖瓣狭窄或闭锁，左心发育不良综合征，主动脉狭窄或闭锁，主动脉弓中断等。

②右心小：三尖瓣狭窄或闭锁，右心发育不良综合征；肺动脉狭窄或闭锁等。

③左心增大：主动脉瓣严重狭窄、主动脉瓣缺如等。

④右心增大：三尖瓣下移畸形、肺动脉瓣缺如、室间隔完整的肺动脉闭锁合并三尖瓣关闭不全、肺动脉瓣严重狭窄等。

⑤全心增大：主动脉瓣、肺动脉瓣缺如等。

(3)间隔缺损：房室间隔缺损，室间隔缺损。

(4)房室数目异常：单心室、单心房。

(5)房室瓣异常：二尖瓣狭窄或闭锁、三尖瓣狭窄或闭锁、夏尖瓣下移畸形、共同房室瓣畸形等。

2.三血管气管切面彩色多普勒异常诊断

(1)大动脉数目减少：大动脉转位、永存动脉干，肺动脉闭锁、右心室双出口等。

(2)大动脉血流束比例失调：主动脉弓缩窄，主动脉弓发育不良、法洛四联症、肺动脉闭锁、主动脉闭锁等。

(3)主动脉弓位置异常:右位主动脉弓等。

(4)血流方向的异常:

①主动脉瓣及肺动脉瓣均缺如:彩色多普勒显示收缩期肺动脉及主动脉弓均为前向血流,舒张期肺动脉及主动脉弓均为全舒张期反向血流。

②肺动脉瓣缺如时,收缩期肺动脉及主动脉弓均为前向血流,舒张期主动脉弓内为前向血流,肺动脉为全舒张期反向血流。

③主动脉瓣缺如时,收缩期肺动脉及主动脉弓均为前向血流,主动脉弓为全舒张期反向血流,肺动脉为前向血流。

④肺动脉闭锁时,收缩期主动脉弓为前向血流,肺动脉未见明显血流信号,舒张期主动脉弓内为前向血流,肺动脉为反向血流。

⑤主动脉闭锁时,收缩期主动脉弓未见前向血流,肺动脉内为前向血流信号,舒张期主动脉弓为反向血流,肺动脉为前向血流。

如果在上述切面发现异常,应加扫其他切面(如左心室流出道、右心室流出道等切面)进一步验证心脏是否存在异常,存在什么异常,如果还不能明确者,建议 2 周后再复查胎儿超声心动图。

(五)颈项透明层(NT)与胎儿心脏畸形

早孕期胎儿 NT 检查主要用于胎儿染色体异常的筛查,但研究发现 NT 增厚与心脏畸形具有较好的相关性。在一项研究中,在非整倍体胎儿中以 NT 值第 99 百分位数作为截点预测胎儿心脏畸形的检出率为 23%。一项筛查研究的 Meta 分析指出,在 NT 临界值于第 95 及第 99 百分位数时,检出率分别约为 37%及 31%。在染色体正常的胎儿中,严重心脏畸形的发生率随 NT 厚度增加而呈指数上升,从位于 NT 值第 95 百分位数以下的 1.6/1000,增加至 NT 为 2.5~3.4mm 时的 1%、NT3.5~4.4mm 时的 3%、NT4.5~5.4mm 时的 7%、NT5.5~6.4mm 时的 20%及 NT6.5mm 或以上时的 30%。Carvalho 等认为,NT 越厚,胎儿患心脏畸形的风险越高。英国胎儿医学基金会认为:严重心脏畸形的最佳筛查方法,是对 $11\sim13^{+6}$ 周 NT 筛查发现 NT 增厚及中孕期常规筛查中发现四腔心切面异常的胎儿由心脏专家对胎儿进行超声心动图检查。NT 增厚与四腔心异常是互补的。严重畸形例如法洛四联症、大动脉转位及主动脉缩窄等,较少在常规四腔心切面中发现。然而,这些畸形大部分出现 NT 增厚。

(六)静脉导管血流频谱与胎儿心脏畸形

早孕期胎儿 NT 检查时筛查,常规检测静脉导管血流频谱能提高心脏畸形的检出率。在 Matias 等的研究中,11 例静脉导管异常的胎儿(a 波反向或消失)7 例为心脏严重畸形,其中 5 例 NT 值均>5mm。Chelemen 等最近的一项研究中,85 例心脏严重畸形中,a 波反向的有 24(28.2%)例,无心脏严重畸形的病例中,a 波反向的有 856(2.1%)例。不考虑 NT 值,仅用 a 波反向来预测心脏严重畸形,超声心动图专家对 NT 值位于第 99 百分位以上的病例行胎儿超声心动图检查,能检出 38.8%的心脏畸形,假阳性率为 2.7%。他们的研究证实心脏严重畸形发生的风险随着 NT 厚度的增加呈指数增加;对于 NT 增厚的胎儿,如果同时出现 a 波反向,则心脏严重畸形的风险会增加;如果静脉导管血流频谱无 a 波反向,则心脏严重畸形的风险会降低。

Papatheodorou 等最近对静脉导管与心脏畸形的相关性进行了 Meta 分析,用静脉导管血流频谱筛查胎儿心脏畸形:不考虑 NT 值,总的敏感性为 50%,特异性为 93%;在 NT 增厚的胎儿中,总的敏感性为 83%,特异性为 80%;在 NT 值正常的胎儿中,敏感性为 19%,特异性为 96%。Timmerman 等的研究证实，约 2/3NT 增厚、染色体正常的心脏畸形胎儿静脉导管搏动指数（DV-PIV）会增加，认为 DV-PIV 可作为一项连续性变量，结合 NT 值能提高筛查心脏畸形的特异性。

六、腹壁缺陷

（一）脐膨出

生理性中肠疝是由于消化道生长速度超过腹腔及腹壁的生长速度，此时中肠被挤到脐带根部，并向外膨出形成一个包块，常见于 12 周前，因此妊娠 12 周前诊断脐膨出需格外小心。1989 年 Timor-Tritsch 等对 61 例胚胎/胎儿（妊娠 7～12 周）行阴道超声检查观察胎儿中肠疝，妊娠 8 周时约 64%可观察到，9～10 周时 100%，11 周时 25%，12 周时 0%，通过研究他们认为经阴道超声于妊娠 12 周时可很好地评价腹壁缺陷。有作者报道只要腹部膨出包块横径大于 0.7cm 时，应考虑脐膨出可能。超声主要表现为腹壁连续回声中断，腹腔脏器从缺损处向外膨出，膨出物表面有膜状包绕。

（二）腹裂

腹裂表现为腹壁缺陷，腹腔内容物进入羊膜腔内。体蒂异常常合并腹裂畸形。Daskalakis 等对 106 727 例妊娠 10～14 周胎儿进行超声筛查发现 14 例体蒂异常，声像图特征为腹裂，脊柱侧凸弯曲，脐带很短，71.4%（10/19 例）胎儿 NT 增厚，12 例核型检测正常，中孕期再次检查见胎体上半部位于羊膜腔内，胎体下半部位于胚外体腔内（coelomiccavity）。Ginsberg 等 1997 年应用 TVS 探测发现 1 例 10 周胎儿有严重畸形，胎体上半身位于羊膜囊内，下半身于胚外体腔内，腹壁缺损，肝、肠等内脏从缺损处疝出，下肢畸形，脐带短而细，裸露于羊水中，超声提示为体蒂异常。18 周终止妊娠，病理解剖证实上述诊断正确。随后 Daskalakic 等又诊断 1 例早孕期单卵双胎，双胎显示腹壁有巨大缺损，腹腔内容物大多裸露在外，占了大半个羊膜腔，脐带极短，合并严重脊柱侧凸，剖腹分娩，该畸形胎儿产后即死亡，证实超声诊断正确。

七、其他异常

（一）唇腭裂

胎儿唇腭裂的中晚孕期产前超声已成为常规检查，且有公认的检查方法，而早孕期颜面部结构畸形的筛查仍在探索中，为数不多的早孕期诊断胎儿颜面部畸形的报道多为合并其他结构畸形和染色体异常。Markov 等于 2003 年报道 1 例 14 周诊断双侧唇腭裂合并颈部透明层增厚的胎儿。同年，法国 Picone 等报道早孕期诊断胎儿双侧唇腭裂 2 例，诊断孕周分别为 10 周、12.5 周。Bulbul 等报道了 1 例 14 周的双面畸胎，超声表现为小下颌、第四脑室囊状扩张、脊柱成角畸形，尸检发现该病例为双面畸胎，且双面均有面裂，染色体核型正常。Gullino 等通过阴道二维超声诊断了 1 例妊娠 11 周 5d 的双侧唇腭裂胎儿，诊断依据是颌骨前突与上唇的连续性中断。Ghi 等报道 1 例 12 周二维超声怀疑双侧唇腭裂，通过三维超声证实，也体现了早孕期三维超声的价值。Borenstein 等报道了 13 例 13 三体胎儿，均伴有唇腭裂，但是这些胎儿在首次扫描中腭裂诊断并不明确，最终诊断在回顾性分析面部三维容积确立。Gabrielli 等报道了 14 例双侧唇腭裂胎儿，其中 2 例于妊娠 12 周诊断，伴有染色体异常，研究指出胎儿双侧唇腭裂伴非整倍体异常时常不表现为颌骨前突而表现为面部轮廓和鼻扁平，这种中面部发育不良易与严重全前脑的面部畸形相混淆，增加了早孕期诊断的难度。

Sepulveda 等探讨早孕期以胎儿鼻后三角作为声像学标志诊断腭裂的意义，并指出测量 NT 过程中显示鼻后三角的可行性。另外，通过回顾性分析5例确诊腭裂的早孕期三维图像，评价该指标的临床应用价值。鼻后三角指胎儿面部冠状切面上鼻后方显示出的内部低回声的三角形区域，由左右上颌骨额突和硬腭构成。每100例正常胎儿中，98例显示鼻后三角区(98%)，2例未显示[1例孕周过小(11周)，1例持续俯卧位]，后复查均能显示。对5例产后证实的腭裂胎儿声像图进行回顾性发现，唇腭裂胎儿的鼻后三角不完整，腭出现强回声连续性中断。研究还指出在鼻后三角平面向胎儿背侧、尾侧移动扫查，可显示胎儿继发腭和牙槽突。对于单纯唇裂，由于软组织较少，显示尚存在一定难度。Martinez-Ten等探讨早孕期利用颜面部三维容积筛查胎儿原发腭裂和继发腭裂的价值，另外对早孕期诊断的3例唇腭裂胎儿的三维图像进行回顾性分析，该研究共包括240例胎儿，约96%的胎儿获得较满意的三维容积。利用多平面成像重建胎儿面部结构，观察原发腭和继发腭的完整性。通过重建，原发腭完整显示229例(95%)，原发腭裂9例(4%)，不确定2例(1%)，其中7例(7/9)原发腭裂证实，假阳性率22%，继发腭完整显示217例(90%)，继发腭裂6例(3%)，不确定17例(7%)，其中漏诊1例为单纯左侧唇裂伴继发腭裂。该研究表明孕周和三维图像质量影响腭的观察，同时指出所有原发腭裂和约86%的继发腭裂能够通过早孕期三维图像重建诊断。

笔者采用经前囟声束平面偏转法检查胎儿颅面部获得较好结果，声束平面从胎儿前额进入，通过胎儿侧脑室对胎儿颅脑进行横切面扫查，首先获得侧脑室水平横切面，然后声束平面以前额为基点，向胎儿尾侧和腹侧扫查，依次可获得经小脑横切面、经双眼球-双耳冠状切面、鼻后三角冠状切面和鼻唇冠状切面等5个切面，通过这5个切面来评价胎儿颅面部畸形，在一项620例正常胎儿的研究中，96.3%获得满意的5个切面，其中11～11^{+6}周显示率为97.2%，12～12^{+6}周显示率为97.1%，13～13^{+6}周显示率为94.3%。2008年10月至2013年12月间通过这一方法笔者共诊断20例11～13^{+6}周唇腭裂胎儿，其中一侧唇腭例4例，双侧唇腭裂8例，正中唇腭裂8例，漏诊1例Ⅱ度唇裂。超声主要表现如下：

双侧唇腭裂：颜面部正中矢状切面上可观察到特征性的强回声颌骨前突。鼻后三角冠状切面表现为双侧继发腭的连续性回声中断。上唇冠状切面表现上唇两侧皮肤连续性回声中断。

一侧唇腭裂：鼻后三角冠状切面表现为一侧继发腭的连续性回声中断。

正中唇腭裂：鼻后三角冠状切面表现为原发腭的连续性回声中断。

(二)膈疝

早孕期诊断膈疝比较困难，小的膈缺损更困难。只有出现心脏移位、胸腔异常包块回声等表现时，膈疝才有可能被发现，因此，早孕期发现的膈疝一般都比较严重(图9-2)。Sepulveda等回顾性分析早孕期超声诊断膈疝的价值，该组6例膈疝胎儿，5例(83%，5/6)在早孕期超声可发现异常。其中3例(50%，3/6)仅表现为NT增厚；1例表现为NT增厚、胸内胃泡、右位心；1例表现为NT正常，胸内异常包块回声。

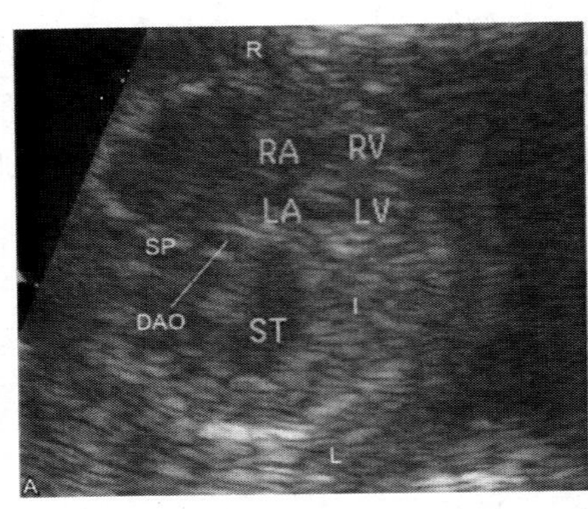

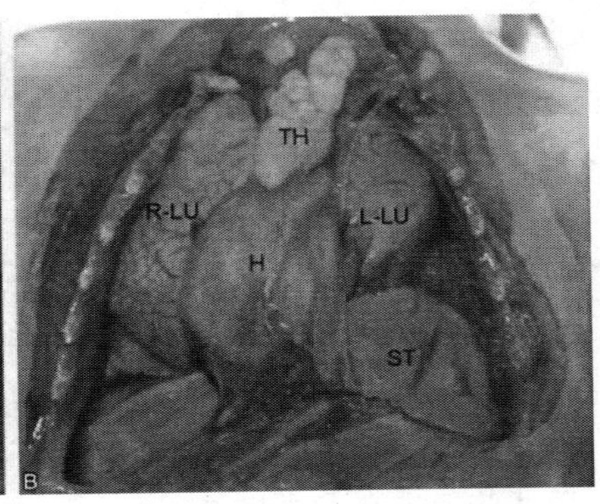

图 9-2　13 周 5d 左侧膈疝

四腔心切面(图 A)显示左侧胸腔内有胃(ST),肠管(I)回声,心脏向右侧移位。标本解剖(图 B)显示胃(ST)等腹腔脏器疝入胸腔,心脏向右侧移位。LA:左心房;RA:右心房;LV:左心室;RV:右心室;DAO:降主动脉;L-LU:左肺;R-LU:右肺;TH:胸腺;H:心脏

(三)巨膀胱

正常情况下,胎儿膀胱随孕周的增长而增长,但在 11～13^{+6} 周膀胱上下径很少超过 6～7mm。巨膀胱是指膀胱异常增大,可发生于任何孕周。14 周前诊断巨膀胱的标准是膀胱上下径>7mm。早孕期巨膀胱根据膀胱上下径的大小可分成三级,Ⅰ级轻度增大,上下径范围Ⅱ级中度增大,上下径范围 12～15mm,Ⅲ级重度增大,上下径>15mm。膀胱增大可以是正常变异,也可以合并染色体异常、结构异常(较常见的是后尿道瓣膜)。

Drugan 等报道产前超声发现一例妊娠 12 周胎儿膀胱 18mm,14 周复查超声膀胱继续增大,双肾回声正常,但羊水过少,该例胎儿行膀胱羊膜腔分流术后平稳度过孕期,妊娠 35 周时分娩,为男婴,合并轻度的 prune-belly 综合征。

Zimmer 等报道产前超声发现一例妊娠 12 周胎儿膀胱 46mm,合并双侧肾积水、NT 增厚、畸形足,行绒毛穿刺胎儿染色体检查证实染色体异常为 45,X 嵌合体。

Cazorla 等报道产前超声发现一例妊娠 13 周胎儿膀胱 33mm,羊水偏少,染色体检查结果为 46,XY,妊娠 16 周复查超声时胎儿全身水肿,病理解剖证实为后尿道瓣膜、巨膀胱、肾积水。

在一项前瞻性研究中,早孕期(11～13^{+6}周)超声检查 24492 例单胎妊娠中,15 例巨膀胱,发生率为 1/1633,其中 3 例(20%,3/15)染色体异常,染色体正常的轻中度巨膀胱(膀胱上下径 8～12mm)大部分在随后的检查中膀胱恢复正常,而无异常并发症,重度巨膀胱(膀胱上下径≥17mm)进展为梗阻性尿路病及肾发育不全。

(四)早早期双胎妊娠与胎儿畸形

双胎除了可能出现单胎畸形外,如心脏畸形、神经管畸形、面裂畸形、胃肠道畸形、前腹壁缺陷等,还有双胎独有的畸形,如联体双胎、无心畸胎序列征、双胎输血综合征等。在双卵双胎中,每胎的畸形发生率与单胎相同,但在单卵双胎中则高出 2～3 倍。双胎畸形者不常见,出现在 10%的双绒毛膜及 20%的单绒毛膜双胎妊娠中。双胎也可表现为一胎正常一胎畸形。这里主要简单介绍双胎之一死亡、联体双胎、无心畸胎序列征及双胎输血综合征的早孕期超声特征,其余可参考第 17 章多胎妊娠与胎儿畸形。

1.双胎之一死亡

单胎儿宫内死亡，孕妇可能会出现弥散性血管内凝血(DIC)。然而，在双胎之一宫内死亡中，这个并发症较为罕见。但是活胎临床预后与绒毛膜性密切相关。若是双绒毛膜妊娠，活胎的风险主要是早产。早产的原因可能是由于胎儿吸收了已死胎盘所释放的细胞激素及前列腺素所致。活胎出现死亡或残障风险为5%～10%。在单绒毛膜双胎中，活胎除了有早产的风险外，因双胎间存在血管沟通，死胎形成一个低压腔，活胎向死胎和胎盘输血而出现急性低血压，最终导致活胎神经障碍约30%发生胎死宫内。早孕期对双胎绒毛膜性判断较中孕期敏感性及特异性更高。因此，早孕期发现双胎之一死亡时，重点是判断其绒毛膜性。超声主要表现为双胎之一胎儿无胎心搏动及脐带血管内不能探及血流信号，无胎动，胎体变形(与死亡时间有关)。此时重点观察双胎的胎盘数目，是否存在双胎峰，双胎间是否存在分隔膜以及分隔膜厚度，进一步判断双胎绒毛膜性。特别注意与双胎之一无心畸胎序列征相鉴别，无心畸胎脐动脉血流为反向，且全身皮肤水肿增厚。

2.联体双胎

联体双胎只发生在单绒毛膜单羊膜囊(即单卵)双胎妊娠中，在受精第13天后胚盘不完全分离而形成联体双胎。发生率为1/100 000～1/50 000，存活率仅为1/250 000。超声检查是诊断联体双胎的重要工具，典型的连体双胎可通过早孕期产前超声检查进行诊断，文献报道产前超声诊断联体双胎最早是在妊娠7周(头臀径为11mm)，该例是经阴道超声诊断。笔者产前超声诊断联体双胎最早是妊娠8周5d(头臀长为20.8mm)。妊娠11周前经腹部超声主要表现为1个妊娠囊内胚胎较正常宽大、2个胚胎不能分开、胚胎呈分叉状或宽大胚胎存在2个心管搏动，经阴道超声检查更清楚，如仍不能肯定是否有融合时诊断要谨慎，应避免误诊，此时，最好的办法是在2周后再复查，妊娠11周后即可确诊或排除联体双胎。有文献指出，联体双胎的诊断最佳时间为早孕期的11～13^{+6}周和中孕早期，如能在妊娠早期诊断出联体双胎，对妊娠处理和妊娠结局的预测有重要意义。

3.无心畸胎序列征

发生在1%的单卵双胎妊娠中。其主要机制是双胎间出现动脉与动脉吻合，受血胎的正常血管发育和灌注紊乱，血流灌注与正常相反，故此又称为双胎反向动脉灌注序列(Van Allen等，1983)。至少50%的供血胎会由于充血性心力衰竭或严重早产(后者因羊水过多导致)而死亡。受血胎都会因相关的多种畸形而死亡。无心畸胎由于畸形常非常严重，产前超声常能明确诊断，有报道早在妊娠11周即可正确诊断。如果在单绒毛膜囊双胎妊娠中发现一胎为严重畸形，则应高度怀疑无心畸胎的可能。超声主要表现为单绒毛膜囊内双胎妊娠，一胎严重畸形，多为无头无心，且全身皮肤明显水肿，畸胎脐动脉血流为反向，有上述特征即可确诊为本病。产前治疗须透过利用超声引导透热法阻断无心畸胎的脐带血流，或在无心畸胎的腹部进行脐带血管激光结凝，治疗常在妊娠16周时进行。

4.双胎输血综合征(TTTS)

由于共享胎盘区域和几乎普遍存在的双胎间血管吻合的存在，双胎输血综合征是一种常见的危及妊娠的并发症。越早诊断TTTS越有可能获得有效的治疗。如果早孕期能准确识别这些单绒毛膜双胎并发症的高风险性，将有助于产前咨询和处理。

已经有学者提出了几个筛选模型用于预测妊娠18周前发生的TTTS，而这些预期的血流动力学失衡在早孕期即有表现，如双胎间NT或头臀长度(CRL)存在明显差异，受血儿较供血儿NT和(或)头臀长度(CRL)测值明显增加。然而，这些超声标记具有较高的假阳性率，还没有一种较高有意义的敏感性的方法可用于临床筛选早孕期 TTTS。

Matias 等对 99 例妊娠单绒毛膜双羊膜囊双胎妊娠 11～14 周时进行头臀长、颈部透明层和静脉导管血流的评估时发现，单绒毛膜双胎间头臀长（CRL）和（或）颈部透明层厚度（NT）的明显差异与双胎输血综合征（TTTS）的风险增加有关。引起 NT 增厚最合理的机制是胎儿血流动力学不平衡和心功能不全，间接表现为静脉导管（DV）血流的异常（a 波反向）。双胎 CRL 差异等不能预测是否会进展为 TTTS，双胎间 NT 差异≥0.6mm 预测 TTTS 的敏感性为 50.0%，特异性为 92.0%。双胎中至少有一个胎儿存在静脉导管血流频谱异常，发生 TTTS 的相对危险性为 11.86（95%可信区间，3.05～57.45），敏感性 75.0%，特异性 92.0%。静脉导管血流频谱异常结合 NT 差别≥0.6mm，发生 TTTS 的相对危险性升高到 21（95%可信区间，5.47～98.33）。

单绒毛膜双胎儿间 NT：差异和静脉导管血流频谱异常是供血儿和受血儿血流动力学失衡的早期表现，对这些双胎妊娠，11～14 周常规 NT 筛查之外，静脉导管多普勒血流评估能明显提高 TTTS 高风险胎儿的检出。

第二节　胎儿综合征

一、致死性多发性翼状胬肉综合征

致死性多发性翼状胬肉综合征罕见，主要表现为关节间可见蹼状组织连接，关节运动受限，常合并早期广泛水肿及颈部囊性淋巴管瘤。

该病为常染色体隐性遗传病，也有 X 连锁遗传的报道。

（一）畸形特征

身材矮小，颌下、颈部、腋下、肘前、腘后、股间有多发翼状胬肉，伸展受限，指屈曲、并指、马蹄内翻足或摇椅足，外生殖器常表现为隐睾、大阴唇缺如。常合并颈部囊性淋巴管瘤、骨骼异常、心肺发育不全等。

Hall 等将其分成三型：Ⅰ型为没有骨性融合，但肢体紧弯；Ⅱ型为椎体有骨性融合，Ⅲ型为伴有其他骨性融合。

（二）超声诊断

早孕期超声可有阳性表现，主要表现为颈部透明层增厚，甚至全身水肿，肢体有特征性表现：屈曲状态，运动少。部分病例需等到中晚孕期才能诊断，表现为运动明显减少，关节屈曲，并可见关节屈侧蹼状软组织回声，其他异常声像有羊水过多、颅面部异常、前臂缩短、肺发育不良、膈疝、脊柱侧弯等。

（三）临床处理及预后

该病为致死性，预后极差。主要由于呼吸问题（包括肺炎、呼吸困难）脊柱后侧弯和小胸廓导致继发性呼吸暂停。

二、尾退化综合征

尾退化综合征，又称尾发育不良序列征，罕见，表现为骶骨缺如，腰椎不同程度的缺如畸形，常合并其他系统畸形。一般人群发生率为(0.1～0.25)：10000，孕妇为糖尿病患者，胎儿发生该病风险明显增高，较正常人群高200～250倍。据报道，16%尾退化综合征患儿的母亲为糖尿病患者。

(一)畸形特征

髁骨或腰椎发育不全，骶骨缺如导致臀部扁平，臀间裂缩短，臀部小凹形成，脊索尾端破裂导致继发性神经受伤，下肢活动减少。常合并中枢神经系统、肌肉骨骼系统、心脏、呼吸道、消化道畸形。

(二)超声诊断

不同严重程度的尾退化综合征其声像图表现不同。共同的声像表现脊柱矢状切面显示脊柱较正常短，尾侧椎体(骶骨、下段腰椎)缺如；髂骨翼水平横切面示髂内翼互相靠近，其中间骨性椎体强回声消失，双侧股骨头距离缩短，动态观察下肢肢体运动减少，双下肢常呈固定的盘腿状改变。

早孕期由于尾椎未完全骨化，难以诊断。有研究报道认为头臀长较正常孕周小应特别注意该病的发生。

(三)临床处理及预后

预后取决于胎儿尾侧椎体缺失的程度与合并畸形，合并严重畸形者预后不良，存活者常需行泌尿、会阴部整形外科手术。

三、缺指(趾)－外胚层发育不良－裂畸形综合征

缺指(趾)－外胚层发育不良－唇腭裂综合征(EEC syndrome)罕见，主要表现为不同程度的手/足缺指/趾、并指/趾畸形，唇/腭裂，外胚层发育不良。

本病为常染色体显性遗传病，所累及的基因位点基本确定，至少存在3种类型，Ⅰ型相关基因定位于染色体7q11.2-q21.3，Ⅱ型相关基因定位于第9号染色体，Ⅲ型相关基因定位于染色体3q27。

(一)畸形特征

缺指(趾)－外胚层发育不良-裂畸形综合征有不同程度的畸形表型，如皮肤表层可表现为皮肤层薄、角化过度、乳头发育不全，毛发可表现为颜色浅而稀疏，脸部可表现为唇裂或唇腭裂，肢体表现为手足中部缺陷，裂手裂足，缺指(耻)、并指(趾)。常合并肾畸形、耳聋、智力低下、泄殖腔畸形。

(二)超声诊断

1.唇腭裂表现

可以单侧也可以双侧唇腭裂。三维超声显示有帮助。

2.手足畸形

据现有文献报道手足畸形可以是裂手裂足，缺指/趾畸形，小部分也可表现为并指/趾，多指/趾畸形。这些异常主要在胎儿手冠状切面、足底平面显示，其他切面显示相对困难。如能显示清楚的手足三维图像，对手足畸形有帮助。

3.头发稀少或缺如

在胎头常规横切面上，晚孕期胎儿不能显示头发回声。

(三)临床处理及预后

患者通常智力正常,可以生存,但须行手术矫正唇腭裂及肢体手术等。

四、X 连锁脑积水综合征

X 连锁脑积水综合征,也称 X 连锁脑积水序列征、MASA 综合征。此病与中脑水管狭窄有关。发生率低,为 1/30000,主要是男性发病,该病占男性新生儿原发性特发性脑积水的 2%~15%。目前研究认为 X 连锁脑积水综合征患儿的神经细胞黏着分子 L1-CAM 突变。

(一)畸形特征

主要是男性发病,常在宫内发病,表现为头颅增大,幕上脑积水,侧脑室及第三脑室积水扩张。下肢肢体强直,肌张力增高。常合并其他颅脑畸形,如胼胝体缺如、穹窿融合等。双侧拇指内收是其另一个畸形特征。

(二)超声诊断

虽该病在宫内已发病,但在宫内发病的孕周较晚,最早报道在妊娠 20 周发现。

1.脑积水表现

侧脑室增大≥15mm,脉络丛呈“悬挂征”,第三脑室增宽>3mm,第四脑室不宽(图 3-3A、B、C)。

2.双手握拳姿势异常

在手的冠状切面上,显示并分析拇指与其余 4 个手指的关系,可以发现胎儿手指特殊握拳姿势,拇指内收,其余 4 指压在拇指上(图 9-3A、B、C)。

(三)临床处理及预后

患儿智力受限。预后与脑积水程度相关,严重积水者预后差,积水程度较轻者可存活。

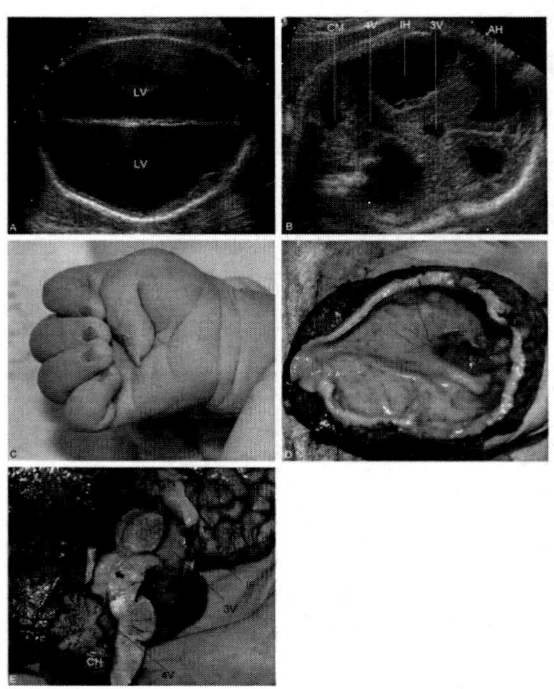

图 9-3　X 连锁脑积水综合征

31 岁孕妇,妊娠 36 周,产前超声检查,侧脑室水平横切面(图 A)示侧脑室明显扩张,宽约 5.1cm,脑实质明显受压变薄。小脑水平横切面(图 B)示第三脑室增宽,第四脑室未见明显增宽。标本右手掌侧观(图 C)示拇指屈曲内收。颅脑解剖(图 D、E)可见侧脑室明显扩张,脑皮质明显变薄,中脑水管严重狭窄(箭头所示)。LV:侧脑室;AH:闲角;IH:下角;3V:第三脑室;4V:第四脑室;CM:颅后窝池;CH:小脑半球;IF:室间孔;CV:小脑蚓部

五、VACTERL 联合征

VACTERL 联合征罕见,多为散发病例,也见有 X 连锁或常染色体隐性遗传报道。该联合征包括脊柱或血管(vertebral or vascular malformation,V)、肛门(anal,A)、心脏(cardiac,C)、气管食管(tracheoesophageal,TE)、肾或肋骨(renal or rib,R)、肢体(limb,L)畸形,因此,简称 Vacterl 联合征。

(一)畸形特征

该联合征包括系列胎儿畸形:

脊柱或血管异常:主要表现为腰骶椎异常或大血管异常。

肛门:表现为肛门闭锁。

心脏:心脏畸形。

食管气管:食管气管瘘,或肺和消化道其他畸形。

肾或肋骨:肾或肋骨畸形。

肢体:肢体畸形,最常为桡骨异常。

(二)超声特征

已有产前超声诊断 VACTERL 联合征的报道(表 9-2)。从系列报道中,我们发现产前超声容易漏诊一些畸形,如肛门闭锁、食管气管瘘,因此,产前超声发现胎儿畸形,应对胎儿其他系统行更详细检查,以排除其他结构畸形。

表 9-2　产前超声诊断 VACTERL 联合征

作者	发表年份	期刊	产前超声诊断孕周	产前超声表现	预后
Hilton G 等	2012	Taiwan J Obstet Gynecol.	—	1 例,表现为脊柱侧弯,一根肋骨缺如,一侧桡骨缺失,先天性心脏病,胃泡不显示	引产证实
Krapp M 等	2002	Prenat Diagn.	早孕期	1 例,表现为巨尿道,膀胱正常,右侧多发性囊性发育不良肾,单脐动脉	引产后还发现隐性脊柱裂、肛门闭锁,食管气管瘘,短指

（续表）

作者	发表年份	期刊	产前超声诊断孕周	产前超声表现	预后
Tercanli S 等	2001	Z Geburtshilfe Neonatol.	—	3 例，表现为心脏畸形，肾发育不良，单脐动脉，食管闭锁	—
Tongsong T 等	2001	J Med Assoc Thai.	30 周	1 例，脊柱畸形，双侧肾缺如，双侧桡骨缺如，左下肢异常，羊水过少，IUGR	引产，引产后发现脊椎畸形，肛门闭锁，外生殖器性别难辨，室间隔缺损，食管闭锁，双侧肾缺如，肢体缺陷。染色体结果为 46，XY
KrugerG 等	1990	Eur J Pediatr	19 周	—	—

（三）临床处理及预后

预后不良，取决于各畸形的严重程度，目前随着外科手术的进展，存活率有所提高。

六、Robin 序列征

Robin 序列征（Robin sequence）又称皮-罗综合征，主要表现为小颌、舌后坠、腭裂。该病罕见，活产儿发生率为 1∶8500。目前普遍认为＜9 孕周胎儿下颌区的发育不良是本病的原发缺陷，使舌位置后移，因而破坏了更靠后的腭瓣间的闭合。

该病为常染色体隐性遗传病，但也见有 X 连锁遗传的报道。

（一）畸形特征

主要畸形特征是下颌骨小颏后缩下唇位置较上唇位置更后、舌后坠、圆顶状腭裂。Robin 序列征可单独发生，也可以是 18 三体综合征、Sticker 综合征等多个综合征表现之一。

（二）超声诊断

产前超声通过颜面部正中矢状切面可以很好地显示小颌，表现为正常下颌的反"S"线征消失，颏小且后缩，下唇后移，口微张。面部冠状切面示面颊至下颌的平滑曲线消失，曲线在口裂以下突然内收而使曲线失去正常平滑特征。下颌骨测值明显小于双顶径的 1/2。

发现小颌后应对胎儿行详细系统检查以全面了解胎儿畸形谱。对胎儿腭行特殊切面检查以了解是否合并腭裂，合并腭裂时表现为腭骨强回声连续性中断。

（三）临床处理及预后

预后不良。常因上呼吸道梗阻而导致呼吸窘迫。该类患者智力通常低下。

七、心手综合征

心手综合征，也称 Holt-Oram 综合征，1960 年，由 Holt 和 Oram 首次描述。畸形谱包括先天性心脏病和上肢畸形，最典型表现是双侧桡骨发育不全并先天性心脏病（主要为房间隔缺损）。该病是常染色体显性遗传病，但散发病例占大多数，为50%～85%。目前研究发现，25%家族性病例及50%散发病例中可检测到*TBX*5基因突变。

（一）畸形特征

心脏畸形主要为房间隔缺损（30%～60%）、室间隔缺损、动脉导管未闭、心内膜垫缺损、左心发育不良、心脏传导异常。17%为复杂心脏畸形。上肢畸形可以是海豹肢畸形、桡骨发育不全、拇指三节指骨、第5指弯曲。

（二）超声诊断

目前，有关心手综合征产前超声诊断报道较少见。但是随着高分辨率超声进展及胎儿畸形产前超声筛查技术的不断提高及对该畸形的不断认识，有关该综合征的产前超声诊断率会不断提高产前超声主要特征是桡骨缺失或发育不良，心脏畸形（表9－3）。

表9－3　产前超声诊断心手综合征

作者	发表年份	期刊	产前诊断孕周	产前超声特征	预后
Muller LM等	1985	S Afr Med J	2例，34周，14周	心脏及骨骼系统异常	—
Brons JT等	1988	Prenat Diagn	2例，22周，30周	22周表现为室间隔缺损、房间隔缺损、小的骨骼系统异常；30周仅表现为房间隔缺损	—
Tongsong T等	2000	J Clin Ultrasound	25周	双侧桡骨及拇指缺失，心脏畸形包括房间隔缺损及埃布斯坦综合征	染色体结果为46，XY，34周早产死于心脏功能不全，尸体解剖证实产前诊断
Sunagawa S等	2009	Congenit Anom（Kyoto）	16周	桡骨＜－1.2SD，尺骨＜－1.3SD，室间隔缺损。25周复查还发现主动脉弓离断，右手并指	39周阴道分娩一女性胎儿，1min及5min阿普加评分分别为8分、10分，体格检查发现右手并指，左侧桡骨发育不良及左侧拇指缺如，产后超声心动图检查证实室间隔缺损、主动脉弓离断。产后行心脏手术治疗

（三）临床处理及预后

心手综合征是一种罕见综合征，预后取决于心脏及上肢畸形的严重程序。该类患者智力不会受影响。

八、阿佩尔综合征

阿佩尔综合征，又称尖头并指畸形（acroceph-alosyndactyly），是一种罕见的先天畸形6主要表现为颅骨冠状缝早闭，面部中线结构发育不全、对称性手足并指畸形。可见于4.5%颅缝早闭患者，活产儿中发生率15/1000000。男女发病率无明显差异，为1∶1。

该病为常染色体显性遗传病，再发风险为50%。但大多数为散发病例，主要与FGFR2突变有关，突变主要发生在染色体10q25-10q26区段。如果是基因突变引起的，父母均不患该病，再发风险可忽略不计。

（一）畸形特征

头面部：尖头、枕部平坦，眼距过宽、突眼，上颌骨发育不良，凸腭，鼻后孔闭锁，颈部椎体融合。可合并胼胝体缺如、侧脑室扩张。

手足畸形：远端指（趾）骨融合，2、3、4指对应掌骨、腕骨融合。中间掌骨缺如，腕骨、跗骨缺如，拇(:)指（趾）粗大。

其他畸形：第5、第6颈椎椎体融合，法洛四联症，多发性囊性发育不良肾，肾积水、隐睾。

（二）超声诊断

据文献报道，产前超声诊断阿佩尔综合征的最早孕周是18孕周。产前超声通过检出头面部、肢体特征性改变可提示诊断。目前，得益于三维超声成像，产前可更立体、形象地展示该畸形（图9-4）。

（1）头部特征：因为冠状缝受累，冠状缝提前闭合，导致短头、尖头，前额高隆，枕部平坦。双顶径切面上冠状缝闭合，不能显示，颅骨强回声环形状异常，短头，枕部平坦。面部正中矢状切面，额骨高隆，头尖。三维超声可立体显示颅骨尖头轮廓。

（2）面部特征：面部轮廓平坦，眼距过宽。

（3）肢体特征：股骨、肱骨测值一般在正常范围。主要是指/趾畸形，表现为指较短、活动受限，并指/趾畸形，2、3、4指/趾并指/趾畸形。拇、指、趾粗大。

（4）合并其他畸形有相应畸形超声特征。

（三）临床处理及预后

该类患者预后差，有不同程度的智力障碍。活产儿如发生颅内压力增高，可行手术减压。也见有该类患儿合并上呼吸道梗阻的报道。

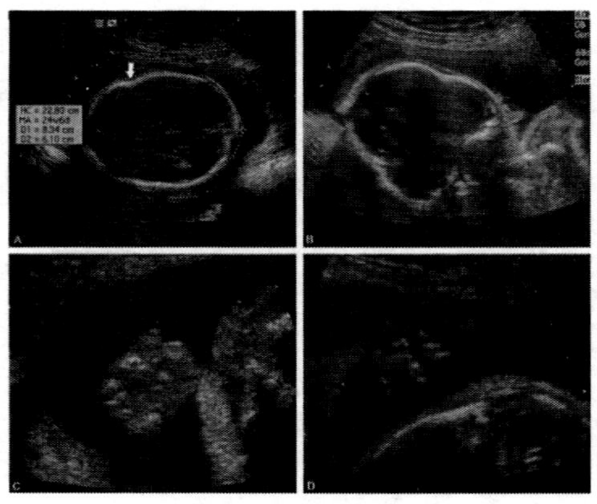

图9-4　尖头并指畸形

24 岁孕妇,妊娠 24 周,产前超声检查双顶径切面(图 A)示冠状缝闭合(箭头所示),闭合处颅骨稍向内凹。经颅顶冠状切面(图 B)示颅顶高尖,颞部稍向外凹,顶部向内凹,冠状缝不显示,呈“手套征”。图 C 及图 D 示双手并指畸形

九、猫叫综合征

猫叫综合征,又称 5p 综合征,是由于 5 号染色体短臂末端的缺失所致。主要特征表现为生长缓慢,智力低下,小头等。也有报道中孕期母体血清学检查表现为 AFP 明显低。

(一)畸形特征

IUGR,哭叫呈猫样,智力低下,肌张力低下,小头,眼间距宽,眼裂下斜,耳低位,脸部不对称。

(二)超声诊断

产前超声诊断猫叫综合征的报道见表 9-4。文献报道该综合征常表现为颅脑异常。笔者发现 2 例小脑小的胎儿,染色体检查诊断为猫叫综合征。

(三)临床处理及预后

预后不佳,患儿智力低下。

表 9-4 猫叫综合征产前超声诊断

作者	发表年份	期刊	产前诊断孕周	产前超声特征	预后
Chen CP 等	2013	Gene	—	小脑发育不良,尿道下裂,面部异常	引产
Sherer DM 等	2006	J Ultrasound Med	21 周	鼻骨缺如	引产
Bakkum JN 等	2005	Am J Perinatol	—	脑膨出	引产
Chen CP 等	2004	Prenat Diagn.	21 周	小头,小脑发育不全	引产,引产后发现脸形异常,呈三角形,眼距过宽,内眦赘皮,耳低位,小颌
Stefanou EG 等	2002	Prenat Diagn.	—	双侧脑室扩张	引产
Sarno AP Jr 等	1993	Am J Obstet Gynecol	—	双侧脉络丛囊肿	—

十、迪格奥尔格综合征

迪格奥尔格综合征又称 22q11.2 缺失综合征、腭—心—面综合征,Shprintzen 综合征,是由于 22 号染色体长臂近着丝粒端片段 22q11.21-q11.23 缺失引起的遗传综合征。活产儿发病率为 1/4000。1965 年 DiGeorge 报道了 1 例患有甲状旁腺功能减退和继发于胸腺发育不良的细胞免疫功能缺陷患者。1978 年 Shprintzen 等也报道了一组其特征为腭裂或腭咽功能不全、心脏缺陷及鼻部隆凸的儿童患者,定义为腭—心—面综合征。后经证实,临床表现为腭—心—面综合征及符合

DiGeorge 所描述的特征的大多数患者都具有染色体 22q11.2 区域的缺失。现已明确，这两种综合征是同一遗传缺陷的不同表现型。其临床表现极具多样性，可累及心血管、免疫系统、面容、内分泌系统，甚至语言发育、精神等多方面。

（一）畸形特征

特征性畸形主要包括：心脏畸形、面部异常、胸腺缺如或发育不良、甲状旁腺发育不良、鼻咽发育缺陷等，常合并其他异常：如低钙血症、免疫力缺陷、语言障碍、精神异常、认知能力缺陷等。

心脏畸形：75%～85%患者伴有各类先天性心脏病，主要为圆锥动脉干畸形（法洛四联症、永存动脉干、主动脉弓离断、肺动脉狭窄、右心室双出口）、右位主动脉弓、室间隔缺损等。各类心脏畸形发病率并不相同，其中 25.5%为法洛四联症，17.2%为主动脉弓离断，14.4%为肺动脉狭窄，10.4%为永存动脉干。

面部特征：腭异常是该综合征的主要表现之一，75%患者有腭部发育不良，主要表现为腭裂、腭垂裂、高腭弓、黏膜下腭裂等。颧骨平坦，眼睑丰满，宽鼻梁或管状鼻，宽圆鼻，低耳位，眼裂小，小颌等。

胸腺缺如或发育不良：50%患者伴有免疫缺陷，主要表现为胸腺缺如或胸腺体积减小，T 细胞数量减少。但有 5%患者能够获得自身免疫，产生免疫抗体。

甲状旁腺发育不良：约 70%患者在新生儿期出现低钙血症，主要表现为血清中甲状旁腺素低。

认知与精神异常：儿童和成年患者有特征性的行为表现，如儿童注意力不集中、多动症等。成年患者与精神分裂症关联，该综合征是精神分裂的第三危险因素。

（二）超声表现

该综合征颜面部特征很难通过产前超声进行判断和观察。产前超声主要合胎儿心脏畸形的类型和胎儿胸腺大小对该综合征风险进行初步评估，如存在圆锥动脉干异常和胸腺小，该综合征风险会明显增高。Chaoui 等通过对 302 例 15～39 周正常胎儿、110 例心脏畸形胎儿（其中 90 例胎儿染色体正常，20 例胎儿为 22q11 缺失）的胸腺-胸廓比值（TT-ratio）进行研究，结果发现正常胎儿 TT-ratio 正常值为 0.44±0.043。90 例染色体正常心脏畸形胎儿 TT-ratio 均在正常范围。20 例 22q11 缺失心脏畸形胎儿中 19 例 TT-ratio 小于正常范围，该组胎儿 TT-ratio 范围为 0.25±0.09。

（三）临床处理及预后

迪格奥尔格综合征高危人群主要包括：

（1）宫内检测到胎儿有心脏圆锥干等心脏畸形合并胸腺发育不良者。

（2）曾经怀有迪格奥尔格综合征孕产史的夫妇。

（3）自身是迪格奥尔格患者的夫妇。临床对有上例情况者，建议除行常规胎儿染色体核型分析外，还应检测 22q11 是否缺失。

22q11 微缺失常表现为综合征，不经治疗 8%的患者死于心脏畸形，其中 50%患儿死于出生后 1 个月，大多数死于出生后 6 个月。60%病例出现一过性低钙血症。语言发育延迟或障碍，说话鼻音，伴有咽喉张力减退。约 10%的个体有精神心理症状，主要表现为慢性精神分裂和妄想症，大都出现在 10～21 岁。

十一、Joubert 综合征

Joubert 综合征是由 Marie Joubert 于 1968 年首次报道，主要特征是小脑蚓部发育缺陷、小脑上脚“十”字交叉，第四脑室尖端向前，延髓发育不良，该病是常染色体隐性遗传病。据报道该病的发生率为 1∶100000。

主要临床表现为肌张力减低、共济失调、发育迟缓、呼吸深快或停止、眼球运动异常、舌突出，其他少见的表现有癫痫、半面痉挛、多指/趾畸形、虹膜缺损、肾囊肿、舌肿瘤、枕部脑膨出等。

Maria 等提出 Joubert 综合征诊断标准包括：肌张力减低、共济失调、发育迟缓、“臼齿征”。“臼齿征”是 MRI 检查的一个特征性征象，在小脑横切面上或小脑冠状切面上，脑干及小脑异常，脑干为牙冠，背侧中央出现一裂隙，两侧小脑上脚变厚变长为牙根，形成特征性的“臼齿征”。

Joubert 综合征及其相关异常分类见表 9－5。

表 9－5　Joubert 综合征及其相关异常分类

临床分型	主要特征	其他特征	分子学异常
单纯型 Joubert 综合征	“臼齿征”		许多基因发生突变： JBTS1/INPP5E(9q34.3)， JBTS2/TMEM216(11q13)， JBTS3/AHI1(6q23)， JBTS4/NPHP1(2ql3)， JBTS5/CEP290(12q21,32)， JBTS6/TMEM67(8q21)， JBTS7/RPGRIPIL(16q12.2)， JBTS8/ARL13B(3q11.2)， JBTS9/CC2D2A(4pl5.3)， JBTSIO/OFDI(Xp22.3)
Joubert 综合征合并眼部缺陷(JS-O)	“臼齿征”、视网膜变性		AHI1
Joubert 综合征合并肾缺陷	“臼齿征”、肾纤维囊性疾病		NPHP1 RPGRIP1L
Joubert 综合征合并眼肾缺陷(JS-OR)	“臼齿征”、视网膜变性、肾纤维囊性疾病		CEP290
Joubert 综合征合并肝缺陷(JS-H)	“臼齿征”、肝纤维化	虹膜缺失、肾纤维囊性疾病	TMEM67
Joubert 综合征合并口面指缺陷(JS-OFD)	“臼齿征”、舌裂、错构瘤、多指(趾)畸形	唇腭裂	TMEM216

注：但也有报道发现 Jubert 综合征未发现基因突变的病例

(一)超声特征

Campbell 于 1984 年首次报道产前超声诊断 Joubert 综合征。产前超声表现为小脑横切面或小脑冠状切面上小脑蚓部缺失,小脑脚变粗变长、脚间窝变深、脑干背侧中央可见一裂痕,构成特征性的"臼齿征"。

(二)临床处理及预后

该病预后差,5 年生存率约为 50%。对于 Joubert 综合征高危胎儿建议 24 周前行颅脑超声及 MRI 检查。患儿一旦被诊断 Joubert 综合征应检查肝、肾、眼功能,以更好地评估预后。

十二、K-T 综合征

Klippel-Trenaunay 综合征,罕见。是一种先天性周围血管疾病。1900 年,由法国医师 Klippel、Trenaunay 首先报道,命名为"静脉曲张性骨肥大血管痣"。主要为一种先天性血管发育异常,一般可分为以下几种类型:

(1)静脉型——以静脉异常为主,包括浅静脉曲张、静脉瘤、深静脉瓣膜功能不全、深静脉瓣缺如或深静脉缺如等。

(2)动脉型——包括动脉堵塞、缺如或异常增生等。

(3)动-静脉瘘型——主要以患肢异常的动-静脉瘘为主。

(4)混合型。

(一)超声特征

据文献报道,产前超声最早诊断 K-T 综合征的孕周是 14 孕周。产前超声可表现为胎儿水肿(可能是由于高心排血量导致心力衰竭),受累躯干、肢体水肿、肥大,受累部位皮下出现多房的、边界不清的囊性肿块,受累范围不一,腹水等。

(二)临床处理及预后

产前超声发现并诊断的 K-T 综合征均是较严重的病例,预后较差,主要是由于心力衰竭所致。

十三、短肋多指综合征(SRPS)

该病是一组罕见致死性骨骼发育异常,1972 年 saldino 和 Noonan 最先描述本病,主要畸形特征是肋骨短小、胸廓发育不良、多指(趾)及四肢严重短小。可分为 4 种亚型:SRPSⅠ(Saldino-Noonan),SRPSⅡ(Majewski),SRPSⅢ(Verma-Naumoff),SRPSIV(Beemer-Langer)。SRPSⅠ型表现为四肢短小,多指(趾)合并并指(趾)畸形。长骨干垢端不规则,从内侧到外侧骨刺纵向生长,指(趾)骨化程度低,肋骨水平生长,椎体四周的切迹状骨化缺乏,髂骨小、发育不良。其他:心脏发育异常,包括大动脉转位,左心室双出口,右心室双出口,心内膜垫缺损,右心室发育不良。多囊肾,阴茎短小,生殖腔发育异常,肛门闭锁等。偶尔可出现、性别反转(女性表型拥有 46XY 的染色体核型)等。SRPSⅡ型表现为短小躯干,四肢不对称性短小。正中唇腭裂,鼻短平,低耳位,小耳。手足多指(趾)畸形,缺失指(趾)头。胫骨、股骨近骨端骨化不全,指(趾)骨骨化程度低。胸廓狭窄,肋骨短,水平生长,锁骨高位。两性生殖器,会厌、喉部发育不全,多发肾小球囊肿和远端肾小管的局部扩张。

SRPSⅢ在 1983 年首先以 SRPSⅠ型的亚型发表,与Ⅰ型的临床特点类似,但喉和会厌发育不良，唇腭裂在此型中不常见。SRPSⅣ最明显的特点是：胎儿水肿，腹水，大头畸形，腭裂，窄胸，四肢短和多指(趾)畸形。Ⅳ型通过X线片胫骨形态与Ⅱ型区分。

(一)超声特征

本病产前超声主要表现为四肢骨骼明显短小，肱骨长、股骨长均明显低于4个标准差。胸腔狭窄。多指(趾)，多为轴后性。产前超声常会把本病误诊为致死性侏儒或软骨发育不全，因为发现严重短肢及胸腔狭窄后，没有注意仔细观察胎儿手指或足趾的数目。另在一定程度上产前超声很难区分本病的各个亚型。

(二)临床处理及预后

本病为致死性畸形，出生后常因肺发育不良导致呼吸功能障碍而死亡。该病的致病基因不明，大多数病例染色体正常，所有亚型均为常染色体隐性遗传。

十四、中部面裂综合征

见第15章：胎儿正常颜面部解剖与胎儿颜面部畸形。

十五、颅缝骨化综合征

见第15章：胎儿正常颜面部解剖与胎儿颜面部畸形。

第三节　胎儿生长受限

小于胎龄儿(SGA)是指出生体重低于同胎龄体重第10百分位数以下或低于其平均体重2个标准差的新生儿。但这个术语并没有考虑其潜在原因，并非所有的出生体重小于同妊娠龄体重第10百分位数者均为病理性的生长受限。有25%～60%的SGA是因为种族或产次或父母身高体重等因素而造成的“健康小样儿”。这部分胎儿除了体重及体格发育较小外，各器官无功能障碍，无宫内缺氧表现。SGA可分为以下三种情况：

(1)正常的SGA(normal SGA)：胎儿结构及多普勒血流评估均为正常，无宫内缺氧，胎儿生长按照自己固有的生长速度生长，但低于第10百分位。

(2)异常的SGA(abnormal SGA)：存在结构异常或遗传性疾病的胎儿。

(3)胎儿生长受限(FGRs或IUGR)：指无法达到其应有生长潜力的SGA。其发生率为3%～7%，围生儿死亡率是正常胎儿的4～6倍，占我国围生儿死亡总数的42.3%。

本节中，小于胎龄儿的表述主要指正常小样儿，即生长速度稳定的持续性小胎，多普勒血流监护没有明显异常，不伴胎儿畸形和遗传性疾病，其围生儿常无不良结局。宫内生长受限则指由于某些病理过程阻碍胎儿生长达到其应有的生长潜力，可同时伴有母胎多普勒血流异常。本节着重讨论胎盘病理而导致的生长受限。

对于产科医生而言，产前FGR的识别很重要，可以前瞻性地对胎儿进行管理。对于正常SGA的胎儿，产前诊断可以消除患者的顾虑。

FGR发生的时间不同，其严重程度不同，所以疾病发展、监测时间、临床处理及预后都有不同。

本节讨论单胎妊娠出现的FGR,对于多胎妊娠的胎儿生长详见双胎和多胎妊娠。

一、病因及危险因素

导致FGR的原因大致包括母体,子宫、胎儿和胎盘功能障碍等,如母体原因所致的胎盘灌注障碍,胎盘原因所致的养分及氧气运送受阻,胎儿营养吸收障碍或生长过程的异常等。在临床上,疾病的表现、进展和结局往往是多方面的因素共同作用所致。其中,遗传因素(如染色体异常、先天性畸形和遗传性疾病)和感染是具有重要意义的病因。FGR胎儿中,染色体异常率及宫内感染率均小于10%,但体重低于第5百分位的胎儿中,染色体异常率可达19%。上述病因对胎儿围生期甚至远期的预后影响大,产科治疗不能改善妊娠结局,因此,一旦发现FGR,首先应排除胎儿遗传因素相关异常及胎儿宫内感染。

主要病因及危险因素有以下几个方面:

(一)母体因素

严重的营养不良,所有影响子宫和胎盘血流灌注的妊娠并发症及合并症,如妊娠期高血压疾病、妊娠合并肾疾病、免疫性疾病、严重心脏病、严重贫血、内分泌疾病、感染性疾病、子宫肌瘤及子宫畸形等。此外,孕妇吸烟、酗酒、滥用药物等不良嗜好也可增加FGR的发生。

(二)胎儿因素

染色体(21三体、18三体或13三体综合征、单亲二倍体、Turner综合征)或基因异常、胎儿结构异常、多胎妊娠、双胎输血综合征、宫内感染,如风疹病毒、巨细胞病毒、单纯疱疹病毒、弓形虫、梅毒螺旋体感染等。

(三)胎盘因素

各种胎盘病变所造成的子宫胎盘血供减少可以影响胎儿—胎盘循环和子宫—胎盘循环,如原发性胎盘疾病、胎盘早剥和梗死、前置胎盘、胎盘嵌合体。

(四)脐带因素

脐带过细,扭转打结等。

二、分型

FGR的分型取决于导致生长受限的病因、发生时间及不良因素的持续时间。根据胎儿数目不同,可分为:单胎妊娠FGR和选择性FGR(sIUGR)。根据胎儿是否匀称可分为:匀称型FGR和非匀称型FGR。根据FGR发生的时间不同可分为:早发型FGR即在34孕周前发生的FGR和晚发型FGR即在34孕周后发生的FGR。

三、超声诊断

发现疑似FGR时,首先要核对孕周,系列胎儿生长超声判断胎儿生长速度,胎儿多普勒血流检查判断胎儿血流情况及胎心监护、胎儿生物物理评分等胎儿宫内监测,尽可能确定是否存在胎儿生长受限,以及其类型和病因。

(一)确定孕周

采用前面所介绍的方法,如早孕期CRL、中孕早期BPD、HC、AC和FL、中晚孕期小脑横径和足长确定孕周，间隔3～4周胎儿系列生长超声绘制胎儿生长曲线，评估生长速度。

（二）胎儿生长超声监测

产前超声根据其超声表现特点可分为2型：不均称型胎儿生长受限，均称型胎儿生长受限。

1.均称型胎儿生长受限

为不良因素作用于受精卵或妊娠早期所致。其原因包括遗传性的低生长潜力、宫内感染、孕妇严重营养不良、胎儿酒精综合征、胎儿染色体异常或严重的先天性异常。其主要特点为胎儿生长测量的各条径线均落后于正常值，超声表现为测量双顶径、头围、腹围、股骨长度均低于同妊娠龄正常值的第10百分位数，但各生长参数均相称。胎盘小，但外观正常。该类生长受限需与正常的SGA相鉴别。

2.不均称型胎儿生长受限

临床比较常见，不良因素主要作用在妊娠中、晚期，多伴有子宫胎盘功能不足。通常考虑为胎盘疾病、母体疾病所致。其超声主要特点为胎儿腹围相对于其他生长测量指标更为落后，超声表现为测量双顶径、头围可正常或稍小于孕周，但腹围、股骨长度低于同妊娠龄正常值的第10百分位数。胎盘体积可正常，但功能下降。

（三）胎儿宫内状况评估

1.胎儿多普勒血流监护

主要包括母体双侧子宫动脉（UtA）、脐动脉（UA）、静脉导管（DV）、大脑中动脉（MCA）（见本章第三节）。最近也有研究将主动脉弓峡部血流、脐静脉及三尖瓣血流作为监护指标。

2.胎儿生物物理监测

应用二维超声监测胎儿呼吸运动（FBM）、胎动（FM）、肌张力（FT）、羊水量（AFV），以及胎儿电子监护（NST）进行综合评分，即胎儿Manning评分法（表9－6），每项2分共10分。其中通过二维超声检查获得的四项结果，包括：FBM、FM、FT、AFV的评分，又被称为胎儿生物物理评分。NST、FBM、FM、FT受中枢神经系统调控，反映胎儿当前状态：FT最早出现孕8周左右，缺氧时该活动最后消失；FM出现在孕9周左右；FBM在孕13周左右出现，孕20周FBM呈现规则性；NST约孕26周后出现，妊娠32周成熟，妊娠34周后稳定，且对缺氧最敏感。当缺氧发生时，依次出现NST-FBM-FM-FT异常。值得注意的是，妊娠34周后独立的NST异常出现早于胎儿多普勒血流异常，但是完整的胎儿生物物理评分的降低往往发生在胎儿多普勒血流异常以后，所以妊娠34后建议联合实施NST和母胎血流监护进行宫内监测。胎儿生物物理评分的降低对临床医生来说可能意味着急诊剖宫产风险的增加。尤其FT消失后，胎儿处于缺氧失代偿期，立即行剖宫产术，围生儿死亡率亦会升高。因此胎儿生物物理评分可以辅助判断胎儿急性和慢性缺氧（表9－7）。

（3）羊水量、腹水、胎盘成熟度监测。

（4）孕妇尿E_3和E/C、血清胎盘生乳素监测胎盘功能。

（5）染色体核型分析：羊膜腔穿刺或脐带血管穿刺取羊水或脐带血行染色体检查以除外染色体疾病。脐带血管穿刺取血可以直接判断胎儿的酸碱状态。

母胎血流监护（BFS）的概念于20世纪卯年代开始于瑞典，2009年引入中国。BFS遵循标准化的多普勒操作规则获取母体和胎儿多血管的超声血流参数搏动指数（PI），包括母体双侧子宫动脉（R-AU、L-AU）、胎儿脐动脉（UA）、脐静脉（UV）、静脉导管（DV）和大脑中动脉（MCA）。再通过《母胎血流监护软件》自动化、智能化分析血流图波形信息、PI 测值和胎儿生存环境母体—胎盘—胎儿循环血流动力学状态，获得脐动脉血流分级(BFC)、子宫动脉评分(UAS)、胎盘评分(PLS)、胎儿状况分级(FFC)等。综合定量评价胎盘功能及胎儿宫内安危状况，以降低围生期死亡率和多种慢性致病因素所致的不良妊娠结局的发生。还可为胎儿宫内治疗提供术前评估和术后监护，为围生新生儿缺氧缺血性脑病(HIE)和先天性感染等疾病的早期诊断和治疗提供参考依据。

表 9－6　胎儿 Manning 评分法

指标	2 分(正常)	0 分(异常)
NST(20～40min)	≥2 次胎动，FHR 加速，振幅≥15/min，持续≥15s	<2 次胎动，FHR 加速，振幅<15/min，持续<15s
FBM(30min)	≥1 次呼吸样运动，持续≥30s	无或持续<30s
FM(30min)	≥3 躯干和肢体活动(连续出现计 1 次)	≤2 次躯干和肢体活动
FT(30min)	≥1 次躯干伸展后恢复到屈曲，手指摊开合拢	无活动，椎完全伸展，伸展缓慢，部分肢体恢复到屈曲
AFV	≥1 个羊水池，最大羊水池垂直直径≥2cm	无或最大羊水池垂直直径<2cm

表 9－7　胎儿 Manning 评分的预测和处理原则

评分	胎儿情况	处理原则
10	无急	慢性缺氧每周复查 1 次，高危妊娠每周复查 2 次
8	急、慢性缺氧可能性小	每周复查 1 次，高危妊娠每周复查 2 次，羊水过少可终止妊娠
6	可疑急、慢性缺氧	24h 内复查，仍≤6 或羊水过少，可终止妊娠
4	可有急或慢性缺氧	24h 内复查，仍≤6 或羊水过少，可终止妊娠
2	急缺氧或伴慢性缺氧	若胎肺成熟，终止妊娠；胎肺不成熟给予激素治疗 48h 内终止妊娠
0	急、慢性缺氧	终止妊娠，胎肺不成熟，同时激素治疗

四、临床处理及预后

FGR 近期并发症有新生儿窒息、低体温、低血糖、红细胞增多症、感染等；远期并发症有脑瘫、智力障碍、神经系统障碍、行为异常；成年后高血压、冠心病、糖尿病、代谢性疾病的发病率为正常儿的 2 倍。

由于宫内治疗方法有限，FGR 分娩时机的选择尤为重要。

(1)存在染色体异常或合并严重先天性畸形者，可提供终止妊娠的选择。

(2)对可疑 FGR 的胎儿运用脐动脉多普勒评估，可鉴别出因缺氧而出现生长受限的胎儿与非缺氧所致的小胎儿，从而降低围生期死亡率和减少不必要的医学干预。当怀疑 FGR 且胎儿存活时，应首选脐动脉多普勒监测，用以评估是否存在胎盘阻力增加或胎儿心血管对低氧血症的适应状况。脐动脉多普勒监测可能有助于指导关于针对 FGR 妊娠的产科干预的决定。美国母胎医学协会制定的多普勒监测管理流程图如图 9－5 所示。

由于缺乏足够样本的随机试验来评估脐动脉多普勒监测 FGR 的最佳频率，所以可建议的方案各不相同。一些学者主张每周进行一次多普勒评估，有些则建议间隔 2～4 周进行评估。如果脐动脉舒张末期前向血流持续存在，即使检测到了多普勒异常，每周多普勒随访已足够。由于缺乏关于最佳监测频率的相关数据，当 FGR 合并羊水过少，或脐动脉舒张末期血流消失甚至反向时，专家推荐每周多普勒监测可多达 2～3 次甚至每天 1 次。

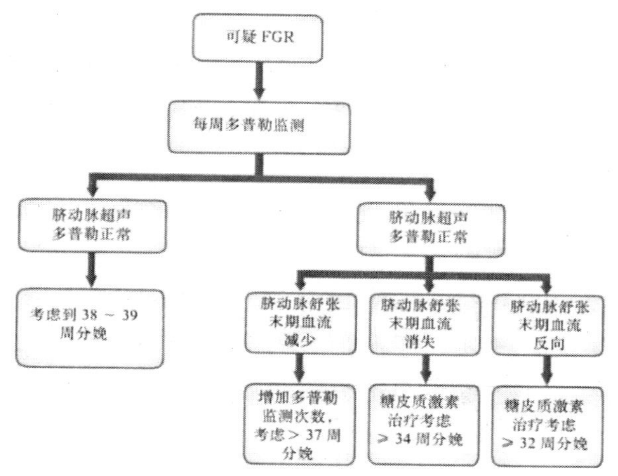

图 9－5　超声多普勒监测管理流程

当超声评估胎儿体重低于第 10 百分位时，推荐对胎儿进行多普勒监测，因为 FGR 与新生儿发病率和死亡率之间有公认的相关性，而这个监测可以提早在孕 26～28 周开始。FGR 胎儿的传统监测有赖于胎心监护（NST）或通过超声波进行胎儿生物物理评分。当怀疑 FGR 时，通常推荐每两周 1 次胎儿 NST 与每周 1 次的羊水评估，或每周 1 次生物物理评分。超声和 NST 联合监测可以改善 FGR 胎儿的预后。

第四节　巨大儿

胎儿体重达到或超过 4000g 者称为巨大儿。国内发生率约 7%，男胎多见。巨大儿出生死亡率和患病率与生长迟缓相似，较正常胎儿为高。

一、病因

导致巨大儿的病因主要有糖尿病、营养、遗传、环境等因素。

（一）糖尿病

妊娠期糖尿病孕妇巨大儿的发生率为 26%。

(二)营养与早妇体重

孕妇孕前体重指数

BMI≥30 增加巨大儿风险。近年来,营养过度导致的巨大儿有进一步增加的趋势。

(三)遗传因素

不同身高、民族,巨大儿的发生率不同。

(四)其他

环境因素、过期妊娠和羊水过多等。

二、超声诊断

目前仍无准确预测胎儿体重的有效方法,常在出生后诊断。产前通过超声预测体重,如果超过正常值标准 90%上限,可确定为巨大胎儿。发现疑似巨大儿时,首先要核对孕周,系列胎儿生长超声监测生长速度,胎儿畸形筛查,同时给予胎儿多普勒血流监护,胎儿生物物理评分等宫内监护。

(一)核对孕周

通过早孕期 CRL 确定孕周。低估 CRL 测值可导致妊娠龄低估,会增加胎儿生长过快的假阳性率。

(二)妊娠期糖尿病胎儿畸形

其发病率明显高于正常妊娠,中枢神经系统和心血管系统畸形最常见。中枢神经系统常见畸形有:脑积水、前脑无裂畸形、脑脊膜膨出和脊柱裂等。心血管系统常见异常有心肌肥厚、室间隔缺损、法洛四联症、右心室双出口等。糖尿病孕妇胎儿的心肌肥厚以不对称室间隔肥厚为特征,产后可逐渐消退,应注意与胎儿肥厚型心肌病相鉴别。消化系统常见异常是肛门闭锁和直肠闭锁,泌尿系统以多囊肾和肾发育不全多见,骨骼系统会出现尾部退化综合征等畸形。

(三)胎儿系列生长超声表现

为渐进性胎儿生长速度加快,羊水过多时应除外有无妊娠期糖尿病。双顶径>10cm,股骨长>8.0cm,腹围>33cm 发生巨大儿机会增加。近年来,有学者测量股骨皮下组织厚度(FSTT)和三维超声的容积测量来预测胎儿体重(EFW)。但无论采用哪种方法,EFW 都与胎儿出生后的体重存在不同程度的差异。

(四)母胎血流监护的指征

妊娠期糖尿病和糖尿病合并妊娠是母胎血流监护的指征。重点监测胎盘微血管病变对胎盘功能的影响(见本章第三节),尤其对心肌肥厚的病例可缩短监护间隔,避免胎死宫内的发生。

三、临床处理及预后

巨大儿可增加孕妇的难产率、剖宫产率、产后出血及感染等。阴道分娩胎儿可因手术助产引起新生儿颅内出血、锁骨骨折、臂丛神经损伤及麻痹、新生儿窒息甚至死亡,临床处理重点在于定期孕检及营养指导,需检查有无糖尿病及糖耐量异常,积极控制血糖。

第五节　母胎血流监护

母胎血流监护中，最重要的部分之一为胎儿多普勒监护，胎儿多普勒的产前监护是临床产科不可缺少的检查手段，也是目前很多医院的常规产科检查项目，通过多普勒监测，对胎盘功能不全所导致的胎儿缺氧及 FGR 有重要意义。

一、胎儿生长发育的血液循环结构及特点

胎儿正常生长依赖于正常的子宫—胎盘循环、胎儿—胎盘循环和胎儿自身循环。

绒毛滋养细胞层形成的胎盘是母胎物质交换最主要的部位。当胚胎的丛密绒毛膜形成后，绒毛就伸入基蜕膜深部，被侵蚀破坏的基蜕膜形成绒毛间隙。妊娠 10 周左右，子宫终末端的螺旋动脉尚未达此间隙，此时子宫动脉基本保持未妊娠时的高阻力状态。随着妊娠的进展，螺旋动脉逐渐开放至绒毛间隙，并将含氧量高并富含营养物质的母血送至此间隙，间隙内充满母体的血液，绒毛则浸浴在蜕膜的血池之中，与胎儿血进行物质交换。孕 16 周时，微绒毛与胎儿间仅间隔 4μm，被动扩散阻力小。营养物质的运输通过主动运输机制的调控及增加绒毛面积来提高其能力及效率，胎盘血管同样也能增加母胎间的循环。绒毛滋养细胞侵入子宫螺旋动脉导致螺旋动脉血管平滑肌弹性丧失，同时胎儿面逐步形成绒毛血管分支。这导致子宫与脐血管间的血流阻力明显降低，使胎盘与子宫循环变成高容低阻的血管床。

脐带连接胎盘和胎儿，是胎儿—胎盘循环的通道。脐动脉在脐带根部呈放射状发出若干分支进入绒毛膜板，随后又分支成绒毛动脉，分布在各级绒毛中，形成绒毛内的毛细血管，最后汇集成脐静脉。同时发育与成熟的胎儿循环是胎儿营养物质和废物运送的管道。原始绒毛循环内富含营养及养分的血液通过脐静脉进入胎儿体内，静脉导管是最先分流的血管，通过调节静脉导管分流，脐静脉血流分布到肝脏和心脏的比例随着孕周的增加而变化。不同方向的和速度的血流进入右心房后可确保营养丰富的血液供应左心室、心肌和大脑，而低营养的静脉血回到胎盘进行物质交换。

胎盘三级绒毛血管分支发育不良时，胎盘血管阻力增加、脐血管阻力升高，出现胎儿—胎盘循环障碍，这种胎盘功能不足使进入胎盘绒毛血氧交换的胎儿血流量减少，可导致胎儿生长受限、羊水过少和缺氧。

胎儿持续缺氧可诱发心、脑保护效应，使胎儿自身循环血流重新分布形成了缺氧的代偿期，此时血液优先向心、脑、肾上腺等重要脏器供血，其他脏器血流减少。肝血流减少可出现腹围比头围明显减小，下肢血流减少可出现股骨发育小于正常孕周。慢性缺氧进一步加重可引起缺氧失代偿的表现，脐动脉舒张期血流消失、反向；大脑中动脉血流阻力进一步下降，扩张的血管增加了经上腔静脉回流右心房血液流量，加重胎儿心功能的受损，中心静脉压、静脉导管和脐静脉压力升高，脑保护效应消失，出现胎儿右侧心力衰竭。因此慢性缺氧诱发的胎儿自身循环障碍时序性变化可表现为：缺氧代偿期—缺氧失代偿期—心力衰竭。

在不同病理情况下，子宫—胎盘循环、胎儿—胎盘循环和胎儿自身循环的血流动力学变化不同，母胎三循环间的相互影响使母胎多普勒频谱呈时序性变化。临床工作中，母体疾病往往呈现病情进展和治疗个体化趋势，因此母胎血流监护结果也会受此影响，并随着治疗的进展发生变化。

二、胎儿多普勒监护

(一)检查要求

(1)1.超声多普勒方向与血流方向一致,夹角应小于30°,最好为0°,避免角度造成的影响。

(2)在孕妇平稳状态和胎儿处于静息状态下进行。测量时胎儿静止、无呼吸运动时测量,避免运动、呼吸对多普勒频谱的影响。

(3)各血管的血流频谱随着孕周增加不断变化,需要根据不同孕周选择不同参考值。

(二)检查参数

常见的产科多普勒指标包括:收缩期与舒张期血流速度比值(S/D)、阻力指数(RI)、搏动指数(PI)、收缩期最大峰值流速。

前三个参数监护意义相同,都随着血管前向阻力增加而升高,但不同多普勒指标对同一频谱反映的信息不同,PI更能代表一个多普勒频谱的整体情况。例如两个频谱的S值和D值相同,频谱宽窄面积不同,得到的S/D、RI相同,而PI不同。

上述各参数一般以PI为最佳,但临床上由于PI测量相对繁琐,因此,RI和S/D比值也常用。舒张末期血流消失时S/D比值与RI无法换算时,常用PI,用大脑中动脉评估胎儿贫血时使用收缩期最大峰值流速评估。

(三)多普勒频谱采集和分析

1.子宫动脉(UtA)

子宫动脉发自髂内动脉,其终末端为螺旋动脉,随着妊娠的发展,螺旋动脉被滋养细胞浸润,逐渐开放到绒毛间隙,使得子宫动脉阻力逐渐降低。

(1)测量标准:取样容积置于子宫动脉主干,即髂内动脉分支跨过髂外血管上方的子宫动脉处(图3-6),要求测量双侧子宫动脉的搏动指数,取平均值。

(2)正常血流图像特征:未妊娠时,子宫动脉是高阻血流,收缩期峰值流速高,舒张早期有很深的切迹,舒张末期的血流速度很低。正常妊娠且胎盘发育良好时,子宫动脉的PI值随着孕周的增加而逐渐降低。大多数孕妇于妊娠24周后,舒张期切迹消失。

(3)异常血流图像特征和临床意义:晚孕期任何时候出现子宫动脉舒张早期切迹和(或)PI及RI增高(大于第95百分位)为异常,均提示胎盘循环血流阻力增高,发生子痫前期和FGR风险增高。

目前有大量利用子宫动脉多普勒的测量来预测先兆子痫和FGR发生率的临床研究。这些研究包括早孕期和中孕期子宫动脉多普勒测量分别预测先兆子痫和FGR的发生率。早孕期利用子宫动脉多普勒测量对先兆子痫和FGR发生率的预测的敏感性很低;对于早发型先兆子痫和早发型FGR,其敏感性分别仅有47.8%和39.2%。因此,单纯的早孕期利用子宫动脉多普勒的测量来预测先兆子痫和FGR发生率的敏感性很低,临床应用有限。相比早孕期的低敏感性,中孕期利用子宫动脉多普勒测量来预测先兆子痫和FGR发生率的敏感性更好。在高风险人群中,中孕期子宫动脉阻力指数的预测敏感性可以高达80%,在低风险人群中,中孕期子宫动脉搏动指数的预测敏感性可以达到78%。

如果早孕期子宫动脉多普勒测量预测有发生先兆子痫和FGR的可能,给予低剂量的阿司匹林可以预防不良结局的发生。因此，虽然早孕期子宫动脉多普勒测量预测子痫前期和 FGR 的敏感性不高，但由于有临床治疗手段而变得有意义，而中孕期子宫动脉多普勒测量虽然对子痫前期和 FGR 的发生有较高的预测敏感性，但由于临床并没有有效的处理措施来改善妊娠结局，所以临床意义并不大。

无论早孕期还是中孕期，目前仍然不推荐常规测量子宫动脉多普勒频谱。但早孕期子宫动脉多普勒测量在联合血清标记物检测(如 PAPPa 和 AFP)、妊娠病史及平均动脉压时，能大大提高预测的敏感性，有效的预测出先兆子痫和 FGR 的发生，从而在临床上用低剂量阿司匹林来改善妊娠结局。

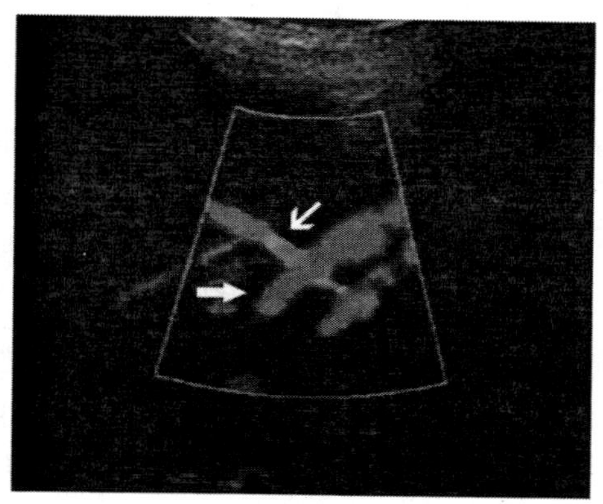

图 9－6　子宫动脉血流频谱测量位置

细箭头所指位置(子宫动脉主干)为测量部位，粗箭头所指为髂外动脉

2.脐动脉

(1)测量标准：取样容积置于脐动脉(UA)的游离段。

(2)正常血流图像特征：早孕期脐动脉舒张期血流缺失，在早孕晚期开始出现舒张期血流，随着妊娠的进展，脐动脉的 PI、RI 不断下降(图 9－7)。

(3)异常血流图像特征和临床意义：正常情况下晚孕期脐动脉舒张期血流速度较高，阻力较低，当出现异常情况如缺氧时，脐动脉舒张期血流速度逐渐降低，阻力逐渐升高，直到最后舒张期血流消失甚至反向。舒张末期血流消失或反向是胎儿—胎盘循环严重不足的特征性频谱改变，提示胎儿宫内缺氧严重，处于或接近缺氧的失代偿阶段。

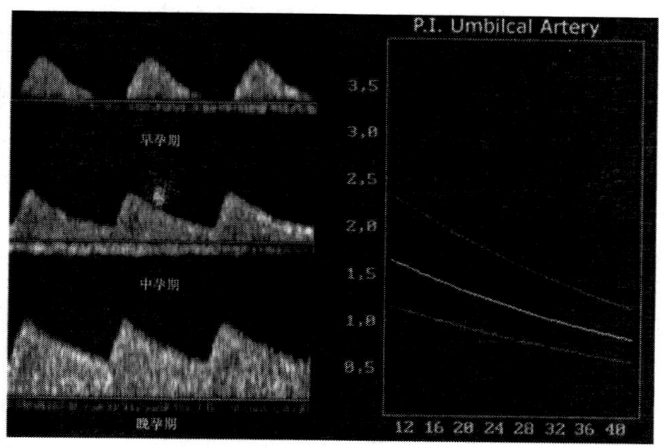

图 9－7　不同孕周正常脐动脉血流频谱及 PI 正常范围

3.静脉导管

(1)测量标准:首先应正确找到静脉导管(DV),可使用彩色多普勒寻找及判断。

(2)正常血流图像特征:正常胎儿静脉导管频谱为典型三相波:心室收缩波(S 波)、心室舒张波(D 波)和心房收缩波(a 波)。三个波的峰值流速均随孕周增长而升高,PI 值则随孕周增加而降低。

(3)异常血流图像特征和临床意义:静脉导管直接通过下腔静脉连入右心房,所以静脉导管波形的变化直接反映胎儿心脏功能变化。静脉导管的波形中最重要的是 a 波,随着胎儿心脏功能的恶化,a 逐渐降低,最后消失甚至反向,一旦出现 a 波消失甚至反向,则意味着胎儿的心脏功能恶化进入失代偿期,有研究数据显示,a 波消失或反向提示新生儿 pH<7.2 的敏感性为 65%,特异性高达 95%。

静脉导管测量的临床意义在于决定早发型 FGR 胎儿分娩的时间。以静脉导管 a 波消失作为分娩依据在孩子 2 岁时的神经系统发育情况最佳。妊娠 32 周前脐动脉出现舒张末期血流消失或反向,同时伴有静脉导管 a 波异常应考虑终止妊娠。有学者总结了 18 个针对 2267 例中、晚孕期胎盘功能不足的高风险孕妇的研究,结果表明静脉导管多普勒测量可以明显的改善新生儿的预后。

4.大脑中动脉

(1)测量标准:利用彩色多普勒找到大脑中动脉(MCA)起始的位置,调整多普勒与血流方向一致,两者夹角为 0°,在胎儿没有呼吸、没有运动时测量,测量时探头不得压迫胎儿头部。

(2)正常血流图像特征:大脑中动脉(MCA)是大脑血液供应的主要血管之一。随着孕周增长,大脑中动脉血流速度增高,血流阻力降低。

(3)异常血流图像特征和临床意义在胎儿出现缺氧和贫血时,大脑中动脉血流阻力降低,血流速度增加,以保证大脑血液供应,这一现象被称为大脑保护效应(brain sparing effect)。这一生理改变,可以通过多普勒超声来检测到,表现为收缩期峰速及舒张末期血流速度增高,以舒张末期血流速度增高更明显,搏动指数(PI)、阻力指数(RI)、S/D 比值均降低。胎儿贫血时可以观察到峰值流速的增加。

大脑中动脉的测量只能提示血流进行了再分布而不能决定终止妊娠和分娩的时间,也没有任何双盲试验的研究结果表明大脑中动脉多普勒评估能改善 FGR 胎儿的新生儿期预后。但在评价胎儿贫血时,大脑中动脉频谱多普勒的测量临床意义非常高。这是目前评估胎儿是否贫血最好的方法,优于抽取羊水检测羊水中胆红素的浓度。

表 9-8　不同孕周正常静脉导管频谱参数参考值

Age of gestation (weehs)	S		SD		D	
	Mean[a]	90%—Interval	Mean[a]	90%—Interval	Mean[a]	90%—Interval
14	48.000	(31.478~65.432)	35.479	(23.000~50.114)	41.742	(26.453~57.326)
15	49.458	(32.757~67.080)	37.832	(25.190~52.658)	42.737	(27.286~58.486)
16	51.504	(34.623~69.315)	39.169	(26.364~54.185)	44.526	(28.914~60.440)
17	53.730	(36.669~71.730)	40.154	(27.187~55.362)	46.700	(30.925~62.779)
18	55.904	(38.663~74.093)	40.955	(27.825~56.353)	48.928	(32.991~65.172)

（续表）

Age of gestation (weehs)	S		SD		D	
	Mean[a]	90%—Interval	Mean[a]	90%—Interval	Mean[a]	90%—Interval
19	57.894	(40.474～76.273)	41.640	(28.347～57.229)	50.994	(34.895～67.402)
20	59.636	(42.037～78.205)	42.245	(28.789～58.025)	52.780	(36.519～69.353)
21	61.108	(42.717～79.866)	42.792	(29.174～58.762)	54.242	(37.819～70.981)
22	62.313	(44.354～81.260)	43.295	(29.514～59.456)	55.385	(38.801～72.289)
23	63.272	(45.134～82.409)	43.763	(29.819～60.115)	56.243	(39.497～73.312)
24	64.016	(45.698～83.342)	44.204	(30.097～60.747)	56.862	(39.953～74.096)
25	64.577	(46.080～84.093)	44.622	(30.353～61.356)	57.291	(40.221～74.690)
26	64.990	(46.312～84.695)	45.022	(30.591～61.947)	57.578	(40.346～75.142)
27	65.284	(46.427～85.178)	45.408	(30.814～62.524)	57.762	(40.368～75.491)
28	65.488	(46.451～85.572)	45.782	(31.025～63.088)	57.875	(40.319～75.769)
29	65.624	(46.408～85.897)	46.146	(31.226～63.643)	57.941	(40.223～76.000)
30	65.712	(46.316～86.175)	46.503	(31.421～64.191)	57.978	(40.098～76.202)
31	65.766	(46.191～86.418)	46.855	(31.610～64.734)	57.997	(39.995～76.386)
32	65.798	(46.043～86.640)	47.204	(31.796～65.273)	58.006	(39.803～76.561)
33	65.816	(45.881～86.847)	47.551	(31.981～65.812)	58.011	(39.645～76.730)
34	65.825	(45.711～87.045)	47.900	(32.166～66.351)	58.012	(39.485～76.897)
35	65.829	(45.536～87.239)	48.251	(32.355～66.893)	58.013	(39.324～77.063)
36	65.831	(45.358～87.431)	48.609	(32.550～67.442)	58.013	(39.162～77.228)
37	65.832	(45.179～87.621)	48.976	(32.755～68.000)	58.013	(39.000～77.393)
38	65.832	(45.000～87.810)	49.359	(32.975～68.573)	58.013	(38.838～77.558)
39	65.832	(44.820～88.000)	49.764	(33.217～69.170)	58.013	(38.676～77.723)
40	65.832	(44.641～88.189)	50.206	(33.496～69.802)	58.013	(38.514～77.888)
41	65.832	(44.461～88.379)	50.711	(33.839～70.498)	58.013	(38.352～78.053)

（续表）

Age of gestation (weehs)	a		V_{mean}	
	Mean8	90％—Interval	Mean8	90％—Interval
14	11.165	(1.872～21.571)	18.722	(30.025～41.73)
15	13.753	(4.189～24.462)	21.398	(32.826～44.669)
16	16.274	(6.438～27.286)	23.566	(35.120～47.093)
17	18.637	(8.530～29.953)	25.398	(37.078～49.181)
18	20.815	(10.437～32.434)	26.965	(38.771～51.004)
19	22.799	(12.150～34.721)	28.311	(40.241～52.604)
20	24.589	(13.669～36.815)	29.464	(41.521～54.014)
21	26.191	(15.000～38.720)	30.450	(42.632～55.255)
22	21.612	(16.151～40.445)	31.287	(43.595～56.348)
23	28.864	(17.131～42.000)	31.993	(44.426～57.309)
24	29.956	(17.952～43.395)	32.581	(45.140～58.153)
25	30.900	(18.625～44.643)	33.065	(45.749～58.893)
26	31.709	(19.163～45.756)	33.456	(46.266～59.539)
27	32.394	(19.578～46.745)	33.764	(46.700～60.103)
28	32.968	(19.880～47.622)	34.000	(47.061～60.595)
29	33.443	(20.084～48.400)	34.172	(47.359～61.023)
30	33.829	(20.199～49.089)	34.288	(47.600～61.394)
31	34.137	(20.236～49.701)	34.356	(47.794～61.718)
32	34.379	(20.207～50.247)	34.382	(47.946～62.000)
33	34.564	(20.121～50.735)	34.374	(48.062～62.247)
34	34.702	(19.988～51.176)	34.336	(48.150～62.465)
35	34.800	(19.815～51.578)	34.273	(48.213～62.658)
36	34.868	(19.612～51.949)	34.192	(48.257～62.832)
37	34.911	(19.384～52.296)	34.095	(48.286～62.991)
38	34.937	(19.139～52.626)	33.987	(48.304～63.139)
39	34.951	(18.882～52.943)	33.872	(48.314～63.279)
40	34.957	(18.617～53.253)	33.751	(48.318～63.414)
41	34.959	(18.348～53.558)	33.627	(48.320～63.545)

[a] Smoothed by means of non-linear regression.

Age of gestation(weeks):孕周;Mean[a]:峰值速度平均值(a:使用非线性回归使曲线处理后);90%—Interval:90%参考值范围:S:收缩期峰值流速;D:舒张期峰值流速,SD:收缩末期峰值流速,a:心房收缩期峰值流速,V_{mean}:静脉导管平均速度,单位:cm/s

三、母胎血流监护

Gudmundsson 等于 2003 年提出了胎盘血管阻力评分新方法,其内容包括脐动脉频谱分级(BFC)、子宫动脉评分(UAS)(表 9-9)以及胎盘评分(PLS)。PLS 为 BFC 与 UAS 的总和,分值范围为 0~7,代表胎盘血管的阻力。Gudmundsson 对 633 例高危妊娠孕妇进行了研究,记录分娩前最后一次检查中 BFC、UAS、PLS 分数,并追踪这些孕妇不良妊娠结局(包括早产、剖宫产和分娩小于胎龄儿)的发生状况。其结果表明,随着分值的增加,不良妊娠结局的概率增加,且 PLS 与不良妊娠结局的相关性最好。此方法可以简化传统子宫—胎盘和胎儿—胎盘循环的评估方法。

自 2008 年,我国宋文龄等教授根据上述研究并结合自身研究结果开发和推出了《母胎血流监护软件》,可在母胎血流监护中使用。该软件是一部专门同时监护评估胎盘功能和胎儿安危的产前多普勒超声辅助诊断系统,可对 BFC、UAS 和 PLS 进行自动化评分,通过连续、动态描述母体、胎儿血流动力学多普勒指标和胎盘羊水变化进程,反映胎盘功能及胎儿宫内安危的转归。为产科医生、超声医生和新生儿科医生构建多学科交流平台,直观的曲线变化使临床医生和患者更容易理解超声频谱参数的意义,动态地看到正常和异常胎儿循环、胎盘循环、羊水循环随孕周连续变化的趋势,认识这种变化的多样性和母胎三种循环间的相互影响,改变以往对多普勒参数变化的单向认知,建立一种多向性的母胎循环网络思维。

表 9-9　脐动脉血流分级和子宫动脉评分表

脐动脉血流分级(BFC)
0 分:血流频谱正常,位于 2s 内
1 分:PI 位于 2~3s
2 分:PI 大于知,且存在舒张期正向血流
3 分:舒张期血流消失或反向
子宫动脉评分(UAS)
0 分:双侧子宫动脉血流频谱正常
1 分:一个参数异常(即一侧子宫动脉 PI 增高或出现舒张期切迹)
2 分:两个参数异常
3 分:三个参数异常
4 分:四个参数异常(即双侧子宫动脉 PI 增高且出现舒张期切迹)

PI:搏动指数;s:标准差

母胎血流监护采用规范化的监护流程、灵敏的监测指标、自动化的评分系统和智能化的辅助诊断平台,是无创观察母胎血流动力学变化,评价胎盘功能和胎儿宫内安危的新方法。

第六节 胸部畸形的超声诊断

一、肺发育不良

肺的良好发育是胎儿出生后能够成活的决定因子。实际上，肺未发育成熟和肺发育不良及其合并症是妊娠24周以前胎儿不能成活的主要原因。肺发育不良将导致产后新生儿呼吸功能不全，常威胁生命。产前超声主要通过测量肺的面积、胸围、心脏面积/胸廓面积比值等指标，预测肺发育不良，但是对于某一特定孕周，确定肺发育不良的程度较困难，也仍然是一个值得继续研究的问题。据报道肺发育不良活产儿中发病率为1/2200。

（一）畸形特征

胎儿肺发育不良是指胎儿肺重量和体积较相应孕周绝对减小，组织学上则显示肺组织内肺泡数目及支气管数目减少。

胎儿肺发育不良与肺发育不全和肺不发育不同。肺发育不良是指支气管发育不良并远端肺组织分化不良，导致肺泡、气道减少，肺容积、重量减少，50%的病例合并心脏、胃肠道、泌尿生殖道、骨骼系统畸形。肺发育不全有支气管残端，远端呈一盲端，无肺血管及肺实质。肺不发育是指支气管、肺实质及肺血管均缺如。

任何导致胸腔容积异常（骨性胸廓小、胸腔内肿瘤、心脏扩大）、胎儿呼吸运动异常（肌肉疾病、骨发育不良性疾病）、羊水量异常（羊水过少）等均可导致胎儿肺发育不良（表9-10）。胸腔狭窄者常常表现为胸腔容积明显变小，而心脏相对较大。

表9-10 双肺发育不良的原因

双肺发育不良的原因
羊水过少 早期羊膜破裂 肾畸形 肾缺如 肾发育不良 膀胱出口梗阻 多囊肾
胸内病变 大量胸腔积液 先天性膈疝 肺囊腺瘤畸形
心脏病变 心脏扩大 心肌肥厚

（续表）

神经肌肉及骨骼疾病 肌肉疾病 骨发育不良性疾病
染色体畸形 13、18、21 三体综合征
特发性疾病

（二）超声诊断

目前用来预测肺发育不良的一些超声参数包括“硬度”，回声强度，肺的大小，胸廓大小是否相等。肺的“柔软性”和逐渐增强的肺实质回声与肺的进一步发育有一定的相关性，但单个的这种指标尚不足以用来指导临床的产科处理。

1.双肺发育不良主要根据胸围及其相关比值异常进行诊断

如胸围减小、胸廓面积减小、心/胸比值增大等。正常情况下心围/胸围约等于0.40，心脏面积/胸腔面积为0.25～0.33，心胸横径比为0.38～0.53。也有学者利用胸围/腹围比值减小、胸围/股骨长比值减小评估肺发育不良，如胸围/腹围＜0.6或胸围/股骨＜0.16提示预后不良，一般是致死性的。

绝大多数情况下，胎儿胸廓大小与肺大小相关，实际上也就是与肺的发育相关，因此，通过超声测量上述各指标可较好地评价胎儿肺的发育。有研究指出，长期羊水过少者，上述各指标的测量与肺发育不良有较好的相关性。值得注意的是，虽然这些参数对预测肺发育不良很有用，但是这些参数均有一定的局限性，尤其胎儿宫内发育迟缓时更难判断。因此，产前超声仅能对严重肺发育不良者进行诊断，且这种诊断是通过生物学参数分析推断的；而轻中度肺发育不良者，产前超声仅能怀疑而不能诊断。

上述指标适用于胸廓窄小或心脏增大所致胸腔容积减少的评估。CDH 所致的肺发育不良不是由胸廓窄小、心脏增大引起的，因此，CDH 引起的肺发育不良不能由上述指标评估。左侧 CDH 引起的肺发育不良的评估指标有右肺面积/头围（LHR）、右肺面积、半胸廓面积等。LHR 是目前公认评估左侧 CDH 引起的肺发育不良预后的较好指标。LHR 在四腔心切面上测量右肺面积与头围的比值，LHR 与肺发育不良程度及其存活率的关系见表 9-11。也有在心脏四腔心切面上测量右肺面积、半胸廓面积评估肺发育不良程度的报道，Guibaud 报道左侧 CDH 胎儿右肺面积≥半胸廓面积的50%时，生存率为86%，如果＜50%，则生存率仅为25%。

2.肺的长度、面积与体积的测量

目前已有学者开始用磁共振成像技术和三维超声技术测量肺的体积，尤其当胸腔内有其他占位病变如胸腔积液、肺肿块、CDH 等时，测量这些参数可能更有意义。正常情况下，肺体积随孕周的增长而增大。肺发育不良肺体积减少，目前研究结果认为三维超声肺体积估测对诊断肺发育不良比二维超声有较好的特异度及灵敏度，而二维超声诊断肺发育不良特异度较高，但灵敏度低。

表 9－11　LHR 与肺发育不良程度及存活率的关系

肺发育不良的程度	LHR	存活率
极严重	0.4～0.5	0
严重	＜1.0	15%
中度	＜1.3	30%～60%
轻度	≥1.4	存活率高

3.根据心脏移位及异常旋转进行诊断

如右侧原发性肺发育不良或缺如，心脏明显向右侧移位，但心脏轴基本正常，心尖仍指向左前方，而左侧原发性肺发育不良或缺如，由于心脏位置改变轻微而诊断困难，心脏旋转，室间隔更近冠状平面。如果肺完全缺如，心脏移位更明显。双肺均发育不良或缺如时，心脏移位可不明显（图 9－8）。

4.胸腔矢状面或冠状面

有助于评价胸廓是否发育不良。

5.合并症

由于原发性肺发育不良很少见，因此，肺发育不良常继发于肺肿块、先天性 CDH、骨骼畸形、羊水过少、胸腔积液、心脏增大等，并有相应畸形表现。

6.肺发育不良的多普勒超声表现

正常情况下，周围肺动脉血流阻力随孕周的增大而减少，肺发育不良时周围肺动脉血流搏动指数（PI）及阻力指数（RI）较正常相应孕周者高。但是其特异性较差，因为 IUGR 胎儿也显示 PI、RI 较预测值高，后者由于生长迟缓和缺氧导致反射性血管收缩所致。笔者的研究结果显示，胎儿主肺动脉 AT/ET 比值可能是又一有临床价值的指标。

（三）临床处理及预后

寻找肺发育不良的原因及合并畸形、预测肺发育不良二维及多普勒指标对临床处理很重要。肺发育不良预后取决于肺的体积及其病因。引起肺发育不良的原因不同，其预后也明显不同。对于羊水过少引起的肺发育不良，一般来说，开始出现羊水过少的孕周越早，羊水过少持续时间越长，羊水过少越严重，肺发育不良越严重，围生期死亡率越高。CDH 引起的一侧肺发育不良预后取决于 CDH 疝入胸腔内容物的大小、是否包括肝，对侧肺的发育程度等。严重双侧肺发育不良者，产后不能生存，一侧肺发育不良者，产后有可能生存，但新生儿期病死率可达 50%，有人报道生存到 7 岁以上者是少数。

二、肺不发育

肺不发育是指一侧或双侧肺完全缺如并同侧或双侧气管、肺血管缺如。本病罕见，据报道在活产儿中发病率为 34/10000，双侧肺缺如更罕见，其发生率是单侧肺缺如的发生率的 1/2 591 923 年，Muhamed 报道了首例肺不发育，该例有尸体解剖证实。

肺不发育病因不明，有学者认为是血管原因造成的，有些学者认为是基因突变所致。

(一)畸形特征

一侧或双侧胸腔内找不到肺的证据,一侧肺缺如者,病变侧肺动脉缺如,但主肺动脉和健侧肺动脉存在;双侧肺缺如者,双侧支气管完全缺如,主肺动脉,左、右肺动脉,肺静脉均缺如。

约 50%病例合并其他系统畸形,如心血管畸形(室间隔缺损、房间隔缺损、法洛四联症)、骨骼系统畸形(半椎体、肋骨缺如)、胃肠道畸形(食管闭锁、肛门闭锁)、泌尿生殖系统畸形(肾缺如、多发性囊性发育不良肾)、眼畸形等。

体格检查可发现骨性胸廓窄小,如果一侧肺不发育可表现为双侧胸廓不对称,患侧明显小于健侧。双侧肺不发育表现为双侧胸廓窄小,胸腹切迹明显。

(二)超声特征

1.一侧肺不发育

四腔心切面上显示心脏向患侧移位,患侧系例胸部横切面不能显示肺实质回声,主肺动脉与左、右肺动脉分支切面不能显示患侧肺动脉及其分支,患侧胸廓矢状面及胸廓冠状切面显示膈肌上升。

2.双侧肺不发育

四腔切面显示心脏明显增大,充满胸腔,心胸比例明显增大,双侧胸腔内不能显示肺实质回声,心脏两侧与胸壁内缘紧贴;胸腹矢状切面可显示膈肌明显上移,心脏大血管检查不能显示主肺动脉及左、右肺动脉(图 9-8)。

3.合并畸形

肺不发育常合并其他系统畸形,产前超声发现肺不发育时需对胎儿结构进行系统详细的检查以排除合并畸形。

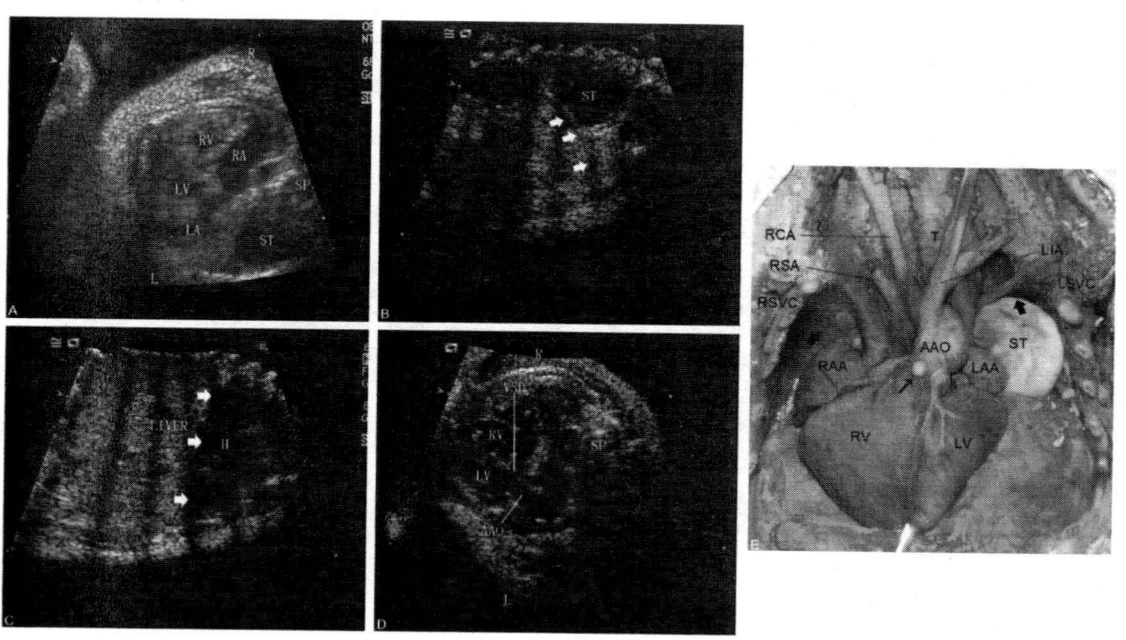

图 9-8　双肺不发育

20 岁孕妇,妊娠 30 周,产前超声检查四腔心切面显示心脏明显增大,占据整个胸腔,心尖指向右侧(R),左、右侧胸腔内均未见明显肺组织回声,降主动脉(DAO)位于右心房(RA)后方,左心房(LA)后方可见胃泡(ST)回声(图 A)。左侧胸腔矢状切面显示胸腔内未见明显的肺组织回声,左侧膈肌前部分存在(箭头所示),后部分连续性回声中断,胃泡(ST)从缺损处疝入左侧胸腔(图 B)。右侧胸腔矢状切面显示其内未见明显的肺组织回声,增大心脏(H)占据整个胸腔(图 C)。左心室流出道切面显示主动脉(AAO)发自左心室(LV),室间隔上部连续性回声中断(VSD)(图 D),不能显示主肺动脉及其分支。病理解剖(图 E)显示左、右肺(粗箭头所示),左、右支气管,主肺动脉及其左、右肺动脉均缺如,胃泡(ST)疝入左侧胸腔内,心脏占据整个胸腔。RV:右心室;LV:左心室;SP:脊柱;L:左侧;LAA:左心耳;RAA:右心耳;LSVG:左上腔静脉;RSVC:右上腔静脉,细箭头所示为肺动脉遗迹;LIA:左无名动脉;RCA:右颈总动脉;RSA:右锁骨下动脉

(三)临床处理及预后

一侧或双侧肺不发育胎儿发生染色体异常的风险低。双侧肺不发育是致死性畸形,出生后不能存活。单纯一侧肺不发育者不合并其他系统畸形可存活,早期可无明显临床表现,在以后的胸部X线检查中偶然发现,也可以在新生儿期、婴儿期发生反复胸部感染,出现严重呼吸道症状,威胁患儿生命。合并其他畸形者,其预后取决于合并畸形的严重程度。

一侧肺不发育产后可行X线检查、支气管镜检、支气管造影、血管造影、胸部CT等进一步检查确诊。如果产后无明显临床症状可不进行干预处理,但出现感染等需要进行处理,严重者需手术治疗。

肺不发育没有发现有明显家族集聚趋势,但也有肺不发育患者其子代受累的个案报道。

三、先天性肺囊腺瘤畸形

(一)畸形特征

先天性肺囊腺瘤畸形(CCAM)是一种肺组织错构畸形。组织学上以支气管样气道异常增生、缺乏正常肺泡为特征,提示正常肺泡发育受阻。有学者认为本病的原发病灶为支气管闭锁,闭锁远端的肺组织发育不良是一种继发改变。CCAM典型者为单侧,可累及一侧肺或一叶肺,但是95%以上仅限于一叶或一段肺。偶尔,CCAM累及双侧肺(不到2%)或一叶以上的肺叶或整侧肺。有趣的是,有些产前探测的肿块组织学上是混合性的,即肿块内既有隔离肺改变又有CCAM。CCAM男性发病略高于女性,左右两肺的发生率基本相等。大多数CCAM与正常的支气管树相通,但也可能不相通而产生梗阻,可能由于病变内支气管缺乏软骨所致。

CCAM的具体发生率尚不清楚,病理学研究提示CCAM占肺内病变的25%,对胎儿而言可能低估,在产前诊断的肺肿块中CCAM占大部分,据报道,胎儿肺部肿块病变中,76%~80%为CCAM。

根据显微镜和大体解剖特征,CCAM可分为以下3种类型:

Ⅰ型:大囊型,病变以多个较大囊肿为主,囊肿大小不等,多为2~10cm。

Ⅱ型:中囊型,病变内有多个囊肿,囊肿大小不超过2cm。

Ⅲ型:小囊型,病变内有大量细小囊肿,囊肿大小不超过0.5cm,呈实质性改变,有大量腺瘤样结构,其内有散在的、薄壁的、类似支气管的结构。

(二)超声诊断

CCAM超声声像也可简单地分为大囊型和微囊型(以实性改变为主)。有作者分析122例产后确诊的先天性肺囊腺瘤畸形,发现60%为大囊型,40%为微囊型。妊娠16~22周超声即可发现先天性肺囊腺瘤畸形。病变较大、病变内出现较大囊肿者,超声可更早发现。

(1)CCAM 表现为胸腔内实性强回声或囊实混合回声肿块。囊肿直径大小不等,微囊型者往往呈实性强回声,但在大多数先天性肺囊腺瘤畸形病灶的强回声内至少可检出一个囊肿,尽管这个囊肿很小。尤其使用现代高分辨率超声仪器的高频探头和回声差异功能技术,在强回声实性肿块内部可显示出弥漫分布的筛孔状小囊肿。大囊型者以囊性病变为主,也可显示实质性强回声。

(2)CCAM 肿块可以很大,内部含有很多大囊,占据大部分胸腔,与其他胸内占位性病变一样,可对同侧和对侧肺产生明显压迫,使正常肺组织回声极少,从而引起肺发育不良和胎儿水肿。

(3)心脏及纵隔可受压移位,偏向对侧。肿块越大,心脏及纵隔移位越明显。

(4)肿块明显压迫心脏及胸内血管时,可引起胎儿腹水及全身水肿。

(5)可有羊水过多。导致羊水过多的可能原因是由于肿块压迫食管,胎儿吞咽羊水减少,或肿块产生的液体过多所致。

(6)肿块可随孕周增大而缩小。据报道,53%～69%CCAM 追踪观察可有不同程度缩小。

(7)应注意与 CDH、隔离肺、神经源性肿块、食管重复畸形等形成的肿块相鉴别,通常如果肿块类似实性时,则应考虑微囊型 CCAM 和隔离肺,而神经源性肿块、食管重复畸形的肿块主要位于后纵隔。与支气管闭锁鉴别相当困难。

(8)CCAM 预后评估参数:肺囊腺瘤体积＝长×高×宽×0.52。肺囊腺瘤体积比(CVR)＝肺囊腺瘤体积/头围,当 CRV＞1.6 时,80%的病例会发生水肿。

(三)临床处理及预后

在 CCAM 三种类型中,Ⅰ型及Ⅱ型若不合并其他异常,预后相对较好;Ⅲ型容易引起胎儿水肿,预后相对较差。随着对本病认识的加深,以及超声仪器的改善,目前认为肿块大小、纵隔移位程度、是否出现胎儿水肿和羊水过多,肺面积/头围比值、肺囊腺瘤体积/头围比值均与预后有关,都是判断预后的重要指标。出现胎儿水肿者,预后最差,有学者报道其病死率高达 100%。

根据肿块大小、心脏纵隔移位的程度以及是否伴发其他畸形,胎儿预后可大致分为良好、较差、差。凡单侧肿块较小、无心脏及纵隔移位、未合并其他畸形者,预后最好,成活率可达 100%。BromLey 等报道,80%生存者中,90%患者属于此种情况。Adzick 等报道,除外引产病例,总生存率可达 75%。

如果 CCAM 随着妊娠进展逐渐缩小,则预后良好,有报道其生存率可高达 100%。但遗憾的是这种萎缩常在晚孕期才出现。

据报道,约 70%的 CCAM 病例,肿块大小较稳定,约 20%产前明显萎缩或消失;仅 10%是进行性增大。在有症状新生儿中,手术后生存率达 90%,而无症状新生儿是否需要手术治疗尚不肯定。

CCAM 染色体异常风险尚不清楚,美国费城儿童医院研究认为 CCAM 并不增加胎儿染色体异常风险。

四、隔离肺

隔离肺又称肺隔离症,是肺的先天畸形之一,它是以血管发育异常为基础的胚胎发育缺陷。其发生率占肺畸形的 0.15%～6.4%,多见于男性,男女比例为 4∶1。胎儿隔离肺至少占胎儿胸腔内肿块的 12%～16%,产前常误诊为 CCAM。

(一)畸形特征

隔离肺是由胚胎的前原肠、额外发育的气管和支气管肺芽接受体循环的血液供应而形成的无功能肺组织团块,可分为叶内型和叶外型两大类。胎儿叶内型隔离肺罕见,大多数为叶外型。一般认为,大多数叶内型病变在出生后才形成,组织学上有慢14炎症和纤维化,这可解释为什么成人叶内型占75%~85%,而在胎儿和新生儿叶内型极少见的现象。

叶外型隔离肺(ELS),常称为副肺叶或副肺段,与正常肺组织分离,有自己的胸膜包绕。几乎所有ELS的动脉供血均来自体循环动脉,约80%ELS供血动脉为单一血管,来自胸主动脉或腹动脉。ELS的静脉回流通常引流到奇静脉、半奇静脉、腔静脉。约25%ELS的静脉部分回流到肺静脉,80%~90%的ELS发生于左肺基底部,位于左肺与膈之间,也可发生在纵隔、膈肌、膈下或心包内。

显微镜下,ELS与正常肺类似,但有支气管、肺泡管、肺泡、淋巴管的弥漫性扩张。在85%以上病例中可见到胸膜下淋巴管扩张,这可能是导致同侧胸腔积液的原因,据报道6%~10%的ELS胎儿伴有同侧胸腔积液。

ELS最常见合并畸形是CDH、膈膨升、膈麻痹,被认为是在膈发育过程中与前肠连接失败有关,其他合并畸形有食管胃畸形、支气管囊肿、心包缺陷、CCAM,异位胰腺、脊柱异常等。

(二)超声诊断

胎儿隔离肺有典型超声表现者,产前诊断不难,图像不典型者,位于少见部位及不能清楚显示其供血动脉时,明确诊断则较困难。

(1)胎儿隔离肺典型超声表现为边界清楚的强回声包块,呈叶状或三角形,多位于左胸腔底部。

(2)包块大小不较大者可引起纵隔移位和胎儿水肿。产前发现的隔离肺常较小或中等大小(一般不到一侧胸腔的1/3~2/3),大的肿块也不罕见,绝大多数内部回声均匀,少数内部偶然可以观察到囊肿,即扩张的支气管或与CCAM共存病理上约50%肿块有发育良好的支气管,但产前超声却很少显示。

(3)动态观察ELS,大部分(50%~70%)随孕周的增加而部分或完全萎缩。包块滋养血管多数来自胸主动脉或腹主动脉,也有来自如肝动脉等,彩色多普勒血流显像检出此种声像特征可以帮助区分ELS与其他肺肿块(如CCAM、肺泡性肺气肿、支气管闭锁等)。后者的滋养血管均来自肺动脉。虽然,大部分ELS的静脉回流到体静脉,但产前超声很难观察到引流静脉。

(4)同侧胸腔内可出现胸腔积液,少数可出现胎儿水肿。

(5)10%~15%ELS位于膈内或膈下(通常在左侧),虽然这些部位的ELS没有特别的临床意义,但这种ELS包块与神经母细胞瘤或肾上腺出血相似,给鉴别诊断带来困难。ELS肿块尚应仔细认真地与肾上腺肿块相鉴别,特别是如果肿块位于左腹部,更应该加以鉴别。如果检出胎儿肾上方实质性肿块有可能是ELS,与神经母细胞瘤鉴别要点见表9-12。

(6)极罕见的情况下,ELS包块可在纵隔或心包内。

(三)临床处理及预后

隔离肺预后很好,据报道,存活率达95%。尤其在逐渐缩小的隔离肺胎儿(据报道约75%的隔离肺病灶会随孕周进展逐渐缩小),预后更佳,出生后可不出现任何呼吸道症状。合并胸腔积液、羊水过多、胎儿水肿预后较差,据报道,合并胸腔积液存活率为22%,合并羊水过多存活率为30%。

表 9－12　ELS 与神经母细胞瘤的区别

内容	ELS	神经母细胞瘤
回声特征	强回声、实性	囊性
部位	左侧	右侧
诊断时间	中孕期	晚孕期

产前超声随访(如每 2 周检查 1 次)，及早了解是否发生并发症，如胸腔积液、水肿等。合并水肿、纵隔移位、胸腔积液者，如果＞32 周应考虑提前分娩，产后切除病灶；如果孕周＞24 周但小于 32 周，应考虑宫内治疗或随访观察，如有大量胸腔积液者，可行胎儿胸腔积液羊膜腔分流术改善预后。

隔离肺胎儿染色体异常发生率低，美国费城儿童医院研究认为隔离肺不增加胎儿染色体异常风险。隔离肺散发发病，无家族集聚性，再发风险低。

五、支气管囊肿

支气管囊肿是不常见的先天性畸形。支气管囊肿是由于支气管树分支或芽的异常而引起，发生在胚胎第 26～40 天，这个时期是支气管发育最活跃的时期。呼吸道和食管均来于原始前肠，食管来自后部，支气管树来自前肠前部。前肠腹侧憩室芽的异常发育形成支气管囊肿，大多数发生于纵隔，少数发生在肺实质内。

支气管囊肿通常不合并其他先天畸形。在婴儿期可增大，引起呼吸窘迫。

产前超声很少检出本病。但是，如果能探测到，通常表现为胸腔内单房或多房性囊性包块，或在梗阻的支气管远侧形成肿块样强回声，可引起心脏及纵隔的移位。

六、支气管闭锁

先天性支气管闭锁是另一种不常见的肺畸形。支气管闭锁以一段支气管的局部闭锁为特征，发生在右上叶者最常见，病灶很少发生在下叶，这点可以与叶外型隔离肺相区别。

产前超声主要表现为受累肺叶回声明显增强、增大，心脏及纵隔向对侧移位，与微囊型 CCAM 及隔离肺鉴别困难。如果闭锁远端强回声的肺内出现囊性包块，则更难与 CCAM 相区别。

与隔离肺的鉴别诊断要点是隔离肺由体循环供血，可探及受压的肺组织回声，而支气管闭锁由肺循环供血，不能探及正常肺组织回声。如果为段或叶支气管闭锁，与隔离肺、CCAM 的鉴别更困难。

七、先天性高位呼吸道梗阻和喉或气管闭锁

喉和气管闭锁是罕见的先天性畸形，如果未及时发现和治疗，几乎所有胎儿在生后几分钟因呼气道梗阻而死亡。

(一)畸形特征

本病大多数病例为喉或近段气管闭锁或狭窄，或因膈膜引起气道梗阻。病变发生在气管远段

者极为少见。引起本病的确切原因尚不清楚，可能与第 6 鳃弓异常融合有关。由于气管或喉梗阻，肺发育过程中产生的液体不能在胎儿呼气时正常通过气管排出，而积聚在肺内，导致肺肿大和支气管及气道扩张。Floyd 等将气管闭锁分成 3 型：Ⅰ型，近端气管缺失，残存远端小段气管连于食管Ⅲ型，残存连于食管的气管非常短小，Ⅲ型，气管缺失，双侧支气管分别直接连于食管。Faro 将气管闭锁分成 7 型。A 型：气管及其分支、肺完全缺失；B 型：气管完全缺失，双侧支气管分别开口于食管形成气管食管瘘；C 型，气管完全缺失，双侧支气管在中线处融合形成气管食管瘘；D 型：喉与远端气管通过一纤维条索相连，并远端气管食管瘘；E 型：近端气管缺失，残存远端气管连于食管形成气管食管瘘；F 型：近端气管缺失，远端气管存在，不合并气管食管瘘；G 型：气管中段部分缺失，不合并气管食管瘘。喉闭锁分为三型：Ⅰ型，声门上及声门下均闭锁；Ⅱ型，声门下闭锁；Ⅲ型，声门闭锁。

超过 50%以上的喉或气管梗阻病例合并有其他畸形，最常见的有肾畸形、中枢神经系统畸形及气管食管闭锁。喉闭锁也可以是 Fraser 综合征的一个表现[气管或喉闭锁、肾缺如、小眼畸形、隐眼畸形、并指(趾)畸形或多指(趾)畸形]，该综合征是一种常染色体隐性遗传病。

(二)超声诊断

本病虽然少见，但由于有特殊超声表现，产前诊断较容易。文献报道早在 18 周即已正确诊断。

(1)双肺对称性明显扩大，肺实质回声增强，均匀一致。回声增强与大量小气腔扩张使超声界面反射增多有关(类似于常染色体隐性遗传性多囊肾改变)。

(2)由于肺呈对称性扩大，因此心脏无左右方向移位，但可略向前移，心脏明显受压，与肿大的肺相比，心脏明显缩小。

(3)由于双肺明显增大，膈肌受压，正常膈肌呈圆顶状突向胸腔的征象消失，而变为扁平甚至反突向腹腔。

(4)多数病例两条主支气管扩张，内充满液体而呈无回声结构。超声追踪显示，可见肺内两无回声结构在纵隔逐渐汇合，最后合并成一个无回声结构，即闭锁以远扩张的气管。胸腔横切面和冠状切面均能清楚显示此种特征。彩色多普勒可以很容易将其与大血管区分开来。

(5)可出现羊水过多或过少。压迫食管时可产生羊水过多。

(6)可有腹水。

(7)合并畸形，可有相应表现，据已有的文献报道，50%病例合并其他畸形。

(8)气管、支气管及肺均缺如者，产前超声不能显示上述结构见图 3－8。

(三)临床处理及预后

先天性高位呼吸道梗阻或喉/气管闭锁患儿如未在产后得到及时处理会发生呼吸道梗阻、发绀而死亡；但如在断脐带前建立有效气道解除呼吸道梗阻，患儿有可能存活，外科手术治疗是唯一可选方案。产前准确诊断及在生产断脐带前建立有效气道有可能抢救患儿生命。

八、胸腔积液

胸腔积液指胸膜腔内液体异常积聚。胎儿胸腔积液的发生率不清，但据一些三级治疗中心估计约 1/15 000。男性较女性稍多。胸腔积液可以是单侧或双侧。如是单侧，左右侧发生率基本相等。

(一)畸形特征

胎儿胸腔积液可以是原发性的(原发性乳糜胸),也可以是其他原因所致胎儿水肿的一个表现。如果是胎儿水肿,通常为双侧。胸腔积液被认为是胎儿水肿最早的征象之一。胎儿水肿的胸腔积液,其可能原因有免疫性和非免疫性水肿,如贫血、感染、心血管畸形、骨骼系统畸形、隔离肺、CDH、原发性乳糜胸。25%～40%的非免疫性水肿胎儿可出现其他先天性畸形。

原发性胸腔积液常为乳糜胸,在已进食了母乳或牛奶的新生儿,抽出的胸腔积液呈典型"牛奶样",这是由于从淋巴吸收的乳糜微粒进入胸腔所致,因而称为乳糜胸。在胎儿,由于胎儿"未进食",胎儿乳糜胸不含有乳糜微粒,因此,抽出的胸腔积液不呈"牛奶样",而是草黄色清亮液体,细胞成分分析发现乳糜胸典型改变为大量淋巴细胞。有学者认为如果胎儿胸腔积液内淋巴细胞含量>80%即可诊断为乳糜胸。

乳糜胸是单侧胸腔积液最常见的原因。新生儿原发乳糜胸是淋巴管形成障碍或其完整性受损而引起,但引起乳糜胸的确切原因尚不完全清楚。解剖上的原因仅在少数胎儿中得到证实。主要有胸导管闭锁、瘘管、缺如等。此外,乳糜胸可伴发于特纳综合征和 21 三体综合征,先天性肺淋巴管扩张等。严重单侧胸腔积液也可在叶外型隔离肺中出现(<10%)。

正常胸导管在第 5 胸椎水平后纵隔内从右侧越过中线进入左侧胸腔,因此,胸导管此水平以上或以下出现异常时可引起左侧或右侧乳糜胸。在胎儿期,左、右侧乳糜胸发生率基本相似。

单侧胸腔积液可多可少,有文献报道可自发生消失。在 17～24 周即出现明显肺受压者,可导致肺发育不良而引起产后呼吸困难。

单侧胸腔积液者,可压迫同侧肺,使纵隔及心脏移向对侧,继而压迫对侧肺。双侧胸腔积液者,纵隔可无移位,严重者明显压迫两侧肺。

(二)超声诊断

超声发现胎儿胸腔积液较容易,但是区分胸腔积液是原发性还是继发性,有时较困难,但由于两者预后不同,应尽可能区分。

(1)胎儿胸腔积液的主要超声表现是胎儿胸腔内探及片状无回声区,其外形轮廓正好与胸腔、纵隔及肺表面轮廓相吻合。实时超声可显示肺"浸泡"于胸腔积液中。大量胸腔积液,肺相对较小,呈较高回声与纵隔相连,其周围为无回声胸腔积液所包绕。

(2)单侧大量胸腔积液,可产生占位效应,出现心脏及纵隔移位,移向对侧,使圆弧形膈顶变为扁平甚至反向,肺明显受压变小。

(3)继发于胎儿水肿的胸腔积液,多为双侧,胸腔积液量两侧大体相等,很少纵隔移位。此时应注意观察皮肤水肿及腹水情况。

(4)单侧积液增加 21 三体风险,双侧胸腔积液常伴有其他畸形,因此,只要超声探测胸腔积液就要行全面的、详细的胎儿畸形检查,排除伴发畸形。单侧胸腔积液常是进行染色体核型分析的指征。

(5)原发性与继发性胸腔积液的鉴别特点见表 9－13。

(三)临床处理及预后

胎儿胸腔积液预后与发生时间、发生量、是否合并胎儿水肿或其他解剖结构异常有关。若胸腔积液不合并胎儿水肿或晚期发生,不合并染色体或结构异常,则预后相对较好。大量胸腔积液可并发肺发育不良，越早发生预后越差。单侧胸腔积液无其他明显合并畸形者预后最好。双侧胸腔积液、不自然消失、并发水肿、早产者预后差，水肿是预后最差的指标。胸腔积液发生早，且呈进行性增多者，预后差。当胸腔积液合并其他畸形如染色体畸形、严重心脏畸形者，预后差。引起长期慢性肺压迫可导致肺发育不良，从而导致新生儿呼吸困难。

表 9－13　原发性与继发性胸腔积液超声鉴别要点

观察内容	原发性胸腔积液	继发性胸腔积液
发生部位	单侧为主，若为双侧，则呈不对称改变	双侧，对称
合并畸形	单独发生，不伴其他畸形	常合并其他畸形
胎儿水肿	无	常有
其他浆膜腔积液	少，如果有，积液量很少，胸腔积液较之严重得多	常同时合并存在，且积液量的严重程度相似

有些乳糜胸可自然消失，预后好，9%～22%原发性胎儿胸腔积液可自然消失，其生存率几乎100%，然而不能预测哪些积液可自然消失，哪些会继续进展。但自然消失的患者倾向于在妊娠早期能明确诊断的胎儿，较多见于单侧胸腔积液不合并羊水过多和水肿者。

胎儿胸腔积液合并羊水过多、早产风险增高，建议间隔 2 周超声检查一次。对于 32 周前发生的大量胸腔积液者，可考虑穿刺抽吸术，此治疗方法不仅可以抽出胎儿胸腔积液帮助肺扩张，并可帮助评估胎儿肺发育状况，了解预后。如未在产前得到治疗的大量胸腔积液，产后呼吸窘迫发生率高，该类患儿最好在新生儿科条件较好的三甲医院或专科医院分娩。

九、先天性膈疝

先天性膈疝（CDH）是膈的发育缺陷导致腹腔内容物疝入胸腔，据国外资料报道，CDH 的发生率为 1/10 000～4.5/10 000，胎儿期发生率可能会更高，主要由于本病胎儿可死于宫内或出生后很快死亡而未经病理证实者，未统计在内。男女比例基本相等，CDH 大多数发生于左侧，占 85%～90%，发生在右侧者占 10%～15%，发生在双侧者＜5%。

（一）胚胎发育与畸形特征

横膈的发育包括以下 4 部分，由这 4 部分相互融合后最终形成完整的膈肌。

（1）胚胎原始横膈发育形成膈肌的腹侧中央部分，将来形成膈肌的中心腱。

（2）胸腹腔膜发育形成膈肌的左、右背外侧部分。

（3）食管背系膜形成膈肌的背侧中央部分，将来发育形成膈肌脚。

（4）胸壁皱褶形成膈肌左、右外侧部分。最初的横膈主要为间充质组织，颈部第 3、4 对生肌节伸入其中后形成膈肌的肌肉部分。在第 6～14 周逐渐形成。由胸壁形成膈的后外侧部分最后关闭，左侧关闭较右侧为晚。

上述发育过程中，各结构之间融合失败均可导致横膈缺损，使腹腔内脏器从缺损处突入胸腔而形成 CDH。临床上根据缺损部位不同将 CDH 分为三种类型：胸腹裂孔疝、胸骨后成及食管裂孔成。胎儿 CDH 最严重者可表现为双侧或一侧膈肌完全缺如。

疝入胸腔的脏器常为胃、小肠、肝、脾等。位于左侧者进入胸腔内容物常为胃和小肠，其次为结肠和脾；右侧者多为右肝，其次为结肠和小肠。

胸骨后疝又称 Morgagni 孔疝，较少见，常无疝囊，疝内容物靠前，位于胸骨后，多为肝或大肠，可伴有腹水、胸腔积液及心包积液。伴发畸形主要为心血管畸形和染色体畸形。腹腔内脏疝入胸腔可以是交通性的，根据腹腔内压力的不同，疝内容物可回复到腹腔。

腹腔内容物通过膈肌缺损处疝入胸腔，压迫肺，引起肺发育不良，同时肺血管分支内径亦缩小，肺小动脉肌层持续为胎儿型，故产后新生儿常出现肺动脉高压。CDH 常合并其他畸形或综合征(15%～45%)，较常见的合并畸形为心脑畸形。染色体异常者也较多见，为 5%～15%，其中最多见的为 18 三体。合并综合征中最常见的为 Fryns 综合征(本病为常染色体隐性遗传，包括颜面畸形、囊性淋巴管瘤、多囊肾、指(趾)异常、Dandy-Walker 畸形、胼胝体发育不良)、致死性翼状胬肉、Beckwith-Wiedemann 综合征、Simpson Golabi-Behmel 综合征等。

(二)超声诊断

超声可以显示胎儿膈肌，正常膈肌表现为圆顶突向胸腔的薄带状低回声结构，分隔胸腔与腹腔，紧贴肺与心脏的下面，肝的上面。在胎儿矢状及冠状切面显示最清楚。但是超声评价整个膈肌的完整性较困难，一方面，产前检出膈肌缺损部位有时非常困难，即使较大的膈肌缺损，使用目前最好的超声仪器，如果没有腹腔脏器疝入胸腔，也难以被发现。另一方面，即使超声显示出完整的膈肌图像，也不能除外 CDH 可能。因此，只有当腹腔内容物疝入胸腔时，CDH 才有可能产前为超声所发现。当腹腔内容物未疝入胸腔时，超声则很难发现 CDH 的存在。这也就是为什么有些 CDH 要到孕中期或孕中晚期，有些要到孕晚期，有些甚至要到产时因子宫收缩腹压明显增高时才能做出诊断的原因。部分 CDH 可能要出生后才能最后诊断。

(1)胸腔内显示腹腔脏器回声，形成胸腔内包块。腹腔脏器包括胃、小肠、肝、脾、肾等均有可能疝入胸腔内。如为左侧 CDH，胃疝入胸腔较常见，表现为心脏左侧出现胃泡回声与左心房相邻，而腹腔内胃泡回声消失，这种 CDH 产前诊断相对较容易。如果为右侧 CDH，则疝入胸腔的器官主要为肝右叶，由于肝为实质性器官，回声与肺实质回声相近，给诊断带来困难，用彩色多普勒血流显像追踪显示肝门静脉，如果门静脉超过膈肌水平，可确定胸内实质性回声为肝，从而确立诊断。

当疝入胸腔的脏器只有小肠或大肠时，诊断 CDH 较困难，在孕中期，疝入胸腔的肠管多无内容物而塌陷干瘪，这种肠襻在胸腔内很难确认，仅简单地表现为胸腔内包块，如果偶尔能见到肠蠕动，则可较容易诊断为 CDH。笔者检出 1 例 CDH 表现为全部小肠及部分大肠、肝均疝入胸腔，腹腔内不能检出小肠声像，肝形态扭曲变形，胸腔内表现为较大的混合性包块。

(2)胸腔内肺、心脏及纵隔等脏器受压并移位。此种征象常常是发现 CDH 最初最明显的征象。左侧 CDH 者心脏受压移位更明显，肺也受压。在 20 周左右，受压的肺组织很难与疝入的肠管回声相区分，因为此期后者多无内容物而塌陷干瘪，也呈实质性回声。

(3)左侧膈肌缺损多见，腹内容物疝入左侧胸腔者多。

(4)由于内脏疝入胸腔，故腹围缩小。

(5)胸腹腔矢状及冠状切面显示正常膈肌弧形低回声带中断或消失，理论上此种征象最具有诊断价值，是诊断 CDH 的直接征象，但实际上大部分病例超声很难确认。

（6）胎儿呼吸运动时，观察腹内容物与胸内容物的运动，有助于 CDH 的诊断。在胎儿吸气时，受累侧腹内容物向上（向胸腔方向）运动，而正常侧腹内容物则向下运动。

（7）双侧 CDH 很罕见，此时心脏纵隔很少或不移位而诊断困难，但是心脏显得更靠前。

（8）CDH 可合并羊水过多，部分胎儿可有胸腔积液、腹水、胎儿水肿及颈部透明层明显增厚。

（9）如为交通性 CDH，疝入胸腔的腹内容物可随腹内压力的变化而改变，当腹内压力增高时，腹内容物疝入胸腔；当腹内压力降低时，疝入胸腔内容物可回复到腹腔。超声图像上可表现为胸腔内肿块时大时小，此次检查发现疝出物的内容物和大小与前一次可能不同，这些现象可解释为什么产前很难诊断小 CDH，或者尽管膈肌缺陷很早期即存在但要到妊娠晚期才能发现。

（10）应注意与肺囊腺瘤畸形相鉴别，因该畸形有时可表现为胸腔内的囊性病灶和心脏纵隔的移位，易与 CDH 相混淆。但其囊性灶通常大小不等，壁不如胃壁厚，囊腔大小短时间内不会有变化，而疝入胸腔的胃在短时间内可扩大或缩小，实时超声还可显示疝入胸腔内的胃及肠管蠕动，可进一步明确诊断。

（11）合并其他畸形时，有相应表现。

（12）胸部横切面上同时显示心脏和胃的图像，不能确诊为 CDH，少数病例可能为膈膨升，CDH 与膈膨升的鉴别诊断要点是膈膨升于矢状切面上仍能观察到膈肌呈弧形低回声分隔胸腹腔，但膈肌水平明显高于肋弓水平。

（13）CDH 引起的肺发育不良的预后评估，见肺发育不良。

（三）超声诊断技巧及注意点

（1）胸腔内发现腹腔内容物和心脏移位是诊断 CDH 的主要超声特征。

（2）右侧 CDH 的超声诊断线索主要是心脏和纵隔向左侧移位，且在四腔心切面最明显。左侧 CDH 产前超声发现相对容易，主要是因为充满液体的胃疝入胸腔并邻近左心房，容易被发现。对左侧 CDH 而言鉴别疝入胸腔的大肠或小肠和肝作用不大，确认肝是否在胸腔对诊断意义不大，但对评价预后很重要，超声对胸内的肝显示有一定难度，需要高度警惕，应有意识，有目的地寻找，胃的位置后移是肝疝入胸腔内的一个很好标志。CDFI 显示门静脉经过膈位于膈水平以上对确认肝位于胸腔很有帮助，因其可显示左肝门静脉在膈以上水平。MRI 也可以很好地显示肝是否疝入胸腔。另外，胆囊和伴随肝疝入胸腔的少量腹水也是诊断右侧 CDH 肝疝入胸腔的一个线索。

（四）临床处理及预后

产前诊断的 CDH 大多数是比较大的，围生儿死亡率可能高达 80%，如此差的预后主要与肺的发育不良有关和并发 CDH 的肺高张力所致，与肺肿块同等效应。CDH 可导致肺小动脉中层肌壁肥厚，从肺小动脉延续至周围的肺泡前的小动脉。这种肺小动脉壁肥厚是新生儿肺高压和持续胎儿循环的原因。产后虽然 CDH 可以修复，但是肺发育不良和肺高压难以解决。

CDH 围生儿死亡与下列因素有关：

（1）诊断 CDH 时孕周大小。

（2）CDH 疝入胸腔包块的大小。

（3）胸内胃和肝的存在。

（4）对侧肺的大小。

（5）有关合并畸形的存在。

(6)心室的不对称。

有些学者认为右侧 CDH 预后更差,双侧 CDH 几乎均是致死性的。

如果 CDH 无并发畸形,总的生存率为 50%~60%。

对于 CDH,胸腔内肝存在与否与预后关系密切(表 9-14)。

因此,产前超声检出的 CHD,如果孕周<25 周且合并大 CDH(纵隔移位,疝入物包含肝,LHR<1.0,合并羊水过多),胎儿严重肺发育不良风险高,预后差。

CDH 宫内治疗的方法有胎儿镜支气管堵塞或夹扎,或修补缺陷,手术适应证是合并肝左叶疝入胸腔的大 CDH。对于不合并肝左叶疝入胸腔的 CDH,这种介入治疗术的应用对存活率无明显改善。目前这种手术仍在实验研究之中。

CDH 常合并染色体异常(最常见的是 18 三体),据报道发生率高达 16%~37%。

表 9-14 CDH 肝的位置与预后

观察指标	肝位于胸腔	肝位于腹腔
生存率	43%	93%
ECMO	53%	19%

第七节 胎儿先天性心脏畸形

本节根据顺序节段诊断的思维分析方法,对心脏畸形进行系统叙述,包括静脉与心房连接异常,房室连接异常,心室与大动脉连接异常,房室间隔缺损等其他先天性心脏异常亦在本节讲述。

一、心脏位置异常

心脏位置异常可分为胸腔外心脏异位和胸腔内心脏异位,胸腔外心脏异位是指心脏不在胸腔而位于胸腔之外,常伴有严重的心脏畸形。胸腔内心脏位置异常是指心轴方向异常和房室位置排列异常房室连接异常。胸腔内心脏位置异常又分为原发性心脏位置异常和继发性心脏位置异常,前者根据心轴线指向不同,分为左位心、右位心、中位心和十字交叉心,后者是其他异常导致心脏移位,主要包括左移心和右移心。这里介绍的胸腔内心脏位置异常主要包括心房正位和心房反位合并心脏位置异常,不包括心房不定位合并心脏位置异常,这些将在左侧异构综合征和右侧异构综合征中详细叙述。

(一)胸腔外心脏异位

1.畸形特征

胸腔外心脏异位主要包括颈型心脏、胸腹联合型心脏、腹腔型心脏和心脏外翻。颈型心脏是指心脏下降过程受阻,心脏停留在颈部。胸腹联合型心脏是指由于心包缺损心脏部分位于胸腔内,部分位于腹腔内。腹腔型心脏是指心脏通过膈疝或牵拉等因素作用下移至腹腔内。心脏外翻是指胸骨和胸壁缺损,心脏从缺损口外翻至体外。这里主要介绍心脏外翻。

2.超声诊断

(1)可显示胸壁缺损,心脏部分或全部经缺损处达胸腔外,合并有皮肤缺损时,心脏可浸泡于羊水中,可清楚显示心脏在羊水中收缩与舒张。

(2)三维超声可直观显示心脏与胸壁的立体空间关系。

(3)合并心内畸形时,可有心内结构异常的相应超声表现。

(4)应注意腹部检查,有无腹壁缺损等,如 Cantrell 五联征表现为高位脐膨出。

3.临床处理及预后

胸腔外心脏异位的预后取决于以下 3 个因素:

(1)胸腔外心脏异位的类型。

(2)心脏异位的程度。

(3)是否合并心内外结构畸形。普遍认为胸腔外心脏异位预后差,大多数患儿出生后不死于感染、低氧、心力衰竭等。Humpl 等报道了 4 例异位心新生儿均于手术后不久死亡。Ley 等报道了利用异质成形材料修补异位心并能存活 10 年。

Cantrell 五联征是较严重的胸腔外心脏畸形,常合并心内严重结构畸形,手术后存活率极低,2012 年 Sakasai 等报道了分期手术治愈 1 例 Cantrell 五联征合并室间隔缺损患儿。

(二)左位心(levocardia)

1.主要特征

心轴指向左,心尖指向左,即心底和心尖的连线指向左。有 3 种,即正常心脏、孤立性心室反位和左旋心。后两者属于心脏位置异常。正常心脏表现为心轴指向左,心房正位,心室右襻,房室连接一致;孤立性心室反位表现为心轴指向左,心房正位,心室左襻,房室连接不一致。左旋心表现为心轴指向左,心房反位,心室可左襻(多数)或右襻(少数),房室连接一致或不一致。

2.超声诊断

(1)正常心脏:详见正常心脏。

(2)孤立性心室反位:

①胎儿上腹部横切面表现为腹腔脏器正位:即胃、脾、腹主动脉在左侧,肝、下腔静脉在右侧,且下腔静脉在腹主动脉右前方,一个脾。由此间接推断心房正位。

②四腔心切面表现为心尖(心轴)指向左侧,心房正位,心室左襻(左侧心室面较粗糙,可见调节束,且左侧房室瓣低于右侧,为形态学右心室,右侧心室面较光滑,为形态学左心室),房室连接不一致。

③均合并其他心内结构异常,较多见是右心室双出口和矫正型大动脉转位。

(3)左旋心

①胎儿上腹部横切面表现为腹腔脏器反位:即胃、脾、腹主动脉在右侧,肝、下腔静脉在左侧,且下腔静脉在腹主动脉左前方,1 个脾。由此间接推断心房反位。

②四腔心切面表现为心尖(心轴)指向左侧,心房反位,心室可左襻或右襻,心室左襻时,房室连接一致,心室右襻时,房室连接不一致。

③多数合并其他心内结构异常,较多见是右室双出口。

（三）右位心（dextrocardia）

1.主要特征

心轴指向右，心尖指向右，即心底和心尖的连线指向右侧。有 3 种，即镜像右位心、孤立性心室反位镜像、右旋心。镜像右位心表现为心轴指向右，心房反位，心室左襻，房室连接一致，与正常心脏位置是镜像关系；孤立性心室反位镜像表现为心轴指向右，心房反位，心室右襻，房室连接不一致，与孤立性心室反位是镜面关系，右旋心表现为心轴指向右，心房正位，心室可右襻（多数）或左襻（少数），房室连接可一致或不一致，与左旋心是镜面关系。

2.超声诊断

（1）镜面右位心

①胎儿上腹部横切面表现为腹腔脏器反位：即胃、腹主动脉在右侧，肝、下腔静脉在左侧，且下腔静脉在腹主动脉左前方，1 个脾。由此间接推断心房反位。

②四腔心切面表现为心尖（心轴）指向右侧，心房反位，心室左襻，房室连接一致。

③出现其他先天性心脏结构畸形的概率与正常心脏相同。

（2）孤立性心室反位镜像：

①胎儿上腹部横切面表现为腹腔脏器反位：即胃、腹主动脉在右侧，肝、下腔静脉在左侧，且下腔静脉在腹主动脉左前方，1 个脾。由此间接推断心房反位。

②四腔心切面表现为心尖（心轴）指向右侧，心房反位，心室右襻，房室连接不一致。

③均合并其他心内结构异常，较多见是右心室双出口和矫正型大动脉转位。

（3）右旋心

①胎儿上腹部横切面表现为腹腔脏器正位：即胃、腹主动脉在左侧，肝、下腔静脉在右侧，且下腔静脉在腹主动脉右前方，1 个脾。由此间接推断心房正位。

②四腔心切面表现为心尖（心轴）指向右侧，心房正位，心室可左襻或右襻，心室右襻时，房室连接一致，心室左襻时，房室连接不一致。

③多数合并其他心内结构异常和（或）其他畸形，右心室双出口常见。

（四）中位心（mesocardia）

1.主要特征

心底和心尖的连线指向正中线，心房可正位或反位，心室可右襻或左襻，房室连接可一致或不一致。

2.超声诊断

（1）腹腔脏器可正位或反位：正位时，上腹部横切面表现为胃、腹主动脉在左侧，肝、下腔静脉在右侧，且下腔静脉在腹主动脉右前方，1 个脾，间接推断心房正位。反位时，上腹部横切面表现为胃、腹主动脉在右侧，肝、下腔静脉在左侧，且下腔静脉在腹主动脉左前方，1 个脾，间接推断心房反位。

（2）四腔心切面表现为心尖（心轴）指向正中，心房正位时，心室右襻，房室连接一致，心室左襻，房室连接不一致。心房反位时，心室右襻，房室连接不一致，心室左襻，房室连接一致。

（3）房室连接一致时，心脏其他结构可表现为正常。房室连接不一致时，均合并其他心内结构异常，较常见是右心室双出口和矫正型大动脉转位。

(五)十字交叉心(CCH)

是一类罕见的先天性心脏复杂畸形,在全部先天性心脏病中构成比低于1/1000。主要为左、右心室流入道血流轴在房室瓣水平发生空间位置上的上下十字交叉排列,常合并室间隔缺损、房室、大动脉连接异常等心脏结构畸形。1961年,Lev首先描述了这种畸形,但未提出交叉心这一名称。最先将它作为交叉心这一病理诊断名称是Anderson和Audo,两人均在1974年提出。此后逐渐被人们认识,迄今有关CCH这类心脏畸形报道并不罕见,但产前超声报道较少。

1.畸形特征

十字交叉心目前普遍被认为是胚胎期心室异常旋转所致,这一过程发生在心室襻形成和室间隔完成之后。此时,心脏房室连接关系已确定,心室主要沿心脏长轴发生异常的顺时针方向或逆时针方向旋转,使左、右心室的相互空间位置改变构成交叉心。Anderson认为,最常见的两种交叉心分别由完全型大动脉转位的心室沿长轴顺时针旋转、以及矫正型大动脉转位的心室沿长轴逆时针旋转演变而成。室间隔的旋转使其走行方向成水平位,同时导致房室间隔对不拢而留下房室瓣下方的巨大室间隔缺损。

2.超声诊断

十字交叉心产前超声诊断较困难,了解该病的病理特征和特征性产前超声表现,对产前发现并正确诊断本病有重要意义。主要有以下超声特征(图9-9):

(1)左、右心室呈上下排列,并非左右排列,室间隔呈水平位,胸腔横切面上不能显示清楚的四腔心切面,而在胸腔矢状切面上则可显示四腔心切面(图9-9F),这是十字交叉心产前超声诊断的重要线索。

(2)探头声束平面在上腹部向胸腔方向连续进行横切面扫查过程中,在获得上腹部横切面后,可依次显示左心室流入道切面、右心室流入道切面,两者呈上、下排列关系。左心室流入道方向多数从左后指向右前(图9-9A、B),少数从右后指左前,右心室流入道多数则从右后指向左前(图9-9C、D),少数则从左后指向右前,左、右心室流入道在空间上呈上下十字交叉排列,此特征是诊断十字交叉心重要依据。

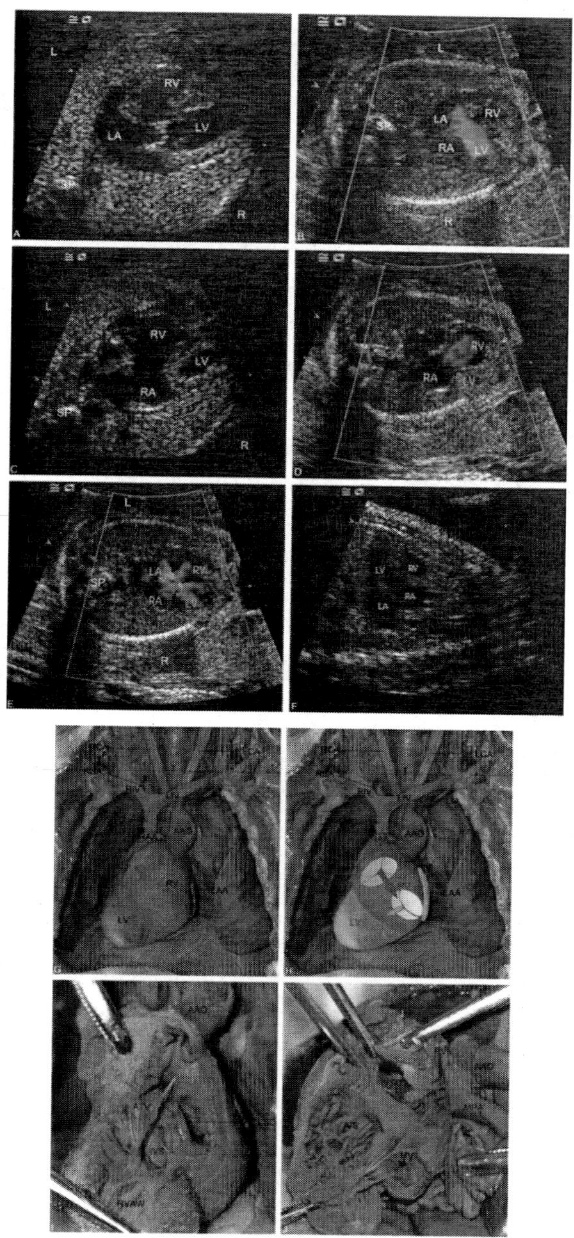

图 9－9　十字交叉心(合并完全性大动脉转位、室间隔缺损等复杂心脏畸形)

26 周胎儿,在胸腔横切面上不能显示出清楚的四腔心切面图像是产前发现本病的最初征象之一。声束平面自尾侧往头侧平行扫查,可依次显示左心室流入道切面(图 A、B)、右心室流入道切面(图 C、D),由于房室位置改变,左心房(LA)位于左后下方,左心室(LV)位于右前下方,右心房(RA)位于右后上方,右心室(RV)位于左前上方,二尖瓣位于后下方,三尖瓣位于前上方,因此,左心室流入道位于右心室流入道下方,方向从左后指向右前(图 A、B),右心室流入道则从右后指向左前(图 C、D),左、右心室流入道呈下、上排列,在空间上呈十字交叉,在靠近双流入道处胸腔横切面彩色多普勒,由于探头容积效应作用,可同时探及左、右流入道两股呈上、下交叉排列的血流信号(图 E)。由于左、右房室呈上下排列,室间隔呈水平位,胸腔矢状切面可获得四腔心切面(图 F)。

心脏解剖腹侧观(图 G),心房正位,右心室位于左心室上方,右心室心尖指向左侧,左心室位于右心室下方,左心室心尖指向右侧。主动脉(AAO)位于肺动脉(MPA)前方。右位主动脉弓。图 H 为图 G 左、右心室流入道的投影图,黄色代表左心室流入道,蓝色代表右心室流入道,左心室流入道位于右心室流入道下方,两者呈上下十字交叉。沿着前室间沟右侧和右侧房室沟切开右心室,主动脉发自右心室,右心室流入道自右指向左,室间隔呈水平位,巨大室间隔缺损(VSD)(图 I)。沿着前室间沟左侧和左侧房室沟切开左心室,把室间隔往前上牵拉,肺动脉发自左心室,肺动脉瓣(PV)明显狭窄,左心室流入道自左指向右,巨大室间隔缺损(图 J)。SP:脊柱;L:左侧;R:右侧;LAA:左心耳;RAA:右心耳;LIA:左无名动脉;RCA:右颈总动脉;T:气管;LIV:左无名静脉;RIV:右无名静脉;RSA:右锁骨下动脉;SVC:上腔静脉;RVAW:右心室前壁;IVS:室间隔;MV:二尖瓣;ATV:三尖瓣前瓣;LCA:左颈总动脉

(3)彩色多普勒血流显像,靠近双流入道处胸腔横切面,由于探头容积效应作用,可同时探及并显示左、右流入道两股呈上、下交叉排列血流信号(图 9-9E),如果探及此声像特征,可进一步佐证十字交叉心的诊断。

3.临床处理及预后

CCH 病例均合并有严重心内结构畸形,迄今为止,仅有个别 CCH 病例矫治成功的报道。CCH 畸形复杂难以根治且死亡率高,目前临床上主要应用各类姑息手术,预后不理想。

(六)心脏移位(displacement of heart)

1.畸形特征

心脏移位是由于病变侧胸腔内或肺内占位性病变推移使纵隔及心脏向对侧移位,或病变侧胸腔内组织的缺失或牵拉使纵隔及心脏向同侧移位。分为左移心和右移心。胸腔内病变详细叙述主要见胸腔畸形相关章节。

2.超声诊断

心脏移位主要在四腔心切面上判断心脏受压或受牵拉位置移动方向。

(1)左移心:四腔心切面上多数表现为右侧胸腔内占位病变、右侧胸腔积液或右侧膈疝等病变,导致心脏受压向左侧移位以右肺囊腺腺瘤多见。少数表现为左侧胸腔肺发育不良或缺如,心脏向左侧移位。

(2)右移心:四腔心切面上多数表现为左侧胸腔内占位病变、左侧胸腔积液或左侧膈疝等病变,导致心脏受压向右侧移位,以左肺隔离肺多见。少数表现为右侧胸腔肺发育不良或缺如,心脏向右侧移位。

二、静脉-心房连接处异常导致的先天性心脏畸形

主要包括体静脉连接异常和肺静脉连接异常。

(一)体静脉连接异常(anomalous systemic venous connection)

是指先天性体静脉回流心脏的路径或终点的连接异常,包括上腔静脉异常连接、下腔静脉异常连接、肾后段左下腔静脉、双下腔静脉和全部体静脉异常连接。全部体静脉异常连接极罕见,这里不作叙述。

1.上腔静脉异常连接

又可分为右上腔静脉连接到左心房及永存左上腔静脉两类。右上腔静脉连接到左心房非常罕见,本节主要介绍永存左上腔静脉。永存左上腔静脉(PLSVC):是胚胎发育过程中,左前主静脉近端退化不完全所致,在正常人群中发生率为0.3%～0.5%,在先天性心脏病中发生率为3%～10%。

(1)畸形特征:永存左上腔静脉根据其连接的部位分为二型:Ⅰ型永存左上腔静脉连接到冠状静脉窦,Ⅱ型永存左上腔静脉连接到左心房。根据无名静脉的类型及有无,每个类型又分为三个亚型。Ⅰ型较为常见,占永存左上腔静脉80%～90%,占先天性心脏病的2%～4%;Ⅱ型较为少见,其发生率仅占永存左上腔静脉10%,永存左上腔静脉通常与右上腔静脉并存,在极少数情况下右上腔静脉可缺如。

(2)超声诊断

①在三血管切面及三血管-气管切面上有恒定的超声表现,双上腔静脉时,主要表现为肺动脉左侧及升主动脉右侧分别显示左上腔静脉和右上腔静脉的横切面,两者管径大小相似。左上腔静脉伴有右上腔静脉缺如者,升主动脉右侧的右上腔静脉不显示,仅显示肺动脉左侧的左上腔静脉。发现左上腔静脉时,应以该血管横断面为中心旋转探头90°,并追踪血管的走行方向及其上、下两端的连续关系,可做出本病的诊断。

②永存左上腔静脉汇入冠状静脉窦者,在四腔心切面上可出现冠状静脉窦扩张;不汇入冠状静脉窦者,四腔心切面可无异常表现。

③永存左上腔静脉向上追踪可发现其与颈内静脉相延续,伴有左无名静脉缺如者,不能检出左无名静脉。

④当三血管切面或三血管-气管切面,肺动脉左侧多1条血管时,应判断该血管是左上腔静脉还是心上型肺静脉异位引流的垂直静脉。左上腔静脉,其管径与右侧上腔静脉管径相当,两者血流均为回心血流。心上型肺静脉异位引流的垂直静脉,其管径明显小于右侧上腔静脉管径,两者血流方向相反。

⑤左上腔静脉分类的超声判断,对左上腔静脉走行动态观察非常重要,通过对其汇入不同部位(冠状静脉窦、左心房及右心房)进行分类。而准确判断左上腔静脉类型和是否合并其他心内结构畸形对胎儿临床预后有重要意义。

(3)临床处理及预后:单纯永存左上腔静脉回流到冠状静脉窦或右心房者,由于没有血流动力学改变,临床上多无症状,不必手术治疗,临床预后较好。永存左上腔静脉回流到左心房或合并冠状静脉窦无顶畸形者,会出现右向左分流,导致患儿出现不同程度的发绀和左心容量负荷增大,须行手术治疗,不合并其他心内结构畸形,临床预后好;当伴有其他心内结构畸形时,其临床预后主要取决于心内伴发畸形的类型和严重程度。

据报道,永存左上腔静脉可合并染色体异常,主要是18三体.45,XO、21三体。Hyett等报道了19例18三体,均合并心脏大血管异常,其中6例(32%)有左上腔静脉。特纳综合征患儿17%～47%合并心脏畸形。Korpal-Szczyrska等报道了55例特纳综合征,18例(32.7%,18/55)合并心脏畸形,其中3例为永存左上腔静脉。

2.下腔静脉异常连接

下腔静脉异常连接包括下腔静脉缺如并奇静脉或半奇静脉异位连接及下腔静脉异常连接至左心房两类。前者大多合并较复杂的先天性心脏病,发病率约占先天性心脏病的0.6%,后者极为罕见。这里主要介绍下腔静脉缺如：

(1)畸形特征：肝段下腔静脉缺如并下腔静脉与奇静脉或半奇静脉异常连接，主要表现为下腔静脉肝段缺如或下腔静脉肝段和肝上段均缺如，肾前段下腔静脉与奇静脉或半奇静脉异常连接。常伴有其他复杂心内畸形，如左心房异构、房室传导阻滞、房室间隔缺损、共同心房、完全性大动脉转位等，85％的病例合并有左心房异构。常见类型如下：

①右下腔静脉近心段(肝段或肝段和肝上段)缺如，肾前段下腔静脉与奇静脉异常连接，下半身静脉经奇静脉入右上腔静脉，肝静脉血流经下腔静脉肝上段汇入右心房或直接汇入右心房。是下腔静脉缺如中最常见的类型。

②右下腔静脉近心段(肝段或肝段和肝上段)缺如，同时合并右下腔静脉远心段(肾后段以远)缺如，肾后段左位下腔静脉永存，下半身静脉血由左下腔静脉与奇静脉连接回流至右上腔静脉。肝静脉血经下腔静脉肝上段汇入右心房或直接汇入右心房。

③整个右下腔静脉缺如或肝上段以远右下腔静脉缺如，肾后段左位下腔静脉永存，下半身静脉血由左下腔静脉经半奇静脉至永存左上腔静脉，再经冠状窦入右心房。

(2)超声表现

①腹部横切面显示腹主动脉右前方无肝段下腔静脉，而其右后方可显示扩张奇静脉或左后方显示扩张的半奇静脉，多数病例合并有多脾，但由于脾小，产前超声很难对其数目进行判断。

②下腔静脉肝上段存在时，肝静脉通过下腔静脉汇入右心房内，下腔静脉肝上段缺如时，左、中、右肝静脉可以分别汇入左、右心房，也可以只汇入左心房或右心房。

③奇静脉(半奇静脉)长轴切面显示下腔静脉在肾静脉水平与奇静脉(半奇静脉)连接；胸腹腔冠状切面或斜矢状切面可显示主动脉和扩张奇静脉伴行进入胸腔内，CDFI 显示两者血流方向相反。

④合并左心房异构时，左、右心房均为形态学左心房，双侧心耳均呈管状。

⑤三血管切面显示扩张奇静脉(半奇静脉)汇入右上腔静脉或左上腔静脉内。

⑥常伴发其他心脏畸形，如房室传导阻滞、永存左上腔静脉、完全性大动脉转位、右心室双出口等。

(3)临床处理及预后：单纯下腔静脉缺如者，由于没有血流动力学改变，临床上多无症状，不必手术治疗，临床预后较好，但较容易发生深静脉血栓。Mehta 等报道了 1 例单纯下腔静脉离断的 50 岁老年妇女，一直无症状，体检查才发现。Bronshtein 等报道了 11 例下腔静脉离断病例，8 例预后正常，1 例脾功能异常、1 例合并多发畸形、1 例失访。

本病常伴发严重心脏结构畸形，临床预后主要取决于伴发畸形的类型与严重程度。

3.肾后段左下腔静脉及双下腔静脉

(1)畸形特征：下腔静脉发育较为复杂，正常下腔静脉的各段有下列静脉发育而成：

①肾后段，由右上主静脉的腰部形成。

②肾段，由右上主静脉和右下主静脉之间的吻合支形成。

③肾前段，由右下主静脉形成。

④肝段，由右下主静脉和肝心静脉发育而成。

⑤肝上段，由卵黄静脉及左脐静脉形成。

肾后段左下腔静脉是指右侧肾后段下腔静脉(右上主静脉的腰部)退化，左侧肾后段下腔静脉

(左上主静脉的腰部)保留并发育,形成肾段以下下腔静脉位于腹主动脉的左侧,肾段以上下腔静脉位于腹主动脉右侧。

双下腔静脉是指右侧肾后段下腔静脉及左侧肾后段下腔静脉均保留并发育,形成肾段以下的下腔静脉有左、右两条,肾段以上为右下静腔脉。

(2)超声诊断

①上腹部横切面时肾后段左下腔静脉、双下腔静脉与正常下腔静脉超声表现相同,均位于腹主动脉右前方。肾门水平腹部横切面,正常下腔静脉表现为下腔静脉位于腹主动脉右侧,肾后段左下腔静脉表现为下腔静脉横跨过腹主动脉前方,双下腔静脉表现为内径较正常宽的左肾静脉跨过腹主动脉前方。下腹部横切面,正常下腔静脉表现为下腔静脉位于腹主动脉右侧,肾后段左下腔静脉表现为下腔静脉位于腹主动脉左侧,双下腔静脉表现为腹主动脉两侧分别存在左、右下腔静脉。

②下腔静脉冠状切面,实时超声下可以完整地显示下腔静脉走行方向和腹主动脉位置关系。正常下腔静脉位于腹主动脉右侧。肾后段左下腔静脉在肾段以上的下腔静脉位于腹主动脉右侧,肾段下腔静脉斜横跨腹主动脉的前方,肾段以下的下腔静脉位于腹主动脉的左侧,整个下腔静脉走行方向呈“S”形。双下腔静脉在肾段以上的下腔静脉位于腹主动脉右侧,肾段为内径较正常宽的左肾静脉斜横跨过腹主动脉前方,肾段以下的下腔静脉有左、右两条分别位于腹主动脉两侧,整个下腔静脉形态呈“h”形。

③血管三维成像可以更直观地、多角度地显示肾后段左下腔静脉及双下腔静脉上述声像特征。

(3)临床处理及预后:单纯肾后段左下腔静脉及双下腔静脉预后良好,在下肢静脉及下腔静脉血栓形成患者的治疗有重要意义。合并其他畸形者,其预后取决于合并畸形的严重程度。

(二)肺静脉畸形引流

肺静脉畸形引流约占活产儿先天性心脏病的5.8%,临床分为完全型肺静脉畸形引流和部分型肺静脉畸形引流。完全型肺静脉畸形引流是指全部肺静脉未能与左心房相连接,而是与右心房或其他回流静脉相连。部分型肺静脉畸形引流是指4支肺静脉中的1～3支肺静脉与左心房相连接,其余肺静脉未能与左心房连接,而是与右心房或其他回流静脉相连。其中完全型肺静脉畸形引流约占0.2%。完全型肺静脉畸形引流患儿出生后可出现严重发绀,而听诊可无杂音。

1.畸形特征

完全型肺静脉畸形引流根据肺静脉异常引流的部位将本病分为心上型、心内型、心下型和混合型(图8-4-24),分别占45%、25%、25%和5%。

(1)心上型:左右肺静脉先发生融合形成共同肺静脉干,多数通过左垂直静脉与左无名静脉相连,少数通过垂直静脉与上腔静脉直接相连,极少数与奇静脉相连。

(2)心内型:左右肺静脉发生融合形成共同肺静脉干,多数与冠状静脉窦相连,少数直接与右心房直接相连。

(3)心下型:左右肺静脉斜形向下汇合为垂直静脉干,最常见的连接方式是与门静脉相连,少见的是与胃静脉、左或右肝静脉、下腔静脉相连。

(4)混合型:肺静脉通过上述两种或以上方式引流,其中最常见的连接方式是左上肺静脉引流入左垂直静脉,其他肺静脉引流入冠状静脉窦。

部分型肺静脉畸形引流根据肺静脉异常引流的部位将本病分为心内型、心上型和心下型,较常见连接方式有：

(1)右肺静脉与右上腔静脉或右上肺静脉与右心房连接：最常见，约占3/4。后者常伴静脉窦型房间隔缺损，偶尔上腔静脉骑跨在缺损上。

(2)左肺静脉与左无名静脉连接：左上肺静脉或全部左肺静脉通过垂直静脉与左无名静脉相连。

(3)右肺静脉与下腔静脉相连：右肺静脉汇入下腔静脉，此类型不多见。共干与下腔静脉的连接在胸片上右下肺野呈特征性新月形阴影，故又可称为“弯刀综合征”。

本病常合并房间隔缺损，亦可伴有其他复杂的先天性心脏病。

2.超声诊断

产前超声诊断本病较困难，由于胎儿肺静脉较小，产前超声不一定能显示出所有4条肺静脉，异常时，其畸形血管的走行方向亦难以追踪显示，加上胎儿血流动力学的特殊性，部分病例并不引起房室的异常增大或明显缩小，缺乏明显的产前超声特征，因而产前超声检出率不高。对于完全型肺静脉畸形引流，有以下特征者应高度怀疑本病的可能。

(1)四腔心切面：可表现为右心增大，左心房、左心室较小，但左心的大小与是否合并房间隔缺损、室间隔缺损等有关。左心房后方显示扩张肺总静脉或左心房的左侧房室沟处显示扩张的冠状静脉窦等特征时，均应想到肺静脉畸形引流的可能。左心房后壁光滑，不能显示肺静脉开口(完全型)或仅显示部分肺静脉开口(部分型)。

(2)3VV及3VT切面上，在肺动脉的左侧可显示垂直静脉，此时应与左上腔静脉相区别，区别的主要方法是追踪血管的走行与汇入部位，两者血流方向亦明显不同，正好相反。

(3)由于肺静脉细小，正常情况下要完全显示出4条肺静脉相当困难，因此，产前诊断肺静脉畸形引流，无论部分型或完全型，检出率均不高，只有在左心房后方形成了较粗的肺总静脉者，产前才较容易被发现。尤其在心上型或心下型时，垂直静脉的走行有时很难追踪清楚，因此，往往不能确定诊断。

(4)合并畸形：可合并存在于无脾综合征、房间隔缺损、室间隔缺损、房室间隔缺损、左心发育不良等。

发现四腔心不对称，左心小，尤其左心房偏小，左心房后壁光滑，不能显示肺静脉汇入左心房时，应想到肺静脉畸形引流的可能。彩色多普勒对显示肺静脉有帮助，正常情况下，四腔心切面上彩色多普勒血流显像速度调低、降低彩色多普勒增益，一般都能清楚显示左、右肺静脉汇入左心房的特征，当全部或部分肺静脉血流不汇入左心房，应高度怀疑本病，此时四腔心切面上有可能发现左心房后方的无回声区(肺总静脉)，追踪观察其走行方向，如果向上行走，汇入左无名静脉，可导致上腔静脉扩张(心上型)，如果向下行走汇入门静脉系统，可导致门静脉系统扩张(心下型)。如果汇入冠状静脉窦，可导致冠状静脉窦扩张(心内型)。混合型肺静脉畸形引流，产前超声诊断更困难。

3.临床处理及预后

完全型肺静脉畸形引流，出生后可手术纠正，预后较好。如果合并肺静脉狭窄，可发展为肺循环高压，尤其是弥漫性肺静脉发育不良和长管状肺静脉狭窄，其临床预后较差。如果合并其他心内外畸形，其临床预后与合并其他畸形类型及严重程度有关。部分型肺静脉畸形引流，病变的轻重程度主要取决于畸形引流的肺静脉支数，是否有心房水平分流存在及畸形引流的肺静脉是否存在梗阻。单支肺静脉的血流量约占肺静脉回心血量的20%，左向右分流所导致血流动力学改变不大，如果不合并其他心内结构畸形，可以不行外科矫治。2支以上肺静脉畸形引流相当于大分流量的房间隔缺损，对血流动力学影响较大，应该早期手术治疗。

三、房室连接处异常导致的先天性心脏畸形

（一）房室间隔缺损

房室间隔缺损又称为心内膜垫缺损或房室共道畸形，是一组累及房间隔、房室瓣和室间隔的复杂性先天性心脏畸形。本病约占先天性心脏畸形的7%，出生婴儿中发生率约1/3000。

1.畸形特征

在心内膜垫形成和发育过程中，心内膜垫向上发育与原发隔的下缘接合，封闭原发孔，向下发育与室间隔上缘接合，封闭室间孔，向左发育形成二尖瓣，向右发育形成三尖瓣。如果这一发育过程出现障碍，可导致房室间隔缺损的多种畸形。可分为以下两大类。

（1）部分型：主要特点是单纯原发孔型房间隔缺损，可合并二尖瓣前叶裂，二尖瓣和三尖瓣均附着于室间隔的上缘。

（2）完全型；主要特点是原发孔型房间隔缺损，共同房室瓣，室间隔缺损三大畸形同时存在。此型又可分为A、B、C三种亚型。

A型：共同房室瓣的上桥瓣可辨别出二尖瓣和三尖瓣的组成部分，各自有腱索与室间隔顶端相连。

B型：此型很少见。共同房室瓣的上桥瓣可辨别出二尖瓣和三尖瓣的组成部分，腱索均连于右心室壁，而不附着于室间隔顶端。

C型：此型约占25%。共同房室瓣的上桥瓣为一整体不分离，无腱索与室间隔相连，形成自由漂浮状态。

2.超声诊断

胎儿四腔心切面是发现本病的主要切面，大部分异常征象都能在此切面上显示。房室瓣水平短轴切面对观察共同房室瓣的形态和运动情况很有帮助。完全型房室间隔缺损由于有特征性的超声图像特征，产前超声诊断相对容易，而部分型房室间隔缺损诊断相对较困难。

（1）部分型房室间隔缺损：

①四腔心切面上卵圆孔的下方房间隔下部连续性中断（即原发孔缺损）（图9-10A、B）。

②二尖瓣和三尖瓣在室间隔的附着点在同一水平上，正常三尖瓣附着点较二尖瓣更近心尖的“错位”声像消失（图9-10A、B）。

③伴有房间隔不发育时，可出现共同心房声像。

④原发孔型房间隔缺损易合并二尖瓣前叶裂，彩色多普勒和频谱多普勒显示二尖瓣瓣体处的反流（图9-10C）。

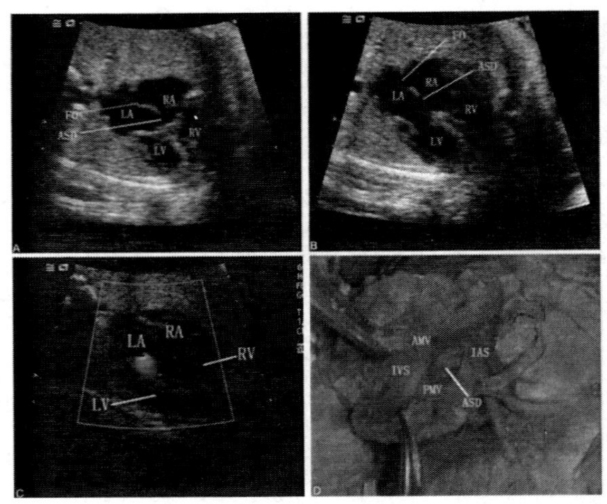

图 9－10　36 周胎儿部分型房室间隔缺损，脑积水等多发畸形

四腔心切面收缩期(图 A)及舒张期(图 B)显示房间隔下部缺损(ASD)，正常三尖瓣附着点低于二尖瓣的特征消失，二、三尖瓣附着点在同一水平(室间隔的上缘)，四腔心切面收缩期彩色多普勒血流显像显示二尖瓣反流信号(图 C)。房室间隔左心房面观，可清楚显示房间隔下部缺损(ASD)(图 D)，检查二、三尖瓣，见二尖瓣前叶裂，二、三尖瓣均附着于室间隔的上缘。LA：左心房；LV：左心室；RA：右心房；RV：右心室；FO：卵圆孔；IVS：室间隔；IAS：房间隔；AMV：二尖瓣前瓣；PMV：二尖瓣后瓣

(2)完全型房室间隔缺损：

①胎儿四腔心切面上可显示房间隔下部、室间隔上部连续性中断，仅见一组共同房室瓣，共同房室瓣横穿房、室间隔缺损处，不能显示房室瓣在室间隔上的附着点，由房室间隔和房室瓣在心脏中央形成的“十”字交叉图像消失，4 个心腔相互交通。

②心脏房室大小可正常，也可有心房增大，左、右心室大小一般在正常范围，基本对称。对位不良的完全型房室间隔缺损，可出现右心房扩大，左心房缩小。

③心室与大动脉连接关系正常，两大动脉无明显异常。

④彩色多普勒超声更直观地显示 4 个心腔血流交通，正常双流入道血流消失，代之为一粗大血流束进入两侧心室，收缩期可有明显的房室瓣反流。

3.临床处理及预后

相对其他先天性心脏畸形，胎儿房室间隔缺损伴染色体畸形的风险较高。50％伴发于染色体三体，尤其是 21 三体(占 60％)和 18 三体(占 25％)。此病自然病程预后不佳。

部分型房室间隔缺损伴轻度二尖瓣关闭不全者，生后数年无症状，择期手术时间为 1～2 岁。出现二尖瓣关闭不全体征，无论有无症状，应做心内修复。手术死亡率为 1％～3％，再次手术率约 1％，10 年和 20 年长期生存率为 96％～98％。也有部分患者年轻时无症状，老年后常出现心房颤动和心力衰竭。

完全型房室间隔缺患者多在婴儿时期出现充血性心力衰竭，应在出生后 2～3 个月手术。手术死亡率为 1.5％～5％，再次手术率为 3％～7％。10 年生存率为 90％～92％。

曾生育一胎房室间隔缺损患儿，后续妊娠胎儿患房室间隔缺损的再发风险为 1.5％～8.7％。如房室间隔缺损合并非整倍体染色体异常，再发风险取决于非整倍体染色体异常的类型。

(二)三尖瓣闭锁

1.畸形特征

三尖瓣闭锁的主要特征是右心房和右心室连接的中断。可分为三尖瓣缺如、三尖瓣无孔两种类型，前者多见，后者少见，可合并埃布斯坦畸形。三尖瓣缺如时，三尖瓣瓣环、瓣叶、腱索及乳头肌均缺如，三尖瓣所在部位由一肌性组织所代替。三尖瓣无孔时，三尖瓣瓣环、瓣叶和瓣下组织仍然保留，但瓣膜无孔。心房排列正常，形态学左心房与形态学左心室相连。右心室发育不良而明显缩小或仅为一残腔。可伴有室间隔缺损，心室与大动脉连接关系可一致或不一致。

2.超声诊断

(1)四腔心切面上明显异常，左、右心明显不对称，右心室明显小或不显示，仅见左房室瓣启闭运动，右房室瓣，无启闭运动，在相当于右房室瓣处超声可显示一强回声软组织带。

(2)常伴有室间隔缺损，缺损的大小将直接影响右心室的大小，一般来说，缺损越大，右心室越大。不伴有室间隔缺损时，右心室仅为一残腔而几乎不能显示。

(3)大多数病例心室与大动脉连接关系一致，20%病例可出现心室与大动脉连接关系不一致。

(4)彩色与脉冲多普勒不能检出右侧房室瓣血流，仅能检出左侧房室瓣血流。在心脏舒张期彩色多普勒只显示一条流入道彩色血流信号。不伴有室间隔缺损的三尖瓣闭锁，动脉导管内血流可出现反向血流，即血流方向为降主动脉经动脉导管流向肺动脉。

3.临床处理及预后

三尖瓣闭锁胎儿中，22q微缺失的发生率高达7%～8%。Wald等报道88例三尖瓣闭锁，58例出生，产后1例死于合并多发心外结构畸形，2例失访，3例接受安慰治疗，其余52例接受手术治疗，7(14%，7/52)例术后死亡，术后1个月的存活率为91%，6个月的存活率为87%，1年的存活率为83%，其后13年死亡率为0。Berg等报道产前超声诊断54例三尖瓣闭锁胎儿，17例(31.5%)选择终止妊娠，2例(3.7%)胎死宫内，2例(3.7%)婴儿期死亡，33例(61.1%)至随访仍存活，平均为26个月(12～120个月)。

(三)二尖瓣闭锁

1.畸形特征

二尖瓣闭锁的主要特征是左心房与左心室连接中断，可分为二尖瓣缺如和二尖瓣无孔两种类型。二尖瓣缺如，二尖瓣环、瓣叶、腱索和乳头肌均缺如，左心房底部为一肌肉组织结构形成的房室沟，嵌入左心房和左心室之间。二尖瓣无孔时，二尖瓣环和瓣叶仍然保留，但瓣膜无孔，瓣下可有发育不全的腱索，此种类型较少见。心房排列正常，形态学右心房与形态学右心室连接。左心室发育不良而缩小或仅为一残腔，位于左后下方。本病可见于主动脉闭锁，左心发育不良综合征。可伴有室间隔缺损，当心室与大动脉连接一致伴有中等大小的室间隔缺损时，主动脉根部可正常，少部分病例主动脉可骑跨于室间隔之上，有时可出现右心室双出口。

2.超声诊断

(1)四腔心切面明显不对称，左心室明显缩小或不显示，仅见右侧房室瓣启闭运动，左侧房室瓣无启闭运动。在相当于左侧房室瓣处可见一强回声索带状结构。

(2)常伴室间隔缺损，此时左心室可正常或缩小。不伴室间隔缺损时，左心室仅为一残腔而几乎不能显示。

(3)主动脉可缩小,闭锁时主动脉显示不清,仅显示一条大血管即肺动脉。伴中等大小室间隔缺损时,可显示正常大小的主动脉。心室与大动脉连接关系可一致或不一致,常见有右心室双出口。

(4)彩色多普勒与脉冲多普勒只显示右侧房室瓣血流,而左侧房室瓣无血流信号。主动脉闭锁时,主动脉弓内可显示反向血流。即血流由降主动脉倒流入主动脉弓,供应胎儿头颈部及冠状动脉。

3.临床处理及预后

胎儿二尖瓣闭锁,约18%的患儿伴有染色体畸形,主要有18三体,13号与21号染色体异位与缺失综合征。

二尖瓣闭锁是严重心脏畸形,存活期超过1年者少见,患儿出生后需分期手术治疗。手术预后主要取决于房室连接关系、室间隔是否存在、左心室大小、心室大动脉连接关系。

(四)单心室

单心室指心房(左、右心房或共同心房)仅与一个主要心室腔相连接的畸形,又称为单一心室房室连接畸形。单心室还有很多其他名称,如单心室心脏、心室双入口等,目前均强调使用单心室这一名称。

1.畸形特征

STS先天性心脏病外科数据库委员会和欧洲心胸外科协会的代表对单心室的命名最终取得多数同意,认为应包括:

(1)双流入道房室连接(左心室双入口和右心室双入口)。

(2)单侧房室连接缺如(二尖瓣闭锁或三尖瓣闭锁)。

(3)共同房室瓣同时仅有一侧发育良好的心室(不均衡共同房室通道缺损)。

(4)仅有一个发育完全的心室内脏异位综合征(单心室内脏异位综合征)。

(5)其他单心室的罕见类型难以归入主要分型中。尽管左心室发育不良综合征被认为是单心室中主/单一心室是右心室结构的一种形式,但当前的命名法和数据库仍将“左心室发育不良综合征”作为一个完整的单列部分。此外,尽管还有许多其他心脏结构的畸形(比如室间隔完整的肺动脉闭锁、双心室结构的房室瓣骑跨、一些DORV的复杂形态等),其最佳手术方式可能和单心室的处理类似,但其命名法并不包含在这一章节中。

判断单心室的主心室是左心室型还是右心室型的特性,应以心室的形态学为基础而不是心室的位置6左心室有相对光滑的内壁且在发育不良的室间隔面上没有房室瓣腱索附着。右心室有更粗糙的小梁化部并且一般有房室瓣腱索附着于室间隔表面上。在这些能够辨别出主心室形态学是左还是右的单心室畸形之外,还有很少原始的或不能辨别心室形态的类型存在。单心室的主腔心室形态有3种类型。

(1)左心室型:主腔为形态学左心室,附属腔为形态学右心室,位于主腔的前方(可为正前、左前、右前方),占65%~78%。

(2)右心室型:主腔为形态学右心室,附属腔为形态学左心室,位于主腔的左后或右后方,占10%~15%。

(3)中间型:亦称为不定型,主腔形态介于左心室与右心室之间,无附属腔,占10%~20%。

单心室根据构成心室的结构以及房室瓣发育和连接心室的关系分型：

(1)单流入道心室，即只有一侧房室瓣连接到一个心室，对侧房室瓣闭锁或缺如。

(2)共同流入道心室，此型即心房由共同房室瓣连接至单心室腔。

(3)双流入道心室，又分为 A～D 型即双流入道左心室型(A 型)；双流入道右心室型(B 型)；双流入道混合形态心室(C 型)及双流入不确定型心室形态(D 型)。

心室与动脉连接关系可一致或不一致，连接一致时称 Holmes 心脏，少见，约占 10%大部分心室与大动脉连接一致，主要有大动脉转位、心室双出口、心室单出口(只有一条大动脉与主腔相连，另一条闭锁，常为肺动脉闭锁)。

2.超声诊断

单心室型较多，各类型超声表现有较大的差别，主要通过四腔心切面判断单心室主腔形态和房室连接关系对单心室进行分型。其共同特征是四腔心切面上“十”字交叉失常，室间隔不显示，仅显示一个心室腔。

(1)单心室主腔形态的判断：

①主腔左心室型：单一心室腔为左心室结构，内膜面光滑、肌小梁回声细小。往往在主腔前方可见附属残余右心室腔。

②主腔右心室型：单一心室腔为右心室结构，室壁内膜粗糙，肌小梁回声增多增粗，往往在主腔左后方可见附属残余左心室腔。

③中间型：单一心室腔同具有左、右心室的结构特征。无脾综合征的胎儿常为主腔右心室型单心室，且常为共同房室瓣。

(2)单心室房室连接关系的判断：

①两组房室瓣，一般有双心房，心房可正位，反位或不定位，两心房通过两组房室瓣与单心室连接。两组房室瓣环中线有纤维性组织连接，三尖瓣隔瓣的部分腱索与二尖瓣前瓣的部分腱索可起于同一组乳头肌，该乳头肌常常粗大，位于心室中央，在四腔心切面上可类似正常四腔心的表现，因此，如果四腔心切面上把该乳头肌误以为是室间隔时，易出现单心室的漏诊，应引起重视。四腔心切面向左、右流出道切面偏斜动态显示时粗大乳头肌和室间隔表现明显不同，转为心室短轴切面更易区别。由于二、三尖瓣腱索可起源于同一乳头肌，加上无室间隔相隔离，舒张期三尖瓣隔瓣与二尖瓣前瓣几乎相撞。

②共同房室瓣，共同房室瓣开口于心室主腔内，瓣膜活动幅度增大，房间隔可表现为下部回声中断，也可表现为房间隔完全缺失。

③一侧房室瓣闭锁或缺如，闭锁侧房室瓣呈膜状或索状回声，该侧心房明显较对侧为小，心室的大小与有无室间隔缺损有关，无室间隔缺损时心室仅为一潜在腔隙，超声仅表现为该处室壁较厚，一般不能显示腔，伴室间隔缺损时，心室大小与室间隔缺损大小成正比。

3.临床处理及预后

该病预后差，约 47%死于 1 岁内，Franklin 等报道了 121 例姑息手术患者，1 年、5 年、10 年生存率分别为 57%、43%，42%。Brunet 等报道了 64 例行姑息性手术的单心室患儿，手术平均年龄为(4.41±5.8)岁，手术总死亡率达 22%，其中年龄是最大的影响因素，<1 岁手术死亡率明显高于>1 岁手术死亡率，15 年存活率为 43%±23%。该病远期并发症有充血性心力衰竭、心律失常、猝死、血栓等。如合并其他心内外畸形，则预后更差。

（五）埃布斯坦畸形与三尖瓣发育不良

埃布斯坦畸形又称三尖瓣下移畸形，它与三尖瓣发育不良在病理解剖上表现相互重叠，难以将两者严格区分开来，在产前超声表现上亦较难区分，且两者的预后相似，因此，严格区分两者并不重要，故本节将两者一并讲述。

1.畸形特征

埃布斯坦畸形与三尖瓣发育不良都是因三尖瓣发育异常所致的先天性心脏畸形，都可表现为三尖瓣的冗长、增厚或短小，明显增大的右心房。都可合并心脏其他畸形如室间隔缺损、肺动脉狭窄等，也可合并心外畸形或染色体畸形。埃布斯坦畸形的主要特点在于三尖瓣部分或全部下移至右心室，下移的瓣叶常发育不全，表现为瓣叶短小或缺如，隔叶与室间隔紧密粘连而使瓣叶游离部显著下移，或隔叶起始部虽近于瓣环，但体部与室间隔粘连而使瓣尖下移。房化右心室与原有右心房共同构成巨大的右心房，而三尖瓣叶远端的右心室腔则变小。常合并肺动脉瓣狭窄或闭锁。临床分为三型：Ⅰ型，三尖瓣的形态良好，仅有隔瓣和后瓣轻度下移，房化心室有舒缩活动，有轻度三尖瓣关闭不全。Ⅱ型，三尖瓣隔瓣发育不全或缺如，后瓣与前瓣融合在一起形成大的帆状瓣叶，多数病例在瓣叶上有大小不等的筛孔和裂隙，隔瓣和后瓣下移的最低点可达心尖，前瓣亦有下移。瓣下结构也存在畸形，无正常的乳头肌和腱索，部分瓣膜紧贴在右心室壁上，房化心室可达心尖处。Ⅲ型，S尖瓣及其瓣下结构缺如或发育不良，可形成二瓣叶，房化心室几乎占整个右心室体部，仅遗留小的漏斗部腔为功能右心室。

三尖瓣发育不良的主要特点是三尖瓣的明显增厚、结节状改变、三尖瓣附着点无明显下移，由于三尖瓣严重关闭不全而导致右心房右心室明显增大。

2.超声诊断

由于此两种先天性心脏畸形常可导致右心明显增大，产前超声常较易被发现。

(1)四腔心切面上显示心脏明显增大，尤以右心房扩大为甚。仅有三尖瓣发育不良时，右心室往往明显扩大。

(2)四腔心切面上三尖瓣明显异常，三尖瓣明显下移至右心室，三尖瓣下移的程度可各不相同，当下移的三尖瓣过小或缺如时，超声图像上很难检出。三尖瓣发育不良时，三尖瓣附着点无明显下移，仅表现为三尖瓣的明显增厚、结节状、回声增强。

(3)彩色多普勒与频谱多普勒常显示出三尖瓣严重反流，反流血流束宽大、明亮，常达右心房底部。

(4)心胸比例明显增大，因心脏增大可导致严重肺发育不良。

(5)常伴发肺动脉闭锁和右心室流出道梗阻而出现相应征象。

3.临床处理及预后

据报道，三尖瓣下移畸形胎儿极少数并发染色体异常。其预后取决于隔瓣下移和发育不良程度、是否存在其他合并畸形、该畸形诊断的时间和临床表现。产前和新生儿期诊断的病例一般预后较差，出生后基本上不能存活，约50％的病例在1岁内死亡，其中20％～40％的病例在1个月内死亡，死亡的主要原因是因心脏扩大导致肺发育不良。也有部分三尖瓣下移畸形病例病变程度较轻，可不出现任何症状，预后较好，这些人往往是成年后因为右侧心力衰竭、心律失常、心肌梗死就诊时发现，有些在体检时发现。这也说明产前检出的这种畸形比儿童期或成人期检出者严重得多。

第十章　多普勒超声及其临床应用

多普勒超声技术是研究和应用超声波由运动物体反射或散射所产生的多普勒效应的一种技术，主要用于动目标的检测，特别是血流动力学的评价。它可以提供包括血流起源、方向、速度、路径分布、时相变化、血流状态等丰富的信息，已广泛用于心脏和血管的功能评估及疾病诊断。此外，还可以提供组织运动特征的信息。多普勒技术的正确使用是超声科医生必须掌握的基本技能。

根据电路结构和工作方式，分为连续波式、脉冲波式、高脉冲重复频率多普勒；根据其应用目的，分为高通滤波和低通滤波，后者主要用于组织运动评价；其结果通过声音（听诊型）、速度（频移）-时间曲线、图像显示。近期研发的向量速度标测技术还可动态显示血流中存在的涡流，并予以量化评价。

第一节　多普勒频谱及血流参数

一、多普勒频谱与血流方向

心血管内的血流方向能通过频谱信息相对于零基线显示的位置决定。通常血流方向朝向探头被显示在零基线的上方，即正向多普勒频谱，而血流方向背向探头则显示在零基线的下方，即负向多普勒频谱。但是可以通过设置改变。

在实际检测时，多普勒频谱有时会包括正向和负向的血流信息，需要加以区分并同时作独立处理。由于正向血流信号的频率比发射频率高，可以得到相位领先的输出信号血流信息，而负向血流信号可以得到相位落后的输出信号血流信息。频谱的血流方向相当于探头流向，即使探头固定不动，但由于超声束（取样位置不同）方向的改变，血流信息的曲线显示也不尽相同。

二、多普勒频移信号的处理

脉冲多普勒超声取样门是一个小时间范围，其内有许多红细胞，且所有红细胞的运动速度却不尽相同，在同一时刻，产生的多普勒频移也不相同。因此，散射回来的超声脉冲多普勒信号是一个由各种不同频率合成的复杂信号，它有一定的频宽，如果取样容积内红细胞速度分布小，则频谱窄，反之频谱宽。由于血流脉动的影响，信号频率和振幅必然随时间而变化；所以血流信息是空间和时间的函数。把形成复杂振动的各个简谐振动的频率和振幅分离出来，形成频谱，称为频谱分析。只有对这种信号经过频谱分析，并加以显示，才有可能对取样部位的血流速度、方向和性质作出正确的诊断。

（一）快速傅里叶变换

处理脉冲多普勒超声信号，进行频谱分析，有过零检测和快速傅里叶变换（FFT）两种方法。但过零检测技术方法简单，只能大致反映血流速度分布。所以现代的多普勒血流仪都不采用这种方法。目前主要采用 FFT 方法。该方法是通过微机来执行的，是把时域信号转换成频域信号的方法。复杂信号通过 FFT 处理,就能鉴别信号中各种各样的频移和这些频移信号的方向,将复杂的混合信号分解为单个的频率元素。FFT 处理信号,能自动地实时实现频谱显示和分析。由于超声诊断仪要求获取数据的速度较快,这就要求利用快速傅里叶变换器 FFT。FFT 器的输出正是我们所需的 FFT 波形,即多普勒频谱图。FFT 处理准确可靠,其频谱分析具有真实的临床价值。

(二)频谱显示

频谱显示有多种方式,最常用的显示方式为速度/频移—时间显示。该显示谱图上 X 轴代表时间即血流持续时间,单位为 S,它能够扩大或缩小频谱显示中的频谱比例;Y 轴代表速度/频移大小,单位为 cm/s。

(1)收缩峰是指在一个心动周期内达到收缩顶峰频率,即峰值血流速度的位置(υ_s)。

(2)舒张末期是将要进入下一个收缩期的舒张期最末点(υ_d)。

(3)窗为无频率显示区域。频窗为典型的抛物线形流速分布中,流速曲线下部出现无回声信号区。当血流分布不全,这种典型的抛物线形频谱可能增大、缩小或消失。

(4)水平轴线代表零频移线,又称基线。在基线上面的频移为正向频移,表示血流方向朝向探头;在基线下面则为负向频移,表示血流方向背离探头。也可上为负,下为正,可根据使用者习惯调节。

(5)频谱(带)宽度表示频移在垂直方向上的宽度,即某一瞬间取样血流中血液红细胞速度分布范围的大小。速度分布范围大,频谱宽;速度分布范围小,频谱窄。人体正常血流是层流,速度梯度小,频谱窄;病理情况下,血流呈湍流,其速度梯度大,频谱宽。频谱宽度是分析血流动力改变的重要参数。

三、多普勒血流参数

(一)血管多普勒血流参数

(1)A 为收缩期峰值血流速度(υ_s),B 为舒张末期流速(υ_d)。

(2)时间平均峰值速度(time-avg PK),受检血管取样容积中一个完整的心动周期中空间最高血流速度的时间平均值。选取一个心动周期的曲线包络,由仪器直接计算出包络下的面积,即血流速度-时间积分(VTI)。

(3)阻力指数 RI(resistive index):

$$RI=\frac{(A-B)}{A}$$

(4)搏动指数 PI(pulsatility index):

$$PI=\frac{(A-B)}{Time\text{-}Avg\quad PK}$$

(5)收缩/舒张比值 SD:

$$S/D=|A/B|$$

(6)压力差 PG:

$$PG=4\upsilon^2$$

(7)加速时间(acceleration time,AT):

$$AT=A_t-B_t$$

(8)减速时间(deceleration time,DT):

$$DT=A_t-C_t$$

(二)心脏多普勒血流参数

(1)峰值流速

(2)峰值压力差(peak gradient,PG)

$PG=4v^2$

(3)速度时间积分 VTI

(4)平均速度(mean velocity,MV)

$$MV=\frac{VTI}{\text{duration of flow}}$$

(5)平均压力差(mean gradient,MG)

$$MG=\frac{PTI}{\text{duration of flow}}$$

PTI=sum of PiΔt;duration of flow=血流间期

Pi 是速度频谱区域每 Δt 内压力(由 $MG=\frac{PTI}{\text{duration of flow}}$ 计算)。

(6)压力减半时间(pressure half-time,PHT)

PHT=DT×(1－0.707)

(7)E 峰峰值速度 peak E velocity

(8)A 峰峰值速度 peak A velocity

第二节　多普勒效应影响因素

一、发射频率和脉冲波重复频率

超声波换能器晶片在电激励通过负压电效应所能产生的机械振动频率就是超声波的发射频率,通常指单位时间内换能器晶片振动的次数。该频率的高低直接影响到多普勒效应的产生。通常,较低的超声波发射频率能够测得较高的血流速度;反之,较高的超声波发射频率能够测得较低的血流速度或组织运动速度。在临床实际应用中,应当依据观测对象不同的血流速度范围选用不同的超声波发射频率,以获取最为可靠的血流和组织运动速度测量。

超声波的脉冲重复频率(PRF)是与超声波发射频率完全不同的概念。超声脉冲波重复频率是指单位时间内由电激励造成的换能器晶片振动所发射的超声脉冲波个数。超声脉冲波重复频率的高低也与其所能够检测的血流或组织运动速度范围有关。通常超声波脉冲重复频率越高,其所能检测到的血流和组织运动速度越高;反之,其所能够检测的血流和组织运动速度越低。因此,在临床实践中对高速血流或组织运动速度的检测应当选用较高的超声波脉冲重复频率;而对低速血流或组织运动速度的检测应当选用较低的超声波脉冲重复频率。

上述超声波发射频率和脉冲波重复频率的不恰当使用,均会导致不准确的多普勒效应检测结果。

二、Nyquist 极限与频率混迭

由于现代超声诊断设备均采用反射式成像原理,即:通过超声波的发射与接收反射回来的超声波获取回波强度(灰度值)和频率变化(频移值)进行二维灰度和速度成像。因此,从超声脉冲波发射至返回的时间也决定了超声波的探测深度。超声波脉冲重复频率越高,其检测深度越低;反之,超声波脉冲重复频率越低,其检测深度越深。因此,脉冲波多普勒技术检测血流的最大取样深度(R_{max})也是由脉冲重复频率决定的。两者有如下关系:

$R_{max}=c/2PRF$

而 PRF/2 被称为尼奎斯特(Nyquist)极限。

当多普勒频移大于这一极限值时,所检测的血流速度频谱方向就会发生反转。由于受到尼奎斯特极限的限制,通常脉冲多普勒不能测量高速血流的速度。

三、角度、频移信号强度

超声波声束与血流或组织运动方向间的夹角通常被称为多普勒角(θ)。该角度的大小直接影响接收反射回来的超声波频移值(多普勒效应)的大小。从多普勒频移计算公式可以看出血流速度 υ 与超声波声束和血流红细胞运动方向间的夹角 θ 密切相关:

当 $\theta=0°$时,$\cos\theta=1$,f_d最大

当 $\theta=90°$时,$\cos\theta=0$,$f_d=0$

角度 θ 越大,f_d越小,因此,在测量血流速度时,必须使超声波声束方向与血流方向的夹角 θ 尽可能小。当该角度增大时,超声波频移值就会变小。当该角度增大至 90°时,超声波频移值将为零。因此,在临床实际应用多普勒超声技术进行血流或组织运动速度检测时,是超声波发射的声束方向应当尽量与血流或组织运动的方向平行。当该角度为零时,检测到的血流或组织运动速度才是真实的血流速度或组织运动速度。

在临床实践中,多普勒角度等于零的可能性非常小。因此规定:在进行心脏血流检测时,该角度应当<20°;而在进行外周血管血流检测以及腹部器官血流检测时,该角度应当<60°。

目前,在多数多普勒超声诊断设备上均具有多普勒的角度校正功能。该功能有助于校正由于超声波声束方向与血流或组织运动速度方向夹角过大所导致的测得速度大大低于真实速度的情况。但是在该夹角已经较小的情况下使用这一功能反而会导致所测速度大大高于真实速度。

多普勒超声频移信号强度也是影响观测多普勒频移效应的一个重要因素。在多普勒取样门未能取到血流或组织运动中心较高散射强度频移信号时,由于血流边缘该散射信息号强度相对较小,可能会导致显示和测得的速度明显低于真实血流和组织运动速度。因此,在观测血流或组织运动速度频谱时,判断频谱是否饱满完整,频移信号是否足够强,对确定所测血流或组织运动速度是否真实具有重要意义。通常,如果所测的频谱不饱满完整、频移信号强度弱小时测的血流和组织运动速度不可靠。

第三节　多普勒超声对血流的评价

一、血流状态

在多普勒超声的临床应用中血流状态的评价是最为基本的观测内容。正常血流状态通常指：稳流和层流；而异常血流状态通常指：湍流和涡流。血流的漩流状态可存在于正常和异常血流状态。

(一)稳流

稳流是指血流横截面从中心点至边缘的流速完全相同。这是一种理想的流体状态，在现实中由于血液流体自身存在的黏滞阻力以及与边缘结构间存在摩擦阻力，通常会导致不同程度的流速差异。只有在流体动能巨大，足以忽略上述阻力时，此种稳流状态才会出现。

(二)层流

层流是指血流横截面从中心点至边缘的流速呈现均匀递减梯度分布。这是一种正常的血流状态。如前所述，此种流体状态是由流体自身以及流体与边界结构间摩擦阻力所导致。采用脉冲波多普勒以较小取样门检测时，血流频谱的频带通常较窄。这一种血流状态通常见于心脏各瓣膜口及心腔内、大动脉及其外周动脉腔内。实质器官的动脉供血，由于其动脉血流阻力通常较小，血液流速分布较大，常形成一种较宽的单向血流速度频带。

通常采用雷诺系数(Re)来反映流体状态。当雷诺系数≤2000时，一般为层流状态。

(三)瑞流

湍流是指血流主体方向一致，但是在流体内存在不均匀分布的血液流动速度和不同的血流方向。这一种血流状态常见于狭窄的心脏瓣膜口以及狭窄的动脉管腔内。在心腔内的湍流有时也被称为“射流”，如二尖瓣狭窄时舒张期的高速过瓣血流。

(四)涡流

涡流是指血液流体的方向和流速大小完全不一致。这一种流体状态常见于射流周边，是一种由于血流水锤效应、推挤效应和文丘里效应(Venturi effect)综合导致的血液涡旋运动状态。此一血液运动状态，可以是血液动能损耗的一种形态，也可以是血液动能存储和传输导向的一种形式。同时高速旋转的涡流也可能造成心内膜或血管内皮的损伤，从而导致一系列的与内皮损伤相关的临床事件链。

(五)游流

漩流是指血液经由一相对较小的孔道进入较大腔室所形成的往返血流状态。这一种流体状态常可见于正常的左心室腔内，当舒张期血流通过二尖瓣口进入相对较大的左心室腔内时，在左心室腔内可形成流入道与流出道的往返血流状态。这一种血流状态也可见于病理状态，如假性动脉瘤时瘤体腔内的血液流进和流出状态。

二、血流路径与分布

彩色多普勒超声血流成像的最为重要的观察内容就是血流的起始点、流经路径和血流的分布。

彩色多普勒超声血流成像能够较为可靠地观察到血流的起始、流经路径和分布及血流的终点。此点在先天性心脏病或心脏瓣膜病等结构性心脏疾病心腔内异常血流评价时对判断异常分流或反流的起始部位和血流路径是否异常非常重要，有助于上述疾病结构和功能的超声准确诊断。

三、连续方程式

连续方程式是基于能量守恒原理所建立的血液流量计算公式。其基本的概念是在密闭循环体内，流入量应当等于流出量。例如：具体到心脏和血管，二尖瓣舒张期流入左心室的血流量应当等于收缩期经由主动脉口射出的血流量。

$$VTImv \times Amv = VTIao \times Aao$$

其中 VTImv：舒张期二尖瓣过瓣速度时间积分；Amv：舒张期二尖瓣口面积；VTIao：收缩期主动脉口速度时间积分；Aao：收缩期主动脉口面积。

当上述两个流量存在差异时，通常表明在收缩期存在二尖瓣反流或心室水平分流。因此，这一连续方程式可以被应用于计算二尖瓣的反流量，也可在先天性心脏病的血流量化评价中用于计算分流量。

该技术方法的局限性为：当合并有轻度（Ⅰ/Ⅳ）以上主动脉瓣反流时，测量结果可能会不可靠。

四、分流

血液分流是指血流经由异常通道（室间隔缺损、房间隔缺损、动脉导管未闭和动静脉瘘等）进入正常引流腔室以外腔室的血流状态。

分流是一种明显异常的血流状态，会加重异常被引流腔室的血流负荷量，增高被引流腔室的容量和压力负担，同时也会减少正常被引流腔室的血液流量。彩色多普勒超声血流成像技术能够十分清晰地显示分流的存在、部位以及引流路径。分流血流通常表现为异常血流起源部位的流体会聚成较窄的高速度血流，其可以表现为射流（如室间隔缺损和动脉导管）。通过对血流会聚点的确认，有助于确定分流通道的空间位置和数量。分流两侧腔体内的压力相对平衡，压力差值较小时，分流速度和分流量将会明显减少，可表现为特定短暂时相的分流或者双向以及反向分流。

五、反流

血液反流是指当心脏或血管瓣膜的结构和功能病变异常时，血流在不同的心动周期时相出现反向流动的现象。

心脏和血管的瓣膜均为单向阀门，即：只允许心脏和血管内的血流朝向一个方向流动。反流也是一种明显异常的血流状态。其可以导致受累瓣膜相关腔室的血流量异常增大，增加心脏房室或血管的容量负荷并最终导致压力负荷的增加。与分流血流相同，反流血流在起始部位也存在血流会聚为较窄的高速血流。通过对血流会聚点的确认，有助于确定反流通道的空间位置与数量。

六、血流会聚

当血流通过狭窄口时，趋向于狭窄口的层流血流将会出现加速成像，并形成多个同心“壳”或等速半球。质量守恒定律认为：所有通过这些“壳”的血流最终必将通过狭窄口。因此，在任意“壳”面的血流率将等于最终通过的血流率。对这些血流会聚区域的彩色多普勒血流进行分析，将提供一个准确的在距狭窄口任一距离处测量最终通过狭窄口血流量的方法，即：

血流1=血流2

因此：

狭窄口血流率(mL/s) $= A_{壳} \times V_{壳}$

$= 2\pi r^2 \times V_{壳}$

$= 6.28 r^2 \times V_{壳}$

其中 $A_{壳}$：选定壳的面积；$V_{壳}$：选定壳面的速度；r：选定壳面距离狭窄口的半径。

在使用此方法时应当注意以下技术细节：

(1)使用局部放大功能优化狭窄口的二维图像。

(2)优化血流会聚区域的彩色血流细节。

(3)向下移动彩色血流基线以消除彩色血流的混迭。

(4)观察并测量混迭边缘的血流速度 $V_{壳}$。

(5)测量混迭边缘至狭窄口的半径 r。

通过此方法还可计算狭窄口的面积：

狭窄口面积(cm^2) $= (6.28 r^2 \times V_{壳}) / V_{max}$

其中 V_{max}：连续波多普勒获取的最大过口血流速度。

这一方法可广泛应用于心脏瓣膜狭窄口的血流或房室间隔缺损处分流量计算，也可用于瓣膜反流有效瓣口面积和缺损面积或反流量的计算。

七、高速和低速血流观测方法

在进行心血管血流速度测定时，一个非常重要的原则就是：依据预估的血流速度选用不同的多普勒超声技术进行测量。

在对高速血流进行测量时，通常应当采用连续波多普勒技术。应当选用适当高的能够包含所测血流最大速度的量程。如果血流速度过快，还应调节血流频谱基线以获得最大的血流测量范围。如果要获取真实的最大血流速度值，通常还需要以不同的声束入射位置和方向进行检测。例如：要获取主动脉瓣狭窄收缩期最大血流速度，常需要利用胸骨上凹或胸骨旁右侧检测区域，以获得瓣口最大血流速度等。

在对低速血流进行检测时，通常采用脉冲波多普勒技术。选用适当低的能够包含所测低速血流最大速度的速度量程。如果选用较高的速度量程，将导致所观测低速血流的测量出现较大误差。如果血流速度过慢，还应同时调低频谱滤波值。过高的滤波设置将滤除拟检测的低速血流信号。对取样门的设置也应当予以高度重视。检测时，应当将取样门放置于血流中心位置，并设置适当的取样门大小。针对不同的检测指标，取样门的大小设置有所不同。例如：获取阻力指数时，取样门宜小；获取搏动指数时，取样门宜大。

正常心脏和血管血流通常表现为：单向搏动性(心腔内和动脉血流，随心动周期波动)血流或单向周期性(静脉血流，随呼吸周期波动)血流。其中动脉血流在外周和实质器官的血流速度频谱有明显差异。外周动脉表现为所谓三相波频谱，而实质器官供血动脉则表现为所谓单相血流频谱。

八、心肌血流灌注成像

目前临床和基础实验多采用彩色多普勒能量图对心肌或其他人体实质器官的血流灌注进行成像。通过检测超声造影微泡散射回来的多普勒频移能量信号能够较常规超声检测更为敏感地获得心肌或其他人体实质器官的血流灌注相关信息。

该项技术多被应用于心肌缺血或梗死，以及人体实质器官肿瘤病变的血供状态评价等领域。

九、组织运动成像

（一）心肌收缩功能评价

心肌运动的速度主要由心肌的收缩和舒张产生。心肌收缩功能的异常可直接表现为心肌运动速度大小、方向和分布的异常。组织多普勒成像速度模式为评价这一运动速度的异常提供了一个直观和敏感的方法。

现在采用的量化评价方法有两种：其一为 M 型显示格式；该方法为一半定量方法，只能显示取样线上的一维心肌运动速度分布。其二为多普勒频谱显示格式。

多普勒频谱显示格式常被应用于定量评价某一特定部位长轴方向上的运动速度和方向。目前常用的取样部位为房室瓣环、心室中部和心尖部在室间隔、左心室后壁和前侧壁的相应部位，以确定某一部位心肌收缩期运动的最大速度、速度积分、速度频谱形态和时相等与该部位心肌收缩性能和除极的瞬间关系。目前的研究表明：当心室收缩功能减低时，心肌收缩期运动速度也随之减低，收缩时相可相对延长、速度频谱可表现为多峰形态（正常情况下为单峰）。

由于组织多普勒成像技术仍是一种多普勒技术，其必将受到声束与被观察结构表面之间角度的影响。因此，在心室壁心肌运动速度方向与声束之间角度较大或垂直时，就会造成心脏运动速度被低估或缺失的情况。

（二）心肌舒张功能评价

与心肌的收缩功能相似，心室心肌的舒张功能主要由心室心肌在舒张期的运动速度大小、方向和分布所决定。

采用组织多普勒成像的 M 型和多普勒频谱显示格式，可直接定量或半定量地显示心室壁特定部位舒张期的心肌运动速度大小、方向和分布。心室的舒张功能同样具有方向性（长轴和短轴）。因此，在评价不同方向的心室舒张功能时，在技术上略有不同（例如：所采用的引导心室二维切面等）。对于评价长轴方向的心室舒张功能，目前最常使用的是房室瓣环的舒张期运动速度频谱。该部位舒张期运动速度频谱的速度测值和方向与心室壁其他部位的心肌舒张期运动速度的测值和方向密切相关。因此可以代表心室心肌长轴方向上的整体舒张功能情况。从理论上讲，由于绝大部分心室心肌均附着于心脏纤维支架中的房室瓣环上，并以此为支点进行舒缩活动。因此，测取该部位的运动速度频谱亦可以反映心室整体在该长轴方向上的功能情况。

在舒张期，房室瓣环运动速度频谱呈负向双峰。正常人第一峰（Em 峰）高于第二峰（Am 峰）。当心室舒张功能受损时，Em 峰低于 Am 峰；限制性心室舒张功能减低时，Em 峰和 Am 峰均明显减低，Em 峰高于 Am 峰，Am 峰矮小。当二尖瓣口舒张期血流多普勒速度频谱假性正常化时，二尖瓣环的组织多普勒成像舒张期运动速度频谱仍为异常表现，即：Am 峰高于 Em 峰。这一发现对于鉴别心室舒张功能受损时，常规二尖瓣口舒张期多普勒血流频谱的假性正常化具有极为重要的意义。

有研究表明：心室壁心肌舒张期的运动速度与心室舒张末期压力之间有较好的相关性。二尖瓣口血流多普勒频谱 E 峰与二尖瓣环组织多普勒成像运动速度频谱 Em 峰的比值（E/Em）与肺毛细血管楔嵌压（PCWP）之间亦有较好的相关性（r＝0.87）。其回归公式为：

PCWP＝1.24（E/Em）＋1.9

（三）组织多普勒成像在冠心病诊断中的应用

心肌缺血和（或）梗死后将会由于心肌细胞功能的丧失和心肌细胞结构的破坏，从而导致局部缺血和（或）梗死区域的心肌运动出现异常表现。这一异常的心肌运动在心肌缺血后 15s 就可出现。因此，检测这一心肌的异常运动，可以早期敏感地诊断心肌缺血并确认其部位和范围。

组织多普勒成像技术能够准确地反映心室壁心肌运动的速度、加速度、能量和张力的大小、方询和分布。因此为心肌缺血和（或）梗死的确认和量化分析提供了一个新的手段。

1.心绞痛

心肌缺血的组织多普勒表现可分为若干类型。在急性心肌缺血区域，心肌运动的速度、加速度、张力和能量均明显减低。在二维及 M 型格式上，表现为某一时相的色温减低和（或）缺如；在多普勒频谱格式上，心肌缺血区域的运动速度频谱变化，以舒张期 Em 峰的明显减低和（或）Am 峰的相对增高和（或）代偿性增高为其主要表现。在慢性心肌缺血区域，心肌运动异常类型依心肌缺血的程度、范围和部位，可表现为速度、加速度、张力和能量减低伴或不伴速度方向异常；速度、加速度和能量增高伴或不伴速度方向异常等若干组合。其中速度、加速度、张力和能量的减低又可分为若干个等级。在二维和 M 型格式上，表现为局限性色温的减低或色温异常增高伴或不伴有速度方向的异常。在多普勒频谱格式上，心肌缺血区域的运动速度频谱变化通常表现为 Em 峰和 Am 峰的减低或增高伴或不伴速度方向异常。

2.急性心肌梗死

急性心肌梗死的组织多普勒表现主要为：小范围急性心肌梗死区域的速度、加速度、张力和能量明显减低。在二维和 M 型格式上各时相内色温明显减低或缺失；多普勒频谱格式上，舒张期 Em 峰和 Am 峰峰值明显减低，与此同时收缩期 S 峰也明显减低。大范围急性心肌梗死区域可出现心肌运动速度方向的异常。

3.陈旧性心肌梗死

陈旧性心肌梗死的组织多普勒成像表现主要为：陈旧性心肌梗死区域心肌运动速度、加速度、张力和能量的不同程度减低，可伴有速度方向的异常。在二维和 M 型格式上表现为色温减低或缺血伴或不伴有速度方向异常。由于陈旧性心肌梗死部位心肌纤维化变薄，可导致陈旧性心肌梗死部位心室壁着色范围变窄。合并室壁瘤或血栓时表现为：瘤壁的色温明显减低或颜色缺失；血栓通常与附着室壁的颜色相同或不同，但色温较低。在多普勒频谱格式上，陈旧性心肌梗死区域心肌运动速度频谱表现为：收缩期 S 峰和舒张期 Em 峰 Am 峰峰值的减低，伴或不伴有速度方向异常。在心肌梗死区域内可检出加速度值相对较高的带状或岛状分布。这一局限性的较高加速度值分布提示该陈旧性心肌梗死区域内仍有心肌存活。在二维格式上，在陈旧性心肌梗死区域周围的相对正常心肌内可检出树枝状的流动色块；采用多普勒频谱格式可检出动脉的血流频谱，提示纡曲增粗、血流速度减低的冠状动脉。

4.超声心动图药物负荷试验

组织多普勒成像技术能够判断目测法不能区别或确认的心室壁心肌轻微异常运动、小范围异常运动和复杂异常运动。在药物负荷试验中，组织多普勒成像技术还为顿抑心肌的检出，提供了一个可行的方法。在药物负荷试验中，基础图像色温较低或缺失伴或不伴速度方向异常的区域，在一定剂量的药物负荷后，该区域色温增高速度方向转变为正常，则提示该区域心肌为顿抑心肌。对顿抑心肌检测的重要价值在于可为各种冠状动脉手术的术前疗效评价提供参考标准。

在正常心肌区域心肌运动速度在药物负荷后增加；在心肌缺血区域心肌运动速度在药物负荷前后无显著性差异。

5.组织多普勒成像评价心律失常

由于组织多普勒成像能够提供心肌运动的速度和加速度在瞬间心室切面上的分布、大小和方向。因此，该技术可被应用于检测由于心肌细胞电兴奋而导致的心肌收缩运动在瞬间心室切面上的变化情况。

心肌电兴奋与组织多普勒成像检测出的心肌收缩运动之间在部位和时相方面有很好的相关性。组织多普勒成像所显示的心肌收缩运动，间接反映了心肌电兴奋的起始部位和分布情况。由于心肌电兴奋及其诱导的心肌收缩运动是一个非常快速的过程。因此需要一个对心肌收缩运动非常敏感的手段，在心室心肌尚未完全达到有序收缩之前，即能检出心室壁局部的心肌收缩运动。只有这样，才能准确地反映心肌收缩运动的起始位置和随后的全部变化过程。加速度主要由速度和时间这两个因素确定。对速度因素，主要由仪器的两个方面功能决定加速度的检测，其一为对低速度的检测能力，亦即能否反映组织的低速度运动；其二为对低速度的分辨能力，亦即对组织运动的速度变化(速度差)的表现能力。对于时间因素，其主要由仪器采集图像的帧频所决定，亦即较高的帧频不仅可以获得较高的时间分辨力，而且还能够在极短的时间内获得不同的加速度表现。

(1)正常心室壁心肌收缩顺序的检测：正常人心室电兴奋由房室结传入，经结希区、希氏束和左右束支传导至浦肯野纤维系统，从而导致整个心室心肌的机械收缩。由于正常人心肌电兴奋与机械收缩偶联关系正常，因此组织多普勒成像加速度模式所检测到的心室心肌机械收缩起始点和顺序能够反映心室心肌电机械兴奋起始点和顺序。

心室壁心肌加速度起始和分布在传统的舒张末期中具有以下变化过程：

1)在心电图 P 波终末，有一轻微的心室心肌加速度发生。这一加速度由心房收缩造成，因此这一加速度的分布为整个心室壁心肌，其方向为离心性，以左心室后壁最为明显。

2)在这一加速度发生后，有一短暂时间，整个心室壁心肌处于相对静止的状态。

3)在心电图 R 波之前，室间隔上部出现局部心肌的加速度分布，其方向为向心性。对于正常人心室壁心肌加速度起始位置、传导顺序和出现的时相的正确认识将为室性心律失常异位起搏点、预激综合征旁道和束支传导阻滞的检测打下坚实的基础。

(2)室性心律失常异位起搏点的检测：由于组织多普勒成像技术不仅能够检测心室壁心肌收缩所产生的加速度，与常规灰阶成像技术相结合还可以确认这一局部心肌收缩所产生加速度起始点在心室结构中的具体位置。该技术不仅可以用于单源性的室性心律失常的单个异位起搏点的定位，而且还可以应用于多源性的室性心律失常的多个异位起搏点的定位。该技术的另一重要临床应用价值为可以区分异位起搏点在心室壁心肌各层次(心内膜下心肌、中层、心外膜下心肌)中的位置。从而弥补了心脏电生理检查只能检测异位起搏点在心室结构中位置，而不能检测异位起搏点在心室壁内心肌各层次中位置的缺陷。这一点在决定室性心律失常患者治疗方法方面具有重大意义。

室性心律失常在心室壁的异位起搏点在组织多普勒加速度图像上表现为在正常的心室心肌加速度起始点以外的其他位置的异常初始加速度。该初始加速度的分布范围和加速度值大小不一。其主要由以下两个方面因素决定：其一电兴奋与观察时相之间的时间间隔，其二异位电兴奋的强度和范围。因此，在电兴奋与观察时相之间的时间间隔固定的情况下，异位的初始加速度分布范围和加速度值能够反映异位起搏点兴奋的范围和强度。

由于该技术的若干影响因素（尤其是呼吸因素）的干扰以及右心室壁形态的复杂性，对起源于右心室的室性心律失常其检测难度较大。在进行检测时，正确控制呼吸并进行多角度和多切面的观察，是准确检出右心室源异位起搏点位置的技术保障。

(3)预激综合征旁道的检测：目前临床所采用的检测预激综合征旁道的方法为，在X线透视的辅助下采用心内电标测导管插入冠状静脉窦标测预激电位，并根据预激电位与标测电极之间的位置关系推断旁道的位置。该方法为一介入性和放射性的检测方法。与此同时缺乏心室结构与标测导管以及标测导管与消融导管之间的准确位置关系。因此，长期以来临床血管介入治疗需要一个既能准确检出旁道位置，又能引导消融导管到达旁道位置并提供准确的解剖位置关系，同时还能随时评价消融效果和并发症、确认终止治疗时机以及术后随访的无创性的检测方法。组织多普勒技术的若干特点能够基本上满足上述要求。首先，组织多普勒成像技术能够正确评价心室心肌的局部收缩运动；其次，该技术能够提供心室解剖结构和功能以及导管在心内确切位置的图像；最后，该技术无创，可在手术前、术中和术后随时随地进行检测。因此，组织多普勒成像技术不仅能够在术前确认旁道位置，而且在术中能够准确引导射频消融导管至旁道位置进行消融治疗并随时评价消融效果、确立终止治疗时机。在术后可以不受限制地进行随访评价。同时可进一步评价射频消融治疗的长期疗效，以及有无旁道残留或多条旁道并存等。

组织多普勒成像应用于预激综合征旁道检测的前提条件是旁道必须是前向传导的，也就是心室心肌必须由旁道前传的电兴奋首先诱导收缩，并在心室壁内心肌产生一个局限性的收缩区域。从目前情况来看，只有显性预激综合征（W-P-W综合征）能够满足这一条件。

(4)束支传导阻滞的评价：在束支传导阻滞时，被阻滞束支所分布的心室心肌区域其心肌电兴奋和机械收缩的时间将出现延迟。采用组织多普勒成像技术检测束支传导阻滞患者心室心肌的加速度的起始位置及其分布，并与正常人在相同的时相和心室切面进行比较，就可以评价受束支传导阻滞影响的心室壁心肌的位置和范围。

在心室壁心肌运动功能正常时，通过对束支传导阻滞所致局部心室壁心肌机械收缩异常的位置、范围和程度的评价，可以为各种不同类型束支传导阻滞对心室局部或整体功能的影响，提供分类评价的准确依据。但是，在冠心病患者，其束支传导阻滞往往与心肌缺血和（或）心肌梗死合并存在。由心肌缺血和（或）梗死导致的心室心肌节段性运动异常，将会干扰组织多普勒成像技术对束支传导阻滞所致心室心肌机械收缩延迟现象的观察。

(5)起搏电极起搏效果的评价：起搏器人工起搏心室心肌将导致心室局部异位的心肌电兴奋和机械收缩。该异位的心室心肌电兴奋和机械收缩起始点与正常的心室心肌电兴奋和机械收缩起始点相比较具有以下特点：

1)心肌电兴奋直接由起搏电极诱导。

2)心室心肌电兴奋与机械收缩的起始点往往位于右心室心尖部。

3)起搏电极所接触到的心肌性质和分布将影响起搏效果。

4)起搏电极所释放的电刺激脉冲的各种参数的改变将导致异位起搏点心肌电兴奋与机械收缩初始分布范围和加速度值的变化。将组织多普勒成像技术应用于评价人工异位起搏点的心肌电兴奋和机械收缩状态,能够反映人工异位起搏点的心肌分布和性质以及起搏电极的效能。

6.组织多普勒成像在心肌疾病中的应用

任何原因所导致的心肌病变,都将使受累的心肌结构和功能发生改变。不同类型的心肌病变,其病变心肌的结构和功能改变也会有所不同。这就为通过评价病变心肌的结构和功能变化,反映心肌病变性质提供了可能。多普勒血流信号分析和常规的灰阶超声已成为超声波评价心肌病变时心室整体异常血流动力学状态、功能和解剖结构变化的主要手段。但是这些方法所提供的均为心室整体的功能和结构变化,不能进一步评价心肌病变局部的功能和结构异常。

组织多普勒成像技术可以在病理解剖结构的基础之上评价局部心肌病变所导致的功能异常。从而使心肌病变性质的评价成可能。

(1)肥厚型心肌病的评价:组织多普勒成像在肥厚型心肌病中的主要发现包括:

1)舒张期局部病变心肌 Em 峰峰值时间延长。

2)早期心肌舒张的不同步现象。

3)舒张期室间隔 Em/Am 值的反转。

4)在所有的收缩时相,局部病变心肌的速度梯度明显减低或反转。在应用组织多普勒成像评价肥厚型心肌病时,应当注意到由于其心肌病变在心室分布的不均匀性,仅对某一两个局部进行分析不能代表整个心室的心肌病变情况。全面的评价应包括肥厚区域和非肥厚区域。

(2)扩张型心肌病的评价:组织多普勒成像在扩张型心肌病中的主要发现包括,在收缩期病变局部心肌和二尖瓣环的组织多普勒运动速度频谱 s 峰峰值明显减低,峰值时间延长并出现了 S 峰的多峰现象。多峰现象与心室整体的 EMF 值有明显的相关性。舒张期局部病变心肌和二尖瓣环的组织多普勒成像运动速度频谱的 Am 峰和 Em 峰峰值均明显减低,但 Em/Am 值未见明显改变。S 峰峰值的明显减低和峰值时间的明显延长,反映了心肌收缩性能的减低峰多峰现象的出现代表了心室心肌收缩的不均匀性和不协调性。尽管在心室舒张功能明显异常的情况下,Em/Am 值仍未反转,这并不代表心室舒张功能正常。其主要原因可能为心房心肌同样受累,导致 Am 峰峰值亦明显减低所致。与此同时,由于心室壁心肌在收缩期和舒张期运动的不协调性和运动速度减低,在组织多普勒成像二维和 M 型格式上可出现心室壁心肌运动速度、加速度和张力分布的不均匀性和速度、加速度和张力的减低。

(3)限制性心肌病和心肌淀粉样变:组织多普勒成像在限制型心肌病中的主要发现包括,采用组织多普勒成像频谱格式所检测到的二尖瓣环运动速度较正常人和缩窄性心包炎患者明显减低。该指标较少受到心室负荷的影响。与此同时二尖瓣环运动速度频谱 Em 峰的峰值时间较二尖瓣口血流频谱 EM 峰峰值时间短。

组织多普勒成像在心肌淀粉样变中的主要发现包括:组织多普勒成像速度模式二维格式上表现为心室壁的中层心肌缺乏心肌运动速度表现,其速度分布呈特征性的所谓“三明治”改变。组织多普

勒成像频谱格式发现:与正常人心肌运动速度频谱相比较,淀粉样变心肌运动的峰值速度均较

平坦，提示心肌运动的加速度和减速度均有明显减低。与此同时，其峰值速度亦明显减低，减低的幅度与心肌淀粉样变性的程度有一定的相关性。病变心肌局部的 Em/s 值均低于－1.3，在正常人该比值范围为－1.5～－2.0。在淀粉样变性的心脏，其心肌舒张中期的与舒张早期运动速度相反的速度表现消失。在舒张晚期，心肌运动速度亦明显减低。必须提出的是：上述改变在心肌淀粉样变性的不同阶段可显示不同的表现形式。在心肌淀粉样变性早期，可仅仅表现为某一舒张期时相的心肌运动速度减低。心肌淀粉样变性的其他组织多普勒成像表现还包括：其整体的心脏运动速度高于正常人等。

(4)高血压性心脏病的评价：组织多普勒成像在高血压病中的主要发现包括，心室壁肥厚的局部心肌其多普勒运动速度频谱表现为舒张早期 Em 峰峰值速度减低；舒张晚期 Am 峰峰值速度增高；Am/Em 值＞1.0(正常人群 Am/Em＜1.0)。与此同时，局部心肌的等容舒张时间亦明显延长。组织多普勒成像技术还能为早期轻微左心室舒张功能异常的评价和高血压病某些阶段二尖瓣口多普勒血流频谱的假性正常化的鉴别等提供有用的指标。这些指标主要包括等容舒张时间、舒张期峰值速度(Em 峰和 Am 峰)、峰值时间和 Am/Em 值等。进一步研究速度、加速度和张力在心室壁内心肌组织中的分布和变化情况，将有可能揭示心肌组织结构与功能异常的关系。

7.组织多普勒成像在限制性心包疾病中的应用

组织多普勒成像在限制性心包疾病中的主要发现包括：心室长轴方向上的扩展速度则无明显改变。心室长短轴方向的舒张早期峰值速度和主动脉瓣第二心音距舒张早期峰值速度的时间分别高于和短于正常人组；短轴方向上的舒张期室间隔运动方向向后，在舒张早期峰值速度之前表现为一个尖锐的峰值或舒张早期运动速度频谱为双峰；在长轴方向上右心室前壁、室间隔和左心室后壁在舒张期最大峰值速度之后有一个方向向后的运动速度。这些组织多普勒成像的特殊表现在任何正常人中均未能发现。因此，这些特殊表现可以作为诊断限制性心包疾病的依据。

8.组织多普勒成像在心脏移植排斥反应中的应用

在排斥反应时舒张早期心肌运动的峰值速度减低。这一心肌运动峰值速度减低可以在中等程度的心脏移植排斥反应时，采用组织多普勒成像频谱检测出来。在抗排斥反应有效治疗后，心室心肌舒张早期峰值速度均有回升。在有急性排斥反应的患者其心肌运动速度在收缩期和舒张期均呈持续性减低。其中，中度和重度排斥反应的心室心肌运动速度较轻度排斥反应的心室心肌运动速度明显减低；舒张早期左心室后壁心肌运动速度的减低具有最高的检测心脏移植排斥反应的敏感度。

十、外周血管疾病临床评价

外周动脉粥样硬化性疾病发病率高，占相当大的比重。多普勒超声检查外周动脉粥样硬化性疾病主要定量分析动脉血流动力学改变及动脉狭窄程度等。外周动脉的主要功能之一是运输血液至全身各器官，狭窄程度的诊断直接关系到疾病程度判断，指导临床治疗抉择，因此外周动脉狭窄程度诊断是多普勒超声检查的重点。静脉疾病以静脉血栓形成最常见，多普勒超声为首选诊断方法。

(一)颈椎动脉多普勒超声临床应用

多普勒超声是了解患者动脉疾病的一种非常好的无创检查方法，多普勒超声研究最早、最深的外周动脉即是颈椎动脉。在超声研究动脉粥样硬化、狭窄程度、预测脑缺血事件发生原因，只有颈动脉狭窄程度是唯一被证明的相关因素。

临床上一般根据二维及多普勒超声检查结果，选择介入或手术治疗。如果选用介入治疗，一般在介入治疗的同时进行颈椎动脉造影；如果选用手术治疗，则在手术前进行颈椎动脉造影。近年来，多数血管外科已经不再进行常规的术前颈椎动脉造影，而是根据超声检查结果直接对部分患者进行颈椎动脉腔内介入治疗术，如颈动脉内膜剥脱术、经皮动脉内支架置放术相当普及，日趋成熟。对于颈内动脉狭窄（有症状的）患者，是否需要外科治疗，主要根据患者颈内动脉直径狭窄率及最大血流速度。

（二）肢体血管多普勒超声临床应用

与颈椎动脉超声检查相同，内中膜增厚与否、斑块有无仅能对肢体动脉粥样硬化进行定性诊断；当下肢动脉直径狭窄率达50%以上、多普勒频谱改变时，狭窄远端的血管内压力和血流量都会下降，患者可能会出现间歇性跛行。外科决定是否需要治疗主要根据临床症状，采用何种治疗方法要参照狭窄程度、病变范围及最大血流速度。

1.肢体动脉闭塞性疾病

超声检查包括肢体动脉的二维形态学观察、多普勒超声频谱分析、彩色多普勒血流观察。正常肢体动脉的多普勒频谱具有典型高阻血流的特征，通常为三相波或双相波。动脉狭窄处血流速度增快并出现湍流。灰阶超声能显示肢体动脉形态和动脉内斑块，但动脉狭窄程度的判断仍依靠多普勒频谱分析。

超声检查为最常用的肢体动脉无创性检查方法。临床上一般根据超声检查结果，选择介入或手术治疗，如果选用介入治疗，一般在介入治疗的同时进行动脉造影；如果选用手术治疗，则在手术前进行动脉造影。近年来，多数血管外科已经不再进行常规的术前动脉造影，而是根据超声检查结果直接对部分患者进行动脉腔内介入治疗术。尽管以超声结果为依据的肢体动脉腔内介入治疗术不如颈动脉内膜剥脱术、经皮颈动脉内支架置放术那么普及，但也日趋成熟。

2.肢体静脉回流障碍

肢体静脉通畅度的超声检查一般采用仰卧位或头高足低位，以增加被检静脉的充盈度。正常静脉具有可压缩性，用超声探头可压瘪。正常静脉的多普勒血流频谱具有自发性和周期性，即随吸气增强；这一特征对于近心端的大、中静脉较为明显，而对远心端的较小静脉则不甚明显，静脉血流频谱也随其远端肢体的挤压而增加，随近端肢体挤压或Valsalva动作而减弱。

静脉血栓形成的超声诊断主要根据正常静脉的可压缩性、多普勒频谱可检出及彩色多普勒充盈情况。检查时，先显示被检静脉的横断面，然后用超声探头按压被检静脉。如果静脉可压瘪，提示静脉内无血栓形成；静脉受压后前后径无任何变化、多普勒频谱及彩色多普勒血流消失，则提示静脉内充满血栓。静脉受压后前后径缩小但前后壁没有接触、彩色多普勒充盈缺损，提示静脉内部分血栓形成。其他静脉血栓形成的超声诊断标准包括：

（1）超声显像显示静脉附壁血栓。

（2）静脉口径不随呼吸运动或Valsalva动作而变化。

（3）静脉瓣固定，不随呼吸运动。

（4）缺乏正常的静脉血流信号（正常静脉血流信号具有自发性和周期性，并随呼气及远端肢体挤压而增加）。

超声检查是诊断肢体静脉血栓形成最常用的方法，目前已经取代静脉造影成为肢体静脉血栓形成诊断的首选方法。

3.肢体静脉瓣膜功能不全

肢体静脉瓣膜功能的超声检查一般采用坐位下肢下垂或站立位。检查时，先显示被检静脉，检测静脉内脉冲多普勒频谱并观察彩色多普勒血流信号，以判断静脉瓣膜功能。正常静脉血流(上行性)信号随其远端肢体的挤压而增强。突然放开挤压后血流信号消失。放开远端肢体挤压后，静脉反流(下行性)信号持续1s以上提示静脉瓣膜功能不全。脉冲多普勒的静脉流速彼将上行性和下行性血流分别记录与零为基线的上、下方，下行性血流持续的时间(a～b所代表的时间)即为静脉反流时间，可采用超声仪的测量工具测得。正常静脉的反流时间不超过0.5s。一般认为静脉瓣膜功能不全的超声诊断标准为静脉反流时间＞1s。同样原理，可应用彩色多普勒判断静脉反流。彩色多普勒采用不同的颜色(通常为蓝色和红色)表示不同的血流方向，挤压远端肢体后，静脉内出现代表上行血流的颜色，放开远端肢体挤压后，静脉内如果出现颜色变化(由蓝色变为红色，或由红色变为蓝色)并持续1s以上提示静脉反流。

超声检查是诊断肢体静脉瓣膜功能不全首选的无创性检查方法。目前临床上已不采用静脉造影诊断肢体静脉瓣膜功能不全。

(三)腹部与盆腔血管多普勒超声临床应用

腹部与盆腔血管超声检查一般采用仰卧位。检查前，要求患者禁食4～8h，上午检查效果好。检查时，先用灰阶超声显示被检血管，脉冲多普勒检测血管血流动力学改变，彩色多普勒观察血流信号，以判断血管功能及其病变。

在腹部、盆腔血管检查中，主要应用脉冲多普勒检查。在灰阶超声检查基本确定或可疑异常时，显示清楚被检血管的长轴切面，应用彩色多普勒显示血流的分布及异常血流，再进行脉冲多普勒检查，获取各项参数，进一步对疾病的血流动力学进行定量分析；此外，可同时监听多普勒声音的改变，对估计血流速度、层流和湍流有重要价值。彩色多普勒超声能提供血流空间特征信息，可以提示血流的存在、方向、轮廓、层流、湍流和分流。对病变本身的血流特征和病变周围及相关血管的形态与血流动力学进行定性评价，如血管的空间位置和分布情况，血流速度改变及血流性质等。

超声检查是诊断腹部、盆腔血管疾病最常用的方法，部分疾病如动脉瘤、静脉血栓形成、动静脉瘘等，不需要血管造影即可确定诊断。临床上一般根据超声检查结果决定是否对患者进行血管腔内介入或手术治疗。

第十一章　胆囊与胆管超声检查

第一节　胆囊与胆管超声检查基础

一、胆囊

胆囊的主要功能是浓缩和储存胆汁，位于肝右叶脏面的胆囊窝内，为梨形囊袋样结构。胆囊分为三部分：胆囊底、胆囊体和胆囊颈。胆囊体和胆囊颈连接处膨大的部分称为哈氏囊（Hartman 囊），此处常为胆囊结石的滞留部位。正常胆囊长径一般为 5～8cm，横径为 3～4cm，横径应小于长径的 1/2。胆囊壁由三层结构构成，由内向外分别为黏膜层、肌层和外膜层，厚度一般小于 0.3cm。胆囊管长约 4cm，由胆囊颈弯曲延伸形成。

二、胆管

胆管的主要功能是输送胆汁。胆管为一组管道结构，自肝到十二指肠，分为肝内胆管和肝外胆管两部分。肝内胆管由毛细胆管、小叶间胆管及左右肝管组成，左右肝管在肝门部汇合成肝总管，内径约 0.4cm。肝外胆管由肝总管和胆总管组成。胆总管由胆囊管与肝总管汇合后形成，分为十二指肠上段、十二指肠后段、胰腺段和壁内段，内径一般小于 0.6cm。

第二节　胆囊与胆管超声扫查方法和途径

一、受检者准备

受检者禁食 8 小时以上，避免进食油腻食物及服用引起胆囊收缩的药物，行胆囊超声检查前应避免进行胃镜、胃肠钡餐及胆道 X 线造影。

二、检查仪器

一般胆囊及胆管检查常用凸阵低频探头，频率多采用 3～5MHz，肥胖者可选用 2.5MHz 探头，儿童或消瘦体型者可适当提高频率或使用高频线阵探头。另外为了提高图像质量，总增益、深度增益补偿、聚焦深度也应根据情况调节。

三、体位

(一)仰卧位

胆道系统检查最常用的体位。患者采取仰卧位，充分暴露上腹部，并嘱患者平静呼吸。

(二)左侧卧位

作为仰卧位的补充体位。患者向左侧卧位(左侧卧 40°),右臂上举至头。

(三)坐位、半坐位或直立位

适于胆囊位置较高或过度肥胖的患者,此体位可使胆囊下移,利于观察。

四、检查方法

(一)右肋缘下纵断面

探头置于右肋缘下,略向上倾斜,扫查平面大致与肋弓垂直,嘱患者深吸气,并左右侧动探头,显示胆囊长轴断面,观察并记录胆囊大小、胆囊壁的厚度及其完整性,胆囊腔内病变的数目、大小、部位、回声、血供、与囊壁的关系、基底部等特点。正常胆囊声像图为梨形无回声囊,位于胆囊窝(肝右叶中下方的凹陷)内(图 11-1)。

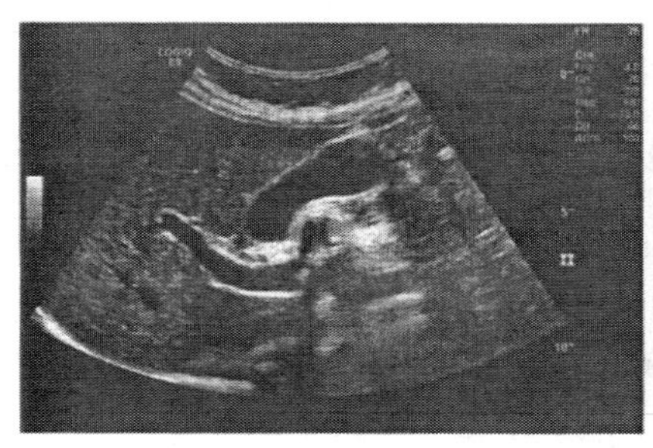

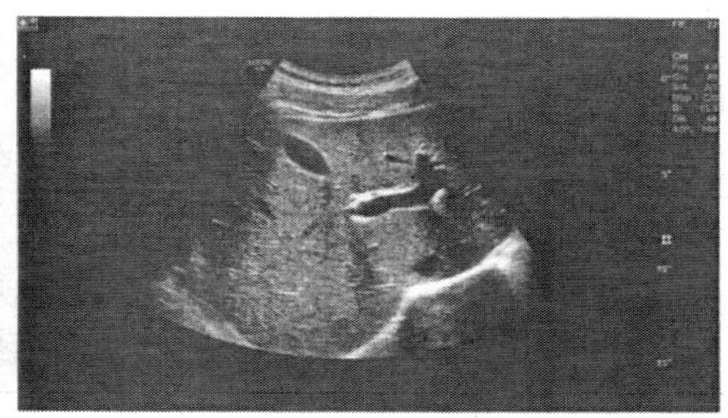

图 11-1 右肋缘下纵断面图 11-2 右肋缘下斜断面

(二)右肋缘下斜断面

探头置于右肋缘下,略偏向后上方,可清晰显示门静脉主干及其左右分支,通常胆管与门静脉伴行,可通过门静脉及其左右分支的走行显示胆管及左右肝管(图 11-2)。

(三)剑突下横断面

探头置于剑突下,显示"工"字形结构,以此观察伴行的左内叶、左外叶上段和下段肝内胆管。

(四)右肋间斜断面

探头置于右肋间,声束指向肝门部,显示肝总管、右肝管及右前、右后叶胆管的近端。

(五)右上腹斜一纵断面

探头置于右肋弓下,大致与肝外胆管平行,显示肝外胆管上端后,顺时针方向略旋转探头并缓慢向下移动追踪肝外胆管中段及下段(图 11-3)。

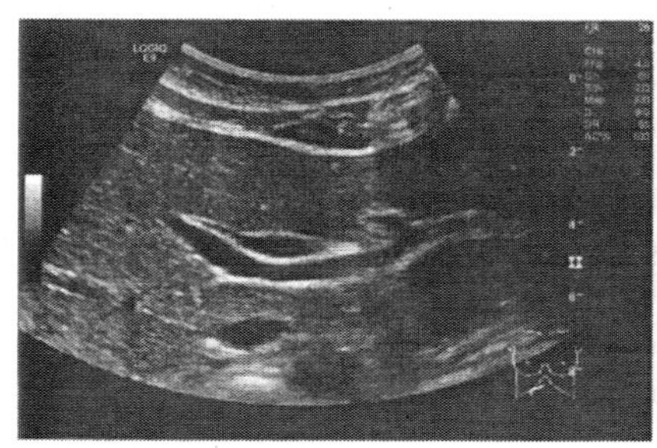

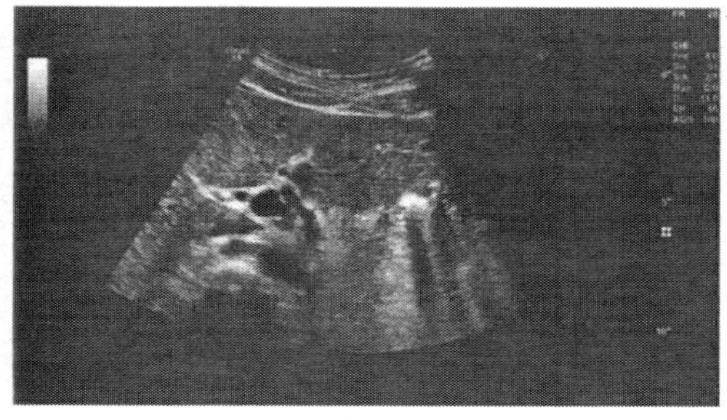

图 11-3 右上腹斜一纵断面

(六)上腹部横断面

在右上腹斜一纵断面上逆时针旋转探头90%然后自肝门部连续向下扫查，显示门静脉主干、胆总管上段、肝总管和肝动脉的横断面。

第三节　胆囊与胆管声像图表现和超声测值

一、胆囊

胆囊横向扫查呈圆形或椭圆形，纵向扫查呈梨形。正常胆囊壁光滑整齐，回声较周围肝略高。胆囊腔内呈无回声，后方回声增强。

正常胆囊长径一般为5～8cm，横径为3～4cm，横径应小于长径的1/2。正常胆囊壁厚度一般不超过0.3cm。

二、胆管

一般声像图上可清晰显示左右肝管，而二级以上肝内胆管往往难以显示。肝外胆管通常分为上段和下段，上段包括肝总管和胆总管十二指肠上段，与门静脉伴行，其纵断面位于门静脉前方，与门静脉平行形成双管样结构。其余肝外胆管为下段，与下腔静脉伴行。由于气体干扰，下段常显示不清。肝外胆管内径一般为0.5～0.6cm，成人正常肝总管内径一般不超过0.4cm，胆总管内径一般不超过0.7cm。

第四节　胆囊与胆管扫查要点

扫查胆囊时，应注意尽量清晰显示胆囊颈部与底部，胆囊颈部的占位及结石特别容易漏诊。测量胆囊大小时，要将胆囊颈部与底部同时显示，测量胆囊颈部到底部的直线距离。当胆囊有较明显的弯曲角度时，应分段测量长径，然后相加，而不应测量胆囊底部到颈部的直线距离，避免测值偏小。胆囊壁应观察是否完整、连续，有无增厚，测量其厚度时应取胆囊体部的前壁进行测量。观察胆囊腔内有无占位、胆汁透声情况、鉴别胆囊内部病变性质等时，改变体位进行前后对比扫查非常重要。还要观察胆总管有无扩张，如果胆总管扩张，应沿着胆管向下扫查，观察有无占位及结石。

第五节　胆囊与胆管常见疾病超声表现

一、胆囊结石

(一)临床与病理

胆囊结石是指发生于胆囊内的结石,它是一种常见病、多发病。女性多发,目前认为胆囊结石与糖尿病、肥胖以及胆囊收缩功能障碍等有关。胆囊结石常常伴有胆囊炎,患者可有上腹部不适的临床症状。20%～40%的患者无临床症状,而是在体检时偶然发现。

根据胆囊结石成分的不同,将其分为三类:胆固醇结石、胆色素结石及混合性结石。其中,胆固醇结石最为常见。

(二)超声诊断要点

1.胆囊结石典型征象

(1)无回声的胆囊腔内见点状或闭块状的强回声,强回声大小形态不一。

(2)强回声结构的后方伴有声影.

(3)强回声结构可随体位改变而移动。

2.特殊类型胆囊结石征象

(1)充满型结石:表现为“W-E-S”征,即 wall-echo-shadow,胆壁－强回声－声影三联征。表现为胆囊区见一弧形强回声,后方伴有声影,改变体位未见明显移动。

(2)泥沙样结石,B 超结石直径细小如沙。主要表现为堆积在胆囊后壁的细小点状强回声,其后方可见声影,可随体位改变而移动。

(3)胆囊颈部结石:表现为胆囊颈部强回声,后方伴有声影,改变体位移动不明显,该处结石容易引起嵌顿,也较容易漏诊。

(三)鉴别诊断

胆囊充满型结石及颈部结石容易被误认为是胆囊旁的肠道气体,此时变换扫查断面和部位可鉴别;质地较疏松的高回声结石可能会与胆囊息肉混淆,改变体位观察其有无移动可鉴别。

二、胆囊炎

(一)临床与病理

胆囊炎分为急性胆囊炎和慢性胆囊炎。

急性胆囊炎主要由胆囊结石致胆囊管梗阻引起,是常见的急腹症之一。临床表现为右上腹持续性疼痛伴阵发性加剧,可伴有恶心、呕吐及右肩部放射痛。慢性胆囊炎可由长期胆囊结石刺激和化学损伤造成,也可由急性胆囊炎迁延而来,患者可有腹部不适等症状。

(二)急性胆囊炎的超声诊断要点

(1)胆囊体积增大,形态饱满,其中胆囊横径增大(常大于 4cm)更有诊断价值。

(2)胆囊壁弥漫性增厚且呈高回声,可见“双边征”,即:高回声的胆囊壁中间出现低回声带,这是胆囊壁水肿的表现。

(3)当胆囊腔内感染时,腔内可见絮状或云雾状回声。

(4)常合并胆囊结石。

(5)超声 Murphy 征阳性:当探头置于胆囊区时患者会有触痛,当探头深压胆囊区并嘱患者深吸气时,患者触痛加剧并伴突然屏气。

(6)彩色多普勒超声:胆囊壁可检出较丰富的血流信号。

(三)慢性胆囊炎的超声诊断要点

(1)胆囊壁增厚,厚度常超过 0.3cm,后期可见胆囊萎缩。

(2)胆囊轮廓与周围组织分界不清。

(3)可伴有胆结石。

(4)当合并充满型胆囊结石时,可表现为"W-E-S"征,即:低回声的胆囊壁与强回声的结石及声影三联征。

(四)鉴别诊断

1.慢性胆囊炎

慢性胆囊炎需要与厚壁型胆囊癌和胆囊腺肌症鉴别。厚壁型胆囊癌的胆囊壁多局限性增厚,胆囊壁连续性中断,与周边肝组织分界不清;而慢性胆囊炎的胆囊壁多呈均匀增厚,连续。胆囊腺肌症多发于胆囊底部,局限性增厚,增厚的囊壁内可见小囊及点状强回声,胆囊壁较为光滑、连续。

2.急性胆囊炎

急性胆囊炎需要与长期禁食导致的胆囊增大相鉴别,可结合急性胆囊炎典型超声表现及右上腹疼痛病史等鉴别。

三、胆囊增生性病变

(一)胆囊息肉样病变

1.临床与病理

胆囊息肉样病变不是疾病和病理学上的分类,而是在影像学上表现为隆起样或息肉样的病变,表现为自胆囊壁向胆囊腔内突起的局灶性病变。胆囊息肉分为肿瘤性息肉和非肿瘤性息肉两大类,其中以非肿瘤性息肉多见。肿瘤性息肉包括胆囊腺瘤、胆囊腺癌。非肿瘤性息肉包括胆固醇性息肉、炎性息肉和胆囊腺肌增生症等,其中以胆固醇性息肉最为常见。胆囊息肉大部分在体检时发现,患者大多数无临床症状。

2.胆固醇性息肉的超声诊断要点

(1)表现为自胆囊壁向囊腔内突起的等回声或高回声的小结节,直径一般不超过 1.0cm。

(2)可单发或多发。

(3)位置较固定,伴有蒂,一般不随体位改变而移动。

(4)后方无声影。

(5)彩色多普勒超声检查病灶内多无明显血流信号显示或少量血流信号。

3.鉴别诊断

胆囊息肉样病变的性质与大小密切相关。直径＜1.0cm 者,胆固醇性息肉可能性大;直径 1.0～1.3cm者,胆囊腺瘤可能性大;直径＞1.3cm 者,恶变风险大。

较大的胆囊息肉还需要与胆囊癌相鉴别,胆囊癌一般基底部较宽,呈浸润性生长,基底部的胆囊壁连续性中断,彩色多普勒超声检查在病灶内部可检出较丰富的血流信号。

(二)胆囊腺肌增生症

1.临床与病理

胆囊腺肌增生症是胆囊肌层和腺体慢性增生的良性病变,基本病理特征是黏膜上皮及肌层增生,黏膜内陷或穿过增厚的肌层形成罗一阿氏窦。根据病变范围,可分为局限型、弥漫型和节段型三型,临床上以局限型多见。成年女性多见,常合并胆囊结石、胆囊炎。患者常出现恶心、纳差、上腹部不适等症状。

2.超声诊断要点

(1)胆囊壁呈弥漫性或局限性增厚,连续性良好,以底部增厚较为常见。

(2)增厚的胆囊壁内可见罗-阿窦呈小囊状的无回声区。壁内可见点状强回声,后方伴彗星尾征。合并小结石时,囊腔内可见强回声,后方伴有声影。

(3)彩色多普勒超声:增厚的胆囊壁内可检出少量或无明显血流信号。

3.鉴别诊断

(1)慢性胆囊炎:慢性胆囊炎表现为胆囊壁弥漫性增厚、胆囊壁毛糙。胆囊腺肌症多为局限性增厚,增厚的胆囊壁表面多光滑、胆囊壁内小的囊状无回声区及点状强回声是两者鉴别要点。脂餐试验时慢性胆囊炎表现为胆囊收缩功能减退,也可用于两者鉴别。

(2)胆囊癌:胆囊癌的囊壁连续性中断,层次不清;而胆囊腺肌增生症胆囊壁连续性良好,光滑,壁内可见小的囊状无回声区及点状强回声。

(三)胆囊腺瘤

1.临床与病理

胆囊腺瘤来自于胆囊黏膜上皮,是胆囊最常见的良性肿瘤。病变多单发,也可多发。胆囊腺瘤有恶变倾向,尤其是乳头状腺瘤被认为是癌前病变。中老年女性多见。患者可无任何临床症状,当伴有胆囊炎、胆囊结石时,可出现相应的临床症状。

2.超声诊断要点

(1)可见自胆囊壁向腔内隆起的实性结节,呈等回声或高回声,基底部较宽,偶见有蒂。表面光滑,形态规则,内部回声均匀,后方无声影,改变体位不移动。

(2)可单发或多发。

(3)直径多大于1.0cm,当直径大于1.3cm时应注意有恶变倾向。

(4)彩色多普勒超声检查在病灶内部可检出血流信号。

3.鉴别诊断

(1)胆囊结石:胆囊结石灰阶超声检查呈强回声,后方伴有声影,改变体位可移动,两者较易鉴别。

(2)胆囊息肉:胆囊腺瘤直径较大,基底较宽。两者声像图相似,灰阶超声较难鉴别,需要动态观察。

(3)胆囊癌:胆囊腺瘤附着处的胆囊壁连续、完整,胆囊壁层次清晰;而胆囊癌的囊壁连续性中断,胆囊壁层次不清,病灶内部血流更丰富、杂乱。

四、胆囊癌

(一)临床与病理

胆囊癌是胆道系统最常见的恶性肿瘤,女性多见。根据肿瘤大体表现可分为:结节型、蕈伞型、厚壁型、混合型和实块型。大部分合并胆囊炎和胆囊结石,因此早期患者常无特异性临床症状。大部分患者确诊时已发现转移,预后较差。肿瘤多生长在胆囊底部,其次为胆囊体部和颈部。肿瘤标志物 CA199 升高,可辅助诊断。肿瘤可向胆囊腔内突起呈隆起性生长,也可沿胆囊壁呈浸润性生长。

(二)超声诊断要点

1.结节型

(1)病灶体积较小,呈低回声或中等回声。

(2)病灶呈乳头状向胆囊腔内突起,可单发或多发,病灶表面不光整,病灶部位胆囊壁不连续。

(3)不随体位改变而移动。

(4)彩色多普勒超声检查于病灶内可检出血流信号,多呈高速高阻的动脉血流频谱。

2.厚壁型

(1)胆囊壁多呈局限性不均匀增厚,胆囊壁不光滑。

(2)病灶早期多位于胆囊颈部,逐渐向胆囊体部及底部浸润。晚期整个胆囊壁僵硬,胆囊腔狭窄。

(3)彩色多普勒超声检查于病灶内部可检出血流信号。

3.蕈伞型

(1)病灶呈蕈伞状自胆囊壁突入胆囊腔内,多呈低或中等回声,内部回声不均匀。

(2)病灶形态不规则,表面不光整,基底部较宽,相连的胆囊壁连续性中断。

(3)病灶内部常见强回声结石。

4.混合型

此种类型较常见。多为厚壁型和结节型或蕈伞型同时存在,即不均匀增厚的胆囊壁伴有乳头状或蕈伞状肿块向胆囊腔内突出。

5.实块型

为胆囊癌晚期表现。

(1)胆囊肿大、形态不规则,胆囊腔被低回声实性肿块填充,内部回声不均匀,胆囊腔变小甚至消失。

(2)病灶可向周边浸润生长,胆囊轮廓显示不清并与周围肝组织分界不清。伴有结石时,表现为肿块内可见强回声后方伴有声影。

(三)鉴别诊断

1.结节型胆囊癌

需要与胆囊息肉样病变相鉴别。主要鉴别点在于结节大小、基底部大小、病灶部位胆囊壁的连续性、结节内血流信号等。胆囊息肉的蒂较细,表面光整,病灶直径常小于 1cm,病灶部位胆囊壁连续。

2.厚壁型胆囊癌

需要与慢性胆囊炎相鉴别。二者都可表现为胆囊壁增厚,但慢性胆囊炎胆囊壁连续。而厚壁型胆囊癌胆囊壁连续性中断,层次不清,可向周围浸润性生长。

五、先天性胆总管囊状扩张

（一）临床与病理

先天性胆总管囊状扩张是一种常染色体隐性遗传性疾病，是由于胆管壁先天性发育不良以及胆管末端闭锁或者狭窄所致。常见于儿童，临床可表现为腹部包块、腹部不适及黄疸。

（二）超声诊断要点

（1）胆总管部位可见椭圆形无回声区，囊壁较薄，沿胆管走行。

（2）无回声的囊性区与胆管相连通。

（3）肝内胆管及近端胆管可正常或轻度扩张。

（4）内部有时伴结石强回声团，伴或不伴声影。

（5）如继发癌变，扩张的胆管内可见实性肿物，彩色多普勒超声检查在实性肿物内部可检出血流信号。

（三）鉴别诊断

1.肝多发囊肿

肝多发囊肿一般表现为肝内多发圆形或椭圆形的无回声区，囊壁薄、边缘平滑，无回声区之间互不相通。而胆总管囊肿沿胆管走行，无回声区多与胆管相连通。

2.胰腺假性囊肿

患者多有腹部外伤、手术或胰腺炎病史。囊肿多位于胰腺周围，部分可见囊肿与胰管相连通。

六、胆道蛔虫病

（一）临床与病理

胆道蛔虫病是由于蛔虫经十二指肠乳头开口进入胆道所致，是常见的急腹症之一。多见于儿童和青少年，农村的发病率比城市高。虫体可阻塞胆管，引起胆管扩张和感染。临床表现为上腹部突发剧痛，伴有恶心、呕吐等症状。

（二）超声诊断要点

（1）肝外胆管不同程度的扩张。

（2）胆管腔内可见虫体形成的条带状高回声或中等回声，常呈“＝”样。

（3）当蛔虫存活时，超声下可见蛔虫蠕动。当蛔虫死亡后，虫体可以逐渐消失。

（三）鉴别诊断

本病需要与先天性胆总管囊状扩张症鉴别，后者胆管腔内呈无回声，而胆道蛔虫病的胆管腔内见虫体形成条带状高回声或中等回声。此外，腹部剧痛的临床症状也可用于两者鉴别。

七、胆管结石

胆管结石分为原发性胆管结石和继发性胆管结石。原发性胆管结石是指在胆管内形成的结石，继发性胆管结石为胆囊结石排出至胆总管。根据结石的位置不同，胆管结石可分为肝内胆管结石和肝外胆管结石。目前认为胆管结石主要与胆道慢性炎症、胆道感染、胆汁淤滞等因素有关。

(一)肝内胆管结石

1.临床与病理

肝内胆管结石是指发生于左右肝管汇合部以上的结石,常为原发性结石,可分布于肝左右叶各级肝内胆管,以混合性结石多见。主要病理改变为肝内胆管炎性改变和胆管狭窄。临床表现一般为上腹部不适等症状,若合并感染,可有上腹痛、发热等症状,一般无黄疸症状。

2.超声诊断要点

(1)肝内见沿胆管走行的强回声,呈斑片状或条索状,形态不规则。

(2)强回声结构后方伴有声影。

(3)强回声结构远端的肝内胆管有不同程度的扩张,与伴行的门静脉分支形成“平行管”征。

(4)严重者可致相应肝叶、肝段萎缩,肝形态改变。

3.鉴别诊断

(1)肝内钙化灶,表现为肝实质内或胆管壁,常为单发,不伴有远端肝内胆管扩张。

(2)肝圆韧带表现为肝左叶的强回声团,后方常伴有声影,纵断面与门静脉左支矢状部相连并向腹壁方向延伸。

(3)肝内胆管积气表现为沿肝内胆管分布的强回声,形态不稳定,后方伴有“彗星尾”征,强回声的形态及分布可随体位变换而改变,受检者多有胆道手术史。

(二)肝外胆管结石

1.临床与病理

肝外胆管结石是指发生于左右肝管汇合部以下的胆管结石,常为继发性结石,多由肝内胆管结石或胆囊结石排出至肝外胆管所致,常位于胆总管下端,可致胆总管梗阻。临床表现与梗阻的程度有关,不完全梗阻时,受检者一般无明显临床症状,完全梗阻伴有感染时,临床表现为夏科三联征(Charcot 三联征),即腹痛、寒战、高热和黄疸。

2.超声诊断要点

(1)肝外胆管腔内可见强回声团,后方伴有声影,而位于胆总管下段的结石由于易受肠道气体的影响且位置较深,常呈稍高回声或等回声,后方可伴有淡声影。

(2)强回声团与胆管壁分界清晰,部分可随受检者体位改变而移动。

(3)梗阻部位以上的肝外胆管及肝内胆管可见不同程度的扩张。

(4)若梗阻部位在胆总管时,可见胆囊增大,胆囊内胆泥形成。

3.鉴别诊断

(1)肠道气体:胆道周围的肠道气体也表现为高回声团,但其形态可随受检者体位变换而改变,多切面、变换体位扫查可鉴别。

(2)肝外胆管实性占位:常表现为低回声,后方无声影,病灶与胆管壁分界不清。某些肝外胆管疏松结石也可表现为高回声或等回声,后方声影不明显,随体位移动不明显,此时应注意与实性占位相鉴别,此时灰阶超声上两者较难鉴别,超声造影、增强 CT 或 MRI 可辅助诊断。

八、胆管癌

(一)临床与病理

胆管癌是指发生在左右肝管至胆总管下段的肝外胆管的恶性肿瘤,不包括肝内胆管细胞癌。病因尚不明确,目前认为胆管结石是胆管癌的高危因素之一。根据病灶的部位分为肝门部胆管癌、中段胆管癌和下段胆管癌。肝门部胆管癌是指肿瘤位于左右肝管至胆囊管开口,中段胆管癌指肿瘤位于胆囊管开口至十二指肠上缘,下段胆管癌指肿瘤位于十二指肠上缘至十二指肠乳头,其中以肝门部胆管癌较为常见。

大体病理分为结节型、乳头型和硬化型。结节型为向腔内突出生长并浸润管壁全层,乳头型为沿黏膜表面生长,少累及管壁,硬化型为弥漫性浸润生长致胆管壁增厚、管腔狭窄。临床上主要表现为无痛性黄疸,呈进行性加重。

(二)超声诊断要点

(1)结节型:自胆管壁向管腔内凸起的中等回声或高回声的结节状肿块,形态不规则,边缘不光整,与胆管壁分界不清晰,胆管壁不连续,梗阻远端胆管扩张。彩色多普勒超声可探及病灶内部的血流信号。

(2)乳头型:自胆管壁向管腔内凸起的中等回声或高回声的乳头样肿块,肿块较小,肿块所在部位的胆管壁连续性中断。

(3)硬化型:胆管壁不均匀增厚,呈中等回声或高回声带,管腔狭窄或闭塞,有时伴有强回声的结石。

(4)肝门部胆管癌可伴有门静脉受压、受侵犯时门静脉内可见癌栓,门静脉管壁显示不清,肝内胆管呈不同程度的扩张。

(5)肝门区、后腹膜可见肿大的淋巴结。

(三)鉴别诊断

1.肝外胆管结石

典型的结石呈强回声,后方伴声影,与胆管壁分界清晰,与胆管癌较易鉴别,某些肝外胆管疏松结石也可表现为高回声或等回声,后方声影不明显,随体位移动不明显,此时应注意与实性占位相鉴别。当结石位于胆总管下段时,由于受胃肠道气体干扰,结石往往显示不清,后方可不伴有声影,此时鉴别较困难,注意胆管壁回声是否改变、管壁是否连续及临床表现可辅助诊断。除此之外,超声造影及其他影像学有助于鉴别。

2.胰头癌

肿瘤压迫或侵犯胆总管下段时,可致远端胆管扩张,同时伴有胰管扩张,而胆管癌除非侵犯胰头部,一般不出现胰管扩张,由于受胃肠道气体的影响,超声对于下段胆管癌诊断率较低,发现有胆道梗阻表现时,应变换患者体位,力求清楚显示病灶位置。必要时超声造影、MRI、逆行胆胰管造影(ERCP)等有助于鉴别。

九、梗阻性黄疸

(一)临床与病理

梗阻性黄疸又称胆汁淤积性黄疸,它是一种临床症状,在许多疾病中都可出现。因胆道梗阻致肝内胆管压力升高,胆汁排泄受阻致毛细胆管破裂,胆汁流入血液致皮肤、巩膜黄染。根据病变的部位分为肝内胆管梗阻和肝外胆管梗阻。肝内胆管梗阻很少引起黄疸,因为肝脏的代偿能力强,至少50%以上肝实质的胆汁排泄受阻时才可能出现黄疸,某一肝段或肝叶的胆道受阻,一般不会出现临床黄疸。梗阻性黄疸多由肝外胆管梗阻引起,肝外胆管的结石、蛔虫、肿瘤或炎症等可导致胆管梗阻者均可引起梗阻性黄疸。

(二)超声诊断要点

超声检查对于梗阻性黄疸的诊断主要从以下几方面进行。

1.判断有无梗阻

(1)判断肝内胆管有无扩张:肝内胆管扩张是超声诊断胆管有无梗阻的可靠征象。正常左右肝管的直径小于0.2cm,大于0.3cm提示肝内胆管扩张。二级以上的正常肝内胆管在超声上常常不能显示,若管腔扩张,与其伴行的门静脉分支内径相似,形成“平行管”征,此为肝内胆管轻、中度扩张的表现。重度扩张时,肝内胆管明显扩张,内径明显超过伴行的门静脉分支,此时彩色多普勒超声可以用于区分肝内扩张的胆管和门静脉分支。

(2)判断肝外胆管有无扩张:肝外胆管正常内径为0.6cm,内径在0.7～1.0cm提示轻度扩张,内径大于1.0cm提示明显扩张。当扩张的肝外胆管内径与伴行的门静脉内径相似时,形成“双筒猎枪”征,此为诊断肝外胆管扩张的重要征象。

虽然肝外胆管扩张是诊断梗阻性黄疸的重要征象,但肝外胆管扩张不一定伴随胆管梗阻。部分胆囊切除术后的患者、老年人也可能出现不同程度的肝外胆管扩张。除此之外,若梗阻位于肝门部,肝外胆管并不扩张。因此需要结合肝内胆管的扩张情况来进行综合判断。

2.判断梗阻的部位

(1)某一肝叶或肝段的胆管扩张提示肝内胆管梗阻。

(2)肝外胆管正常或不显示,而肝内胆管或左右肝管均扩张,提示肝门部梗阻。

(3)胆总管扩张提示胆总管下段梗阻。

(4)肝内胆管扩张、胆囊增大、胆总管及胰管扩张提示Vater壶腹梗阻。

(5)一般胆囊增大提示肝外胆管下段梗阻,胆囊不大提示肝外胆管上段梗阻。

3.判断梗阻性黄疸的病因

(1)胆道结石:结石是引起梗阻性黄疸的最常见原因,包括肝内胆管结石和肝外胆管结石,临床上最以肝外胆管结石常见。

(2)胆道肿瘤:肿瘤引起梗阻性黄疸的发病率仅次于结石。根据病变性质分为良性肿瘤和恶性肿瘤。良性肿瘤包括胆管腺瘤、乳头状瘤等,临床上较少见,预后良好。恶性肿瘤包括胆管癌、胆囊癌等,常引起恶性梗阻性黄疸,预后较差。

(3)胆道炎症:包括急性胆管炎、慢性胆管炎和胆管周围器官的炎症,如急性梗阻性化脓性胆管炎、硬化性胆管、急性或慢性胰腺炎等。其引起梗阻性黄疸的主要原因是胆管壁水肿致管腔狭窄或外在压迫所致。

(4)胆道蛔虫:虫体存活时具有活动性,多发生不完全性梗阻,故较少出现临床黄疸。当虫体较多或虫体死亡后,虫卵为核心形成结石时较易引起完全性梗阻,引起梗阻性黄疸。

(5)壶腹周围癌:包括壶腹部癌、胆总管末端癌、胰管末端癌和十二指肠乳头癌。病灶若侵犯压迫胆总管时,可致肝内胆管、胆囊、胆总管和胰管扩张,引起梗阻性黄疸。

(三)鉴别诊断

引起肝外胆管梗阻的病因中,以结石和恶性肿瘤多见,鉴别二者至关重要。胆管结石表现为强回声的团块影,后方伴声影,结石与胆管壁分界清晰,胆管壁连续。恶性肿瘤多呈等、高回声,形态不规则,与胆管壁分界不清,胆管壁不连续。由于受胃肠道气体的影响,胆总管下段的结石和肿瘤鉴别较困难,此时应结合超声造影、CT、MRI 等其他影像学检查。

第十二章　脾超声检查

第一节　脾超声检查基础

一、脾的解剖概要

(一)脾的构造

脾是人类身体中最大的淋巴器官,同时也是最大的储血器官。其外形呈扁圆形,分为内、外两面,上、下两缘及前后两端。内面凹陷,称为脏面,近中央处明显凹入,叫做脾门。脾血管,淋巴管和神经由脾门出入,组成脾蒂。外面平滑隆凸,与膈相依,称为膈面。除了脾门外,其余部分的脾均被腹膜所遮盖。脾的实质是由白髓和红髓构成,含有丰富的血窦,表面有包膜,质地柔软。

(二)脾的位置和毗邻关系

脾位于左季肋区腹膜腔内的深部,为左肋弓所遮盖,斜卧于第 9～11 肋的内面,其长轴与第 10 肋一致。脾上方紧靠着膈肌,下方邻胰尾和结肠左曲,右前方与胃底及胃体相邻,后下方为左肾及左肾上腺。在脾门处、脾下极旁,尤其是脾胃韧带及胰尾旁可有副脾存在,其数目、大小及位置不定。

正常成人脾长径 10.0～12.0cm,宽 6.0～8.0cm,厚 3.0～4.0cm,重量 100～200g。

脾动脉是腹腔动脉干最大的分支,呈较粗的蛇形,沿着胰腺上缘走向左侧,至脾门附近,然后分成数支进入脾,其管径一般 0.4～0.5cm;脾静脉则伴行于脾动脉下后方,紧贴胰腺的后方走行,由脾门处的 3～6 个较大的静脉分支汇合而成,流入门静脉。脾门处脾静脉的宽径为 0.5～0.8cm。

二、脾的扫查方法和途径

(一)扫查仪器

脾检查时探头频率宜为 3.5～5.0MHZ,超声诊断仪器的增益设置与超声扫查肝条件相同。

检查前一般无须特殊准备,不宜在饱餐后进行,空腹检查则图像更清晰。若要清晰显示脾门区、胰尾、左肾附近肿物或进行左上腹鉴别诊断,可在空腹情况下饮水 300～500mL 后再查,小儿可在哺乳后进行。

(二)扫查体位和途径

1.右侧卧位

是常规采用的一种扫查体位。常在此体位对脾进行观测和测量。

2.仰卧位

也是常用的扫查体位之一,尤其适用于危重或不宜翻动的患者。可显示脾与膈、肾、胃等的关系。

3.俯卧位

不常用。如果患者脾较小、肺气肿或其他体位扫查不清时,常用此体位来补充检查。

(三)扫查方法与常用切面

1.左肋间斜切断面扫查

这是观察脾的轮廓、实质回声、脾门部血管的最常用切面。患者向右侧卧位 45°～90°,左手上举放置在头部,将探头放于左侧腋前线至腋中线第 8～11 肋间隙逐一进行脾长轴切面扫查,可获得一系列左肋间脾斜切面图像。由于脾上极扫查时易受肺气的干扰,以致图像显示不清晰,故扫查中应向两端侧动探头,并配合呼吸,尽量最大限度地显示脾全貌,而且要显示出通过脾门的脾长轴图像。

2.前倾冠状切断面扫查(斜冠状切面)

患者取仰卧位,探头放在左侧腋后线第 8～11 肋间进行脾长轴切面扫查,要清晰显示出脾门部血管。此切面与脾长轴切面十分相似,并进行脾厚径的测量。

3.中上腹横切断面扫查

患者取仰卧位,探头横放于前腹壁大致于第 1～2 腰椎平面作横切面扫查,可显示胰体后方处的脾动脉和脾静脉。

4.左肋下斜切断面扫查

脾大时常用此切面测量脾肋缘下的厚度。

三、正常脾声像图表现和超声测值

(一)正常脾声像图

1.外形及轮廓

正常脾的肋间斜切面呈半月形,边缘略微钝。膈面整齐而光滑,脾上极部分常被肺气遮挡;脏面略凹陷,回声较高,有特征性的脾门切迹和脾血管断面,主要为脾静脉。

2.脾实质回声

正常脾实质回声呈分布均匀的点状中低回声,强度一般稍低于肝实质回声,而稍高于左肾皮质回声(图 12-1)。脾内小血管往往不易显示(图 12-2)。少数正常人在脾门附近可发现有副脾,呈椭圆形或小圆形结节,其内部回声与脾实质相同,属正常变异。

(二)脾超声测量

正常脾的大小随年龄及含血量的多少而变化,个体差异较大。

1.脾长径测量

通过左侧肋间扫查显示脾最大长轴切面图像,测量脾上极最高点到下极最低点的间距,即为脾长径。正常值范围为 8～12cm,如图 12-3(a)所示。

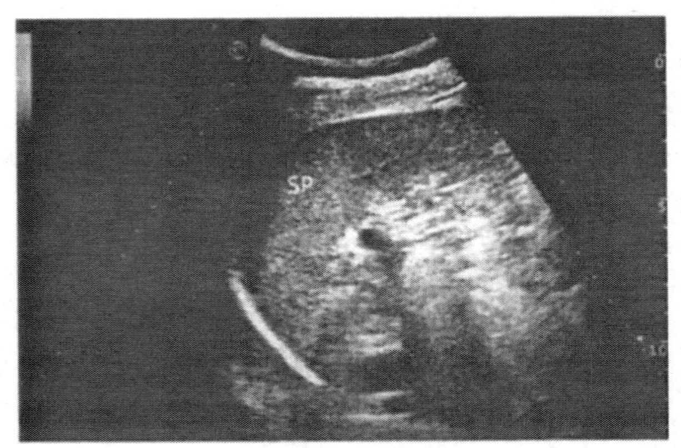

图 12-1　正常脾二维声像图显示脾实质及脾门结构

SP:脾

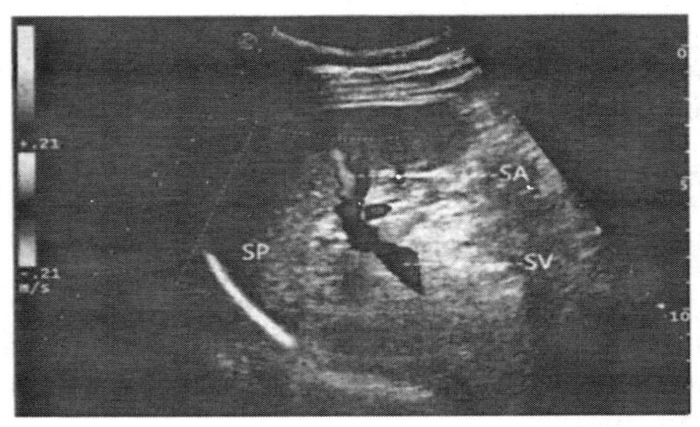

图 12-2　正常脾彩色多普勒声像图图示脾门处红色的脾动脉及蓝色的脾静脉

SP:脾;SA:脾动脉;SV:脾静脉

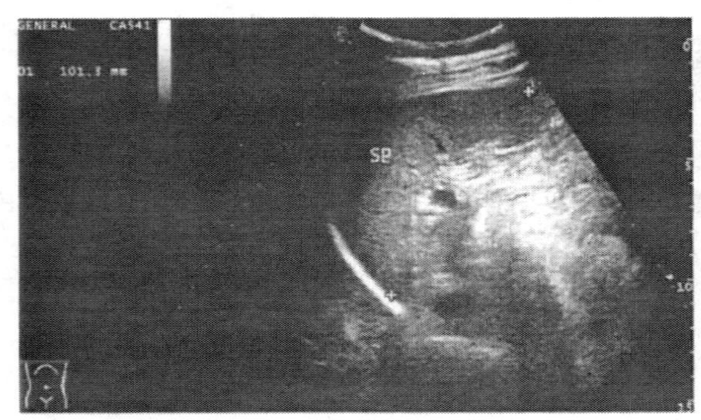

(a)脾长径测量　SP:脾

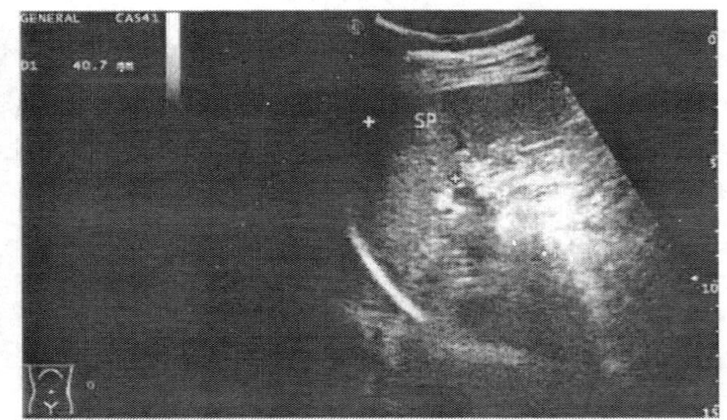

(b)脾厚径的测量　SP:脾

图 12-3　脾超声测量

2.脾厚径测量

通过前倾冠状切面清晰显示脾长轴切面的脾门及脾静脉,测量脾门到脾膈面的距离即为脾厚径。正常值范围为 3～4cm,如图 12-3(b)所示。

四、脾超声检查要点

(一)检查内容

(1)首先观察脾的数目、形态和位置:排除先天异常引起的疾病。

(2)观察脾大小,边缘及内部回声:了解脾是否肿大、是弥漫性肿大还是局限性肿大;如果脾偏小,应注意有无萎缩,是否为局部萎缩。

(3)观察脾内有无占位性病变:如果有,应进一步检查病灶的位置、大小、形态、范围、数目、内部结构回声以及与周围脏器的关系。进一步结合临床分析病变的性质,同时提出可能诊断。

(4)观察脾血管及其周围分支的变化:尤其是在脾静脉阻塞引起的脾静脉扩张,若是脾静脉阻塞引起脾静脉扩张,则应明确阻塞的部位及原因。

(5)观察周围脏器有无病变及与脾的关系。

(二)注意事项

(1)扫查脾必须全面:由于肺气遮盖,脾上极部分往往为盲区,因此应采用多种体位,使用凸阵或扇扫探头,以便充分观察到脾的各个部分,以免漏诊。

(2)必须熟悉脾的正常生理变异:切勿将变异误认为占位性病变。

(3)由于脾是内凹的曲面体,因此不同的手法、断面和探头进行检测时,测值存在较大误差,对此应加以注意。

(4)超声检测脾时应尽量以脾静脉作为超声解剖标志,便于标准化。

(5)密切结合临床,动态观测,定期随访,尤其是对有腹部外伤史者,应仔细扫查,即使急诊超声扫查未发现明显异常,亦不宜过早下结论,应继续观察,以免漏诊,延误病情。

第二节　脾常见疾病超声表现

一、脾弥漫性肿大

脾肿大的病因众多,常见的有急慢性感染性疾病,血液病,肝疾病,门静脉高压症,循环障碍,脾的占位性病变及结缔组织病等。临床上脾肿大本身可无明显症状,主要表现为引起脾肿大疾病的相应症状,少数患者可扪及左上腹肿块,及由于脾大压迫周围器官而引起的腹胀、食欲减退等。

(一)超声表现

1.超声对脾肿大指标的确定

(1)除脾下垂外,在肋缘下显示脾时,应提示脾肿大。

(2)成人脾长径超过 12.0cm,厚径超过 4.0cm,应考虑脾肿大。

(3)仰卧位脾上极接近或超过脊柱左侧缘(腹主动脉前缘),可诊断为脾肿大。

2.脾肿大程度的确定

(1)轻度肿大:脾形态无明显改变,仅脾各径线测值稍增大。仰卧位平静呼吸时,左肋缘下可探及脾;深吸气时,脾下缘不超过左肋缘下 3.0cm。多见于感染性疾病或门静脉高压引起的脾大。

(2)中度肿大:脾形态失常,脾各径线测值明显增大。仰卧位平静呼吸时,左肋缘下可探及脾;深吸气时,脾下缘超过左肋缘下3.0cm,直至平脐,脾静脉稍增宽。多见于淋巴瘤、慢性淋巴细胞性白血病或感染性单核细胞性脾大。

(3)重度肿大:脾形态明显失常,脾各径线测值进一步增大,甚至无法准确测量。脾实质回声增粗,脾两极较圆钝,脾门部切迹消失,脾周围脏器可被推挤而向四周移位,脾下缘超过脐水平,甚至达盆腔。脾静脉内径显著增宽。多见于慢性粒细胞性白血病或骨髓增生性疾病。

(二)鉴别诊断

1.左肾肿块

发现肿块时,要明确肿块的来源,并通过观察深呼吸时肿块与脾、左肾之间相对运动的关系可予以鉴别。

2.腹膜后巨大肿瘤

有时脾被腹膜后的巨大肿瘤向后上方推移而不显示,病灶却占据了脾区,以致被误认为脾,此假象可以通过进行左肋缘下方的扫查得以鉴别。

3.左肝巨大肿瘤

肝左叶的巨大肿瘤可占据左季肋区,将脾推向背侧,与脾大相混淆,通过该肿块的回声与正常脾可以鉴别。

4.游走脾和脾下垂

左膈下正常位置处脾消失,却在腹腔的其他部位扫查到脾回声。

(三)检查要点

1.探测内容

(1)脾各径线测值的大小。

(2)脾形态有无改变。

(3)脾实质回声有无改变,包括回声增高或降低,是否增粗及增密,分布是否均匀。

(4)脾门区脾静脉及其属支是否增宽、扭曲。

2.注意事项

(1)仔细观察脾的全貌,不要将脾下垂误诊为脾大。

(2)脾径线的测量受较多因素的影响和干扰,测值的可重复性较差,脾厚径的测量应以前倾冠状切面为准,否则有可能高估测值。

(3)正常人脾的大小可能有较大的变异。超声发现脾肿大时,其实际意义应由临床医生依据临床和全面检查结果而决定。超声可动态监测脾大程度的变化,以了解病程的进展和疗效情况。

二、脾液性病变

脾液性病变主要包括脾囊肿、脾脓肿和脾血肿,后者属于脾破裂或脾外伤。

(一)脾囊肿

1.临床与病理

脾囊肿可分为真性囊肿和假性囊肿两类。真性囊肿又有单纯性囊肿、表皮样囊肿和包虫囊肿等不同。假性囊肿则有外伤性囊肿、炎性脓肿等。

单纯性脾囊肿多无自觉症状，常表现为左上腹包块。假性脾囊肿常有外伤史及左季肋部胀痛不适等症状。包虫囊肿常与肝包虫囊肿伴发。

2.超声表现

(1)单纯性囊肿：少见，多为单发，大小不等。脾实质内可见圆形或扁圆形无回声区，囊壁光滑清晰，其内偶见分隔，后壁和后方组织回声增强。脾一般无明显增大，外形无改变，有时囊肿较大并位于浅表处，可见局部隆起。

(2)脾假性囊肿：多见，通常为外伤性后的血肿演变而来。囊肿可位于脾实质内或包膜下，形态可呈近似圆形、椭圆形、梭形或不规则形；其内壁多不光滑或稍厚，囊壁上可伴有钙化。囊腔内可有分隔、纤维条索状或絮片状不规则回声。

(3)脾包虫囊肿：在我国西北和畜牧区比较多见。脾大。脾内出现圆形或椭圆形无回声区，囊壁较厚，囊壁可呈“双边”样结构，厚约 6.1cm，具有特异性的诊断价值。脾包虫囊肿与肝包虫囊肿一样，也可出现多种不同类型的声像图改变，如：单囊型、多子囊型、混合囊型等。此外，还可出现内囊分离、塌陷和囊壁不同程度钙化等表现。

(4)表皮样囊肿：囊肿一般较大，常导致脾体积增大和形态发生改变；囊肿形态呈类圆形，边界清晰，囊壁较光滑，囊内常为无回声或悬浮的细点状低回声，后壁和后方组织回声增强。

(二)脾破裂

1.临床与病理

在腹部闭合性损伤中，脾破裂居首位。临床表现与破裂的部位、类型及程度有关，轻者仅有局部疼痛，重者可出现剧痛、腹膜刺激征乃至休克等症状。脾破裂根据病理及破裂部位可分为以下三型：

(1)真性脾破裂：破损累及包膜，引起不同程度的出血，即脾周围有血肿或游离出血，后者常有出血性休克。

(2)中央型脾破裂：破裂发生在脾实质内，包膜及浅层脾实质完好，深部脾实质内形成血肿。

(3)包膜下脾破裂：包膜下脾实质破裂，出现血肿，但包膜仍尚完整。

2.超声表现

(1)真性脾破裂

①脾包膜线连续性中断：高回声的脾包膜线中断处见线状无回声伸入脾实质内。

②脾周围积液征象：脾脏周围出现无回声或低回声，探头给予加压可见低回声区形态发生改变，此为真性脾破裂的重要间接征象。

③腹腔游离积液征象：严重者腹腔内可见游离的液性无回声区。

(2)中央型脾破裂

脾体积可正常或增大，脾包膜线连续性完好，脾实质内出现不规则低回声或不均质回声区，代表新鲜出血或血肿。

(3)包膜下脾破裂

脾形态失常，体积增大，包膜完整光滑，局部隆起。通常在脾的膈面或外侧脾包膜下方见梭形或不规则形的低或无回声区，并可使脾实质受压移位。血肿内无或低回声区可随着时间的推移而出现细小点状、条索状高回声改变。

(三)脾脓肿

1.临床与病理

少见,常为全身感染性疾病的病菌经血行而至脾。近年来多见于静脉内药物的使用、脾栓塞后或脾内血肿并发感染及腹部穿透性创伤等。可单发或多发。临床早期诊断困难,当脓肿形成后超声诊断较为容易。

2.超声表现

脾体积增大。脾实质内出现类圆形无回声区,壁较厚,内壁不光整,无回声区内可见细点状、絮片状回声,可随体位变动或探头挤压而移动。

(四)脾液性病变的鉴别诊断

1.脾囊肿

常为单个或多个,壁薄,后方回声增强,液性无回声区内回声清澈,透声良好。

2.多囊脾

为先天性病变,脾显著增大,形态失常,脾实质内有许多大小不等的无回声区,囊壁薄而光滑。此病为多囊性疾病,常伴有多囊肝、多囊肾等。

3.胰腺假性囊肿、肾积水及腹膜后囊肿

这三种疾病均呈无回声区,可与脾囊肿混淆,鉴别要点是仔细观察无回声区来源与脾关系。

4.脾脓肿

常有发热等全身表现,脾内可呈无回声区或囊实混合回声区,壁较厚,其边缘回声较强、模糊,内部常有云雾样点状及带状回声,并有全身感染及脾区疼痛和叩击痛,可资鉴别。

5.脾血肿

多为不规则低回声区,多数患者近期有外伤史。

6.脾动脉瘤

脾门附近的脾囊肿与脾动脉瘤虽然常规二维超声较难鉴别,但彩色多普勒则简单有效,可显示无回声区内有彩色血流,脉冲多普勒可测及动脉频谱。

7.脾梗死

梗死区域多表现为楔形或不规则低回声区,边界清晰,无明显包膜,梗死灶内超声造影呈不增强。

8.脾淋巴瘤

可呈圆形低回声,内部回声均匀或不均匀,边界清。彩色多普勒显示其内部可有血流信号,并测得动脉血流。

(五)脾液性病变检查注意事项

(1)脾脓肿少见,脾内若见液性无回声区,并同时伴有全身发热表现,应高度怀疑脾脓肿。

(2)超声仍为诊断脾囊肿、脾脓肿的首选检查方法。

(3)超声引导下穿刺既可以诊断,又能治疗。

(4)脾内出现异常回声,并有明确的外伤史,应首先考虑脾破裂的可能。

(5)早期诊断脾破裂对抢救患者的生命至关重要。

(6)由于急诊患者常有肠气干扰,故有些破裂口较小且隐蔽的脾破裂超声容易漏诊。一旦临床怀疑脾破裂的均应常规检查腹腔是否存在游离无回声区,以便明确诊断。

(7)对某些脾内血肿超声可密切随访观察,鉴别延迟性脾破裂的出现,并决定是否行保守或手术治疗。

三、脾实质性病变

脾的实质性病变并不多见,其中有脾梗死、脾肿瘤等。

(一)脾梗死

1.临床与病理

本病不多见,近年来随着介入性诊断治疗增多,本病发生率有明显增加。是由于脾动脉的突然栓塞或脾静脉血栓引起的脾局部组织发生缺血、坏死。临床症状轻者仅表现为低热、白细胞增多,重者可突发左上腹痛、高热及脾周围炎。

2.超声表现

脾可肿大,有时可发生变形。脾实质内出现一个或多个楔形或不规则形的尖端指向脾门、基底宽朝向包膜的低回声区。内部回声随着坏死程度加重可变成无回声,分布均匀或呈蜂窝状。随着时间的推移发生纤维化、瘢痕化及钙化,内部回声则相应表现为不同程度的高回声或强回声表现。

(二)脾肿瘤

1.临床与病理

脾肿瘤比较少见,可分为原发性和转移性两类。原发性肿瘤中良性的以血管瘤最常见,恶性的则以淋巴瘤多见。脾的转移性肿瘤多来自消化道、胰腺、肺、乳房、卵巢等处。原发性肿瘤早期,一般无明显症状和体征,转移性肿瘤早期仅表现为原发病灶引起的症状,随肿块增大,则两者均可出现左季肋区胀痛,并扪及左上腹包块。

2.超声表现

(1)脾血管瘤:脾血管瘤较肝血管瘤少见,属于脾良性肿瘤一种,是由毛细血管或海绵样扩张的血管组合而成。多无临床症状,常在腹部超声扫查时或腹部手术中被发现。声像图表现为脾内出现边界清晰,形态规整的类圆形实性团块,多为高回声,也可是低回声或混合回声,边界清楚。当瘤体内出现纤维化等改变时,其内回声则分布欠均匀。彩色多普勒超声可仅探及病灶内有点状静脉血流。

(2)脾淋巴瘤:脾淋巴瘤常为全身性淋巴瘤的一种表现。声像图常表现为脾弥漫性肿大。其实质内可见单个或多个实性类圆形的低或中等回声团块,边界清楚,肿瘤包膜不明显。随着病程的进一步发展,肿块可相互融合而呈分叶状,少数呈蜂窝状无回声或低回声,其间有多条线状回声间隔。彩色多普勒显示瘤体周边有血流信号。

(3)转移瘤:原发肿瘤可来自肺、乳腺、卵巢及皮肤黑色素瘤,远比肝转移瘤少见。声像图表现呈多样性,大多为低回声,也可呈高回声及混合回声,这与原发肿瘤的病理组织结构有关。肿瘤内部分布一般较均匀,边缘清晰,少数病灶的周围可见晕环。病灶增大可相互融合而成不规则团块。

(三)脾实质性病变的鉴别诊断

1.脾结核

病灶为类圆形混合型回声,边缘模糊不清,内部可见散在的斑点状钙化强回声,后方伴有声影。

2.脾脓肿

以类圆形或不规则形无回声区为主,边缘欠清晰,周围呈厚的壁样回声,病灶后方回声增强,同时患者伴有全身感染及脾区疼痛。

3.脾梗死

病灶常位于脾的边缘,呈楔形或不规则形,基底较宽,有时可达脾包膜,回声强度明显低于正常脾,超声造影可见梗死区域呈不增强表现。

4.脾血肿

多为不规则低回声,近期多有外伤史。

5.脾肿瘤

病灶呈圆形,内部为均匀或不均匀的低回声,边界清。彩色多普勒可显示其内部有血流信号,并测及动脉血流。

(四)脾实质性病变检查注意事项

(1)超声检查简便,可作为脾梗死诊断的首选方法。

(2)脾梗死急性期根据病史及超声表现比较容易诊断,但陈旧性脾梗死,容易与脾肿瘤相混淆。仔细观察声像图表现及定期随访有助于诊断。

(3)超声造影对脾梗死的诊断有很大帮助。

(4)尽管脾肿瘤的发病率很低,但超声对其检出的敏感性则较高。

(5)超声对脾占位囊实性鉴别准确性较高,但对脾肿瘤的定性诊断尚有一定困难。

(6)对怀疑为转移性脾肿瘤者,应根据临床表现做进一步相关检查,以寻找原发病灶。

(7)虽然彩色多普勒血流显像能显示脾肿瘤的血供情况,但B前对脾肿瘤的定性诊断仍有一定的局限性。超声造影技术对其诊断有一定帮助,如果运用超声引导下,甚至超声造影引导下穿刺活检则能对肿瘤性质做出明确诊断。

第三节　脾先天异常超声扫查要点

一、副脾

副脾为脾先天性异常中最常见的,发生率为10%～30%,多为单发。大多数位于身体左侧,如脾门区、脾胃韧带、胰尾部腹膜后、大小肠系膜、女性的左侧阔韧带和男性左睾丸附近,其中脾周围者占93.45%。副脾体积较小,可随着年龄增加逐渐萎缩,一般无症状。常易被误认为是肿大的淋巴结或胰尾肿瘤,故有鉴别诊断意义。

(一)超声表现

脾门区胰尾附近或脾下极旁,见1个或多个呈球形实性团块,边界清晰,包膜光滑完整,

内部回声均匀,与正常脾实质回声相似。部分副脾还可发现其与脾血管相连,但很小的副脾则往往不易显示。多数情况下彩色多普勒可显示脾血管的彩色血流进入副脾,频谱多普勒可测得其血流频谱。超声造影可显示副脾与脾呈同步增强,同步减退,其内部回声与脾实质回声相同。

(二)鉴别诊断

1.脾门淋巴结肿大

一般大多由恶性肿瘤转移所致,有原发病的临床表现,且病灶常为多发性,声像图呈串珠状或分叶状实性低回声区。单个肿大淋巴结酷似副脾,但其回声强度比正常脾低,而且无与脾门相通的血管。

2.肾上腺肿瘤及腹膜后肿瘤

往往有原发病的临床表现,动态观察肿瘤常会增大,而且无与脾门相通的血管。

(三)注意事项

(1)常规二维超声对副脾的诊断并不困难,准确性较高。

(2)诊断副脾主要是其回声强度、结构纹理与脾实质相似,且与脾分界清楚。对相邻血管、器官无压迫,即无占位效应。半数以上的副脾彩色多普勒显示有血管分支与脾动静脉相通。

(3)单个脾门及周围淋巴结肿大与副脾鉴别有困难时,可定期复查,动态观察是否出现变化,有助于诊断。

(4)副脾可多发且位置不固定,超声未能发现副脾者也不能否认副脾的存在。

二、先天性脾缺如

临床少见,常伴有先天性心脏病。在脾区仔细扫查,不显示脾声像图,但需要排除脾位置的变异。

三、先天性脾反位

临床少见,与肝或其他内脏反位同时存在。脾声像图出现在肝声像图解剖区域。

第十三章　X线摄影检查技术

本章主要叙述了普通数字X线成像技术，分别介绍了普通X线设备的构造、X线摄影条件、X线摄影的基础知识、乳腺X线摄影、口腔X线摄影、X线造影检查技术，以及人体各部位的X线摄影技术。

第一节　X线摄影的基础知识

一、解剖学基准线

（一）标准姿势（解剖学姿势）

身体直立，面向前，两眼向正前方平视，两足并立，足尖及掌心向前，两上肢下垂置于躯干两侧，手掌向前。在X线摄影中，无论患者处于何种体位或动作，均应以解剖学姿势为定位的依据。

（二）解剖学方位

（1）近头侧为上，近足侧为下。

（2）近正中矢状面者为内侧，远正中矢状面者为外侧。

（3）近心脏侧为近端，远心脏侧为远端。

（4）近身体腹面为腹侧（前面），近身体背面为背侧（后面）。

（三）解剖学关节运动

（1）屈伸运动关节沿腹背轴运动，组成关节的上下骨骼相互靠近或远离，角度减小时为“屈”，相反时为“伸”。

（2）内收、外展运动关节沿冠状面运动，骨向正中矢状面靠近者为“内收”，反之者为“外展”。

（2）旋转运动骨环绕矢状轴做旋转运动时称“旋转运动”。骨的前面向内旋转时为“旋内”，相反时为“旋外”。

（四）解剖学基准线（面）

1.矢状面

将人体纵断为左右两部分的面称“矢状面”。

2.正中矢状面

将人体左右等分的面称“正中矢状面”。

3.水平面

与地平面平行且将人体横断为上下两部分的断面称“水平面”。

4.冠状面

将人体纵断为前后两部分的断面称“冠状面”，冠状面与矢状面垂直。

5.水平线

人体直立时，与地面平行的线。

6.正中线

将人体左右等分的线。

7.矢状线

与水平线相交,与正中线平行的线。

8.冠状线

与矢状面垂直相交,将人体前后分开的线。

9.垂直线

与人体水平线垂直的线。

二、X线摄影学基准线

(一)头颅体表定位线

1.听眶线(ABL)

即人类学的基准线(ABL),外耳孔上缘与眼眶下缘的连线。

2.听眦线(OMBL)

外耳孔中点与眼外眦的连线,听眦线与听眶线呈12°～15°角。

3.听鼻线

外耳孔中点与鼻前棘的连线,听鼻线与听眦线约呈25°角。

4.瞳间线

两侧瞳孔间的连线,与水平面平行。

5.听眉线(SML)

外耳孔中点与眶上缘的连线,听眉线与听眦线约呈10°角。

6.眶下线(IOL)

两眼眶下缘的连线。

(二)摄影用线及距离

1.中心线

X线束中,居中心部分的那一条线称“中心线”。

2.斜射线

在X线束中,中心线以外的线称“斜射线”。

3.焦—片距

X线管焦点到探测器的距离。

4.焦—物距

X线管焦点到被照体的距离。

5.物—片

距被照体到探测器的距离。

三、X 线摄影体位与方向

(一)命名原则

1.根据中心线入射被照体时的方向命名

如中心线经胸部后方第 6 胸椎水平垂直射入探测器的体位称为胸部后前正位。

2.根据被照体与探测器的位置关系命名

如左胸部紧贴探测器的体位称为左前斜位。

3.根据被照体与摄影床的位置关系命名

如人体的上身左侧紧贴摄影床称为左侧卧位。

4.根据被照体与摄影床的位置关系及中心线入射被检体时与探测器的关系命名

如人体仰卧摄影床,中心线经人体一侧水平射入探测器的体位称为仰卧水平侧位。

5.根据被照体姿势命名

如胸部前凸位,小儿双髋的蛙式位。

6.根据某部的功能命名

如颈椎的过伸过屈位,下颌关节的张口与闭口位。

7.根据摄影体位创始人的名字

命名如乳突劳氏位、髋关节谢氏位等。

(二)摄影体位

1.立位

被检者身体呈站立位姿势,矢状面与地面垂直。

2.坐位

被检者身体呈坐位姿势。

3.半坐位

在坐位姿势下,背部向后倾斜时称“半坐位”。

4.仰卧位

为被检者背侧向摄影床的卧位姿势。

5.俯卧位

为腹部向摄影床的卧位姿势。

6.右侧卧位

人体右侧向摄影床的卧位姿势称为右侧卧位。

7.左侧卧位

人体左侧向摄影床的卧位姿势称为左侧卧位。

8.右前斜位(RAO 第 1 斜位)

人体右侧面向前靠近探测器倾斜的体位姿势。

9.左前斜位(LAO 第 2 斜位)

人体左侧面向前靠近探测器倾斜的体位姿势。

10.左后斜位(LPO 第 3 斜位)

人体左侧背向后靠近探测器倾斜的体位姿势。

11.右后斜位(RPO 第4斜位)

人体右侧背向后靠近探测器倾斜的体位姿势。

12.外展位(ABD)

手或足沿冠状面运动,远离体轴向外侧(左或右)展开的肢体位。

13.内收位(ADD)

手或足沿冠状面向体轴方向移动的肢体位。

14.外旋位

以手或足的纵轴(中轴)为中心,向外旋转的肢体位。

15.内旋位

以手或足的纵轴(中轴)为轴心,向内旋转的肢体位。

16.屈曲位

形成关节的两块骨骼之间,做减小角度的屈曲运动的肢体位。

17.伸展位

形成关节的两块骨骼之间,做增大角度的伸展运动的肢体位。

(三)摄影方向

中心线入射被照体时的方向称为摄影方向。

1.矢状方向

矢状方向为中心线与身体矢状面平行的入射方向,如前后方向为中心线经被照体的前方射入,从后方射出;腹背方向为中心线经被照体的腹侧射向背侧。

2.冠状方向

冠状方向为中心线与身体冠状面平行的入射方向,如左右方向是中心线经被照体的左侧射向右侧的方向;左右方向是中心线经被照体的右侧射向左侧的方向。

3.斜射方向

斜射方向为中心线从被检体的矢状面与冠状面之间入射,从另一斜方向射出的方向,如左前斜方向是中心线经被照体的右后方射向左前方的方向;右后斜方向是中心线经被照体的左前方射向右后方的方向。

4.上下方向(轴)

上下方向(轴)为中心线经被照体的头侧射向尾侧的方向。

5.切线方向

切线方向为中心线入射被照部位时与病灶边缘相切的方向。

6.内外方向

内外方向为中心线经被照体的内侧射向外侧的方向。

7.外内方向

外内方向为中心线经被照体的外侧射向内侧的方向。

8.背底方向

背底方向为中心线经被照体的足背射向足底的方向。

9.掌背方向

掌背方向为中心线经被照体的手掌射手背的方向。

10.前后方向

前后方向为中心线经被照体的前方射向被照体的后方的方向。

11.后前方向

后前方向为中心线经被照体的后方射向被照体的前方的方向。

(四)摄影体位

1.正位

被照体矢状面与探测器的长轴平行,中心线经被照体的前方或后方入射,同时从后方或前方射出的体位,如头颅的前后或后前位、脊柱各椎体段的前后或后前位、胸部的前后或后前位,腹部和盆腔的前后位、四肢的前后位等。

2.侧位

被照体冠状面与探测器长轴平行,中心线经被照体的一侧入射,从另一侧射出的体位,如头颅的左右侧位、脊柱各椎体段的左右侧位、胸部的左右侧位、四肢的侧位等。

3.斜位

被照体与探测器呈一定的摄影角度,中心线经被照体的左、右后方或左、右前方入射,从左、右前方或左、右后方射出的体位,如胸部左前斜位、胸部右前斜位、腰椎右前斜位、胸骨斜位、颈椎右后斜位等。

4.轴位

中心线与被照体长轴平行的摄影体位,如髌骨轴位、跟骨轴位等。

5.特殊位

枕顶位、鼻额位、额鼻位、前凸位、切线位等。

(1)一般体位。

①仰卧位:摄影台水平,被检者平卧台上,背侧在下,腹侧在上。

②俯卧位:与仰卧位相反,腹侧在下,背侧向上,头部可偏向一侧。

③立位:身体直立,分站立位和坐立位两种。

④卧位:摄影台水平,被检者以任何姿势卧于台面上,包括仰卧、俯卧和侧卧。

⑤头低足高位:被检者仰卧于台面上,台面倾斜使头侧比足侧低。

(2)专用体位。

①侧位:身体左侧或右侧靠近探测器,矢状面与探测器平行。

②斜位:身体前部或后部贴近探测器,冠状面或矢状面不与探测器平行或垂直而呈一定角度。

③右前斜位(又称第一斜位):身体右前部贴近探测器。

④左前斜位(又称第二斜位):身体左前部贴近探测器。

⑤右后斜位:身体右后部贴近探测器。

⑥左后斜位:身体左后部贴近探测器。

⑦水平位:被检者仰卧、俯卧或侧卧于台面上,X 线水平摄影。

⑧左侧卧水平正位:被检者左侧卧于台面上,X 线水平摄影。

⑨右侧卧水平正位：被检者右侧卧于台面上，X 线水平摄影。

⑩仰卧水平侧位：被检者仰卧于台面上，X 线水平摄影。

⑪俯卧水平侧位：被检者俯卧于台面上，X 线水平摄影。

四、体表解剖标志

体表解剖标志是指在人体的表面上看到或扪到的固定标志点，这些标志点与体内的某一解剖部位或脏器有对应的关系。摄影时根据人体体表的固定标志点，可以确定肉眼不可见的人体内部的解剖部位。

（一）颈部

1.颈部的边界

颈部上方以下颌下缘、乳突至枕外粗隆连线与头面部分界。下方自胸骨上窝、锁骨、肩峰向后到第 7 颈椎棘突为界。以上与胸部、上肢、背部分界。

2.颈部体表标志

颈部体表标志因年龄、性别和个体而异。儿童和妇女呈圆形，成人男性骨性标志突出。

3.舌骨位

于颈中线最上方，相当第 4 颈椎水平。

4.甲状软骨

成人男性在上缘处构成高突的喉结，其后方正对第 5 颈椎。

5.环状软骨位

于甲状软骨下方。临床上常在此处做急救气管切开或用粗针头穿入，以解救窒息。它的后方对第 6 颈椎，它是喉与气管、咽与食管的分界点。

6.胸骨颈静脉切迹

相当于第 2、3 颈椎水平；锁骨上窝位于锁骨中 1/3 分界处上方。

（二）胸部

1.边界

胸部的上界是由胸骨颈静脉切迹，沿锁骨到肩锁关节，以此连线往后到第 7 颈椎棘突。胸部下界相当胸廓的下口，胸部和上肢的界线是三角肌的前缘。

2.形状

胸部外形与骨骼、肌肉和内脏发育状况有关。一般可分为两种类型，宽短型和狭长型。宽短型胸部特点是胸骨下角较大（最大到 120°），肋骨近于水平，胸骨较宽，胸骨上凹不明显，胸围较大。狭长型胸部特点是胸骨角较小（90°～100°），肋骨倾斜角较大，胸骨狭长，胸骨上凹明显，胸围较小。

3.体表标志

胸骨柄与胸骨体处形成向前突的胸骨角，两侧连接着第 2 肋骨，可作为计数肋骨的标志。胸骨角相当于第 4、5 胸椎水平，后方对着气管分叉处。

胸骨柄中分处相当于主动脉弓的最高点。剑胸关节相当于第 9 胸椎水平，剑胸关节可表示胸膜正中线的分界，也可作为心下缘膈肌和肝上面的前分界线。

锁骨外 1/3 处下方为锁骨上窝，窝内可触及喙尖。肩关节做屈伸运动时，可感到喙突在移动。

锁骨下方自第 2 肋骨开始可摸到各肋。由胸锁关节到第 10 肋软骨角稍后画一线，即可标出肋骨与肋软骨的交点。

第 2、3 肋骨呈水平，往下各肋骨逐渐斜行，第 2 前肋间最宽，第 5、6 肋骨最狭。肋骨的最低点相当于第 3 腰椎水平。

男性乳头对第 4 肋骨，相当第 7、8 胸椎水平。女性乳头位置低，个体差异较大，不宜做体表定位点。

在左侧第 5 肋骨间锁骨中线内侧约 2cm 处，可见心尖冲动点。当左侧卧位时，心尖位置移往左侧，仰卧位心尖冲动点可升高一肋。肩胛骨根部对第 3 胸椎棘突，下角对第 7 胸椎。

4.有关胸部的径线

前正中线——通过胸骨两外侧缘中点的垂线。

肋骨线——通过胸骨两侧最宽处的两条垂线。

锁骨中线——通过锁骨中点的垂线。

腋前线——通过腋窝前缘的垂线。

腋中线——通过腋窝中点的垂线。

腋后线——通过腋窝后缘的垂线。

肩胛线——当两臂下垂，通过肩胛下角的垂线。

脊柱旁线——相当于各椎体横突尖端的连线。

后正中线——相当于各棘突的连线。

（三）腹部

1.边界腹部

包括腹壁、腹腔及其内脏器官。上界从前向后为胸骨剑突、肋弓、第 11 肋前端与第 12 胸椎。下界从前向后为耻骨联合下缘、耻骨结节、腹股沟韧带、髂嵴与第 5 腰椎下缘。腹壁在后方为脊柱的腰部，前外侧壁均为扁平肌构成。

2.个体差异腹部外形与腹腔器官的位置

随年龄、体型、性别及肌肉、脂肪发育程度而异。矮胖型的人，腹部上宽下狭，膈、肝、盲肠与阑尾等位置较高，胃趋于横位；瘦长型的人则与此相反。小儿因各系统发育不平衡，膈位置较高，肝比成人比例大，骨盆在比例上小于成人，因此腹部外形比例较成人大。老年人因肌肉乏力，韧带松弛，故内脏下垂，位置低下，下腹部呈明显隆凸状。体位改变对腹腔器官位置的影响也很明显，卧位器官上移、膈上升。直立时，则相反。

3.体表标志

骨性标志有剑突、肋弓、第 11 肋前端。在下方有耻骨联合、坐骨结节、髂前上棘、髂嵴。脐的位置不恒定，约相当第 3、4 腰椎水平。

五、X 线摄影的原则和步骤

（一）摄影原则

1.焦点的选择

摄影时，在不影响 X 线球管负荷的原则下，尽量采用小焦点，以提高 X 线图像的清晰度。小焦点一般用于四肢、鼻骨、头颅的局部摄影。大焦点一般用于胸部、腹部、脊椎等较厚部位的摄影。

2.焦一片距及肢一片距的选择

焦点至探测器的距离称为焦一片距，肢体至探测器的距离称为肢一片距。摄影时应尽量使肢体贴近探测器，并且与探测器平行。肢体与探测器不能靠近时，应根据X线机负荷相应增加焦一片距，同样可收到放大率小、清晰度高的效果。不能平行时，可运用几何学投影原理尽量避免影像变形。

3.中心线及斜射线的应用

中心线是X线束的中心部分，它代表X线摄影的方向。斜射线是中心线以外的部分。一般地，中心线应垂直于探测器摄影，并对准摄影部位的中心。当摄影部位不与探测器平行而成角时，中心线应垂直肢体和探测器夹角的分角面，利用斜射线进行摄影。

4.滤线设备的应用

按照摄片部位的大小和焦一片距离，选用合适的遮线器。体厚超过15cm或应用60kV以上管电压时，需加用滤线器，并按滤线器使用的注意事项操作。

5.X线球管、肢体、探测器的固定

X线球管对准摄影部位后，固定各个旋钮，防止X线球管移动。为避免肢体移动，在使肢体处于较舒适的姿势后给予固定。同时向患者解释，取得密切配合，保持肢体不动。探测器应放置稳妥，位置摆好后迅速曝光。

6.千伏与毫安秒的选择

摄影前，必须了解患者的病史及临床诊断，根据摄影部位的密度和厚度等具体情况，选择较合适的曝光条件。婴幼儿及不合作患者应尽可能缩短曝光时间。

7.呼气与吸气的应用

患者的呼吸动作对摄片质量有一定影响。一般不受呼吸运动影响的部位，如四肢骨，不需屏气曝光；受呼吸运动影响的部位，如胸腹部，需要屏气曝光。摄影前应训练患者。

(1)平静呼吸下屏气：摄影心脏、上臂、肩、颈部及头颅等部位，呼吸动作会使胸廓肌肉牵拉以上部位发生颤动，故摄影时可平静呼吸下屏气。

(2)深吸气后屏气：用于肺部及膈上肋骨的摄影，这样可使肺内含气量加大，对比更鲜明，同时膈肌下降，肺野及肋骨暴露于膈上较广泛。

(3)深呼气后屏气：深吸气后再呼出屏气，这样可以增加血液内的氧气含量，延长屏气时间，达到完全不动的目的。此法常用于腹部或膈下肋骨位置的摄影，呼气后膈肌上升，腹部体厚减薄，影像较为清晰。

(4)缓慢连续呼吸：在曝光时，嘱患者做慢而浅的呼吸动作，目的是使某些重叠的组织因呼吸运动而模糊，而需要摄影部位可较清楚的显示，如胸骨斜位摄影。

(5)平静呼吸不屏气：用于下肢、手及前臂躯干等部位。

8.照射野的校准

摄影时，尽量缩小照射野，照射面积不应超过探测器面积，在不影响获得诊断信息前提下，一般采用高电压、低电流、厚过滤，可减少X线辐射量。

(二)摄影步骤

1.阅读会诊单

认真核对患者姓名、年龄、性别，了解病史，明确摄影部位和检查目的。

2.摄影位置的确定

一般部位用常规位置进行摄影,如遇特殊病例可根据患者的具体情况加照其他位置,如切线位、轴位等。

3.摄影前的准备

摄影腹部、下部脊柱、骨盆和尿路等部位平片时,必须清除肠道内容物,否则影响诊断。常用的方法有口服泻药法,如口服番泻叶或25%甘露醇或清洁灌肠。

4.衣着的处理

摄影前除去衣物或身体部位上可能影响图像质量的任何异物,如发卡、纽扣、胸罩、饰物、膏药等。

5.肢体厚度的测量

胸部摄片的千伏值是依据人体厚度决定的,根据体厚选择摄影条件。

6.训练呼吸动作

摄胸部、头部、腹部等易受呼吸运动影响的部位,在摆位置前,做好呼气、吸气和屏气动作的训练,要求患者合作。

7.摆位置、对中心线

依摄片部位和检查目的摆好相应的体位,尽量减少患者的痛苦。中心线对准摄影部位的中心。

8.辐射防护

做好患者局部X线的防护,特别是性腺的辐射防护。

9.选择焦一片距离

按部位要求选好X线球管与探测器的距离,如胸部为180cm,心脏为200cm,其他部位为90～100cm。

10.选定曝光条件

根据摄片部位的位置、体厚、生理、病理情况和机器条件,选择大小焦点、千伏、毫安、时间(秒)、距离等。

11.曝光

以上步骤完成后,再确认控制台各曝光条件无误,然后曝光。

第二节　X线摄影条件

一、影响X线摄影条件的因素

X线摄影条件的选择对获得一张优质X线图像起着重要作用,除了受一些相对固定因素的影响外,它主要受管电压、管电流、曝光时间、焦一片距等因素影响。可用感光效应(E)公式表示。

$$E=\frac{K\cdot U^2\cdot I\cdot T}{R^2} \qquad (9-1)$$

式中,K是常数,U代表管电压,I代表管电流,T代表曝光时间,R代表焦一片距。感光效应与管电压(U)的n次方成正比,与照射量(mAs)成正比,与焦一片距(R)的平方成反比。

(一)固定因素

固定因素一般指在一段时间内不会变动的因素，如X线设备、电源情况、滤过板，滤线器、冲洗探测器的药液，以及增感屏、探测器种类等。这些因素在最初制订摄影条件表时，总得考虑一次，以后在每次具体部位的摄影中可以省略。

(二)变换因素

变换因素是指在具体选择摄影条件时，主要对管电压、管电流、时间和摄影距离四大因素的调节。

1.管电压

是影响图像影像密度、对比度及信息量的重要因素。管电压表示X线的穿透力，管电压高产生的X线穿透力强，管电压低产生X线穿透力弱。管电压控制图像影像对比度，随着管电压的升高，X线能量加大，康普顿效应增加，散射线含有率增加，图像对比度下降。当管电压较低时，光电效应所占比例加大，图像影像对比度加大。

2.管电压和管电流的关系

其他因素固定，X线感光量(E)与管电压和管电流的关系可用下式来表示。

$$E = U^N \cdot Q \qquad (9-2)$$

如摄取某部位所需的管电压为 U_1，管电流量为 Q_1。若所用新管电压为 U_2，则新的管电流量 Q_2 可用下式求出。

$$Q_2 = \frac{U_1^n}{U_2^n} \cdot Q_1 = k \cdot Q_1 \qquad (9-3)$$

显然，若求出管电压系数k，知道原来的 Q_1，则新的管电流量 Q_2 可求出。

管电压指数n，在40～100kV取n=4；在100～150kV取n=3。

另外，管电压波形不同，其输出也有差异。若在图像的密度获得基本一致的效果，三相十二脉冲所需管电压比三相六脉冲和单相全波整流方式低。例如：用60kV的单相全波整流管电压摄影，若改用三相六脉冲，只需55kV，用三相十二脉冲，仅需要52kV就可以了。

选择摄影条件时，经常需在管电流与管电压之间进行换算，“管电压增加一成，照射量减少一半；管电压减少一成，照射量增加一倍”。这个一成法则，就说明了管电压与管电流之间的关系，为选择摄影条件提供了很大方便。

3.管电流和摄影时间

从X线管的瞬时负载曲线上，可找出对应于管电压和摄影时间的最大管电流，在此限制下可选择适当的摄影时间或确定容许管电流量。摄影时间的选择，一般由被检体的动度决定，身体运动幅度大，所产生的运动模糊大，尽量采用短的曝光时间，使影像模糊控制在最小限度。

4.摄影距离

焦点至探测器间的距离，简称焦一片距(FFD)。在摄影的有效范围内，探测器上得到的X线量与FFD的平方成反比。

摄影距离(r)和管电流量(Q)之间的关系，可用下式来表示。

$$Q_2 = \frac{r_1^2}{r_2^2} \cdot Q_1 = K_1 Q_1 \qquad (9-4)$$

式中，Q_1 代表原管电流照射量，r_1 代表原来 FFD，Q_2 代表新管电流量照射量，r_2 代表新 FFD，$K_r = r_2^2 / r_1^2$ 即距离系数。

求出距离系数 K_r 和已知管电流量，就能求出新的管电流量。

5.摄影条件与被照体厚度

人体不同的厚度和密度，照射量不一样。

(三)X 线摄影条件制订方法

1.变动管电压法

1926～1927 年 Jermen 介绍了按每厘米体厚改变管电压的摄影方法，这就是变动管电压技术。它将摄影中各因素作为常数，管电压随着被检体的厚度而变化的方法，其数值关系可用下式来表示。

$$U=2d+C \quad (9-5)$$

式中，U 代表管电压，d 代表被检体的厚度(cm)，C 代表常数，可由实验求出。

例如，当管电流是 100mA、摄影距离为 100cm 时，四肢骨的常数 C=30，腰椎骨的 C=26，头部的 024。

这个方法的特点是，被检体厚度增减 1cm，管电压就增减 2kV。一般都将系数作为 2 来计算。

2.固定管电压法

1955 年 Funchs 创造了固定管电压法。在 X 线摄影中管电压值固定，照射量随着被摄体的厚度和密度而变化。固定管电压法所用的管电压值，比变动管电压法对同一身体组织使用的管电压值一般要高 10～20kV，照射量值成倍下降。例如，摄取头颅侧位条件时用 70kV、40mAs；若改用 80kV，则仅用 15mAs 就能得到相应效果。

另外，固定管电压技术所采用的管电压值高，产生的散射线多。在 X 线摄影中，一般都要用滤线栅来吸收散射线。

二、X 线自动曝光控制技术

目前有两种自动曝光控制，即以荧光效应控制的光电管自动曝光控制和以 X 线对空气的电离效应为基础的电离室自动曝光控制。共同机制是采用对 X 线敏感的探测器，它们把 X 线剂量转换成电流或电压，并正比于 X 线剂量率，在时间积分后的电压就正比于所接受的 X 线剂量。当把积分电压与一ˆ正比于图像密度的设定电压进行比较，由一个门限探测器给出剂量到达设定值的曝光终止信号，以切断高压，就形成了自动曝光控制。

(一)光电管自动曝光系统

由影像增强器输出屏发出的可见光经分光采样送至光电倍增管，它的输出信号经放大后变为控制信号。这种控制信号正比于光电倍增管所接受的光强度，因而信号也正比于影像增强器所接收的 X 线剂量率。控制信号经过一个积分器按曝光时间积分后的电压，正比于剂量率对曝光时间的积分——X 线剂量。当它达到某一定值时，便由门限探测器给出曝光结束信号，切断高压，就形成了自动剂量控制。

这种自动曝光控制(AEC)系统主要利用锑一铯光电阴极和二次发射的多级光电倍增管。

(二)电离室自动曝光系统

电离室自动曝光系统是利用电离室内气体电离的物理效应,电离电流正比于X线强度。当探测器达到理想密度时,通过电离电流的作用,自动切断曝光。它比光电管自动曝光技术应用广泛。

电离室的结构包括两个金属平行极,中间为气体。在两极间加上直流高压,空气作为绝缘介质不导电。当X线照射时,气体被X线电离成正负离子,在强电场作用下,形成电离电流。利用这一物理特性,将电离室置于人体与探测器之间。在X线照射时,穿过人体的X线使电离室产生电离电流,此电流作为信号输入到控制系统。电离室输出的电流正比于所接受的X线剂量率,经过多级放大后,在积分器内进行时间积分。这种积分后的电压就正比于电离室接受的X线剂量率与时间的乘积,积分电压经放大后送到门限探测器。当积分电压到达预设的门限时,X线剂量达到设定值,输出信号触动触发器,送出曝光结束信号,立即切断高压。

为了提高电离室控时的准确性和稳定性,要选用高原子序数的金属作为电极材料,使金属吸收X线量子后释放出来的电子再次激发气体电离;电离室的厚度尽量小、表面积稍大,过厚会增加患者至探测器之间的距离,造成影像的几何模糊。需要前置放大器,将微弱的电离电流放大。在电离室表面装2～3个测量野,测量野用喷雾法将导电物质喷涂在塑料薄片上,夹一些密度低的泡沫塑料之中,周围的保护环与连接线也都喷涂导电物质,以保证在图像上不留任何阴影。整个电离室除测量野外,都用泡沫塑料填充,然后用两块很薄的铜块夹住,以保证电离室的表面机械强度。

第三节　普通X线设备

普通X线设备是指普通X线透视、摄影及常规造影检查的各种X线设备。本节重点介绍X线机的基本结构和几种专用X线机的构成及特点。X线机基本结构决定着X线的性能,附属结构决定着X线机的功能及应用范围。

一、设备分类

医用诊断X线机以功能划分,由X线发生装置(主机)和辅助装置构成。X线发生装置完成X线的产生。辅助装置主要指为配合各种检查专门设计的装置,如X线摄影专用床、多功能诊视床、专用X线管支架及影像装置等。

医用诊断X线机以部件划分,由控制器、高压发生器、辅助装置等构成。医用诊断用X线机有多种分类方式。

1.按结构类型分类

可分为便携式、移动式和固定式三种。

2.按输出功率分类

可分为小型机、中型机和大型机三种。

3.按使用范围分类

可分为综合性、专用性两种。

4.按整流方式分类

可分为工频直接升压式、逆变式、电容充放电式等。

5.按高压变压器工作频率分类

可分为工频、中频和高频三种。

6.按用途分类

主要有以下几种类型。

(1)摄影专用机:30～50kW X线发生装置,配有活动滤线器摄影床和专用X线管支架。

(2)胃肠专用机:50～80kW X线发生装置,配有多功能诊视床。多设有影像增强电视系统,或数字处理功能(数字胃肠)

(3)心血管专用机:80～100kW X线发生装置,配有"C"形臂支架和专用导管床,以及数字处理系统。

(4)泌尿专用机:30～50kW X线发生装置,配有适合泌尿系统检查的专用床,具有适时摄影装置及增强电视系统。

(5)床边摄影专用机:10～30kW X线发生装置,在各种电源条件下能正常工作。配流动台车,搭载X线发生装置和X线管支架。

(6)手术X线机:3～5kW X线发生装置,配有小型"C"形臂。整个机座设有走轮,用于骨折复位和手术中透视定位。

(7)乳腺专用机:3～5kW 低能X线发生装置,电压调节范围20～40kV,配有乳腺压迫功能的专用支架。

(8)口腔专用机:2～5kW X线发生装置,分牙片机和口腔全景两种,分别配有专用摄影支架。

二、基本结构

(一)X线管

X线管是X线机产生X线的终端元件,由阴极、阳极和玻璃壳三部分组成,基本作用是将电能转换为X线能。X线管分为固定阳极X线管和旋转阳极X线管,二者除了阳极结构有明显差异外,其余部分基本相同,目前主要使用旋转阳极X线管。下面叙述其基本结构及其功能。

1.阳极

阳极的作用是吸引和加速电子,使高速运动的电子轰击阳极靶面受急剧阻止而产生X线;同时把产生的热量传导或辐射出去,还可以吸收二次电子和散乱射线。

靶面的工作温度很高,一般都选用钨制成钨靶。钨的熔点高,蒸发率低,原子序数大,又有一定机械强度。但钨导热率低,受电子轰击后产生的热量不能很快的传导出去,故常把钨靶焊接在导热系数大的铜体上以提高阳极头散热效率。

2.阴极

由灯丝、阴极头、阴极套和玻璃芯柱组成,其作用是发射电子并使电子束聚焦,使轰击在靶面上的电子束具有一定的形状和大小。

大多数X线管灯丝由钨绕制成螺管状。钨具有较大的电子发射能力,熔点较高,其延展性好便于拉丝成形,抗张性好在强电场下不易变形,是最佳的灯丝材料。灯丝通电后,温度逐渐上升,到一定温度(约2100K)后开始发射电子。功率大的X线管为了协调不同功率与焦点的关系,阴极装有长短、粗细各不相同的两个灯丝,长的灯丝加热电压高,发射电流大,形成大焦点;短的灯丝加热电压低,发射电流小,形成小焦点,即为双焦点X线管。

阴极头又称为聚焦槽、聚焦罩或集射罩,灯丝装在其中,作用是对灯丝发射的电子进行聚焦。玻璃壳用来支撑阴、阳极和保持X线管内真空度。

3.旋转阳极

X线管特点旋转阳极X线管的阳极主要由靶面、转轴、轴承、转子组成。

(1)靶盘与靶面:靶盘为直径在70～150mm的单凸状圆盘,中心固定在转轴上,转轴的另一端与转子相连。靶面具有一定的倾斜角,角度为6°～17.5°。现在多采用铼钨合金做靶面,钼或石墨做靶基制成钼基铼钨合金复合靶及石墨基铼钨合金复合靶。铼钨合金靶面晶粒细,抗热胀性提高,靶面不易龟裂。钼和石墨热容量大,散热率比钨好,而质量比钨小,这样靶体重量轻而热容量大,有效地提高了X线管连续负荷的能力。

(2)转子:是由无氧铜制成的,表面黑化使热辐射提高1倍。转轴装入无氧铜或纯铁制成的轴承套中,两端各有一个轴承。转子转速越高,电子束在某点停留的时间越短,靶面温度差越小,X线管功率就越大。

(3)轴承:由耐热合金钢制成,可以承受较高的工作温度,但不能超过460T。轴承的润滑剂通常采用固体金属润滑材料,如银、铅、二氧化钼等。

4.X线管的焦点

(1)实际焦点:是高速电子经过聚焦后在阳极靶面上的实际轰击面积。实际焦点的大小主要取决于聚焦罩的形状、宽度和深度,实际焦点大,X线管容量就大。

(2)有效焦点:是指实际焦点在X线摄影方向上的投影。实际焦点垂直于X线管长轴方向的投影又称为标称焦点。X线管规格特性表中标注的焦点为标称焦点。

5.X线管管套

是安放和固定X线管的一种特殊密闭容器,可防辐射和电击,为油浸式。

6.特殊X线管

(1)金属陶瓷旋转阳极X线管:它将普通旋转阳极X线管的玻璃壳改为由金属和陶瓷组合而成,金属与陶瓷之间的过渡采用铌,用铜焊接。金属部分位于X线管中间部位并接地,以吸收二次电子。对准交点处开有铍窗以使X线通过。金属靠近阳极的一端嵌入玻璃壳中,金属靠近阴极的一端嵌入陶瓷内,X线管中的玻璃和陶瓷起绝缘作用,金属部分接地以捕获二次电子。金属陶瓷旋转阳极X线管可将灯丝加热到较高温度,以提高X线管的负荷。

(2)三极X线管:是在普通X线管的阴极与阳极之间加一个控制栅极,故又称为栅控X线管。与其他普通X线管类似,只是阴极的结构比较特殊。阴极灯丝的前方设有一个栅极,当栅极上加一个对阴极而言是负电位或负脉冲的电压时,可使阴极发射的热电子完全飞不到阳极上,不会产生X线;当负电位或负脉冲消失时,阴极发射的热电子穿过栅极飞向阳极,产生X线。由于点脉冲信号无机械惯性延时,控制灵敏,可以实现快速脉冲式X线曝光。三极X线管主要应用在血管造影X线机、电容充放电X线机等方面。

(3)软X线管:特点有以下几方面。

①软X线管输出窗采用低原子序数的铍制成。

②软 X 线管的阳极靶材料一般由钼或铑制成。

③软 X 线管的极间距离短。

④软 X 线管的焦点很小。软 X 线管主要用于乳腺等软组织 X 线摄影。

(二)高压发生装置

X 线管的高压发生装置由高压变压器、X 线管灯丝变压器、高压整流器和高压交换闸等高压元件构成。这些高压元件组装于钢板制成的箱体内,箱内充以高压绝缘油,以加强各元件之间的绝缘。箱体接地,以防止高压电击。

1.高压变压器

高压变压器是产生高压并为 X 线管提供高压电能的器件。高压变压器有铁心、初级绕组、次级绕组、绝缘物质及固定件等组成。要求结构紧凑、体积小、重量轻,具有良好的绝缘性能,负载时内部不产生过大的电压降。

高压变压器与普通变压器的工作原理一样,若空载损耗不计,初、次级之间电压和匝数之间的关系应为。

$$U_1/U_2 = N_1/N_2 = K \quad (9-6)$$

初级电压(U_1)与次级电压(U_2)之比等于初级线圈匝数(N_1)与次级线圈匝数(N_2)之比,尺称为变压器常数。当变压器的输出电压为定值时,要获得较高的输出电压,须增加次级绕组线圈匝数;反之,则要减少次级绕组线圈匝数。

2.高压元器件

(1)灯丝变压器:由铁心和绕组组成,是专为 X 线管灯丝提供灯丝加热电压的降压变压器,一般功率为 100W 左右。灯丝变压器的次级在电路中与高压变压器次级的一端相连,电位很高,故初、次级绕组间应具有很高的绝缘强度,灯丝变压器的绝缘强度应不低于高压变压器最高输出电压的一半。

(2)高压整流器:是将高压变压器次级输出的交流电压变成脉动直流电压的电子元件。都采用半导体器件,利用它将高压变压器刺激输出的交流电变成脉冲直流电压。高压整流器供电给 X 线管两极,使 X 线管式中保持阳极为正、阴极为负。

(3)高压电缆、高压插头及插座:大中型 X 线机的高压发生器和 X 线管需要特制的高压电缆将高压发生器产生的直流高压输送到 X 线管两端。同时把灯丝加热电压输送到 X 线管的阴极。高压插头及插座是连接高压电缆、高压发生器和 X 线管的器件。

(三)控制装置

X 线机的控制装置可以是单纯的控制面板,也可以是包含控制电路在内的整个低压部分。

1.曝光条件控制

常见曝光条件控制方式有以下四种。

(1)三钮控制方式:kV、mA、sec 三项单独调整。

(2)两钮控制方式:kV、mAs 两种调整。

(3)一钮控制方式:kV 需要人工调整,自动衰减负荷、自动曝光控制。

(4)零钮控制方式:通过选择解剖部位、体型,自动确定 kV,使用自动曝光控制。

2.台次和技术控制

X线发生器可带有两个X线管，用于不同用途的摄影，X线管的选择称为台次选择。X线的各种功能，如透视、普通摄影、滤线器摄影、立位滤线器等，称作技术方式选择或控制。

三、主要附属装置

（一）X线管头支持装置

X线管头支持装置用于X线管头锁定在摄影所需的位置和角度上，使X线管在一定距离和角度上进行摄影。在X线摄影中，根据不同的被检部位，要求X线中心线以不同的入射方向和规定的距离进行摄影。为了尽量避免移动患者，要求X线管头能做上下、左右和前后三维移动，并能绕X线管长轴和短轴转动，这些功能都有X线管头支持装置来完成。X线管头的结构形式有立柱式、悬吊式和"C"形臂式等。

1.立柱式支持装置

多用于中、小型X线机管头的支持，按结构不同分为天地轨立柱式和双地轨立柱式两种。

2.悬吊式支持装置

主要用于大型固定式X线机，主要组件有天轨、滑车、伸缩器和管头横臂等。悬吊式支持装置能充分利用空间，不占地面位置，有利于诊视床、X线电视系统的组合，方便工作人员操作。由于X线管能在较大范围内做纵横、上下移动和转动，从而能满足X线摄影检查中各种位置和方向的。

3."C"形臂式支持装置

"C"形臂的一端装有X线管头和遮线器，另一端则装有X线影像转换和记录系统。"C"形臂也可以和悬吊式装置结合，组成悬吊式"C"形臂支持装置，还可以与专用底座结合，组成落地式"C"形臂支持装置。"C"形臂结构紧凑，占据空间少，优点是检查时无需移动患者。

（二）滤线器

滤线器是为了消除散射线的影响，减轻X线图像的灰雾度，提高影像质量而设计的一种摄影辅助装置。滤线栅是滤线器的主要组件，也称为滤线板，有平行式、聚焦式和交叉式三种。目前X线设备所用滤线栅多为聚焦式。

1.滤线栅的结构

聚焦式滤线栅的结构是由许多薄铅条和纸条交替排列而成的平板。聚焦式铅条排列成聚焦状，即中心两侧的铅条向中心倾斜一定的角度，将这些铅条延长后会聚成一条直线，该线与滤线栅中点垂直线的交点称为聚焦式滤线栅的焦点。滤线栅的两面用薄铝板封闭固定。

2.滤线栅的技术参数

主要有焦距、栅比和栅密度。

（1）焦距：是指聚焦式滤线栅的焦点与滤线栅中心的垂直距离。X线摄影时，焦点至探测器距离与滤线栅的焦距应相等或接近，X线则可顺利通过滤线栅，否则将被吸收。常用滤线栅的焦距有80cm、90cm、100cm和120cm几种。

（2）栅比：是滤线栅铅条高度和铅条间距离之比。栅比越大，吸收散射线的效果越好。目前常用的滤线栅栅比有10∶1、12∶1、14∶1等。

（3）栅密度：是指每厘米中所含铅条数目。常用滤线栅的栅密度为每厘米40～80条。

3.滤线器的种类

滤线器可分为固定滤线器和活动滤线器两大类。

(1)固定滤线器:是指在摄影时固定不动的滤线器。固定滤线器的使用比较方便,但栅密度较小时,图像上会留有铅条阴影。

(2)活动滤线器:是指滤线栅在摄影前瞬间开始运动,直至摄影结束为止。运动方向与铅条方向垂直,这样既能吸收散射线,探测器上又不会留下铅条阴影。活动滤线栅一般都安装在摄影床的床面下方或立于胸片架上。基本组件有滤线栅、驱动装置、暗合托盘和控制电器等。活动滤线器有电动和弹簧振动两种。

4.使用滤线器的注意事项

(1)使用滤线栅的基本原则:当被照体厚度超过 10cm、组织密度主要为骨密度、管电压高于 60kV 时就有必要使用滤线栅。

(2)使用聚焦式滤线栅时,要避免滤线栅反置。

(3)X 线中心线应该对准滤线栅中线,左右偏移不超过 3cm。

(4)需要倾斜 X 线球管摄影时,倾斜方向应该与铅条排列方向一致。

(5)使用聚焦式滤线栅时,焦点至滤线栅的距离应在允许的范围内。

(6)使用调速活动滤线器时,预调运动速度一般比曝光时间长 1/5。

(7)根据所用管电压的高低来选择合适的滤线栅,常规 kV 摄影选用栅比为 1∶8～1∶5,高 kV 摄影多选用栅比为 1∶12～1∶10 的滤线栅。

(三)检查台

常见检查台主要有以下三种:滤线器摄影床、胸片架及多功能检查床。

1.滤线器摄影床

由床体、床面、活动滤线器组成。床面用于承担患者重量,可以纵、横活动。床面用易透 X 线、承重能力大、质地均匀的材料制成。床面到滤线器片盒托盘间形成距离一般在 50～70mm。滤线器在床面下方,可以沿摄影床长轴方向移动,以减少移动患者。床面高度一般设计在距地面 70cm 左右。

2.立位摄影架

立柱、滑架和活动滤线器组成。立柱内腔有滤线器平衡砣,滑架可以上下移动,以适应不同高度的患者。

3.多功能检查床

主要用于钡餐透视检查,也用于其他造影检查,具有透视和适时摄影功能。床身能从水平位转动到直立位,向另一个方向能转动一定负角度,一般为$-45°\sim-25°$。

第四节　CR 成像技术

计算机 X 线摄影(CR)是由富士胶片公司(Fuji)于 1974 年研发,1981 年成像板(IP)研制成功,1981 年 6 月在比利时首都布鲁塞尔召开的国际放射学会(ICR)年会上宣布 CR 系统问世。

计算机 X 线摄影是光激励存储荧光体(PSP)成像,或者称为存储荣光体成像、数字存储荧光体成像和数字化发光 X 线摄影。它利用光激励荧光体的延迟发光特性在其中积存能量,经 X 线照射后,荧光体再经激光束扫描,以可见光的形式释放出积存的能量被探测器捕获,转换成数字信号,数据经过后处理形成数字图像。

一、CR 系统的基本构造

CR 系统由 X 线机、影像板、影像阅读器、影像处理工作站、影像存储系统和打印机组成。影像板取代了屏一片体系中的胶片成为影像记录的载体,影像阅读器是读出影像板所记录影像的设备。

(一)影像板

IP 是 CR 成像系统的关键元件,作为记录人体影像信息、实现模拟信息转化为数字信息的载体,代替了传统的屏一片系统。它适用于固定式 X 线机和移动式床边 X 线机,可用于普通的 X 线摄影和造影检查,具有很大的灵活性和多用性。

IP 从外观上看就像一块单面增感屏,它由表面保护层、光激励荧光物质层、基板层和背面保护层组成。影像板根据可否弯曲分为刚性板和柔性板两种类型。柔性板使用弹性荧光涂层,影像板也变得轻巧柔软,可随意弯曲。柔性影像板简化了影像板扫描仪的传输系统,结构简单,扫描速度较快,设备体积较小。刚性板不能弯曲,阅读仪的传输结构和工作原理不同于前者,损坏几率小,寿命长,影像板引起的伪影少。

影像板成像层的氟卤化钡晶体中含有微量的二价铕离子,作为活化剂形成了发光中心。成像层接收 X 线照射后,X 线光子的能量以潜影的形式储存起来,然后经过激光扫描激发所储存的能量而产生荧光,继而被读出转换为数字信号馈入到计算机进行影像处理和存储。

IP 的规格尺寸与常规胶片一致,一般有 35cm×43cm(14 英寸×17 英寸)、35cm×35cm(14 英寸×14 英寸)、25cm×30cm(10 英寸×12 英寸)和 20cm×25cm(8 英寸×10 英寸)四种规格。根据不同种类的摄影技术,IP 可分为标准型(ST)、高分辨型(HR)、减影型及多层体层摄影型。

(二)影像阅读器

CR 激光阅读器使用逐点读取技术,激光束按照一定的模式扫描整个荣光屏表面,测量屏上每一点的发射光并将其转换为电子信号,通过采样和量化成数字图像。CR 阅读装置分为暗盒型和无暗盒型两种。暗盒型阅读装置的 CR 需要暗盒作为载体装载 IP,经历曝光和激光扫描的过程,系统所用的 X 线机与传统的 X 线机兼容,不需要单独配置。无暗盒型 CR 系统的 IP 曝光和阅读装置组合为一体,图像向工作站传输的整个过程都是自动完成,需要配置单独的 X 线发生装置。

1.X 线曝光

临床使用的大多数 CR 系统是暗盒型阅读装置 CR,工作流程也与传统屏一片系统基本相同,经过 X 线曝光后的暗盒插入 CR 系统的读出装置,IP 被自动取出,由激光束扫描,读出潜影信息,然后经过强光照射消除 IP 上的潜影,又自动送回到暗盒中,供摄影反复使用。

（三）其他部件

（1）X 线机 CR 系统所用的 X 线机与传统的 X 线机兼容。

（2）影像处理工作站进行影像的谐调处理、空间频率处理和减影处理等，显示处理后的影像。

（3）影像存储系统存储经影像阅读处理器处理过的数据。

（4）打印机将最终的影像进行激光打印机打印成胶片。

二、CR 成像原理

（一）CR 成像的基本原理

1.CR 影像采集

CR 成像是基于光激励发光的原理，IP 中光激励荧光体晶体结构“陷阱”中存储着吸收的 X 线能量，在光激励发光过程中，这种俘获的能量能够被释放出来。

未曝光的 CR 成像板装在有铅背衬的暗盒内，穿过被照体的 X 线光子被成像板吸收形成潜影。然后将 CR 暗盒放在影像阅读仪中，影像板从暗盒中取出，用低能量高度聚焦和放大的红色激光扫描，对看不见的潜影进行处理，以高能量低强度的蓝色光激励发光（PSL）信号释放出，它的强度与接收器中吸收的 X 线光子的数量呈正比。然后 PSL 信号从红色激光中分离，引导入光电倍增管，转换成电压，经模数转换器数字化，以数字矩阵的方式存储。成像板被扫描后，再利用强的白光对残存的潜影进行彻底擦除，以备下次使用。采集到的数字化原始数据的影像送入计算机处理，对有用的影像相关区域进行确定，按照用户选择的解剖部位程序，将物体对比度转换成模拟灰阶影像在显示器显示。

影像板的 $BaFBr:Eu^{2+}$ 和稀土屏 $Gd_2O_2S:T_b$X 线吸收效率的对比。在 35～50keV 时，BaFBr 荧光体中钡具有较低的 K 边缘吸收，具有较好的 X 线衰减。一旦低于或高于这个范围，稀土钆荧光体就要好一些。与感度 400 的稀土接收器相比，用典型能谱的 X 线对 PSP 荧光体照射时，需要更高的曝光量才能获得相同的量子统计。

此外，PSP 探测器对低于 K 边缘的 X 线有高吸收能力，使得自身对散射线更加敏感。随着时间的推移，俘获的信号会通过自发荧光呈指数规律消退。一次曝光后，典型的成像板会在 10min～8h 损失 25％的存储信号，这个时间段之后逐渐变慢，信号消退给输出信号带来不确定性。

2.CR 影像读取

影像板阅读仪是读出成像板所记录影像的设备，它的技术指标将直接影响所输出影像的质量。一般衡量影像板阅读仪的参数有四个：描述影像清晰度的是空间分辨率，描述影像层次的是灰度等级，描述处理能力的是激光扫描速度和缓冲平台容量。

扫描速度和缓冲平台容量描述的是影像板阅读仪的处理能力。CR 系统有单槽和多槽处理。大型的影像板阅读仪的扫描能力可以达到每小时 100 板，同时装备有大容量的影像板缓冲平台。等待扫描的 IP 先放在缓冲平台上，由设备自动顺序导入扫描，扫描完毕后 IP 也自动输送到另一个缓冲平台上，等待下一次使用。目前最大的缓冲平台的容量可达 20 块影像板。

CR 影像读取时，由 HeNe 或二极管发出的激光束，经由几个光学组件后对荧光板进行激光扫描。首先激光束分割器将激光的一部分输出到监视器，通过参照探测器的使用来补偿强度的涨落。激光束的大部分能量被扫描镜（旋转多角反射镜或摆动式平面反射镜）反射，通过光学滤过器、遮光器和透镜装置，提供一个同步的扫描激光束。为了保持恒定的聚焦和在成像板上的线性扫描速度，激光束经过了一个镜到达一个静止镜面(一般是圆柱状和平面镜面的组合)。激光点在荧光体上的分布调整为一个直径为 $1/e^2$ 的高斯分布,在大多数阅读仪系统中大约为 100μm。

激光束横越荧光体板的速度,要根据激励后发光信号的衰减时间常数来确定($BaFBr:Eu^{2+}$ 约为 0.8ms),激光束能量决定着存储能量的释放,影响着扫描时间、荧光滞后效果和残余信号。较高的激光能量可以释放更多的俘获电子,结果是在荧光体层中激光束深度的增加,和被激发可见光的扩散而引起空间分辨率降低。

PSL 从荧光屏的各个方向发射出来,光学采集系统捕获部分发射的可见光,并将其引入一个或多个光电倍增管(PMT)的光电阴极。光电阴极材料的探测敏感度与 PSL 的波长(400nm)相匹配。从光电阴极发射出的光电子,经过一系列 PMT 倍增电极的加速和放大,增益(也就是探测器的感度)的改变可通过调整倍增电极的电压来实现,以获得输出电流满足适宜影像质量的曝光量。PMT 输出信号的动态范围比荧光板高得多,在整个宽曝光范围上获得高信号增益。

在一些 CR 阅读仪中,用一束低能量的激光粗略的预扫描已曝光的成像板进行采样,确定有用的曝光范围。然后调整 PMT 的增益(增加或降低),在高能量扫描时对 PSL 进行数字化。大多数 PSP 阅读仪系统用模拟对数放大器或"平方根"放大器,对 PMT 输出信号进行放大。对数转换为一次 X 线曝光量和输出信号幅度之间提供一种线性关系,平方根放大为量子噪声与曝光量提供线性关系。

当激光束到达扫描线的终点时,激光束折回起点。成像板同步移动,传输速度经过调整使得激光束的下次扫描从另一行扫描线开始。成像板的移动距离等于沿快速扫描方向的有效采样间隔,从而确保采样尺寸在 X 方向和 F 方向上相等,荧光屏的扫描和传送继续以光栅的形式覆盖屏的整个区域。

扫描方向、激光扫描方向或快速扫描方向都是指沿激光束偏转路径的方向。慢扫描、屏扫描或副扫描方向指荧光屏传送方向。屏的传送速度根据给定屏的尺寸来选择,使扫描和副扫描方向上的有效采样尺寸相同。激光经过荧光屏时 PSL 的强度正比于这个区域吸收的 X 线能量。

读出过程结束后,残存的潜影信号保留在荧光屏中。在投入下一次重复使用之前,需要用高强度的光源对屏进行擦除。在擦除过程中,几乎所有的残存俘获电子都能有效去除。有些系统屏的擦除是与整体曝光量相关联的过程,较大的曝光量需要较长的擦除周期。

(二)四象限理论

CR 系统能把过度曝光或曝光不足的影像变成具有理想密度和对比度的影像,实行这种功能的装置就是曝光数据识别器(EDR)。EDR 结合了先进的图像识别技术,如分割曝光识别、曝光野识别和直方图分析等。

1.EDR 的基本原理

从曝光后的 IP 上采集到的影像数据,通过分割曝光模式识别、曝光野识别和直方图分析,最后来确定影像的最佳阅读条件,此机制就称为曝光数据识别(EDR)。就是说,最佳阅读条件的决定有赖于分割曝光模式识别、曝光野识别和直方图分析。

EDR 是利用在每种成像采集菜单(成像部位和摄影技术)中 X 线影像的密度和对比度特性实现的,EDR 数据来自于 IP 和成像菜单,在成像分割模式和曝光野的范围被识别后,就得出了每一幅图像的密度直方图。对于不同的成像区域和采集菜单,直方图都有不同的类型相对应。由于这种特性,运用有效成像数据的最小值 S1 和最大值 S2 的探测来决定阅读条件,从而获得与原图像一致的密度和对比度。阅读条件由两个参数来决定,阅读的灵敏度与宽容度,具体地说是光电倍增管的灵敏度和放大器的增益。调整以后，将得到有利于处理和储存的理想成像数据。

EDR 的功能和 CR 系统运作原理将归纳为四个象限来进行描述。

(1)第一象限：显示入射的 X 线剂量与 IP 的光激励发光强度的关系。它是 IP 的一个固有特征，即光激励发光强度与入射的 X 线曝光量动态范围成线性比例关系，两者之间超过 $1:10^4$ 的范围。此线性关系使 CR 系统具有很高的敏感性和宽的动态范围。

(2)第二象限：显示 EDR 的功能，即描述输入到影像阅读装置(IRD)的光激励发光强度(信号)与通过 EDR 决定的阅读条件所获得的数字输出信号之间的关系。IRD 有一个自动设定每幅影像敏感性范围的机制，根据记录在 IP 上的成像信息(X 线剂量和动态范围)来决定影像的阅读条件。CR 的特征曲线根据 X 线曝光量的大小和影像的宽容度可以随意的改变，以保证稳固的密度和对比度。由于在第一象限中 IP 性质的固有性和在第二象限的自动设定机制，最优化的数字影像信息被输送到第三象限的影像处理装置中。

(3)第三象限：显示了影像的增强处理功能(谐调处理、空间频率处理和减影处理)，它使影像能够达到最佳的显示，以求最大程度地满足影像诊断需求。

(4)第四象限：显示输出影像的特征曲线。横坐标代表了入射的 X 线剂量，纵坐标(向下)代表影像的密度，这种曲线类似于增感屏/胶片系统的 X 线胶片特性曲线，其特征曲线是自动实施补偿的，以使相对曝光曲线的影像密度呈线性。

2.EDR 的方式

(1)自动方式自动调整阅读宽度(L)和敏感度(S)。S 值是描述阅读灵敏度的一个指标，它与 IP 的光激励发光强度(Sk)有着密切的关系。若 X 线曝光量增加，Sk 增加，相应地 S 值减小，那么阅读灵敏度降低。L 值是一个描述最终显示在胶片上的影像宽容度指标，它表示 IP 上光激励发光数值的对数范围。

(2)半自动方式阅读宽度固定，敏感度自动调整。

(3)固定方式阅读宽度和敏感度均固定，如同屏一片体系中的 X 线摄影。

(三)双面读取技术

双面阅读 IP 从 IP 正反两面探测发射光，从而提取更多信号(并提高信噪比)。这种技术将 IP 的基板做成透明的，在屏的反面添加一套光学采集装置、光电探测器和电路。

双面阅读配置具有一定的优势，首先，可以在不改变各像素停留时间前提下采集更多的发光信号。其次，相同空间频率采集的两路信号相结合，可以得到比单侧采集更优的信号和噪声特性，来生成总体输出信号。但要注意，当激励线束到达有效层的后面或底部时，其宽度已经明显增加。因此，底部发出的光信号要比顶部采集的光信号模糊。结果是，两路信号组合所得到的图像质量受益于较低空间频率的程度(两路信号均起作用)高于较高空间频率(底部信号的作用相对减弱)。一个意外收获是，人们可以稍增加 IP 厚度，在没有明显降低锐利度的同时来提高 X 线吸收率，这可以通过信号组合参量来加以控制。

三、CR 的操作技术

(一)CR 的操作流程

1.CR 的工作流程

(1)信息采集经过人体后的信息 X 线投射到 CR 的影像板上，形成潜影。

(2)信息转换指存储在IP上的X线模拟信息转化为数字化信息的过程。CR的信息转换部分主要由激光阅读仪、光电倍增管和模/数转换器组成。IP在X线下受到第一次激发时储存连续的模拟信息，在激光阅读仪中进行激光扫描时受到第二次激发，而产生荧光(荧光的强弱与第一次激发时的能量精确地成比例，呈线性正相关)，该荧光经高效光导器采集和导向，进入光电倍增管转换为相应强弱的电信号，然后进行增幅放大、模数转换成为数字信号。

(3)信息处理指用不同的相关技术根据诊断的需要实施对影像的处理，从而达到影像质量的最优化。CR的常用处理技术包括有谐调处理技术、空间频率处理技术和减影处理技术。

(4)信息的存储与输出在CR系统中，IP被扫描后所获得的信息可以同时进行存储和打印。影像信息一般存储在光盘中，随时读取，以供检索和查询。

2.CR影像的形成过程

(1)成像板置于暗盒内，利用传统X线设备曝光，X线穿透被照体后与IP发生作用，形成潜影。

(2)潜影经过激光扫描进行读取，IP被激励后，以紫外线形式释放出存储的能量。这种现象称光激励发光(PSL)。

(3)利用光电倍增管，将发射光转换成电信号。

(4)电信号经模数转换后由计算机处理并重建图像，并根据诊断的特性要求进行影像的后处理。

(5)影像读取过程完成后，IP的影像数据可通过施加强光来消除，这就使得IP可重复使用。

3.CR的操作步骤

(1)开机启动CR系统打开影像阅读器的电源开关，同时启动计算机，设备通电自检后进入操作主界面。一般需一定时间预热后才允许进行IP板扫描操作。关机时严格遵守计算机内置的关机程序，严禁直接切断电源。

(2)阅读申请单，在主界面中输入被检者的相关信息，如姓名、性别、年龄、X线检查号等。通过影像阅读器上的条形码扫描器对IP板上的条形码进行扫描，同时选取投照的部位和体位，如胸部的后前位或侧位等，使扫描后的图像能调用对应的图像处理参数进行处理。

(3)以常规投照技术对IP进行曝光。

(4)将曝光后的IP置于影像阅读器扫描槽上扫描，扫描完成后将同时擦除IP原有的影像信息并退出扫描槽。

(5)对读取的图像添加标注，必要时进行适当的图像处理参数调整，满意后点击保存并发送至PACS中心存储器或影像工作站以备调阅。需要打印时可进行激光打印的操作。

(6)擦除后的IP可重复使用，以备下一次的曝光检查工作。

(二)对比度处理

由于人体衰减的微小差异，CR数据具有很小的固有对比度。对比处理的目的是改变影像数据的设置，使对比度等同于传统屏一片影像，或者增强得到所希望的影像。对比处理又称层次处理、色调谐调、对比增强。

对比度处理有两种不同的方法，最常用的技术是按照用户控制的查询表(LUT)重新变换各个像素值，对比度曲线的整体改变可以在不同的灰阶等级产生不同的局部对比度。有的CR系统用四种不同的参数(GA、GC、GT、GS)来控制此处理过程；有的厂家用两种(平均密度和LUT起始)；

有的用三种（窗左延伸、窗右延伸，感度测量）；有的提供可选择的模仿屏一片系统的基本曲线形状（GT），还具有增加或减少层次（GC 和 GA）和整体亮度（GS）的能力。

对比度处理是通过对滤过后原始影像的操作，和更改原始影像的重建来实现对比度的改变。有的 CR 系统的动态范围控制（DRC）是从建立一幅原始影像的模糊影像开始，可以为正像或负像的权重用于模糊影像。模糊影像的权重像再加回到原始信号，以增强低信号区域（纵隔和膈下）或高信号区域（空气对比，皮肤边缘）的对比度。DRC 处理可自由选择，由每一解剖菜单下的核尺寸、曲线类型和加强因子三个用户选参数来控制。

（三）频率处理

数字影像处理的一个目的是增强数据中特性的显著性。影像中这些被增强的特性，可以通过特定的空间频率来表征。有傅里叶滤过、模糊蒙片减影和小波滤过等。

许多 CR 系统采用模糊蒙片减影的技术，所选用尺寸的标准值对原始影像进行卷积处理，产生一幅模糊影像，然后将在原始影像中减去模糊影像，产生一幅包含突出高频信息的影像，用户定义的增强因子乘以每一像素来调制高频信息。将结果影像加到原始影像并标准化数据组，从而建立频率增强影像。

第五节　DR 成像技术

DR 较之 CR 具有更大的动态范围和 DQE，更低的 X 线照射量，更丰富的图像层次，在曝光后几秒内即可显示图像，大大改善了工作流程，提高了工作效率。根据 DR 平板探测器结构类型和成像技术的不同，可分为直接数字化 X 线成像（非晶硒）、间接数字化 X 线成像（非晶硅）、CCDX 线成像、多丝正比电离室（MWPC）成像等。

一、非晶硒探测器成像

DR 系统最重要的部件是平板探测器，直接数字化 X 线成像的平板探测器利用了非晶硒的光电导性，将 X 线直接转换成电信号，经模数转换形成数字化影像。

（一）基本结构

非晶硒平板探测器的结构主要包括以下四部分。

1.X 线转换介质

位于探测器的上层，为非晶硒光电材料。它利用非晶硒的光电导特性，将 X 线转换成电子信号。当 X 线照射非晶硒层时，可产生正负电荷，这些电荷在偏置电压的作用下以电流的形式沿电场移动，由探测器单元阵列收集。

2.探测器单元阵列

位于非晶硒的底层，用薄膜晶体管（TFT）技术在玻璃底层上形成几百万个检测单元阵列，每一个检测单元含有一个电容和一个 TFT，且对应图像的一个像素。非晶硒产生的电荷由电容储存。

3.高速信号处理

由高速信号处理产生的地址信号顺序激活各个 TFT，每个储存在电容内的电荷按地址信号被顺序读出，形成电信号，然后进行放大处理，再送到 A/D 转换器进行模/数转换。

4.数字影像传输

将电荷信号转换成数字信号，并将图像数据传输到主计算机进行数字图像的重建、显示、打印等。

(二)成像原理

当入射的X线照射非晶硒层，由于导电特性激发出电子一空穴对，该电子一空穴对在偏置电压形成的电场作用下被分离并反向运动，形成电流。电流的大小与入射X线光子的数量成正比，这些电流信号被存储在TFT的极间电容上。

每个TFT形成一个采集图像的最小单元，即像素。每个像素区内有一个场效应管，在读出该像素单元电信号时起开关作用。在读出控制信号的控制下，开关导通，把存储于电容内的像素信号逐一按顺序读出、放大，送到A/D转换器，从而将对应的像素电荷转化为数字化图像信号。信号读出后，扫描电路自动清除硒层中的潜影和电容存储的电荷，为下一次的曝光和转换做准备。

二、非晶硅平板探测器成像

非晶硅平板探测器是一种以非晶硅光电二极管阵列为核心的X线影像探测器。目前非晶硅平板探测器使用的荧光材料有碘化铯和硫氧化钆，它是将入射后的X线光子转换成可见光，再由具有光电二极管作用的非晶硅阵列变为电信号，通过外围电路检出及A/D变换，从而获得数字化图像。由于经历了X线一可见光一电荷图像一数字图像的成像过程，通常被称作间接转换型平板探测器。

(一)基本结构

以碘化铯探测器为例，非晶硅平板探测器其基本结构为碘化铯闪烁体层、非晶硅光电二极管阵列、行驱动电路及图像信号读取电路四部分。与非晶硒平板探测器的主要区别在于荧光材料层和探测元阵列层的不同，其信号读出、放大、A/D转换和输出等部分基本相同。

1.碘化铯闪烁体层

探测器所采用的闪烁体材料由厚度为500～600nm连续排列的针状碘化铯晶体构成，针柱直径约6nm，外表面由重元素铊包裹，形成可见光波导漫射。针状晶体的碘化铯可以像光纤一样把散射光汇集到光电二极管，提高影像的空间分辨率。

碘化铯的X线吸收系数是X线能量的函数。随着X线能量的增高，材料的吸收系数逐渐降低，材料厚度增加，吸收系数升高。在诊断X线能量范围内，碘化铯材料具有优于其他X线荧光体材料的吸收性能，碘化铯晶具有良好的X线一电荷转换特性，据实验研究单个X线光子可产生800～1000个光电子。

2.非晶硅光电二极管阵列

可完成可见光图像向电荷图像转换的过程，同时实现连续图像的点阵化采样。探测器的阵列结构由间距为139～200μm的非晶硅光电二极管按行列矩阵式排列，若间距为143μm的17寸×17寸的探测器阵列则由3000行乘以3000列，共900万个像素构成。每个像素元由具有光敏性的非晶硅光电二极管及不能感光的开关二极管、行驱动线和列读出线构成。位于同一行所有像素元的行驱动线相连，位于同一列所有像素元的列与读出线相连，以此构成探测器矩阵的总线系统。每个像素元由负极相连的一个光电二极管和一个开关二极管对构成，通常将这种结构称作双二极管结构(即TFD阵列)，也有采用光电二极管一晶体管对构成探测器像素元的结构行式(TFT阵列)。

(二)成像原理

非晶硅平板探测器成像的原理:位于探测器顶层的碘化铯闪烁晶体将入射的X线转换为可见光。可见光激发碘化铯层下的非晶硅光电二极管阵列,使光电二极管产生电流从产生电信号,在光电二极管的电容上形成储存电荷。

每一像素电荷量的变化与入射X线的强弱成正比,同时该阵列还将空间上连续的X线图像转换为一定数量的行和列构成的总阵式图像,点阵的密度决定了图像的空间分辨率。在中央时序控制器的统一控制下,居于行方向的行驱动电路与居于列方向的读取电路将电荷信号逐行取出,转换为串行脉冲序列,经模数转换为数字信号,获取的数字信号经通信接口电路传至图像处理器,形成X线数字图像。

三、CCDX线成像

CCDX线成像的核心部件是电荷耦合器件(CCD)。它是一种半导体器件,在光照下能产生与光强度成正比的电子电荷,形成电信号,这一特性被广泛用于CCD成像设备。

(一)CCD的类型与成像过程

目前CCD型DR主要有多块CCD和单块CCD两种探测器。

1.多块CCD型探测器

以瑞典Swissray medical AG公司的ddR为代表。Swissiray数字探测器系统使用4个$2cm^2$的CCD芯片作为探测器元件。基本成像过程。

(1)X线曝光时,透过人体的X线投射到大面积碘化铯(CsI)平板上,立即转换为可见荧光。

(2)4个位于不同位置上的高质量反射镜将荧光图像分割为4个等分的区域,按反射镜的方向确定光路,分别形成4幅独立的局部图像。

(3)4个125万像素的CCD镜头分别将采集的光信号传送到镜头后部的CCD芯片。

(4)由CCD产生光生电子,并通过数字化处理转化为数字信号。

(5)计算机重建图像,对定焦式光学镜头产生的几何光学畸变进行矫正,并完成4幅图像拼接整合,还原为一幅完整的X线图像。

4个CCD芯片组合成像的难点是由于透镜缺陷引起的图像变形问题,以及4个CCD图像的拼合问题。为了校正透镜光耦合系统产生的几何变形失真和保证计算机图像拼接位置的可靠性,4个CCD分别采集的原始图像面积都比实际拼合的图像增大10%。

2.单块CCD型探测器

以加拿大IDC公司的Xplorer为代表。X线转换层采用大面积$CsI:T^1$平板,Xplorer CCD探测器采用了单片CCD芯片技术。作为信息采集的主体,成像单元由单个$5cm^2$的大尺寸CCD芯片和大口径组合镜头组成。单芯片CCD在成像原理上没有图像的拼接过程。目前,中国深圳安健公司研发的反射式单块CCD型探测器已投入国内外医院的临床使用。

Xplorer基本成像过程如下。

(1)透过人体的X线投射到大面积$CsI:T^1$平板上被转换为可见荧光。

(2)整块反射镜面以45°折射角将可见光导入CCD镜头。

(3)大口径光学组合镜头采集光信号,传送到镜头后部的1700万像素的CCD芯片。

(4)由CCD产生光生电子,通过电子学处理转化为数字信号。

(5)计算机重建图像并矫正定焦式光学镜头产生的几何光学畸变,形成X线图像。

总之,CCD探测器数字化X线成像大致分为下面4个基本过程。

(1)采用碘化铯或硫氧化钆等发光晶体物质做X线能量转换层,入射X线光子被晶体物质吸收后转换为可见荧光。

(2)采用反射镜/透镜或光纤进行缩微和光传导,将光信号按确定的方向导入CCD。

(3)光生电子产生,光生电子的数目与每个CCD吸收的光子数成正比,光生电子被检出形成电信号,迅速存入存储装置,存储装置积累的电荷量代表感光单元接受的光照射强度。

(4)存储的电荷按像素矩阵的排列方式被移位于寄存器转移、放大,接着进行A/D转换,将模拟电信号转化为数字信号。

(二)成像原理

1.光电子转移与储存

当光子投射到CCD的MOS电容器上时,光子穿过透明氧化层,进入P型Si衬底,衬底中处于价带的电子将吸收光子的能量而跃入导带。当光子进入衬底时产生电子跃迁,形成了电子一空穴对。电子一空穴对在外加电场作用下,分别向电极两端移动,形成了光生电荷。光生电荷的产生决定于入射光子的能量(波长)和光子的数量(强度)。每个电荷的电量与对应像元的亮度成正比,这样一幅光的图像就转变成了对应的电荷图像。

2.电信号转移

它的作用是存储和转移信号电荷,CCD是通过变换电极电位使势阱中的电荷发生移动,在一定时序的驱动脉冲下,完成电荷包从左到右的转移。转移部分是由一串紧密排列的MOS电容器组成,只要转移前方电极上的电压高和电极下的势阱深,电荷就会不断地向前运动。

3.信号读出

当信号电荷传到CCD器件的终端时,由场效应管组成的电路将该信号读出。图像信号读出的过程:在一个场的积分周期内,光敏区吸收从目标投射来的光信号,产生光电子。这些光电子储存在各像元对应的势阱中,积分期结束时(一场周期过后),在场消隐期外来场脉冲的作用下,所有像元势阱中的光生电荷同时转移与光敏区对应的存储区势阱中,然后开始一场光积分。与此同时,消隐期间已经转移至储存区的光生电荷在脉冲的控制下,一行行依次进入水平位移寄存器。

四、DR操作技术

(一)操作界面的参数设计

目前DR操作大致分为检查资料的录入、曝光参数设置、图像后处理参数设置三部分。

1.检查资料的录入

DR界面中包括对被检者姓名、性别、年龄、ID、检查部位、送检科室等相关信息的输入。输入方法有手动键盘输入、条形码读取及从工作单列表选择三种方式。手动键盘输入适用于未组建网络环境或网络出现故障时的DR设备使用,此输入方法可自定义输入项,减少不必要的输入,以加快整个工作流程;条形码的读取是在预先登记并打印好条形码后,通过红外线扫描直接将条形码内的相关信息读入设备中。条形码读取的优点是快速、准确,不易出错,但需增加打印机等相关设备;

工作单列表方式是在网络环境中，通过在登记工作站终端安装相应登记软件，设置好相应参数及传输协议，一旦在登记工作站输入被检者相关资料，经 DR 刷新后立即可导入至检查列表中，操作者只需按照申请单上的姓名和 ID 号对应选取点击即可。

2.界面曝光参数设置

为缩短检查时间和减轻操作者的劳动强度，DR 设备在曝光控制界面上都趋于标准化、程序化。厂家一般都预先设定各摄影部位的默认参数值，在选取摄影部位和相应体位后，即可调出曝光条件的参数组合。曝光方式分为手动和自动，手动方式可从给出的参数组合上重新调整和修改曝光所需的千伏值(kV)、毫安值(mA)、曝光时间(s)。采用手动设置曝光条件方式需要操作者具有丰富的摄影经验，能掌握不同部位和体位的曝光条件变化规律。

自动曝光控制(AEC)可利用固定 kV 和 mA 值，通过曝光前对不同厚度和密度的组织自动探测其所需曝光剂量(mAs)，来实现对 mAs 值的补偿。AEC 的原理与传统 X 线机上使用的自控曝光基本相似，是以电离室作为探测区域，在平板探测器与被检体间呈倒“品”字形排列的 3 个电离室探测点，三个区域互相串联，可任意选择和组合，以所选区域探测值的平均数为参考值，但有的 DR 设备为 5 个电离室探测点。当 kV 和 mAs 值固定时，能在曝光前准确测量照射在患者身后 X 线辐射剂量，当达到探测器的预定剂量值时自动关闭 X 线曝光系统。中心线偏离可使电离室部分直接暴露在 X 线下，使探测到的平均值减少而出现不同程度的噪声。对于同一部位 kV 值越低，mAs 补偿相应越多，图像表现得越平滑.但曝光量也越多；当 kV 值升高，mAs 相应减少，曝光量也减少，但噪声增多图像质量下降。mA 值越大，曝光时间就越短。在选取适当的焦点后，在 X 线机容量允许范围内尽量使用高 mA 值，这样可以避免呼吸运动而使图像模糊。

3.图像后处理参数设置

一般内置参数值是由出厂时由厂家工程技术人员预先设定，具体使用时，要求进行调整和修改，使图像得到满意的效果。如 GE 的 DR，图像后处理参数包括边缘增强、亮度、对比度、组织均衡(TE)。边缘增强的调整可使图像边缘更为锐利，轮廓更为清晰，恰当的亮度和对比度(窗宽窗位)可使图像具有更佳的层次和丰富的信息，组织均衡通过调节组织密度高低的区域和均衡的强度范围，使曝光不足或曝光过度的部分的图像信息重新显示出来，解决了摄影部位组织间的密度或厚度的差异造成的图像信息缺失。经过各参数的调整，使每次曝光后的图像都能取得预设的显示效果。

(二)基本操作技术

DR 的操作技术与常规 X 线检查操作步骤类似，由于加入了数字化和计算机、网络等技术，使检查流程更为快速。

1.DR 设备的开启

打开电源柜的总电闸，启动高压发生器电源和 DR 工作站计算机电源。从 DR 工作站计算机登录，进入到相应操作界面。关机时严格遵循关机顺序，严禁直接切断电源。

2.球管预热

对刚开机的球管使用内置的曝光程式进行预热曝光，确保球管和 X 线的质量处于最佳状态。

3.录入检查资料

阅读申请单，核对被检者各项资料，录入并选择要投照的部位和体位。

4.调用曝光程序

选择手动或自动曝光方式,必要时在预设的曝光程序上重新对曝光参数值做调整。

5.摆位及曝光

按照常规摄影体位要求摆位,并正确使用中心线和焦一片距,嘱咐被检者作曝光前的配合工作,然后按下曝光闸曝光。

6.图像处理

观察图像处理效果,摆位是否符合要求,不满意时应马上调整重新拍摄。必要时对图像进行窗宽窗位的调节,确保图像显示最佳,同时添加左右标注。如多部位检查时,重新选择曝光程序,分别进行摆位和曝光。

7.传送图像

以手动方式或以设计的自动方式将图像通过网络传送到PACS中心存储器或诊断工作站等以备调阅。

8.打印胶片

将图像发送至激光打印机,根据不同的情况选择单幅或多幅打印。

9.进入下一次检查的准备工作

五、DR的特殊成像技术

(一)双能量减影技术

双能量减影(DES)主要用于胸部摄影,是指应用不同的X线光子能量对密度不同的骨与软组织的吸收衰减特性,将胸片中骨或软组织的影像成分选择性减去后,生成仅有软组织或骨组织图像的技术。

X线穿过人体组织过程中,因发生光电吸收效应和康普顿散射效应而衰减。光电吸收效应的强度与被曝光物质的原子量呈正相关,而康普顿散射与物质的原子量无关,与X线所经过的组织的电子密度呈函数关系,主要发生于软组织。双能量减影通过对穿透人体不同组织,经不同强度的光电吸收和康普顿效应衰减后的X线信号进行分离采集处理,从而选择性消除骨或软组织成分,得出组织特性的单纯软组织图像或骨组织图像。

一次曝光法双能量减影摄影,是对经被曝光物体衰减后所输出的X线能量进行分离,从而得到低能及高能图像,两幅图像来源于一次曝光,不存在因患者移动所造成的图像不能重叠的问题。

双能量减影的胸片其临床意义在于早期检出肺结节病变,由于去除了软组织与骨密度的互相干扰,对钙化或非钙化性肺结节,其检出率均较普通胸片有所提高。同时,对肋骨外伤病变和骨质病变也有较大意义。双能量减影对显示骨性胸廓和中央气道的病变、辨认正常或变异解剖(尤其对骨性胸廓畸形患者)均有帮助。

(二)组织均衡技术

组织均衡技术是利用数字化X线摄影曝光宽容度大、图像层次丰富等的特点和优势,通过摄影设备上的后处理软件,对采集的DR图像进行重新处理,使高密度组织与低密度组织在一幅图像上同时显示出来,形成一幅新的组织均衡图像。

组织均衡技术主要应用于密度差或厚度差较大的成像区域,如胸部正位的肺部和纵隔区心脏后缘，侧位股骨颈的上下区域、侧位的颈椎下段和胸椎上段、侧位的胸椎下段和腰椎段等，这些区域在曝光时常常容易出现曝光不足或曝光过度的现象，若要观察低密度组织，必然丢失高密度组织间的灰度差异；反之，若要观察高密度组织，则又必然丢失低密度组织间的灰度差异。虽然通过数字化技术来调节图像的窗宽、窗位，但每次调节只能从整体上改变图像的亮度和对比度，结果是高密度区域显示清楚时，低密度组织层次丢失，低密度组织显示良好时，高密度区域显示不佳。组织均衡技术的原理是利用了后处理软件将厚度大密度高的区域与厚度小密度低的区域分隔开来，分别赋予各自的灰阶值，使得厚薄和高低密度组织的部位均形成对比良好的图像，然后重新叠加在一起，经计算机特殊重建处理，使高密度组织与低密度组织在一幅图像上同时显示出来，形成一幅组织均衡的图像。组织均衡图像层次丰富，在增加图像信息量的同时，又不损失图像的对比度。

组织均衡技术无需反复调节窗宽、窗位，在同一张图像上不同体厚部位的细节均可清晰显示，避免了分段或分次照射导致的同一患者反复曝光，既减少了受检者的吸收剂量，又减轻了技师的工作强度，提高了工作效率。当采集完原始数据，操作者可以调节参数得到不同程度的组织均衡图像，以提供多方面的诊断需求。

组织均衡技术需曝光前在相应部位的曝光程式中添加组织均衡参数，一旦参数设置后，曝光即直接形成组织均衡图像。除了选择恰当的组织均衡参数外，还需足够的曝光剂量，才能达到最佳的处理效果。运用组织均衡技术有时可出现图像噪声增大，应采用相应图像降噪技术。

（三）数字融合断层技术

体层摄影技术经历了普通胶片断层技术、数字 X 线断层技术和数字融合断层技术（DTS）三个发展时期。数字融合断层技术也称为三维断层容积成像技术，是 DR 新的成像技术，该功能通过一次低剂量的扫描可以获得检查区域内任意深度的多层面高清晰度的断层图像，其空间分辨率高，曝光剂量低，操作简单快捷。

1.设备构造及成像原理

DR 动态平板、运动的 X 线管组件、计算机后处理工作站及软件是数字融合断层技术必不可少的组成部分。DR 动态平板探测器具有快速采集能力，在短时间内即可完成对多次曝光数据的处理，是数字融合断层技术的基础，X 线管组件在机械运动装置驱动下以直线运动完成对检查部位的多角度多次曝光，以保证能足够获取数字融合断层所需的信息量，计算机后处理工作站对大量的图像数据信息进行集中和处理，利用专用软件重建出任意层面的断层图像。

数字融合断层技术的原理是在传统几何体层摄影的基础上，基于 DR 动态平板与图像后处理软件相结合的一种 DR 体层摄影技术。在预设的融合断层曝光程式控制下，X 线管组件在球管长轴方向上始终对准平板探测器中心已设定的照射角范围做直线运动，并顺序依次曝光，平板探测器以固定或同步反向移动相配合，快速采集曝光数据。计算机对图像数据采用位移叠加的算法，将序列的图像分别进行适当的位移后再叠加融合，人为地创建不同体层深度的聚焦层面图像。由于每幅图像的厚度可以人为进行调整，选择不同的起始和终末层高度，调整层厚和重叠百分比，同时还可以调整层间距（类似于 CT 容积成像后处理方式），最终重建出任意深度层面图像。

2.摄影技术

数字融合断层技术可采取站立位和卧位两种方式，均可获得被检部位任意冠状层面的数字化影像，也可通过一些特殊的体位设计和摆位，获得人体某些部位的轴位及矢状位图像。

一般检查前先拍摄标准一张DR图像，其检查步骤是：输入患者信息后，在设备上选取预设的融合断层曝光程式，选定投照位置和摄影距离，根据投照位置和患者个体情况选择投照条件，如kV值、mA值、曝光时间，选择病变距床面的距离，病变的扫描范围，X线球管的照射角等，检查胸部时还需对患者进行呼吸训练。设置和摆位完成后，按住曝光手闸曝光至曝光结束。曝光方式有以下两种。

(1)曝光时机械运动装置驱动X线管组件与探测器在一定成角范围内做同步反向运动，在X线管组件运动过程中，X线管组件自动跟踪技术使中心线始终指向探测器中心，预设的多次脉冲曝光程序在运动过程中按时间顺序依次曝光。

(2)曝光时机械运动装置驱动X线管组件成角度的连续曝光，而探测器平板固定在一个位置不随X线管组件的移动而移动，预设的连续曝光程序在运动过程中按顺序依次曝光。

数字融合断层技术检查方法简单、剂量低，对胸部检查可提高胸部小结节的检出率，提高胸部血管断面与肺部结节病变的鉴别能力，清楚地观察主支气管、气管隆凸和气管分叉的情况；对脊柱的检查可从前至后层层清晰地显示椎体、椎间隙、椎弓根、上下小关节间隙、棘突；对静脉肾盂造影的融合断层可了解双肾包膜的完整性、肾盂肾盏的形态，更清楚地观察到全程输尿管的行径有无狭窄，观察膀胱区的输尿管开口情况；对急腹症的检查能更清楚地了解肠梗阻的区段，更容易发现膈下游离气体；对骨关节的检查可避免金属植入物及石膏绷带对图像的影响，能避开重叠干扰，能观察到骨小梁、骨皮质和骨髓腔的情况，大大提高骨折或骨质破坏的检出率。

(四)图像拼接技术

图像拼接是DR在自动控制程序模式下，一次性采集不同位置的多幅图像，然后由计算机进行全景拼接，合称为大幅面X线图像。

一般的DR探测器最大成像长度为43cm，能满足绝大多数摄影部位的人体组织器官显示要求。当影像诊断和临床治疗中需要显示出更大的成像长度时，就必须使用多次摄影和图像拼接技术。

图像拼接技术所采用的图像采集过程一般分为两种：一是图像采集曝光时，X线管组件固定于一个位置，探测器和球管沿患者身体长轴移动2～5次，X线管组件做连续2～5次的曝光。计算机随即将2～5次曝光所采集到的多组数据进行重建，做“自动无缝拼接”，形成一幅整体图像。该方法为减小X线锥形束产生的图像畸变，X线管组件在多次曝光时，分别设定了不同的倾斜角，即X线管组件与探测器采用的非平行摄影技术，能在图像的拼合过程中有效地消除视差造成的图像失真和匹配错位现象。

另一种图像拼接技术采用X线管组件垂直探测器，DR探测器跟随着X线管组件实现同步移动，分次窄束脉冲曝光采集后自动拼合的方法。该方法的特定是中心线与探测器在曝光时始终保持垂直，并使用长条形窄视野，减小斜射线的投影。

自动无缝拼接技术的临床意义在于一次检查完成大幅面、无重叠、无拼缝、最小几何变形、密度均匀的数字化X线图像。特别是对脊柱侧弯及前、后凸术前诊断及术后检查、治疗效果分析等方面具有重要的作用。

第六节　乳腺X线摄影

乳腺X线摄影最早于1913年由德国的Saloman开始进行研究，1930年美国的Warren采用钨靶X线机、细颗粒探测器及增感屏技术进行乳腺摄影。1960年美国的Egan采用大照射量、低管电压、无增感屏方法进行乳腺摄影，图像质量又有所提高。1970年法国首先推出专供乳腺及其他软组织摄影用的钼靶X线机，使乳腺图像的细微结构更加丰富和对比度明显提高。

一、设备与成像原理

乳腺X线摄影系统由高压发生器、X线管(铍窗、附加滤过)、X线摄影机架、操作控制台、辐射防护屏等构成。

乳腺X线摄影机架包括"C"形臂或球形臂、准直器、影像接收器、滤线器、自动曝光控制系统、压迫器等。作为乳腺X线数字摄影系统还应包括数字探测器和图像采集工作站等部件。

(一)高压发生器

乳腺摄影系统高压发生器的设计性能与常规X线摄影装置类似。采用逆变式高频高压发生器是现代乳腺摄影系统设计的标准。逆变式高压发生器的高频状态是50Hz的上千倍。电感可以减小上千倍，变压器的铁芯截面积相应减小，从而使变压器体积和重量大幅减小。此外，逆变式高压发生器可以获得平稳直流高压，高压波纹率降低，短时间曝光不受电源同步的影响，千伏峰值(kVp)控制精度提高。一般乳腺摄影系统的逆变频率在20～100kHz。乳腺摄影系统的最大高压输出功率在3～10kW，管电压范围在22～35kVp，调节档次为1kVp，管电流调节范围在4～600mAs。

(二)X线管

乳腺摄影系统的X线管要求设计两个焦点，大、小焦点的尺寸一般为0.3/0.1，大焦点最大管电流为100mA，小焦点最大管电流为25mA。小焦点是为乳腺放大摄影而设计的，以便将高频信息放大变成低频信息加以识别。X线管焦点越小，分辨力越高，信息传递功能也越高。在放大率为1.5的情况下，0.3焦点下的极限分辨力为10lp/mm，而在0.1焦点下的极限分辨力为20lp/mm。

乳腺X线摄影设备的X线管标准靶物质是钼。但是钼与铑或者钼与钨组合而成的双靶轨道X线管正被应用，特别是新近发展的装备又开始采用钨靶X线管。15～25keV是产生乳腺X线吸收差异的最佳能谱范围。然而，从X线管发射出来的是一束混合射线，其中光谱的高能X线大部分穿透乳腺组织，将使对比度降低；而光谱的低能X线不能充分地穿透，将造成乳腺组织辐射剂量增加。因此，去除高能和低能X线是乳腺X线摄影必然要达到的目的，而其中最重要的一步就是选择合适的靶物质/滤过的组合。

通常靶物质/滤过的组合包括：钼靶/钼滤过、钼靶/铑滤过、铑靶/铑滤过和钨靶/铑滤过。通常总滤过必须相当于0.5mm铝或者0.03mm钼。附加0.025mm铑时，总滤过相当于0.5mm铝。从图像质量和患者接受辐射剂量两方面综合考虑，使用钼靶时能通过一定能谱范围内的钼特征放射得到较大强度的X线。

另外，附加具有20keV吸收端的钼滤过时，能够将X线频谱中的低能成分和使对比度降低的吸收端以上的高能成分同时过滤，并且选择性的保留特征 X 线。铑滤过的吸收端比钼滤过高 3.2keV，20～23keV 之间的高能连续 X 线不易吸收，其结果是增加了 X 线穿透力，实现了使用更少的 X 线量进行摄影的可能性。对于更加致密或者厚度很大的乳腺，可以选择使用铑靶/铑滤过或者钨靶/铑滤过的组合。钨靶/铑滤过的能谱没有低能的特征 X 线，在低能范围内强度较低，在能量为 20～23keV 时强度增加，K 边缘以上的光子经滤过后显著减少。

按钼靶/钼滤过、钼靶/铑滤过、铑靶/铑滤过、钨靶/铑滤过的顺序，X 线质逐渐变硬，穿透力逐渐增强。因此，在临床应用中，必须根据乳腺密度、厚度及要达到的技术目的合理地选择组合（表 13－1）。

表 13－1 不同靶物质、滤过组合下管电压的选择

乳腺厚度(cm)	靶物质/滤过组合	管电压(kVp)
＜3	钼靶/钼滤过	25～26
3～5	钼靶/钼滤过	26～28
5～6	钼靶/铑滤过	28～30
＞6	钼靶/铑滤过(铑靶/铑滤过)	＞30

美国的临床试验和科学调查发现，采用数字乳腺摄影拍摄所有厚度的乳腺，钨靶 X 线管配合铑和铑滤过是最佳选择，既能保持现有数字乳腺摄影系统出色的影像质量，同时辐射剂量减少 30％。

(三)自动曝光控制

乳腺 X 线摄影系统均配备有自动曝光控制（AEC），其目的是获取稳定、适宜的影像密度。AEC 装置位于影像接收器（探测器、IP、平板探测器等）下方，标准配置由 1～3 个半导体探测器构成的传感器和放大器、电压比较器组成控制系统。AEC 装置预置了相关的技术参数，以便达到乳腺影像的适宜密度。

全自动曝光控制（AOP）是 GE 公司推出的全自动曝光系统，它的特点是自动为每一位患者设定个性化的 kVp、靶物质及滤过。AOP 通过最初的 15ms 的预曝光，自动测量乳腺的厚度、密度，由此自动选择靶物质、滤过、kVp 等参数，控制照射量，结束曝光。

(四)乳腺摄影系统支架装置

乳腺摄影系统机架装置可以在患者处于立位或者坐位时，获取不同角度和放大倍数的图像。乳腺摄影系统的机架分为“C”形臂和球形臂两种，一般采用“C”形臂的较多。

“C”形臂由乳腺摄影系统立柱上的滑架支持，可通过手动或者电动进行上下移动和旋转运动。“C”形臂的一个设计特点是等中心旋转，以患者乳腺为转动中心，无论头尾位（CC）、内外斜位（MLO）还是侧位摄影，都无须改变“C”形臂的高度和患者的位置＝它的另一个设计特点是镜像记忆功能，能进行一侧 MLO 位摄影和变换到另一侧摄影时，“C”形臂自动旋转到与前一次摄影相对称的位置，如此可确保两侧体位的对称性，且简化操作，提高效率。“C”形臂的设计结构保证了任何情况下 X 线中心线永远垂直于影像接收器（屏－片、IP 或 FPD），射线源到影像接收器的距离一般为 60cm。

球形臂设计的最大特点是患者体位舒适、技师操作空间大。球形臂的设计益于患者身体的稳定，便于乳腺固定，且胸部肌肉放松，乳腺自然下垂，有利于更多的乳腺组织和靠近胸壁处乳后组织及腋尾区病变进入照射野。同时，技师可面对患者，拥有更广的操作区域，方便观察、定位；正面观察，与患者正面交流，可随时观察患者状态。双手操作，对于乳腺的牵拉、压迫、定位更为准确、方便，使乳腺在照射野中的定位更易于控制。球形臂的设计结构为三维移动，即垂直升降、同心旋转、前后倾斜。

（五）探测器

在乳腺托盘和滤线器下方是影像接收器。对于传统乳腺 X 线摄影机来说，它以暗合仓的方式装载屏一片系统胶片进行影像的获取、检测。对于数字乳腺摄影系统来说，它可以装载乳腺摄影专用的 IP、数字平板探测器等。

数字乳腺摄影探测器按照原理可以分为 3 类：光激励存储荧光体（PSP）、全野有源矩阵探测器和扫描系统。从 X 线光子转换为电荷的形式来讲，又可分为间接转换和直接转换两种类型。间接转换探测器有 CR 所用的光激励存储荧光体成像板、碘化铯/非晶硅平板探测器、间接转换“狭缝扫描”系统。直接转换探测器有非晶硒平板探测器和直接光子计数技术（直接转换“多狭缝”扫描系统）。

（六）准直器

准直器的窗口通过手动或自动调整，以获取与所选用的影像接收器尺寸一致的光野。光野与照射野的误差应在焦点一影像接收器距离（SID）的 2%以内。

（七）滤线栅

影像接收器上面是一个可以移动的活动滤线栅，当不需要滤线栅时，可以很容易地取下。乳腺摄影中使用的滤线栅有线型滤线栅和高通多孔型滤线栅（HTC），也称为蜂窝状滤线栅。乳腺摄影使用的典型的线型聚焦滤线栅栅比为 4：1～5：1、栅焦距为 65cm、栅密度为 30～50l/cm。活动滤线栅曝光倍数为 2～3。线型滤线栅栅板一般为铅，栅板间的充填材料有木、碳纤维、铝，当前采用较多的是碳纤维和铝。

（八）压迫装置

压迫器通常用边缘增强的有机玻璃板制成，可以在立柱上上下运动，运动方式可以是手动或者电动。电动方式由微机控制，提供连续变化的柔性压迫速率，根据腺体大小和弹性自动感应压力，使腺体压迫更加均匀适度。压迫装置应具有安全保护措施，保证患者不受到伤害。

适宜的压迫是乳腺 X 线摄影程序中非常重要的组成部分，压迫的主要目的是减少乳腺厚度，以利于 X 线束容易穿透乳腺组织。压迫减小了乳腺到影像接收器的距离，降低了几何模糊，空间分辨力得到提高；压迫还使乳腺内的结构分离，降低病变模糊带来的假阴性或者正常组织重叠而导致的假阳性；压迫减小了适宜曝光所需要的乳腺平均腺体剂量，同时散射线减少，提高了对比度；适当的压迫固定了乳腺，减少了产生运动模糊的概率。

（九）工作站

乳腺 X 线摄影工作站由计算机硬件和软件构成，用于乳腺影像的后处理、诊断评价以及影像的硬拷贝和存储传输。常见的处理一般有窗宽、窗位的调节，灰度调节，影像黑白反转，放大，距离测量等。硬件配置包括高性能的 CPU，大容量的内存和硬盘，光存储设备，DICOM 接口，高分辨、高亮度显示器等。

（十）乳腺X线摄影的附加器件

乳腺X线摄影系统的附件根据各公司设备的型号和配置不同而异。常见的摄影辅助附件有腋窝板、放大平台、乳腺支持器、液压座椅等。

二、摄影技术

乳腺摄影时被检者通常取立位和坐位。在乳腺摄影体位的选择中，内外斜位（MLO）和头尾位（CC）是所有乳腺摄影常规采用的体位。

（一）内外斜位

内外斜位（MLO）显示的乳腺组织比较全面。患者的常规体位为立位，如不能站立，也可采取坐位。内外斜位的操作步骤如下。

（1）嘱患者面对摄影设备站立，两足自然分开，探测器托盘平面与水平面成30°～60°角，使探测器与胸大肌平行。X线束方向从乳腺的上内侧面倒下外侧面。

（2）为了确定胸大肌的角度，技师将手指放置在肌肉后方的腋窝处，患者肩部松弛，技师将胸大肌轻轻向前推移，使可移动的外侧缘更加明显。高瘦患者所需较低为50°～60°，矮胖患者以30°～40°为宜，一般身高体重的患者所需角度为40°～50°。探测器与胸大肌的角度不平行将导致乳腺成像组织减少。双侧乳腺的体位角度通常相同。

（3）运用可移动组织向固定组织运动原理，提升乳腺，然后向前、向内移动乳腺组织和胸大肌。

（4）患者成像乳腺侧的手放在手柄上，移动患者肩部，使其尽可能靠近滤线栅的中心。

（5）探测器托盘的拐角放在胸大肌后面腋窝凹陷的上方，即滤线器拐角处定位在腋窝的后缘，但要在背部肌肉的前方。

（6）患者的手臂悬在探测器托盘的后面，肘弯曲以松弛胸大肌。向探测器托盘方向旋转患者，使托盘边缘替代技师的手向前承托乳腺组织和胸大肌。

（7）向上向外牵拉乳腺，离开胸壁以避免组织影像相互重叠。

（8）然后开始压迫，压迫板经过胸骨后，连续旋转患者使她的双臂和双足对着乳腺摄影设备。压迫器的上角应稍低于锁骨。当将手移开成像区域时，应该用手继续承托乳腺，直至有足够压力能保持乳腺位置为止。

（9）向下牵拉腹部组织以打开乳腺下皮肤褶皱。整个乳腺从乳腺下褶皱到腋窝，都应位于暗合托盘的中心。

（10）非检侧乳腺对检查有影响时，让患者用手向外推压，然后嘱患者保持身体不动，平静呼吸中屏气曝光。

（二）头尾位

头尾位（CC）作为常规摄影体位，应确保在MLO中可能漏掉的组织在CC中显示出来。如果MLO有组织漏掉的话，最有可能是在内侧组织。因此，在CC上要求显示所有内侧组织，同时应该尽可能多的包含外侧组织。CC的操作步骤如下。

（1）技师站在患者所检查乳腺的内侧，以便自如地控制被检者体位。

（2）按乳房的自然运动性高度，提高乳腺下褶皱升高暗合托盘与提升的乳腺下褶皱缘接触。一只手放在乳房下，另一只手放在乳房上，轻轻将乳腺组织牵拉远离胸壁，并将乳头置于探测器托盘中心。

(3)用一只手将乳房固定在此位置上,提升对侧乳房,转动患者,直至滤线器的胸壁缘紧靠在胸骨上,将对侧乳房放在暗合托盘的拐角上,而不是暗合托盘后面。患者头部向前放在球管一侧,这样患者身体可以向前倾,使乳房组织摆在影像接收器上。

(4)为了提高后外侧组织的可显示性,用乳房上方的手经过暗合托盘胸壁缘,将乳房后外侧缘提升到暗合托盘上,这应该在患者无旋转的情况下完成。

(5)嘱患者未成像侧的手臂向前抓住手柄,技师手臂放在患者背后,这样有助于协助患者保持肩部松弛。同时用手轻推患者后背,以防止患者从乳腺摄影设备中脱离出来。用手牵拉锁骨上皮肤,以缓解在最后压迫过程中患者皮肤的牵拉感。

(6)在进行压迫时,固定乳房的手向乳头方向移动,同时向前平展外侧组织以消除褶皱;患者成像一侧的手臂下垂,肱骨外旋。此种上臂摆位可以去除皮肤褶皱。如果皮肤褶皱依然存在,则用一根手指在压迫装置外侧缘滑动,以展平外侧的皮肤褶皱。

(7)嘱患者保持身体不动,平静呼吸中屏气曝光。

(三)乳腺X线摄影中的特殊体位

乳腺X线摄影中除了常规的MLO和CC,还有许多常规的附加体位可以进行选择,以便更好地对病变进行定位、定性诊断。

1.90°侧位

90°侧位也称直侧位,是最常用的附加体位,包括外内侧位和内外侧位。90°侧位与标准体位结合成三角形来定位乳腺病变,90°侧位能提供最小的物片距,以减小几何模糊。当在MLO/CC中的一个体位上有异常发现,而另一个体位上看不见时,应首先确定它是否真实存在,是否为重叠组织或者探测器或者皮肤上的伪影,加拍一张90°侧位会提供这些信息。在斜位或90°侧位上病变相对于乳头位置的改变,可用来确定病变是位于乳腺的内侧、中间,还是外侧。当临床触诊已经确定病变在乳房的内侧时,则首选外内侧位。

外内侧位的操作步骤:球管臂旋转90°,暗合托盘顶部在胸骨上切迹水平。患者胸骨紧贴暗合托盘边缘,颈部前伸,下颌放在托盘顶部。向上向中牵拉可运动外侧和下部组织。向暗合托盘方向旋转患者,使压迫板经过前部肌肉。患者手臂高举过暗合托盘,肘部弯曲以松弛胸肌。继续旋转患者直至乳腺呈真正侧位,且位于暗合托盘中央。向下轻轻牵拉腹部组织以打开乳房下褶皱。

内外侧位的操作步骤:球管臂旋转90°,患者手臂外展90°跨越暗合托盘顶部放置。同样使用相对固定组织的运动原理,向前向内牵拉乳腺组织和胸大肌,向上向外提升乳房,且轻轻牵拉使其离开胸壁,使患者身体向暗合托盘旋转并开始压迫。当压迫板经过胸骨后,继续使患者旋转直至乳腺成真正侧位位置,且位于暗合托盘中央。继续进行压迫直至组织紧张为止。然后轻轻向下牵拉腹部组织打开乳房下褶皱。

2.定点或锥形压迫位

定点或锥形压迫位是一个应用较多的简单技术,特别有助于密集组织区域的模糊或不明确的发现物。与整体乳腺压迫相比,定点压迫能允许感兴趣区厚度有更大幅度减小,提高乳腺组织的分离程度。定点压迫用来对感兴趣区内正常与异常组织结构的区分,可产生更高的对比度和对发现物更精确的评估。

各种尺寸的定点压迫设备,尤其是较小的设备,均可进行较为有效的定点压迫。根据最初的乳腺X线影像，技师通过确定病变的具体位置来确定小的压迫装置的放置位置。为了确定病变的具体位置，需要测量乳头至病变的垂直距离。用手模拟加压，将三种测量值转换成标记来确定病变的具体位置，然后将中心的定点压迫装置放在病变上方。

定点压迫位通常结合小焦点放大摄影来提高乳腺细节的分辨力。

3.放大位

有助于对病灶密度或团块的边缘和其他结构特征进行更精确的评估，有利于对良恶性病变的区分。放大位还对钙化点的数目、分布和形态具有更好的显示。此技术还可用于在常规体位中不易发现的病变。

放大位一般使用0.1的小焦点，同时需要一个放大平台来分离被压乳腺和探测器，放大率为1.5～2倍。由于放大位乳腺摄影采用空气间隙和微焦点技术，将会导致患者曝光的时间相对增加，从而增加了辐射剂量。

4.夸大头尾位

能显示包括大部分腋尾的乳腺外侧部分的深部病变。患者的起始体位同常规的CC位，在提升完乳房下部褶皱后，转动患者直至乳腺的外侧位于暗合托盘上。如果肩部稍微挡住了压迫板，可使球管向外侧旋转5°，以保证压迫器越过胸骨头，不要向下牵拉肩部，从而使双肩位于同一水平上。

5.乳沟位(双乳腺压迫位)

乳沟位(双乳腺压迫位)是用于增加乳腺后内深部病变显示的体位。患者头转向兴趣侧的对侧，技师可以站在患者背后，弯曲双臂环绕患者，双手触及患者双侧乳腺，也可以站在患者被检乳腺内侧的前方。确保提升乳房下褶皱，将双乳放在暗合托盘上。向前牵拉双侧乳房的所有内侧组织，以便于乳沟成像。如果探测器位于乳沟开放位置的下面，必须使用手动曝光技术。如果能将被检测乳房放置在探测器上方，且乳沟轻微偏离中心，则可以使用自动曝光技术。

6.人工植入物乳腺成像

可采取常规的头尾位和内外斜位，需要手动设置曝光参数，压迫程度受植入物的可压迫性限制。除常规体位外，人工乳腺患者应该有修正的头尾位和修正的内外斜位。在修正体位中，植入物相对于胸壁向后向上移动，轻轻牵拉乳腺组织向前放置至影像接收器上，同时用压迫装置固定此位置。

对于头尾位来说，相对于植入物的上方和下方的组织与前方组织一起向前牵拉。对于内外斜位来说，上内颌下外方组织与前部组织一起向前牵拉。此过程可以大大改善乳腺组织的可视性。

三、乳腺导管造影与穿刺活检

(一)乳腺导管造影

乳腺导管造影是经乳头上的导管开口，注入对比剂以显示乳腺导管形态及邻近组织结构改变的检查方法。

1.适应证

有乳头溢乳的患者；无乳头溢乳的某些乳腺癌患者。

2.禁忌证

急性乳腺炎患者;乳腺脓肿;哺乳期;碘过敏者。

3.操作步骤

患者取仰卧位或坐位,操作者取坐位。常规消毒乳头,仔细检查乳头.轻轻挤压患侧乳头使乳头有少量溢液流出,直至明确异常导管开口。如果挤出溢液过多则可能掩盖导管开口,使分辨异常导管开口更加困难。明确溢液的导管开口后,将30G钝头直针顶端对准导管开口位置,缓慢竖直进针,进针时不要施加太大压力。如果进针过程中患者感到疼痛,应停止操作,调整位置。进针后停留几秒观察是否有对比剂回流到注射器中,而且注射对比剂时可见到溢液集中在针头周围,即说明进针的导管是病变导管。确定针头插入正确的导管后,注入0.2～0.4mL对比剂(对比剂可用水溶性碘对比剂,如50%复方泛影葡胺,或相应浓度的非离子型对比剂),同时压迫乳头以避免对比剂漏出。当对比剂反流时,擦净乳头并让患者自己压迫乳头。随后进行CC和90°侧位加压放大摄影,并查看影像,如需要的话可将剩余对比剂注入后再摄片。

如果进针过程困难,可以采取以下措施。

(1)在乳头部位热敷数分钟有助于乳头肌肉松弛。

(2)酒精棉球擦拭乳头特别是导管开口的角质物质。

(3)轻轻将乳头上提,使乳晕区导管变直。

(4)进针时让助手轻轻牵拉乳头。

(5)改变进针角度。

(6)用拇指和示指缓慢地旋转进针。

4.摄影技术

摄影位置采用CC及90°侧位,曝光条件要稍高于乳腺平片摄影。可以采用放大摄影,使用小焦点放大1.5～2倍,有利于小分支导管病变的显示。

(二)乳腺X线立体定向引导穿刺活检

乳腺X线立体定位穿刺活检是20世纪90年代在计算机辅助下开展起来的一种新的针对乳腺微小病变的活检方法,包括弹射式空心针活检和X线立体定位真空辅助空心针活检。原理是X线在垂直于压迫平面时拍摄一张定位像,再分别于+/-15。拍摄2幅图像,根据所造成的视差偏移,数字乳腺机工作站可自动计算病灶深度,即穿刺深度,并可把深度值直接转换成与具体操作相关的数据,准确地定位病灶。目前的立体定位系统均采用立体坐标。计算机系统在X、Y和Z轴平面上,计算出病灶的精确位置,定位精度在0.1～0.2mm,所获得的标本材料能做出正确的病理诊断。

操作步骤如下。

(1)向被检者解释整个操作过程,以及取样时穿刺枪发出的声音,以减轻被检者的恐惧感。

(2)采用专门的俯卧检查床和附加装置(也可以使用标准的乳腺X线摄影单元和附加的立体定位装置),穿刺路径采用病变与皮肤的最近距离,固定乳腺,并用带窗的加压板压迫,采集定位像,如果病变位于加压板有窗的部分内,则进行立体定向摄影(中线右侧和左侧15°分别摄影)。

(3)确定参考点,并在立体定位片上选择坐标,计算机计算出立体定位片所选穿刺目标的横轴、纵轴和深度坐标。

(4)采用 1%利多卡因进行局部麻醉，采用 11 号手术刀在皮肤表面做一小切口以利于 11G 或 14G 穿刺针进入，所有操作均从一个皮肤切口进入。

(5)穿刺针从皮肤切口进入预定深度，取样前摄片以确定穿刺针与病变的关系，确认位置正确后打开穿刺针保险，提示被检者将进行穿刺取样，据所采用的穿刺取样方法，将穿刺针轻微撤出，然后取样。

(6)穿刺枪取样后摄片确定穿刺针最终位置。

(7)取出穿刺针，将穿刺标本浸入 10%甲醛缓冲液。如果穿刺目标为钙化，需行标本 X 线摄片以确定是否所有钙化都被取出，否则，应该再次穿刺。

四、图像质量控制

乳腺摄影质量控制是乳腺摄影质量管理的主要内容，它涉及乳腺摄影检查中所有的技术环节，是获得稳定的高质量的乳腺 X 线图像的前提条件。

(一)摄影成像

根据不同的成像方式选择合适的图像质量控制方法。如果采用的是传统的屏胶成像方式，其质量控制内容分屏一片密着状态、增感屏清洁、洗片机的质控、暗室质控等几个环节。如果采用的是数字成像方式，其质量控制内容主要是数字成像板的质控。

(二)压迫水平

压迫水平是提高乳腺摄影质量的重要措施。恰当的压迫可以减少 X 线照射剂量，降低散射线，改善影像的对比度、锐利度及模糊度。压迫检测是测试在手动和电动模式下，压迫系统能提供足够的压力。ACR 的建议标准：压迫系统所提供的压力应在 111～200N(牛顿)。

(三)体模成像

使用乳腺模型对影像质量的稳定性进行监测。ACR 推荐用 RMI－156 型乳腺体模，每月 1 次或在怀疑影像质量发生变化时，对乳腺影像的密度、对比度和一致性进行评估。

此外，乳腺摄影质量控制还包括每月一次的设备运行检查、废片和重拍片分析、影像显示链监测等内容。

第七节　口腔 X 线摄影

一、局部 X 线摄影

牙齿 X 线摄影是将专门制作的牙片放入口腔中，X 线从面部射入口中，经牙齿、牙龈及齿槽骨等组织到达牙片进行摄影的方法。牙片按摄影部位分为根尖片、咬颌片和咬翼片三种。

(一)根尖片

1.适应证

主要用于龋病、牙髓钙化、牙内吸收、根尖周围病、牙发育异常、牙周炎、牙外伤、牙根断裂、较深大的修复体、种植体及某些系统病变累及牙周骨病变等的检查。

2.禁忌证

无特殊禁忌证，但中度开口困难者、严重颅脑损伤及因严重系统病变或其他病情严重无法配合者不宜拍摄。

3.操作程序及方法

最常应用的根尖片摄影方法为根尖片分角线技术，其具体操作方法如下。

(1)患者位置：患者坐在专用口腔治疗椅上，椅座呈水平位，背托呈垂直位，调节椅子高度，使患者口角与操作者腋部相平。患者呈直立坐姿，头部靠在头托上，矢状面与地面垂直。摄影上颌后牙时，听鼻线与地面平行。摄影上颌前牙时，头稍低，使前牙的唇侧面与地面平行。摄影下颌前牙时，头稍后仰，使前牙的唇侧与地面垂直。

(2)胶片分配：成年人进行全口牙齿检查时，需用 14 张 3cm×4cm 胶片。儿童进行全口牙齿检查时，一般用 10 张 2cm×3cm 胶片。

(3)胶片放置及固定：胶片放入口内应使胶片感光面紧靠被检牙的舌侧面。摄影前牙时，胶片竖放，边缘要高出切缘 7mm 左右，摄影 12 时，应以 1 的切缘为标准；摄影后牙时，胶片横放，边缘要高出面 10_左右。留有边缘的目的是使图像形成明显的对比度及避免牙冠影像超出胶片。胶片放好后，嘱被检者用手指固定或用持片夹固定。

(4)X 线中心线。

①X 线中心线角度：使 X 线中心线与被检牙的长轴和胶片之间的分角线垂直。为了精确显示每个牙根的长度，应对每个牙根的情况采用不同的 X 线中心线摄影角度。表 13－2 为目前临床工作中最常应用的 X 线中心线摄影角度，可显示比较正确的牙影像。

表 13－2　摄影上、下颌牙齿时 X 线倾斜平均角度(垂直角度)

部位	X 线倾斜方向	X 线倾斜角度
上颌切牙位	向足侧倾斜	42°
上颌单尖牙位	向足侧倾斜	45°
上颌双尖牙及第一磨牙位	向足侧倾斜	30°
上颌第二、三磨牙位	向足侧倾斜	28°
下颌切牙位	向头侧倾斜	－15°
下颌单尖牙位	向头侧倾斜	－18°～20°
下颌双尖牙及第一磨牙位	向头侧倾斜	－10°
下颌第二、三磨牙位	向头侧倾斜	－5°

X 线中心线与被检牙长轴和胶片之间夹角的分角线的角度称为垂直角度，应尽量成直角摄影。X 线中心线向牙近、远中方向所倾斜的角度称为 X 线水平角度。由于个体之间牙弓形态可以有较大区别，X 线水平角必须随患者牙弓形态进行调整。其目的是使 X 线与被检查牙的邻面平行，以避免牙影像重叠。

②X 线中心线位置：摄影根尖片时，X 线中心线需要通过被检查牙根的中部。摄影上颌牙时，

听鼻线为假想线，X 线中心线通过部位分别为摄影上中切牙通过鼻尖；摄影上单侧中切牙及侧牙通过鼻尖与摄影侧鼻翼连线中点；摄影上单尖牙时，通过摄影侧鼻翼；摄影上前磨牙及第一磨牙时，通过摄影侧自瞳孔向下的垂直线与听鼻线的交点；摄影第二磨牙和第三磨牙时，通过摄影侧自外眦向下的垂线与听鼻线的交点，及颧骨下缘。在摄影下颌骨时，X 线中心线均沿下颌骨下缘上 1cm 的假想连线上，然后对准被检查牙的部位射入。

(5)注意事项：如果牙列不齐、颌骨畸形或口内有较大肿物妨碍将胶片放在正常位置上时，可根据牙的长轴和胶片所处的位置改变 X 线中心线倾斜角度。如遇腭部较高或口底较深的患者，胶片在口内的位置较为垂直，X 线中心线倾斜角度应相应减少；而全口无牙、腭部低平、口底浅的患者，则胶片在口内放置的位置较平，X 线中心线倾斜角度应增加。儿童因牙弓发育尚未完全，X 线中心线倾斜角度应增加 5°～10°。

(二)咬翼片

1.适应证

主要用于检查邻面龋、髓石、牙髓腔的大小、邻面龋与髓室是否穿通及穿通程度、充填物边缘密合情况、牙槽嵴顶部病变及儿童滞留乳牙根的位置、恒牙胚的部位和乳牙根吸收类型等。

2.禁忌证

同根尖片。

3.操作程序及方法

(1)切牙位。

①患者体位：坐于牙科椅上，听鼻线与地面平行，头矢状面与地面垂直。

②胶片：由 3cm×4cm 根尖片改制而成。拍摄时请患者张口，将胶片长轴与切牙长轴平行，放于上下颌切牙舌侧，胶片长轴位于两中切牙之间，短轴在上颌切牙下缘，请患者用上下切牙缘咬住翼片。

③X 线中心线：以 8°角对准两中切牙之间，通过上颌切牙缘上方 0.5cm 处射入，并使 X 线水平方向与被检查牙邻面平行。

(2)磨牙位。

①患者体位：坐于牙科椅上，听口线与地面平行，头矢状面与地面垂直。

②胶片：由 3cm×4cm 根尖片改制而成。拍摄时请患者张口，将胶片短轴与磨牙长轴平行，放于上下颌磨牙舌侧，将翼片放于被检查牙牙合面上，请患者用正中牙合位咬住翼片。

③X 线中心线：以 8°角对准胶片中心，通过上颌磨牙面上方 0.5cm 处射入，并使 X 线水平角度与被检查牙邻面平行。

(三)咬颌片

1.适应证

主要用于上、下颌骨骨质病损、骨折等的检查。

2.禁忌证

同根尖片。

3.操作程序及方法

(1)上颌咬合片摄影方法。

①患者体位:坐于牙科椅上,听鼻线与地面平行,头矢状面与地面垂直。

②胶片:使用6cm×8cm胶片。胶片长轴与头矢状面平行,放置于上、下颌牙之间,嘱患者于正中牙合位咬住胶片。

③X线中心线:向足侧倾斜65°对准头矢状面,由鼻骨和鼻软骨交界处射入胶片中心。

(2)下颌咬合片摄影方法:下颌咬合片摄影有口底咬合片摄影和颏部咬合片摄影,两者体位相同。

①患者体位:坐于牙科椅上,头部后仰,头矢状面与地面垂直,使胶片与地面呈55°角。

②胶片器:使用6cm×8cm胶片,将胶片置于上、下颌牙之间且尽量向后放置,胶片长轴与头矢状面平行,并使胶片长轴中线位于两下中切牙之间,嘱患者于正中牙合位咬住胶片。

③X线中心线:中心线以0°对准头矢状面,由颏部射入胶片中心。

二、全景曲面体层摄影

口腔全景体层摄影又称口腔曲面体层摄影,一次曝光就可在一张探测器上获得全口牙齿的体层影像。

(一)全景曲面体层摄影的数字化

目前,全景曲面体层摄影的数字化方式主要有直接数字化成像方式和间接数字化成像方式,前者以平板探测器为媒介,把X线直接转换成数字信号,后者以计算机X线摄影(CR)方式为代表。平板探测器采用CCD,故又称CCD系统。

(二)成像原理

两个大小相同的圆盘,以O_1、O_2为中心,沿箭头方向以相同的角速度w旋转,自右方X线球管发出一束细的X线通过O_1、O_2。在旋转圆盘的O_1到γ的α_1点处放置被照体,在O_2到γ的α_2点处放置探测器,则α_1点和α_2点的速度V相等。

即:V=角速度×到中心点的速度=$w\cdot\gamma$　(13-7)

因为角速度相等,所以被检牙列部分与探测器的相对速度等于零。这样在α_1点的牙列部分能够清晰地显示在α_2点的探测器上,α_1点以外的被检者的身体组织部分与探测器的速度不同,影像模糊。

(三)成像方式

口腔曲面体层摄影有单轨旋转体层、双轴体层和三轴体层三种方式。目前多用三轴转换体层摄影,患者静止不动,探测器与X线机头做相对运动。

(四)摄影方法

1.适应证

主要用于上下颌骨外伤、畸形、肿瘤、炎症及血管性病变、牙及牙周组织疾病(阻生牙、牙周炎等)、错颌畸形、颞下颌关节紊乱及观察牙发育及萌出状况。

2.禁忌证

呼吸、循环障碍及严重颅脑损伤或存在其他危及生命体征的患者。

3.操作程序及方法

曲面体层摄影可分为上颌、下颌及全口牙位三种,以全口牙位最为常用。

(1)全口牙位曲面体层:摄影时患者取立位或坐位,颈椎呈垂直状态或稍向前倾斜,下颌颏部置于颏托正中,用前牙切缘咬在牙合板槽内,头矢状面与地面垂直,听眶线与听鼻线的分角线与地面平行,用额托和头夹将头固定。层面选择在额托标尺零位。

(2)下颌骨位曲面体层:摄影时患者,下颌额部置于颏托正中,上、下切牙缘咬在板槽内,头矢状面与地面垂直,听鼻线与地面平行。层面选择在颏托标尺向前10mm处。

(3)上颌骨位曲面体层:嘱患者颏部置于颏托上,头矢状面与地面垂直,听眶线与地面平行。层面选择在颏托标尺向前10～15mm处。

4.曝光条件

70～90kV,15mAs。数字全景曲面体层机选择程序后,根据患者个体差异适当增减默认曝光条件。

第八节　普通数字X线图像质量控制

影像质量是成像链的各个质量环节的综合体现,其中任何一个环节出问题都会影响最终的图像质量。

一、质量控制的内涵和方法

普通X线图像影像质量是密度、对比度、模糊度、噪声、伪影等多种因素的综合体现,它取决于设备性能、摄影参数及被检者配合等因素。在医学影像技术管理工作中,质量应包括三个层次的内容,即影像质量、工程质量和工作质量。

(一)影像质量

不同的设备成像方法各异,最终形成的影像要通过显示器或图像反映出来。对此,评价的内容和标准也不尽相同。如普通X线图像的密度、对比度、清晰度、图像斑点等;CT影像的密度分辨率、空间分辨率、噪声与伪影、容积效应与周围间隙现象等;MR影像的信噪比、空间分辨率、均匀度及畸变率、对比度与对比噪声比等;CR、DR影像的分辨率、线性度、灵敏度、动态范围等;DSA影像质量取决于减影方式、电视链特性、蒙片选择、采集帧率、造影参数等;PACS虽然不直接产生影像,但它影响影像储存与传输的质量,取决于图像格式标准、存储设备容量、网络集成特性、系统的兼容性等。

总之,影像质量的确定和评价是建立在信息理论及多种学科基础上的复杂的系统工程。

(二)工程质量

"工程"是指为保证获得高质量影像而必须具备的全部条件和手段,工程质量则是指它们实际达到的水平,影响因素包括影像技术人素质、影像设备性能、材料的选择、评价方法、检测手段和环境等,其中人的因素最重要。

(三)工作质量

工作质量就是指影像技术人员的技术工作、组织管理工作和思想工作对获得高质量影像的保证程度。影像质量管理应该运用组织行为学等科学管理手段,建立科学的影像技术人员综合素质评价体系。围绕影像质量这个中心,全面推进质量管理工作。

(四)建立质量保证体系

质量保证(QA)和质量控制(QC)是医学影像质量管理(QM)的两个重要组成部分,它们既有一定的分工,又有密切的联系。QA是一个整体性概念,包含制定的所有管理实践,即通过有计划的系统活动,力求在尽可能减少X线辐射剂量和医疗费用的同时,不断改进医学影像技术,以获得最佳影像质量来满足临床诊断的需要。QC是质量保证的一个完整部分,是一系列独立的技术步骤,以确保影像质量的满意。即通过特定的方法和手段,对影像诊断设备及其附属设备的各项性能指标进行检测和维修,以及对影像制作过程进行监测和加以校正,从而保证获得高质量的影像。

1.成立组织机构

为了有效地开展质量管理工作,应成立相应规模的质量管理组织。质量管理组织人员应包括:科室行政管理者、影像诊断医师、主管质量工作的技术人员、工程师和医学影像物理师等。QA程序的首要部门是质量保证委员会(QAC),此组织负责QA程序的整体规划,制定目标和方向、决定政策及评估QA活动的效用等。

2.建立质量信息系统

质量信息是质量保证体系的基础,据此做出决策、组织实施,并通过质量控制,达到提高影像质量的目的。信息反馈来源包括:日常评片的分析结果、影像设备的运行质量检测、有关影像质量管理和放射防护的文献、文件、法规等。

3.制订质量保证计划

为执行QA所制订的一个详细计划,称QA计划(QAP),主要包括质量目标、功效研究、继续教育、质量控制、预防性维护、设备校准和改进措施等。

通过制订质量保证计划并组织实施,应达到以下目的。

(1)改善影像诊断信息,确保影像质量符合临床诊断要求的标准,提高诊断质量。

(2)在达到医学诊断目的的情况下,确保患者和工作人员的辐射剂量达到规定的最低水平。

(3)有效地利用资源,节约医疗费用,获得较好的经济效益。

(4)确保有关影像技术质量管理及放射防护的各项法令、法规严格执行。

4.实行管理工作的标准化、程序化

包括以下几方面。

(1)科室全体人员参与,根据岗位责任制的内容,明确各级各类人员的责任分工及职责和权限。

(2)对各类诊断设备及其附件必须实行质量控制、包括质量参数的选定及参数的评价标准、测试方法和频率、允许误差限、使用测试工具和记录表格等。

(3)购买新设备的程序及验收要求。

(4)对设备使用期间的检测和维修计划。

(5)技术资料档案的保存和各种数据的收集与汇总分析。

(6)规定各类专业人员的培训与考核。

(7)对检测结果的评价及采取的行动。

(8)制订相关影像质量标准与被检者的辐射剂量限值。

(9)对质量保证计划实施情况的检查和效果的最终评价。

（五）实施质量控制技术

质量控制的主要内容包括：设备的检测、影像质量标准的监测、质量控制效果的评价几部分。

1.设备检测的内容

主要包括以下三种检测。

（1）验收检测：设备安装调试或大修后，应根据要求对设备的各项性能指标按设备的验收规范进行检测验收。

（2）状态检测：设备在使用过程中应对其基本性能进行确定，同时要进行状态检测，即对其现状定期进行各种性能指标的检测。

（3）稳定性检测：设备在影响放射诊断以前性能改变的判断，即在使用期对其稳定性进行检测（一致性检测）。

每一种检测都有一定的具体要求和适用范围及所需的测试工具。检测后，必须对设备性能的劣化原因进行分析并加以校正。

2.影像质量标准的监测

制订医学影像质量标准的目的，是以最优的成像技术条件为保证，达到合理的最低辐射剂量水平，为临床提供满足诊断要求的高质量影像。

X 线影像质量标准包括两部分内容：人体各部位影像质量标准和标准图像必须遵循的一般准则。

（1）人体各部位影像质量标准：包括影像显示标准、重要的影像细节显示标准、体位显示标准、患者剂量标准、图像影像特定点的密度值、成像技术标准等。

（2）标准图像必须遵循的一般准则。

①影像显示必须能够满足临床的诊断学要求。

②图像影像中的注释完整、齐全、无误，包括检查日期、影像序号、定位标志及单位名称等。

③无任何技术操作缺陷，包括无划伤、污染、黏片、脱膜、指痕、漏光、静电及伪影等。

④用片尺寸合理，分格规范，照射野大小控制适当。

⑤影像整体布局美观，无失真变形。

⑥对检查部位之外的辐射敏感组织和器官应尽可能加以屏蔽。

⑦图像影像的诊断密度值范围应控制在 0.25～2.0。

对于人体各摄影部位的影像应按照相应的标准进行检验，并和标准图像遵循的准则逐一核对，加以分析和总结。

3.质量控制效果的评价

通过检测发现设备性能超过了所规定的误差限，必须及时维修，重新检测，并对检测结果加以评价，使设备保持良好的稳定状态。

通过对人体各摄影部位影像质量标准的检验并加以评价，进行分析和总结，找出工作中的失误并加以改进，不断提高影像质量。

（六）运用 PDCA 循环方法，实施全面质量管理

全面质量管理方法是由密切相关的四个阶段组成的，即计划（plan）、实施（do）、检查（check）、总结（action），简称 PDCA 循环方法，并把它应用于影像质量管理活动中，效果显著。

1.计划(plan)阶段

包括工作目标、人员组织分工、设备材料购置方案、技术路线与方法、质量控制标准和目标管理项目等。计划的制订要保证可行性、科学性、稳定性、可定量性和严肃性。

2.实施(do)阶段

按计划内容进行具体工作,形成惯性运行。必须做到:各级各类人员在整个计划中的任务、职责要明确具体,规章制度合理可行,人员任务配置合理,良好的工作作风。

3.检查(check)阶段

利用客观的物理评价和统计学手段,将实施结果与计划相比较,了解进展情况,及时发现问题。

4.总结(action)阶段

根据上一阶段提供的数据、图表及反映出的问题进行分析,找出问题的主次并加以纠正。对于暂时不能解决的问题,拟定改进措施向下一级 PDCA 转移,反馈到新的计划中去。按照 PDCA 循环方法,上一级 PDCA 是下一级的依据,而下一级 PDCA 又是上一级的具体化和落实。每循环一次,就向新的水平迈进一步,循序渐进,从而达到全面质量管理的目的。

二、CR 的图像质量控制

(一)评价 CR 图像质量的因素

1.空间分辨力

成像板的高对比(极限)分辨力取决于几个因素,物理因素方面的局限性包括荧光板的结构和厚度、激光点的尺寸、荧光体内由于调制而引起的可见光散射、“预采样”信号的损失。照在荧光体层上的激光点的有限直径及 PSL 的扩散,尤其是在深度上的扩散,增加了模糊度。激光激励的荧光体有效面积取决于入射激光的直径、激光在荧光体中的扩散、光导装置采集光激励发光的分布。可见光的扩散减小了高频信号的调制度。数字影像像素尺寸在 100～200nm,达到了成像板成分和激光点尺寸的物理极限,从而决定了系统的最大空间分辨力。数字采样精确地将输出影像的最大空间频率限定在由尼奎斯特频率所决定的最大值内,尼奎斯特频率等于 2 倍像素尺寸的倒数。与传统屏一片暗盒不同,CR 的较小荧光板通常比较大的能提供较高极限分辨力,原因是像素尺寸与成像板的尺寸有关。使用高分辨成像板时,较薄荧光体层可以增加分辨力(锐利度)。

混叠效应(尼奎斯特频率以上的预采样高频信号反射回到较低空间频率的影像中)会对成像板影像产生副作用,这种人为的信号由采样不足引起,分别受像素尺寸和数字影像矩阵的限制。例如,如果荧光板的固有分辨力极限为 5lp/mm,像素采样率是 5 像素/mm^2 或 2.5lp/mm,那么在信号频谱上超过 2.5lp/mm 的空间频率将会反射回低于 2.5lp/mm 的影像中。在快速扫描方向上用低通滤过可以减少或消除这些高频信号,从而降低混叠效应。频率响应得以改善的较小和(或)高分辨力成像板,将会受混叠信号的影响更严重。混叠的影响增加了影像噪声,降低了成像板的量子检出效能(DQE)。

表 13－3　常规几种品牌的成像板及其性能参数

公司名称	IP 尺寸型	矩阵大小	读取采样率 (pixels/mm)	极限分辨力 (Ip/mm)	像素尺寸 (mm)
Fuji	8"×10"ST	2000×2510	10	5	100
	10"×12"ST	1760×2010	6.7	3.4	149
	14"×17"ST	1760×2140	5	2.5	200
Kodak	8"×10"GP	1792×2392	10	5	100
	10"×12"GP	2048×2500	8.3	4.2	120
	14"×17"GP	2048×2500	5.8	2.9	172
Agfa	8"×10"	1721×2172	9	4.5	111
	10"×12"	2024×2458	8	4	125
	14"×17"	2048×2537	6	3	166

常规 CR 的最大分辨力为 5lp/mm，实际的空间分辨力也会受到所使用的荧光板类型的影响（表 1—3)。“伪分辨力”的识别很重要，矩形波测试卡照片中较低频率的铅条组已经模糊，而较高频率的铅条却看得见，这是由于频率混叠造成的。如果将分辨力模体放置在 X－Y 矩阵的对角线上，测得的分辨力可能超出理论的采样分辨力极限。这时，分辨力模体的“有效”采样间隔由于夹角的正弦值（如 45°角时为 0.707）而变得较小，过高估计了实际垂直和水平的极限分辨力。

2.对比度分辨力

影像中数字像素间所表现出的“无噪声”信号的最小差异，依赖于编码值的总量（量化水平），还有相对于背景的目标信号幅度。在大多数 CR 系统中，像素值随着光激励发光的对数值改变，或等于成像板的辐射剂量对数值，因此像素值之间的数量差异就是对比度。CR 系统的对比感度或探测能力，不仅依赖于用于表达每一像素的位数，而且依赖于系统增益（如每个 X 线光子对应的电子数，每个模数转换单元的 X 线光子数）和相对于对比差异的整体噪声幅度。在影像中区分一个信号的能力，主要依赖于固有的物体对比度（kVp、散射线接收）、噪声量（X 线、亮度、电子、固有噪声源）、影像观察条件、观察者辨别小尺寸低对比区域的局限性。

通常情况下，成像板影像提供的对比探测能力等同于屏一片影像。作为一个数字化探测器，CR 设备允许潜影采集和显示处理步骤分离开来。X 线影像对比度的获得通过检查中使用特定灰度等级、色调或其他影像操作得以实现。由于大的曝光宽容度，没有数字增强的情况下，最终结果影像的视觉对比度会十分低。屏一片探测器的对比度受限于特定的摄影感度（传统探测器宽容度和胶片对比度的权衡），与之不同的是，CR 影像对比度受噪声限制。有几种噪声源作用于影像的整体噪声，成像板中所吸收 X 线的随机变化决定了量子噪声成分，在读出过程中激励发光的变化会引起输出信号的明显改变。在确定离散数字信号幅度值（这有赖于 ADC 的位深，当前系统的典型系统位深为 10～12）的过程中，量子噪声增加了不精确性，电子噪声源引起输出信号的进一步改变。为了接近感度 400 胶片的典型影像噪声（因此可以得到等同的对比度探测能力），成像板（标准分辨力)需要大约为 2 倍的较高 X 线量子数(如一个感度为 200 的系统)。由影像处理所决定的显示锐利度可能会影响噪声的显示。成像板相对于典型稀土双屏暗盒较低的探测效率,是噪声增加的一个主要原因。

3.量子检出效率

描述了与空间频率相关的信息探测效率,它依赖于荧光屏的量子检出效率和形成最终影像中每一步骤的噪声。这包含每吸收一个 X 线光子所俘获的电子数、潜影激励和发射过程的噪声、电子信号的转换噪声、与数字化相关的噪声、最终输出影像显示时的噪声。存储荧光体的大区域、零频率 DQE 描述为。

$$DQE_{PSP}=\frac{X_{abs}}{[1+CV(E)][1+CV(e1)][1+CV(S)]+\langle g\rangle^{-1}} \quad (13-8)$$

这里的:DQX_{abs}是荧光层中吸收的入射 X 线量子数;CV(E)是荧光层中吸收的 X 线能量的变化系数;CV(e1)是对于给定吸收能量的俘获电子数量的变化系数;CV(S)是对于给定俘获电子数量,从荧光体中形成的可见光信号的变化系数;＜g＞是每吸收一个 X 线光子时在光电倍增管中探测到的光电子的平均数量(大区域响应函数)。

CV(E)依赖于钡的 K 边缘与频谱的交迭及 X 线的 K 特性逸脱。对于穿过患者的 80kVp 的 X 线束,估计值约为 0.15,近似于影像增强器的碘化铯荧光体。每吸收一个 X 线光子,荧光体 F 中心都会俘获数以百计的电子,使得 CV(e1)相对较小(＜0.05)。另一方面,荧光体中某一深度处激励激光的变化及发射可见光的相应变化会使得亮度噪声值 CV(S)很高,估计值在 0.8。荧光体中的大范围增益＜g＞约为 10,导致 DQE 表达式中分母值约等于 2,故而 DQE(0)可以近似估计为 1/2Xabs。穿过患者的典型 X 线能谱在 80kVp 时,标准分辨力荧光板的 DQE(0)约等于 0.25,高分辨力荧光板的 DQE(0)约为 0.13。荧光板技术的发展和作为空间频率函数的探测效率,两者的稳步改善已得到证实。最新一代成像板与屏一片探测器的比较,人们都喜欢从整体响应和影像质量方面入手。

4.影像显示

激光胶片打印机将数字影像模仿传统屏一片摄影的模式转换成照片影像,通过透射方式进行观察。在一些 CR 系统中,影像的尺寸必须按照荧光板尺寸和输出胶片的格式,缩小到限定的大小范围。CR 影像的硬拷贝方式向用户提供了一幅单一的照片影像,从而丢失了便利显示处理的主要优势。为了提供两幅不同的灰阶/边缘增强的影像,影像尺寸要进一步缩小以便在一张胶片中容纳两幅影像。这种二合一格式在小尺寸 CR 照片(约为 26cm×36cm)上,需要将 35cm×43cm(M 英寸 X17 英寸)的观察野减小 50%。尺寸的减小使得照片上的直接测量复杂化,不同尺寸照片之间的对比更加困难。在 35cm×43cm 胶片上可以进行全视野打印,采样矩阵可达到约为 4000×4000 像素(有一家生产商为 3500×4300),也就是说在整个视野内可以提供 51p/mm 的高空间分辨力。对于网络激光打印机,大胶片打印模式可适用于数字影像数据内插和外插而得到的数字矩阵大小的范围。在此大格式胶片下,许多激光打印机稍微减小 5%的尺寸。

CRT 监视器应用于"软拷贝"显示。来自 CR 阅读仪的数字影像,出于不同的目的显示在 CRT 监视器上,包括患者正确摆位的确认、质量控制检查和影像修正、最初诊断、临床参考。监视器性能、相关工作站中影像操作工具包及显示特性都根据显示功能的不同而改变。通常情况下,用于放射初步诊断的高分辨力、高亮度、多幅显示监视器，临床医师查阅影像所用的中等分辨力显示终端，以及常规彩色显示器/个人电脑系统，代表着监视器质量的三个等级。CRT监视器在全院内提供影像的同时观察及观察者对影像外观的实时改变。监视器具有一系列的特性，包括比标准灯箱低的发光水平、荧光发射产生影像而不同于照片的光线透射、固有的非线性显示传递函数、亮度消退、几何失真、散焦。如果将监视器与硬拷贝影像的产生连接起来，一定要充分重视监视器和照片影像外观的匹配。由于CRT较低的发光特性，高亮度周围可见光对影像外观的不利影响在CRT上要比透射照片明显的多。此外，CRT荧光体会产生不同的颜色，在变换影像时会有不同的荧光滞后现象。在显示监视器和观片条件的验收检测和质量控制时，一定要提高重视程度，以确保最优化的影像展示。

（二）质量控制与定期维护

定期质量控制检测，对于检查系统性能和维持最优化影像质量是必需的。每天、每周、每月、每年的推荐检测步骤都是执行QC程序的一部分。大多数情况下，除了主要问题和年度检测外，指定技师还要执行大多数的检测任务。应该把专为CR设计的质量控制模体作为系统购置的一部分考虑到购置价格中去。此外，系统评估的自动QC方法、监视器的维护/安置和调整方法，都应该从生产商那里获取。

1.操作人员的应用培训

即使销售方伴随设备的出售常规有一个标准等级的应用培训，实际上也应该有针对应用培训的特定参考内容的说明。技师需要至少一周的岗位培训，还应该在最初培训1～2个月后再经过一星期的进一步强化培训。放射医师也应该在系统的最初使用过程中与应用专家沟通，按照自己的喜好进行特殊影像处理算法。物理师应该关注处理算法功能，指导自己如何去调整影像外观和创建检查算法。医院工程人员应该接受简单预防性维护任务和恢复最低程度错误的培训。

2.每天的维护

在开始使用CR前，要全面检查整个系统的工作状况，各系统显示、连接是否正常，IP板的常规维护和残影的消除状态，检查打印机是否已经打开(有的打印机电源与阅读器的电源相连)、打印机内胶片所剩的数量和打印机的工作状态，存储系统的工作状态及与RIS/HIS系统的连接状况等。

视察系统的运行情况，包括阅读仪、ID终端和影像观察监视器；制作激光成像感光测量胶片条并测量照片密度；检查胶片供给；检查激光相机运行状态。

3.每周的维护

清洁CR系统和激光相机的过滤器和通风孔；擦除所有很少使用或没有流通的成像板；验证软拷贝观察工作站的监视器校准(SMPTE模体)，对比度/亮度设定在0～5%和95%～100%小斑块都可见；视察暗盒和成像板，有必要按照生产商的指导进行清洁；采集测试模体影像，并在计算机数据库中编入目录。当超出预设定的界限时，核查系统性能并采取措施。

4.每月的维护

执行量化QC模体分析(如低对比、空间对比度、信噪比等的“抽查”)；检查照片重拍率，概观曝光指数，确定不可接受影像的产生原因；检查QC数据库，确定问题的原因并执行校正措施。对所有成像板执行线性/感度测试；视察/评估影像质量；抽查影像处理算法的适用性；执行验收检测步骤以确定和(或)重新建立基准值；检查重拍现象、患者曝光量趋向、QC记录和设备维修记录。

除了定期检测外，所有的检查都应该在一个“视为需要”的原则下执行。指定的QC技师、物理师、维修人员都应该参与到预防性维护和质量控制程序中。CR系统的侵入性调整和校正的执行，仅能由“销售商许可”人员、具有相关知识的技师、物理师及负责质量控制的维修人员来完成。

使用成像板的CR，代表了当前投射影像数字化采集的技术水平。与屏一片成像经验可能存在不同的方面有很多，如大量的调整参数、不适当的曝光菜单、系统硬件和软件故障、成像板损坏、过多的量子斑点和患者摆位等。技师和医师对于CR放射技术的最初定位和继续教育是极其重要的，包括独特属性和影像采集原则(准直程度、自动范围控制、影像处理龙随着CR系统的型号和生产厂商的增加，除了光激励存储荣光体和光激励发光的普遍运行状态外，必须要考虑特定的系统性能、控制和测试程序。CR系统的验收检测和质量控制程序，是直接的且相对容易的评估方法。CR成像技术正在继续革新，验收检测和QC程序必须同时升级以确保最优化的影像质量。

三、DR的图像质量控制

(一)影响图像质量的因素

影响图像质量的因素有很多，主要包括以下方面。

1.设备的性能和稳定性

数字摄影图像质量的优劣与机器的性能和设备参数的稳定有关，除一般X线机共有的X线管焦点大小、机器机构的精度等因素影响图像质量外，对于数字图像的质量，与矩阵大小、图像基础模糊度、位深及噪声有关。如果矩阵小，数字图像分辨率就低。像素的密度由不同位数的二进制数位深表示，像素太少或位深太小都会影响图像的质量。探测器像素尺寸和矩阵尺寸确定了图像的最大空辨率。采用非晶硒材料的直接转换探测器，它的空间分辨率要比采用闪烁材料的间接转换探测器的空间分辨率高一些。

2.人为因素

检查信息录入的错误、摆位不正确、不正确选择曝光野、中心线使用不当、标记错误等都会影响图像质量的质量。

3.摄影条件

DR系统图像具有动态调节的优越性，但其动态调节也具有一定的范围，如果摄影剂量过大或过小，超过一定的范围，都会使后处理技术的调整范围缩小，出现噪声甚至斑点及对比度下降，使图像质量下降。当曝光条件过大时，所得图像曲线就会变窄，图像偏黑并且失去层次感，即使调节也不能获得满意图像；当曝光条件过小时，图像颗粒感强噪声大，病变部位不能清晰显示。

4.后处理技术

图像后处理参数设置不恰当或调用不正确的参数组合，一定程度影响照片质量的好坏。

5.伪影

包括异物、平板探测器伪影、激光打印机伪影、后处理伪影等。

6.滤线栅

DR设备一般都配有不同焦一片距下使用的固定高密度滤线栅，使用不当可影响图像质量。

7.屏幕显示一致性

显示一致性是医用电子显示系统的先决条件，临床工作要求医用电子显示系统中相同的图像在不同显示装置上必须显示一致或非常相似。

8.激光打印机输出

激光打印机参数设置与屏幕显示存在差异，多棱镜的灰尘、热鼓过热损坏、胶片存放不当等可导致打印输出的图像质量下降。

此外，环境灰尘的污染，温度、湿度等对机器设备特别是平板探测器的影响都会不同程度地降低整个系统的性能，使图像质量的稳定性变差。

(二)图像质量控制措施

1.提高技术员素质

提高操作者的思想素质和专业技术水平，定期培训，建立完善的管理制度和操作规范，严格按照操作规程进行操作。同时建立读片制度，及时纠正技术操作中的错误。

2.曝光参数的选择

数字摄影曝光参数的合理选择和正确运用是提高照片质量的一项重要技术，参数的选择是以改变 kV、mAs 及曝光时间三个参数为基础，结合数字成像的特点进行参数调整，避免过度曝光和曝光不足。数字摄影 X 线曝光量宽容度虽然大，也可以通过窗宽窗位调整，但参数选择超出一定的限度，也难以得到优良的图像质量。

3.后处理技术的运用

后处理技术是借助计算机功能对获取的原始影像做进一步的完善，只有在适宜的照射条件下，充分利用后处理功能，才能提高输出影像的信息量。DR 影像后处理技术是以增大诊断信息，弥补摄影中的不足为目的。通过改变影像的对比度和调节影像的整体密度，从而实现影像的最佳显示。图像处理程序在使用中有可能被人为修改，要定期检查和修正参数的设置与组合，在实际工作中不断探索和总结改进。

4.消除伪影

伪影是影响 DR 影像质量的重要因素，除了加强操作者的责任心，在检查前除去被检者身上的金属物、毛衣等异物外，其他原因应针对伪影出现的情况进行分析和总结以及时纠正。

5.显示器校准软拷贝显像

存在诸多变数，包括最基本的黑白与彩色显示及电子显示技术的多样化，如阴极射线管(CRT)和液晶显示(LCD)等。电子显示技术的一个重要特点：在不同显示系统中，从计算机中的数据资料到显示器的亮度都可能不同，定期调整和校准非常必要。一般专业显示器都配备外接控制器或内置校准软件，普通显示器则根据使用时间和衰减程度进行亮度和对比度的调整，以保证图像在不同地点的终端工作站上显示一致。

6.激光打印机校准

激光相机的质量控制是得到优质图像的重要环节，应认真做好激光打印机的调试和校准。激光打印机与主机监视器图像的一致性尤为重要，注意图像的输出与激光相机匹配的问题，力求做到所见即所得。建立激光打印机验收检测及质量控制的概念，调整好激光打印机背景密度、灰阶响应、图形几何结构等指标，调整好最大密度值，而且还应该注意激光相机的密度调节与胶片的感光度相协调。同时每更换一批次胶片，必须进行一次自动校准。

7.机器设备的日常维护和保养

实行合理的维护和保养措施可以使系统保持最佳的工作状态，从而能最大限度地减少系统可能出现的故障。平板探测器为高精密仪器，是 DR 系统的核心技术，对环境要求较高，机房内应配置空调和抽湿机，温度保持在20～24℃，湿度40%～70%，要防灰尘，保持环境整洁，减少仪器静电对灰尘的吸附。定期给设备进行检测和校准，出现故障时记录故障的情况和代码，及时通知维修工程师。

总之，只有通过各种有效的措施和手段，才能保证获得最佳的图像质量和影像信息，为临床的诊断和治疗提供更可靠的帮助。

第十四章 CT基础

第一节 CT的概念

一、名称及概况

电子计算机X线断层扫描技术,英文全称为X－ray computed tomography,缩写为CT。

CT是一种功能齐全的病情探测仪器,它是电子计算机X线断层扫描技术简称。

CT是最早使用数字化图像的医学成像设备。CT使用人体横断面成像,不同于普通X线摄影成像方式。CT仍使用X线作为成像源,其X线与人体作用的相互关系与普通X线摄影相同。CT采用探测器作为成像递质,其成像性能主要取决于成像递质使用的材料。CT使用数字化图像信息,具有数字化图像的属性和基本功能。CT引入了CT值概念,在疾病诊断中增加了定量的尺度。CT属于容积成像,所采集的图像具有三维的信息。CT图像由于是三维采集,因而可进行各种三维形式的后处理成像。目前医学CT影像的空间分辨率已由第1代CT的厘米数量级,进展为第5代高分辨CT的亚毫米数量级(0.3mm)。20多年来,CT的空间分辨率已提高约两个数量级。目前CT(包括MRI)影像的空间分辨率,已能满足宏观病理学诊断的要求。根据微焦点工业CT机和多层面螺旋CT(MSCT)与螺旋维束CT(CBCT)的发展将是医用X线CT未来的重要发展方向。在不久的将来,CBCT小锥角可扩展到中等锥角。因此,我们应当考虑锥束修正。最后,对于颇大的锥角,重建算法必须对锥角效应做出有效的补偿,以提高其图像分辨率达到20～30μm。目前工业CT的空间分辨率已达到10μm,比医学CT高一个数量级,这就为进一步提高医学CT的空间精度提供技术上的借鉴。

二、CT的发明

自从X线发现后,医学上就开始用它来探测人体疾病。但是,由于人体内有些器官对X线的吸收差别极小,因此,X线对那些前后重叠组织的病变就难以发现。于是,美国与英国的科学家开始了寻找一种新的东西来弥补用X线技术检查人体病变的不足。1963年,美国物理学家科马克发现人体不同的组织对X线的透过率有所不同,在研究中还得出了一些有关的计算公式,这些公式为后来CT的应用奠定了理论基础。1967年,英国电子工程师亨斯费尔德在并不知道科马克研究成果的情况下,也开始了研制一种新技术的工作。他首先研究了模式的识别,然后制作了一台能加强X线放射源的简单的扫描装置,即后来的CT,用于对人的头部进行试验性扫描测量。后来,他又用这种装置去测量全身,获得了同样的效果。1971年9月,亨斯费尔德又与一位神经放射学家合作,在伦敦郊外一家医院安装了他设计制造的这种装置,开始了头部检查。10月4日,医院用它检查了第一个患者。患者在完全清醒的情况下朝天仰卧,X线管装在患者的上方,绕检查部位转动,同时,在患者下方装一计数器,使人体各部位对X线吸收的多少反映在计数器上,再经过电子计算机的处理,使人体各部位的图像从荧屏上显示出来。这次试验非常成功。1972年4月,亨斯费尔德在英国放射学年会上首次公布了这一结果，正式宣告了CT的诞生。这一消息引起科技界的极大震动，CT的研制成功被誉为自伦琴发现X线以后，放射诊断学上最重要的成就。因此，亨斯费尔德和科马克共同获取1979年诺贝尔生理学或医学奖。而今，CT已广泛运用于医疗诊断上。

三、CT和磁共振的区别

（一）CT

电子计算机X线断层扫描技术（CT）能在一个横断解剖平面上，准确地探测各种不同组织间密度的微小差别，是观察骨关节及软组织病变的一种较理想的检查方式。在关节炎的诊断上，主要用于检查脊柱，特别是骶髂关节。CT优于传统X线检查之处在于其分辨率高，而且还能做轴位成像。由于CT的密度分辨率高，所以软组织、骨与关节都能显得很清楚。加上CT可以做轴位扫描，一些传统X线影像上分辨较困难的关节都能CT图像上“原形毕露”。如由于骶髂关节的关节面生来就倾斜和弯曲，同时，还有其他组织的重叠，尽管大多数病例的骶髂关节用X线片已可能达到要求，但有时X线检查发现骶髂关节炎比较困难，因此，则对有问题的患者就可做CT检查。

（二）磁共振成像

磁共振成像（MRI）是根据在强磁场中放射波和氢核的相互作用而获得的。MRI一问世，很快就成为在对许多疾病诊断方面有用的成像工具，包括骨骼肌肉系统。骨骼肌肉系统最适于做磁共振成像，因为它的组织密度对比范围大。在骨、关节与软组织病变的诊断方面，磁共振成像由于具有多于CT数倍的成像参数和高度的软组织分辨率，故使其对软组织的对比度明显高于CT。磁共振成像通过它多向平面成像的功能，应用高分辨的毒面线圈可明显提高各关节部位的成像质量，使神经、肌腱、韧带、血管、软骨等其他影像检查所不能分辨的细微结果得以显示。磁共振成像在骨关节系统的不足之处是，对于骨与软组织病变定性诊断无特异性，成像速度慢，在检查过程中。患者自主或不自主的活动可引起运动伪影，影响诊断。

X线摄片、CT、磁共振成像可称为三驾马车，三者有机地结合，使当前影像学检查既扩大了检查范围，又提高了诊断水平。

第二节　CT成像原理

一、原理

CT是用X线束对人体某部一定厚度的层面进行扫描，由探测器接收透过该层面的X线，转变为可见光后，由光电转换变为电信号，再经模拟/数字转换器转为数字，输入计算机处理。图像形成的处理有如对选定层面分成若干个体积相同的长方体，称之为体素。扫描所得信息经计算而获得每个体素的X线衰减系数或吸收系数，再排列成矩阵，即数字矩阵，数字矩阵可存贮于磁盘或光盘中。经数字/模拟转换器把数字矩阵中的每个数字转为由黑到白不等灰度的小方块，即像素，并按矩阵排列，即构成CT图像。所以，CT图像是重建图像。每个体素的X线吸收系数可以通过不同的数学方法算出。

二、CT 的工作程序

它根据人体不同组织对 X 线的吸收与透过率的不同，应用灵敏度极高的仪器对人体进行测量，然后将测量所获取的数据输入电子计算机，电子计算机对数据进行处理后，就可摄下人体被检查部位的断面或立体的图像，发现体内任何部位的细小病变。

第三节　CT 设备与安全防护

一、CT 设备

CT 设备主要有以下三个部分：

(1)扫描部分由 X 线管、探测器和扫描架组成。

(2)计算机系统，将扫描收集到的信息数据进行贮存运算。

(3)图像显示和存储系统，将经计算机处理、重建的图像显示在电视屏上或用多幅照相机或激光照相机将图像摄下。探测器从原始的 1 个发展到现在的多达 4800 个。扫描方式也从平移/旋转、旋转/旋转、旋转/固定，发展到新近开发的螺旋 CT 扫描。计算机容量大、运算快，可达到立即重建图像。由于扫描时间短，可避免运动产生的伪影，例如，呼吸运动的干扰，可提高图像质量；层面是连续的，所以不至于漏掉病变，而且可行三维重建。注射对比剂做血管造影可得 CT 血管造影(CTA)。超高速 CT 扫描所用扫描方式与前者完全不同。扫描时间可短到 40ms 以下，每秒可获得多帧图像。由于扫描时间很短，可摄得电影图像，能避免运动所造成的伪影，因此，适用于心血管造影检查，以及小儿和急性创伤等不能很好地合作的患者检查。

二、安全防护

我国政府对放射防护工作很重视，1984 年修改了我国的《放射防护规定》。1988 年 11 月 1 日由卫生部发布 1989 年 1 月 1 日起实施的“射线防护器材防护质量管理规定”。1989 年国务院 44 号令发布了“放射性同位素与射线装置放射防护条例”，于同年 10 月 24 日起实行，规定了对放射工作实行许可登记制度和定期核查制度，加强了放射防护工作的管理。

CT 机在我国的应用日益普及。据 1998 年 10 月进行的不完全统计，我国已投入运行的 CT 机达 3500 余台，而且以每年约 300 台的速度增加。与欧美等经济发达国家不同，我国 CT 机配置种类繁多，更新速度较慢，新式的螺旋 CT 在大中型医院普遍使用。为防止 CT 的 X 线泄漏造成辐射危害，建设单位对 CT 设计并制造安装了防护铅房和在线辐射监测报警装置，工作人员佩戴了电子个人剂量计。采取一系列切实可行的污染防护措施，把辐射环境影响减少到“可合理达到的尽量低水平”。卫生部的相关文件《医用 X 线诊断卫生防护标准》中，对机房的大小、布局、防护要求都有明确的规定，况且，在设备安装调试后，当地疾控中心和计量监测部门，还会做防护方面的检测，只有合格后，才允许投入使用。此后每年也会定时检测。放射科的工作人员都能长期在那里工作，安全是没有问题的。

X线能使人体细胞电离而破坏。短期大剂量照射会导致身体损伤，局部大剂量照射可使组织烧伤。长期小剂量照射可使精神衰颓、记忆力下降、头晕、脱发、血常规改变，产生射线病。非职业人员接触X线少，只要不让直射X线照射，一般来说不会有什么问题，对从事放射线工作的人员来说，在放射卫生防护基本标准中，关于放射工作人员的剂量限制值是：为防止非随机效应，眼晶体≤150mSv/a〔10mSv(毫希弗)=1rem(雷姆)；a为年的符号〕，其他单个组织或器官≤500mSv/a。

某些事件中若接受超过年剂量当量限值的照射时，其有效剂量当量在一次事件中应不大于100mSv，一生不大于250mSv，且要满足上述对眼及其他组织或器官的限量要求。一般情况下，连续3个月内一次或多次接受的总剂量不应超过年剂量当量限值之半。应定期检查身体，在年照射剂量有可能超过15mSv(甲类)条件下工作，体检每年1次，其余(乙类或丙类)条件下工作，体检每年2～3年1次。放射工作人员若有下列情况之一者不宜从事放射工作，已参加工作的，建议给予减少接触、短期脱离、疗养或调离等处理：

(1)血红蛋白低于110g/L(男)或100g/L(女)；红细胞数低于4×10^{12}/L(男)或3.5×10^{12}/L(女)；血红蛋白高于180g/L或红细胞数超过7×10^{12}/L。

(2)已参加放射工作的人员，若白细胞总数持续低于4×10^{9}/L或高于1.1×10^{9}/L；准备参加放射工作的人员，若白细胞总数持续低于4.5×10^{9}/L者。

(3)血小板持续低于100×10^{9}/L者。

(4)严重的心血管、肝、肾、呼吸系统疾患，内分泌疾患，血液病，皮肤疾患和严重的眼晶体浑浊或高度近视。

(5)神经、精神异常等(如癫痫等)疾患。

第四节　CT成像的观察、分析与诊断

一、CT图像特点

CT图像是由一定数目由黑到白不同灰度的像素按矩阵排列所构成。这些像素反映的是相应体素的X线吸收系数。不同CT装置所得图像的像素大小及数目不同。大小可以是1.0mm×1.0mm，0.5mm×0.5mm；数目可以是256mm×256mm，即65 536个，或512mm×512mm，即262 144个。显然，像素越小，数目越多，构成图像越细致，即空间分辨力高。CT图像的空间分辨力不如X线图像高。

CT图像是以不同的灰度来表示，反映器官和组织对X线的吸收程度。因此，与X线图像所示的黑白影像一样，黑影表示低吸收区，即低密度区，如含气体多的肺部；白影表示高吸收区，即高密度区，如骨骼。但是CT与X线图像相比，CT的密度分辨力高，即有高的密度分辨力。因此，人体软组织的密度差别虽小，吸收系数虽多接近于水，也能形成对比而成像。这是CT的突出优点。所以，CT可以更好地显示由软组织构成的器官，如脑、脊髓、纵隔、肺、肝、胆、胰，以及盆部器官等，并在良好的解剖图像背景上显示出病变的影像。

X线图像可反映正常与病变组织的密度，如高密度和低密度，但没有量的概念。CT图像不仅

以不同灰度显示其密度的高低，还可用组织对 X 线的吸收系数说明其密度高低的程度，具有一个量的概念。实际工作中，不用吸收系数，而换算成 CT 值，用 CT 值说明密度。单位为 HU。

水的吸收系数为 10，CT 值定为 0HU，人体中密度最高的骨皮质吸收系数最高，CT 值定为＋1000HU，而空气密度最低，定为－1000HU。人体中密度不同和各种组织的 CT 值则居于－1000HU～＋1000HU 的 2000 个分度之间。

CT 图像是层面图像，常用的是横断面。为了显示整个器官，需要多个连续的层面图像。通过 CT 设备上图像的重建程序的使用，还可重建冠状面和矢状面的层面图像，可以多角度查看器官和病变的关系。

CT 图像的特点归纳如下：

(1)CT 的图像是人体横断面的图像，与普通 X 线图像完全不同，因横断面解剖关系的变化，形成了横断面解剖学。

(2)CT 是容积扫描采集的图像数据，可用各种三维后处理图像的形式显示图像。

(3)CT 的图像是数字灰阶图像，但 CT 数字图像矩阵中的每一个像素又包含和反映了相应体素的 X 线吸收系数。

(4)CT 图像的密度分辨率比普通 X 线摄影甚至数字 X 线摄影更高。

(5)普通 X 线摄影的动态范围是 1∶100，CR 摄影的动态范围是 1∶10 000，CT 的动态范围是1∶1 000 000。

(6)X 线摄影图像(包括数字 X 线摄影)有灰度或密度变化，但没有量的概念，CT 可采用 CT 值定量测量感兴趣组织结构。

二、CT 检查技术

分平扫、造影增强扫描(CE)和造影扫描。

(一)平扫

平扫是指不用造影增强或造影的普通扫描。一般都是先做平扫。

(二)造影增强扫描

造影增强扫描是经静脉注入水溶性有机碘剂，如 60％～76％泛影葡胺 60mL 后再行扫描的方法。血内碘浓度增高后，器官与病变内碘的浓度可产生差别，形成密度差，可能使病变显影更为清楚。方法分团注法、静脉滴注法和静脉注射法几种。

(三)造影扫描

造影扫描是先做器官或结构的造影，然后再行扫描的方法。例如，向脑池内注入碘曲仑 8～10mL 或注入空气 4～6mL 行脑池造影再行扫描，称之为脑池造影 CT 扫描，可清楚地显示脑池及其中的小肿瘤。

(四)CT 的几个重要概念

(1)分辨率：是图像对客观的分辨能力，它包括空间分辨率、密度分辨率、时间分辨率。

(2)CT 值：在 CT 的实际应用中，我们将各种组织包括空气的吸收衰减值都与水比较，并将密度固定为上限＋1000。将空气定为下限－1000，其他数值均表示为中间灰度，从而产生了一个相对的吸收系数标尺。

(3)窗宽和窗位:窗位是指图像显示所指的CT值范围的中心。例如,观察脑组织常用窗位为+35HU,而观察骨质则用+300～+600HU。窗宽指显示图像的CT值范围。例如,观察脑的窗宽用100HU,观察骨的窗宽用1000HU。这样,同一层面的图像数据,通过调节窗位和窗宽,便可分别得到适于显示脑组织与骨质的两种密度图像。

(4)部分容积效应:CT图像上各个像素的数值代表相应单位组织全体的平均CT值,它不能如实反映该单位内各种组织本身的CT值。在CT扫描中,凡小于层厚的病变,其CT值受层厚的病变,其CT值受层厚内其他组织的影响,所测出的CT值不能代表病变的真正的CT值:如在高密度组织中较小的低密度病灶,其CT值偏高;反之,在低密度组织中的较小的高密度病灶,其CT值偏低,这种现象称为部分容积效应。

(5)噪声:一个均匀物体被扫描。在一个确定的ROI(感兴趣区)范围内,每个像素的CT值并不相同而是围绕一个平均值波动,CT值的变化就是噪声。轴向(断层)图像的CT值呈现一定的涨落。即是说CT值仅仅作为一个平均值来看,它可能有上下的偏差,此偏差即为噪声。噪声是由辐射强度来决定的。也即是由达到探测器的X线量子数来决定的。强度越大,噪声越低。图像噪声依赖探测器表面的光子通量的大小。它取决于X线管的管电压、管电流,以及过滤及准直器孔径等。重建算法也影响噪声。

(五)CT的构成特点

CT有两种不同的扫描模式:序列扫描模(逐层扫描)式和容积扫描模式(螺旋扫描)。

螺旋扫描机以前的CT机共分为5代,都为序列扫描模式。

螺旋扫描机有单层和多层螺旋,同时,有序列和容积扫描模式。

CT机中的重要部件是探测器和阵列处理计算机。

螺旋扫描机是今后CT机的发展主流。与螺旋扫描有关新的成像参数是:螺距和重建间隔(或增量)。

在螺旋扫描方式中,螺距与CT的成像质量有关。螺距增加图像质量降低,螺距减小图像质量改善。

多层螺旋的扫描层厚更薄、扫描时间更短、图像分辨率更高。最薄扫描层厚达0.5mm;最短扫描时间为每周0.33s;最高横向、纵向分辨率0.3mm和0.4mm。

三、CT诊断的临床应用

CT诊断由于它的特殊诊断价值,故已广泛应用于临床。但CT设备比较昂贵,检查费用偏高,某些部位的检查,诊断价值,尤其是定性诊断,还有一定限度,所以不宜将CT检查视为常规诊断手段,应在了解其优势的基础上,合理地选择应用。

(一)头部

脑出血、脑梗死、动脉瘤、血管畸形、各种肿瘤、外伤、出血、骨折、先天畸形等。

(二)胸部

肺、胸膜及纵隔各种肿瘤,肺结核、肺炎、支气管扩张、肺脓肿、囊肿、肺不张、气胸、骨折等。

(三)腹、盆腔

各种实质器官的肿瘤、外伤、出血,肝硬化、胆结石,泌尿系结石、积水,膀胱、前列腺病变,某些炎症、畸形等。

（四）脊柱、四肢

骨折、外伤、骨质增生、椎间盘病变、椎管狭窄、肿瘤、结核等。

（五）骨骼、血管三维重建成像各部位的 MPR、MIP 成像等。

（六）CTA（CT 血管成像）

大动脉炎、动脉硬化闭塞症、主动脉瘤及夹层等。

（七）甲状腺疾病

甲状腺腺瘤、甲状腺腺癌等。

（八）其他

眼科及眼眶肿瘤，外伤；鼻旁窦炎、鼻息肉、肿瘤、囊肿、外伤等。

由于 CT 的高分辨力，可使器官和结构清楚显影，故能清楚地显示出病变。在临床上，神经系统与头颈部 CT 诊断应用早，对脑瘤、脑外伤、脑血管意外、脑的炎症与寄生虫病、脑先天畸形和脑实质性病变等诊断价值大。在五官科诊断中，对于眶内肿瘤、鼻旁窦、咽喉部肿瘤，特别是内耳发育异常有诊断价值。

在呼吸系统诊断中，对肺癌的诊断、纵隔肿瘤的检查和瘤体内部结构，以及肺门和纵隔有无淋巴结的转移，CT 检查做出的诊断都是比较可靠的。

在心脏大血管和骨骼肌肉系统的检查中也是有诊断价值的。

因此，在日常生活中的人群里，如感觉到身体不适，还是应该及早到医院做检查，以明确诊断。做到早检查、早发现、早诊断、早治疗。

四、CT 诊断的特点及优势

CT 检查对中枢神经系统疾病的诊断价值较高，应用普遍。对颅内肿瘤、脓肿与肉芽肿、寄生虫病、外伤性血肿与脑损伤、脑梗死与脑出血，以及椎管内肿瘤与椎间盘脱出等病诊断效果好，诊断较为可靠。因此，脑的 X 线造影除脑血管造影仍用以诊断颅内动脉瘤、血管发育异常和脑血管闭塞，以及了解脑瘤的供血动脉以外，其他如气脑、脑室造影等均已少用。螺旋 CT 扫描，可以获得比较精细和清晰的血管重建图像，即 CTA，而且可以做到三维实时显示，有希望取代常规的脑血管造影。

CT 对头颈部疾病的诊断也很有价值。例如，对眶内占位病变、鼻旁窦早期癌、中耳小胆脂瘤、听骨破坏与脱位、内耳骨迷路的轻微破坏、耳先天发育异常，以及鼻咽癌的早期发现等。但明显病变，X 线平片已可确诊者则无须 CT 检查。

对胸部疾病的诊断，CT 检查随着高分辨力 CT 的应用，日益显示出它的优越性。通常采用造影增强扫描以明确纵隔和肺门有无肿块或淋巴结增大、支气管有无狭窄或阻塞，对原发和转移性纵隔肿瘤、淋巴结结核、中心型肺癌等的诊断，均有很大帮助。肺内间质、实质性病变也可以得到较好显示。CT 对平片检查较难显示的部分，例如，同心、大血管重叠病变的显示，更具有优越性。对胸膜、膈、胸壁病变，也可清楚地显示。

心脏以及大血管的 CT 检查，尤其是后者，具有重要意义。心脏方面主要是心包病变的诊断。心腔及心壁的显示。由于扫描时间一般长于心动周期，影响图像的清晰度，故诊断价值有限。但冠状动脉和心瓣膜的钙化、大血管壁的钙化及动脉瘤改变等，CT 检查可以很好显示。

腹部及盆部疾病的 CT 检查，应用日益广泛，主要用于肝、胆、胰、脾、腹膜腔及腹膜后间隙，以及泌尿和生殖系统的疾病诊断。尤其是占位性病变、炎症性和外伤性病变等。胃肠病变向腔外侵犯，以及邻近和远处转移等，CT 检查也有很大价值。当然，胃肠管腔内病变情况主要仍依赖于钡剂造影和内镜检查及病理活检。

骨关节疾病，多数情况可通过简便、经济的常规 X 线检查确诊，因此，使用 CT 检查相对较少。

第十五章　CT 扫描技术

本章介绍了 CT 基本概念、常用术语和扫描方法。基本概念和常用术语是 CT 扫描技术的基础，理解 CT 基本概念和常用术语是掌握 CT 扫描方法的前提和保证。

第一节　CT 的基本概念和常用术语

一、基本概念

（一）密度分辨率

密度分辨率又称为低对比度分辨率，是指在低对比度情况下，图像对两种组织之间最小密度差的分辨能力，常以百分数表示（图 15－1）。例如：0.2%，5mm，0.45Gy，表示物体的直径为 5mm，患者接受 X 线剂量为 0.45Gy 时，CT 的密度分辨率为 0.2%，即相邻两种组织密度值差≥0.2 时，CT 图像可分辨。CT 图像密度值用灰阶表示。灰阶等级由 2^N 决定，N 是二进制的位数，称为比特，比特值大，表示信息量大，量化密度差别的精度高；反之则低。影响密度分辨率的主要因素有层厚、X 线剂量、噪声及滤波函数等。增加体层层厚或 X 线剂量、减小噪声等，密度分辨率可相应增加。

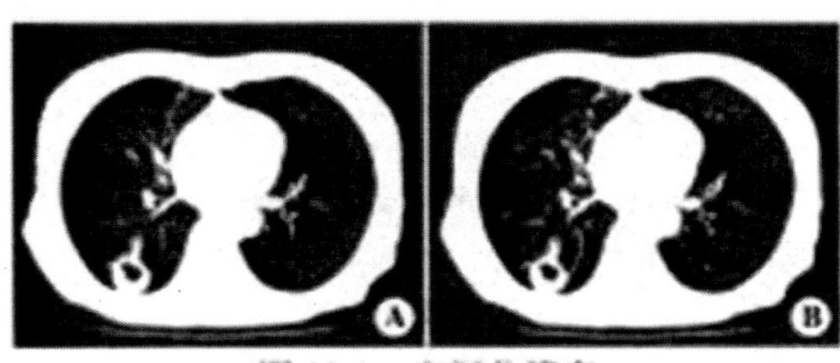

图 15－1　空间分辨率

A.扫描层厚 7mm；B.扫描层厚 1mm

$$Contrast = \frac{(\mu_{object} - \mu_{water})}{\mu_{water}} \times 100\%$$

where the background is water

%Contrast＝HU/10（15－1）

（二）时间分辨率

时间分辨率是指影像设备单位时间内采集图像的帧数。时间分辨率是衡量影像设备性能的重要参数之一，它与每帧图像的采集时间、重建时间、螺距及连续成像的能力有关。常分为图像时间分辨率（x－y 轴时间分辨率）和扫描时间分辨率（z 轴时间分辨率），图像时间分辨率指在扫描野内用于图像重建所需扫描数据的最短采集时间，代表了 CT 动态扫描能力，主要由机架旋转速度、扇区重建技术及球管数量决定。扫描时间分辨率即X线的准直宽度。另外，时间分辨率还包括在扫描野内用于图像重建所需要扫描数据的最短采集时间，例如，在心脏扫描中，并非所有360°数据都用于图像重建，而是根据同步记录的ECG波形选取一定的心动周期重建图像，此时的时间分辨率是指分布在ECG波形相对位置上用于图像重建数据起始点到结束点的时间窗宽度。在心电门控重建中，当机架旋转速度不变时，可以采用螺旋扫描多个心动周期中同一时相获取的数据叠加来获得图像，这样时间分辨力就成了可变值，它随着用于重建图像的心动周期数的变化而变化。使用的心动周期数越多，时间分辨力越高，扫描360°所需时间越长。

（三）空间分辨率

空间分辨率又称为高对比度分辨率，指在高对比度的情况下，即密度分辨率＞10％时，图像对组织结构空间大小的分辨能力，即分辨相邻两种组织或病灶与组织细微结构最小距离的能力，常以每厘米内的线对数（Lp/cm）表示。线对数越多，空间分辨力越高。换算关系为：

可辨最小物体直径（mm）＝5＋Lp/cm（15－2）

以往的空间分辨率主要表示CT成像平面上的分辨能力（也称横向分辨率，即X、Y方向）。在多层螺旋CT（MSCT）应用中增加了纵向分辨率，它的含义是扫描床移动方向或人体长轴方向（Z轴）的图像分辨率，表示CT机多平面和三维成像的能力，即横断面图像堆叠后的剖面图像（矢状面、冠状面等）能否清晰显示的能力。这样就有了X、Y、Z轴三个方向的空间分辨率，当三个方向的空间分辨率基本相同时，又被称为“各向同性”。影响空间分辨率的主要因素有像素、探测器孔径、相邻探测器间距、图像重建算法、数据取样、矩阵、X线管焦点尺寸和机器精度等。其中像素是最主要的因素，扫描图像矩阵中像素越多，横向分辨率就越高。但是层厚变薄，体素变小，噪声增加，密度分辨率会相应降低，宜适当增加辐射剂量。

（四）CT值

CT值是重建图像中像素对X线吸收系数的换算值，是衡量组织密度差异的统一计量单位，是测量CT图像中相对密度的简便的指标。单位是亨氏单位（HU）。当X线穿过人体不同组织后，由于X线的波长、组织的原子序数和组织的密度不同，人体内不同的组织具有不同的衰减系数。衰减系数n值是表示物质的相对密度。

Hounsfield以水的$\mu_{水}$作为标准，定义了CT值。某物质的CT值等于该物质的衰减系数$\mu_{物}$与水的衰减系数$\mu_{水}$之差，再除水的衰减系数$\mu_{水}$的商，乘以分度系数1000。其公式如下。

$$CT值=(\mu_{物}-\mu_{水})/\mu_{水}\times 1000 \quad (15-3)$$

若把人体组织的CT值界限划分为2000个单位，水的CT值为0，空气和密质骨的CT值分别为－1000HU和＋1000HU。已知人体各组织的衰减系数，根据上述公式，即可得到各组织的CT值（表15－1）。从表中可以看出，组织密度越大，CT值越高。在分析CT图像时，用测量CT值的方法，可以大体估计组织器官的结构情况，如出血、钙化、脂肪或液体等；此外，还可以根据CT值选择阈值进行图像后处理，根据CT值进行实时增强监视和骨密度测定等。由于CT值会因X线硬化、电源状况、扫描参数、温度及邻近组织等因素发生改变，故CT值只能作为诊断的参考依据。

表 15－1　人体常见组织 CT 值

组织	CT 值(HU)	组织	CT 值(HU)
密质骨	＞250	肝脏	45～75
松质骨	30～230	脾脏	35～55
钙化	50～500	肾脏	20～40
血液	50～90	胰腺	25～－55
血浆	25～30	甲状腺	90～120
渗出液	＞15	脂肪	－120～－90
漏出液	＜18	肌肉	30～100
脑积液	－10～15	脑白质	18～38
水	0	脑灰质	24～42

(五)部分容积效应

部分容积效应又称体积平均值效应。在同一扫描层面内，含有两种或两种以上不同密度的组织时，所测得的 CT 值是它们的平均值，因而不能真实地反映其中任何一种组织的 CT 值。此外，在同一扫描层面上，与该层面垂直的两种相邻且密度不同的组织，其边缘部分所测得的 CT 值也不能真实地反映其本身组织的 CT 值，称为周围间隙现象，它是体积平均值效应中的一种。选择薄层扫描或重叠扫描可减轻体积平均值效应的干扰。

(六)窗宽和窗位

CT 图像对 X 线吸收系数的测量精确度可达 0.5％以上，为了能观察到这样高的密度分辨率，引进了窗口技术，即窗宽和窗位。

窗宽指 CT 图像的 Stk 灰阶中所包含的 CT 值范围，即一幅 CT 影像上显示最低灰阶和最高灰阶所代表的 CT 值范围，此范围内的组织，可以用不同的灰阶来显示，此范围以外的组织，则没有灰度差别，无法显示，因此窗宽的大小直接影响 CT 影像对比度，窗宽越宽，组织显示的层次越多，组织分辨的 CT 值差越大。

窗位是窗宽的中心位置，类似于坐标原点，表示 CT 值浮动的中心值，所以又称窗中心。通常根据计划观察组织的 CT 值来选择窗位，一般 CT 值大于窗位的组织为高密度组织，CT 值低于窗位的组织为低密度组织，既有高密度，又有低密度的组织则为混杂密度组织。

同样的窗宽，由于窗位不同，其所包含的 CT 值范围不同。例如，取窗宽为 100HU，窗位为 0 时，其包含 CT 值范围为±50HU；当窗位为 40HU 时，所包含 CT 值范围则为－10～＋5HU。数学表达公式如下。

$$(\text{下限})C-W/2\sim C+W/2(\text{上限}) \quad (15-4)$$

调节窗宽、窗位能改变图像的灰度和对比度，能抑制或去除噪声和无用的信息，增强显示有用的信息，但不能增加图像的信息。由于正常或病变组织具有不同的 CT 值，范围波动在－1000～＋1000HU 内，而人眼分辨能力相对有限，因此欲显示某一组织结构的细节时，应选择适合观察该组织或病变的窗宽及窗位，以获得最佳的对比显示。

(七)噪声和信噪比

噪声是指均匀物体的影像上其CT值在平均值上下的随机涨落,图像呈颗粒性,影响密度分辨率,与图像的质量成负相关,噪声增加,图像密度分辨率降低,噪声产生的根本原因在于体素所接受的光子量的不均衡(图15-2)。降低噪声的措施主要有:增加X线曝光量,缩短球管一探测器距离,减小矩阵,增大像素,提高探测器质量,增加层厚,采用平滑算法等。噪声分为随机噪声和统计噪声。一般所指的噪声为统计噪声,用CT值的标准偏差来表示,以w表示体素的大小,h表示体层厚度,J表示辐射剂量,k表示常数,σ表示标准偏差,其数学表达式为:

$$\sigma^2 = k / w^3 hd \quad (15-5)$$

信号和噪声同时存在,其比值即信噪比(SNR)。比值越大,噪声影响越小,信息传递质量越好。信噪比是评价机器性能的一项重要的技术指标。

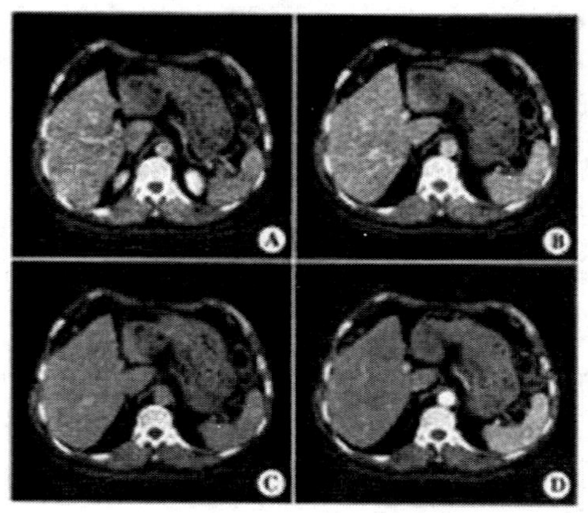

图15-2 噪声

A.采用80kV、180mA扫描;B.采用80kV、300mA扫描;
C.采用110kV、180mA扫描;D.采用120kV、300mA扫描

(八)伪影

伪影是CT图像中与被扫描组织结构无关的异常影像,即指在CT成像过程中,由于设备或人体本身等因素造成、与实际解剖结构不相符的影像,泛指影像失真。产生伪影的原因较多,如探测器、数据转换器损坏或传输电缆工作状态不稳定、接口松脱、CT机使用前未做校准、球管不在中心位置、球管极度老化及探测器敏感性漂移等。常见的有环状、条状、点状、同心圆状等(图15-3)。因扫描部位不固定产生的与扫描方向一致的条状低密度影;扫描范围内组织间密度差异较大产生的线束硬化伪影;金属异物、钡剂、碘油等可产生条状或星芒状伪影;颅底、肩部、扫描野外的肢体、胃肠道内的气体等亦可产生伪影;选用的扫描野和显示野与扫描部位大小不匹配、扫描参数设定过低等亦可产生伪影。

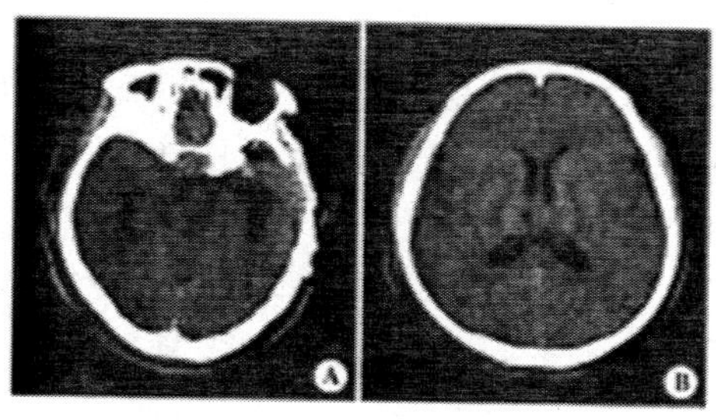

图 15-3　伪影

A.金属伪影;B.环状伪影

二、常用术语

(一)矩阵

矩阵是像素以二维方式排列的阵列图,计算机所计算的人体横断面每一点(像素)的 X 线吸收系数按行和列排列,行和列对像素而言又起到识别和定位作用。目前 CT 机常用的矩阵有 256×256、512×512、1024×1024 等。在相同扫描野内,矩阵大小与像素的多少成正比,矩阵越大,像素越多,图像质量越高。矩阵分为显示矩阵和采集矩阵,为确保显示图像的质量,显示矩阵应≥采集矩阵,如采集矩阵为 512×512,显示矩阵则为 512×512 或 1024×1024。

(二)像素与体素

像素又称像元,是组成图像矩阵的基本单元,即矩阵中的一个小方格,等于观察野除以矩阵。如果 CT 像素单元为 1mm×1mm,矩阵为 512×512,则一幅图像有 512×512=262144 个像素。像素是一个二维概念,是面积单位。体素则是一个三维概念,是体积单位,是某组织一定厚度的三维空间的体积单元。如果以 X 线通过人体的厚度作为深度,那么,像素×深度=体素。例如,某组织的深度为 10mm,像素为 1mm×1mm,体素=10mm×1mm×1mm。体素减少,层厚变薄,探测器接收到的 X 线光子的量相对减少,密度分辨率下降,空间分辨率上升。CT 图像中,像素显示的信息实际上代表的是相应体素信息量的平均值。

(三)原始数据与显示数据

原始数据是由探测器接收,经过放大和模/数(A/D)转换后得到的数据。显示数据是将原始数据经权函数处理后所得到的构成组织某层面图像的数据。

(四)扫描方式

1.非螺旋扫描方式

又称逐层扫描,X 线束轨迹呈不相连续的环形,数据采集不连续,是真正的断面影像,此时层厚等于准直宽度。

2.螺旋扫描方式

分单层螺旋和多层螺旋,单层螺旋为球管围绕被检体旋转一圈获得一幅图像,多层螺旋为球管围绕被检体旋转一圈获得多幅图像。X 线束为连续曝光,轨迹呈螺旋状,每层是一个不封闭的圆,扫描床匀速向扫描孔运行,采集数据需要插值、采样等方法重建图像。数据采集是容积数据,可以改变层厚和重建间距等进行回顾性重建图像。优化扫描方案可选择最小准直宽度、小螺距及尽可能薄层重建图像。

3.电子束 CT 扫描方式

扫描系统结构主要由电子枪、聚焦线圈、靶环、真空容器、探测器组、高速运动的检查床和控制系统等组成,有一定的触发方式和扫描体位。扫描速度较快,时间分辨率较高,但密度分辨率和空间分辨率不及多层螺旋 CT,主要用于心血管检查。

4.螺旋 CT 血管成像(SCTA)

指静脉内团注对比剂后,靶血管内的对比剂浓度快速达到峰值时,再进行螺旋扫描,显示数据经工作站后处理,重组出靶血管的二维或多维图像。优点是微创检查,简便易行,可以从任意角度和方位去观察病变。常用后处理方法有曲面重组(CPR)、最大密度投影(MIP)和容积再现技术(VRT),CPR 是将不在同一平面的组织或器官拉在一个平面显示;MIP 当血管和组织密度差别大时,重组效果好;VRT 是直接对体数据进行显示,空间立体感强,解剖关系清楚,可以进行伪彩色处理,有利于病灶定位。但容易受 CT 阈值选择的影响,阈值过高易造成管腔狭窄,分支血管及小血管显示少或不显示;阈值太低易造成血管边缘模糊,同时容易丢失容积资料,细节显示差,不利于病灶的定性,不利于如体积、面积等的测量。

(五)阵列处理机

阵列处理机(AP)是快速重建计算及数据处理用的专用计算机,它将原始数据重建成显示数据矩阵,其运算速度决定图像的重建时间,它受主控计算机的监控。

(六)重建与重组

重建技术是将原始数据经特定的算法处理后获得用于诊断的一幅横断面影像,该处理方法或过程被称为重建,重建技术可通过改变矩阵、视野、层厚等,选择不同滤波函数或改变算法等方式进行影像处理。例如,内耳骨算法扫描后,可改变为软组织算法重建图像,提高了组织间的密度分辨力,使图像更细致、柔和。一次扫描,能获得不同重建算法的数套影像,用不同窗值来观察,诊断信息更丰富。图像的重建常采取高对比分辨率放大重建、冠状面、矢状面及斜面重建,也可采取低对比分辨率放大重建。

重组技术是将重建后的显示数据经不同计算机软件的进一步处理,重组是不涉及原始数据处理的一种影像处理方法,包括显示数据的获取、图像预处理、图像分割、二维或三维重组及显示等步骤。重组技术方法较多,如 MPR、MIP、SSD、VRT、CTPI、CTVE 等。

(七)螺距

螺距(P)是螺旋容积采集过程中,床速与 Z 轴方向总的准直器宽度之比。螺距是一个无量纲单位。在单层螺旋 CT 中,准直器宽度等于层厚,对于多层螺旋 CT,Z 轴方向总的准直器宽度等于 Z 轴方向上探测器的排数乘以单一探测器的宽度。多层螺旋 CT 的螺距派生出螺旋因子和容积螺距概念,螺旋因子为床速与总的准直器宽度之比,容积螺距为床速与单一探测器宽度之比。螺距越大,进床速度越快,扫描时间就越短,但图像质量下降。

(八)间距

非螺旋扫描的间距为上一层面的上缘与下一层面的上缘之间的距离,它可以等于、小于或大于层厚,间距小于层厚的非螺旋扫描为重叠扫描。螺旋扫描的间距定义为:被重建的相邻图像间长轴方向(Z 轴方向)的距离,通过采用不同的间距,确定重建图像层面的重叠程度,如重建间距小于层厚即为重叠重建。重建间距的大小与重建图像的质量有关,即重建间距减小,图像的质量改善,重叠重建可减少部分容积效应和改善 3D 后处理的图像质量。

第二节　扫描方法

一、普通扫描

普通扫描，又称平扫或非增强扫描，即血管内未注射对比剂的单纯CT扫描。普通扫描主要适用于骨骼、肺等密度差异较大的组织，其次是急腹症及存在对比剂禁忌证的受检者，一般先进行常规扫描，然后根据病情的需要，再决定是否增强扫描及增强方式。

普通CT（非螺旋扫描）常采用逐层扫描方式进行横断面扫描和冠状面扫描。逐层扫描方式的特点：扫描层厚和层距设定后，每扫描一层，检查床移动一定的距离，然后做下一次扫描，如此往复循环直至完成预定的扫描范围。

螺旋CT（螺旋扫描）通常都采用容积扫描方式，它通常以人体部位的一个器官或一个区段为单位做连续的容积采集和回顾性重建。常采用多平面重组冠状面、矢状面或任意斜面。

普通CT（非螺旋扫描）扫描的层厚和层间距常采用7～10mm，特殊位置采用5mm或3mm，螺旋CT扫描采集层厚0.625～1mm，重建层厚和重建间距常为5～10mm。

二、增强扫描

静脉内注入对比剂后的CT扫描称增强扫描。目的是使血供丰富的组织和器官及富血流供应的病灶内碘含量增高，而使血供较少组织或病灶内的碘含量相对降低，从而增加正常组织与病灶间的密度差；动态观察不同脏器或病灶中对比剂的分布与排泄情况，来发现平扫难以发现的小病灶、等密度病灶或显示不清的病灶，以及观察血管结构和血管性病变。不同病灶的强化类型、时间和特点，以及病灶大小、形态、范围与周围组织间的关系，有助于病变的定位、定量和定性诊断。增强扫描主要包括常规增强扫描和动态增强扫描。

（一）常规增强扫描

常规增强扫描指静脉注入有机碘对比剂并延迟一定时间后的CT扫描。注入对比剂的方法：静脉滴注法、快速加压静脉滴注法及静脉团注法，临床常采用静脉团注法。常用的对比剂有两种水溶性离子对比剂，如60%～76%的泛影葡胺、碘酞葡胺等；非离子型对比剂，如碘海醇、碘帕醇、碘普罗胺等。非离子对比剂毒副作用少。

（二）动态增强扫描

动态增强扫描是指团注对比剂后在一定时间范围内对感兴趣区进行快速连续扫描，用于观察病变血供的动态变化特征，有以下几种。

1.进床式动态扫描

扫描范围包括整个被检查器官，可根据被检器官或组织的血供特点，分别于强化的不同时期对检查的器官进行双期或多期扫描。

2.同层动态扫描

同层动态扫描是对同一感兴趣层面进行连续多次扫描，测定感兴趣区CT值并制成时间—密度曲线（T—DC），研究该层面病变血供的动态变化特点，帮助确定病变性质。同层动态扫描的关键在于感兴趣区的选择。

3.两快一长扫描

两快一长扫描是动态增强扫描的特殊形式,"两快"是指注射对比剂速度快和起始扫描时间快;"一长"是指延迟扫描,一般延迟时间为 10～15min 甚至更长。主要用于肝海绵状血管瘤、肝内胆管细胞型肝癌及肺内孤立性结节的诊断和鉴别诊断。

三、能谱成像

能谱 CT 成像是利用组织在不同 X 线能量下产生的吸收系数差异来提供影像信息的成像方式,通过单球管高低双能(80kVp 和 140kVp)的瞬时切换(<0.5ms 能量时间分辨率)获得时空上完全匹配的双能量数据,在原始数据空间实现能谱解析,可提供双能量减影、物质分离、物质定量分析、单能量成像和能谱曲线分析等功能。

四、高分辨率 CT

高分辨率 CT 扫描(HRCT)指通过薄层或超薄层、高的输出量、足够大的矩阵、骨算法和小视野等方式成像,在较短时间内即可获得有着良好的组织细微结构、极高的影像空间分辨率的 CT 扫描方法。主要用于小病灶内部结构的细微变化,如肺部弥漫性或结节性病变及内耳、颞骨乳突、肾上腺等小器官病变。高分辨率 CT 须具备以下几个基本条件:全身 CT 机的固有空间分辨率小于 0.5mm;采用超薄层扫描,层厚≤1.0mm;重建滤波采用高分辨率算法(骨算法);矩阵≥512×512;采用高电流(200～220mA)和高的管电压(120～130kV),降低影像噪声;扫描时间应尽量短,一般为 1～2s。其影像特征:空间分辨率高;影像的细微结构清晰,边缘锐利度高;组织对比度好;噪声大,伪影较多。高分辨率 CT 不能替代常规 CT,只能作为常规 CT 的一种补充形式。

五、功能成像

(一)CT 灌注成像

CT 灌注成像(CTP)属于功能成像,是利用高速静脉注射(4～12mL/s)对比剂和快速 CT 扫描技术而建立起来的一种成像方法,其核心是基于含碘对比剂类似放射性同位素弥散特点。CT 灌注成像时,需要在一段时间内记录待测层面的一系列影像和 CT 值,从而生成与对比剂浓度有关的时间一密度曲线。通过对兴趣组织和血管系统获得的数据进行合适的数学模型处理,计算出兴趣组织灌注参数值,如组织的血流量(BF)、组织的血容量(BV)、平均通过时间(MTT)及峰值时间(TTP)等,并形成伪彩色图,从而对组织的血流灌注量及微血管生成密度情况做出评价。目前主要用脑、心肌、肝、脾、肾及肿瘤等的诊断,同时还用于器官移植后移植血管存活的评估和移植器官的血流灌注情况。它有两个技术特点:一是对比剂团注的速度更快;二是时间分辨率更高。

(二)骨密度测量

骨密度测量,是利用单光子吸收法或双光子吸收法对骨矿物质含量进行定量测定,其中 CT 双效能定量测定法测量比较准确。

六、CT 血管成像

CT 血管成像,指静脉内注入对比剂后,在靶血管内的对比剂浓度快速达到峰值时,进行螺旋扫描，经工作站后处理，重组出靶血管的多维图像。如何确定靶血管内的对比剂达到峰值的时间至关重要，通常经静脉内注射对比剂后，影响靶血管对比剂达到峰值的时间的因素包括以下几方面：对比剂循环时间、扫描延迟时间、对比剂注射速率、对比剂注射总量、扫描时间、患者年龄及体重。

（一）人体各脏器的对比剂循环时间及对比剂用量

通常情况下，经手背静脉或肘静脉高压注射器注射非离子型碘对比剂（浓度 300～370mgI/mL，注射流率 3.5～4.0mL/s），对比剂到达各部位的时间及各部位对比剂用量见表 15－2。

表 15－2　人体各脏器的对比剂循环时间及对比剂用量

人体部位	颈动脉	脑血管	肺动脉	胸主动脉	腹主动脉	下肢动脉
到达时间(S)	12～15	15～18	12～14	18～20	20～25	30～50
对比剂用量(mL)	50～55	50～60	35～40	60～70	70～80	90～100

（二）扫描延迟时间的确定方法

1.经验延迟法

经验延迟法即根据对比剂在人体各脏器的循环时间来确定扫描的延迟时间，此方法受个体差异的影响，不能完全准确判断扫描延迟时间。

2.对比剂自动跟踪技术

对比剂自动跟踪技术又称团注追踪，该技术通常是在靶血管或该血管附近设定一个感兴趣区，并设定一定的 CT 增强阈值，注射对比剂后一定时间开始扫描，当靶血管密度增高达到阈值时，软件自动启动将扫描床移动到扫描位置开始扫描。目前各 CT 制造厂家已有专用的注射对比剂增强程度智能化跟踪软件，它们的共同特点是，有实时监控功能，一旦靶血管的 CT 值增加达到设定的阈值，即自动开始扫描。使用该方法需要注意。

（1）选择靶血管区域适当的感兴趣血管作为获得启动扫描阈值获得区，该感兴趣血管最好选择靶血管或与靶血管邻近，而且直接与靶血管连接的血管。

（2）设定的阈值通常比靶血管增强最佳 CT 值低 100～150HU。

（3）感兴趣血管 CT 值达到阈值后，设备从感兴趣的血管扫描层面到正式开始扫描层面有一定移动扫描床的时间，通常为 1～2s。

（4）在感兴趣血管密度达到阈值，扫描床移动到开始扫描层面这个时间内，靶血管内对比剂仍然在发生变化。

3.测试团注法

测试团注法又称小剂量对比剂团注测试到达时间法，是指采用团注方法，将小剂量对比剂以一定速率注射后扫描靶血管，获得对比剂达到靶血管的峰值时间，通常使用同一批号、相同浓度对比剂 15～20mL。使用该方法的注意事项。

（1）测试到达靶血管达峰时间的对比剂注射速率应与正式扫描注射对比剂速率一致。

（2）确定正式扫描延迟时间的时候，一定要累加测试达到时间和扫描开始前的时间。

（3）小剂量团注测试的时间分辨率可为 1～2s，只要能满足临床要求即可，可以减少患者所接受的不必要的辐射，通常使用低剂量扫描，每次扫描时间 2s。

七、CT 导向穿刺活检

CT 导向穿刺活检是一种在 CT 引导下对全身各部位兴趣病灶(靶病灶)经皮穿刺取得病理标本而最终获得病理诊断的非血管介入技术。首先在常规 CT 扫描基础上,确定出病灶中心层面所对应的体表标志,确定进针点、进针深度和进针路径,常规消毒穿刺,抽出少许病灶组织。完毕后再次扫描,了解有无出血及其他并发症。由于 CT 能清晰显示病变大小、形态、位置、坏死空洞区,明确显示与邻近血管、神经等的良好解剖关系,故可精准进针部位、角度和深度,避免损伤血管、神经和脊髓等,从而大大提高了介入操作的安全性、成功率和病理准确率。不足之处在于病变组织取材量较少,若经验不足或取材部位不当,未刺入靶病灶内取得有代表性的组织,则难以得出准确的结论。

八、低剂量扫描

低剂量扫描(LDSCT)指在保证诊断要求的前提下,通过降低管电压、增加螺距、降低管电流及使用迭代重建等方法来降低辐射剂量的扫描。LDSCT 既能清楚地显示组织及组织内部的结构,又能降低 X 线球管及机器本身的消耗,同时可减轻患者的 X 线接受剂量。主要用于肺癌的高危人群的普查,可清晰显示肺内段与亚段支气管及肺内结构的变化,肺内微小病灶显示准确,同时辐射剂量较普通扫描降低 40%~60%。

第十六章　CT 检查技术

本章主要叙述 CT 的临床检查技术，分别介绍了扫描前准备、人体各部位的平扫、增强扫描和 CT 血管成像技术。

第一节　扫描前准备

一、机器准备

(1)保持 CT 检查室温度在 20℃左右，湿度在 50%～70%。

(2)按 CT 机开机步骤开启机器，预热 CT 机球管。

(3)按设备的要求定期进行空气校正。

(4)清理磁盘空间，使磁盘有足够存储能力。

(5)保证高压注射器和激光胶片打印机的正常运转。

二、患者准备

(1)去除患者被检部位的金属物品。

(2)不合作患者在 CT 扫描前作镇静或麻醉处理。

(3)根据检查部位做好患者扫描前相关准备，如胸腹部扫描前的呼吸屏气训练；颈部和喉部扫描前应告知患者不能做吞咽动作；眼异物扫描前应告知患者闭上双眼，同时眼球不能转动；胃肠道扫描前的饮水，盆腔检查要憋尿充盈膀胱；冠脉 CT 扫描的降心率等。

(4)增强患者详细询问有无碘过敏史，碘过敏患者严禁做增强检查；告知患者和家属高压注射碘对比剂及过敏的相关风险，让患者或家属认真阅读后签署“碘对比剂使用知情同意书”。

(5)非检查部位及陪护人员做好辐射防护。

三、对比剂及急救物品准备

(1)把对比剂加热至 37℃，准备好高压注射针筒及连接管，确保无菌操作。

(2)CT 室应配备常规急救器械和药品。急救物品由专人负责管理，每日需维护急救器械，定期检查急救药品的有效期，及时填补更新。

四、操作者准备

(1)CT 操作人员必须经过 CT 上岗培训并获得合格证书。

(2)落实“查对”制度。

(3)熟练掌握 CT 机的性能和特点。

(4)根据受检者的特点、诊断的需要设置个性化的扫描流程与参数。

(5)向患者做好解释工作,检查时取得患者配合。

(6)熟悉影像危急值的范围。

(7)熟练掌握心肺复苏技术,在患者发生意外时能及时参与抢救。

第二节　颅脑CT检查技术

一、适应证与相关准备

(一)适应证

颅脑外伤、脑出血、脑梗死和颅内占位性病变等。

(二)相关准备

(1)去除患者耳环、发夹、义齿等金属物品。

(2)要求患者在扫描过程中保持头颅不动,对不合作的患者采用药物镇静,婴幼儿可口服水合氯醛或待其熟睡时进行检查。

(3)做好患者非被检部位和陪护人员的辐射防护。

二、检查技术

常规扫描有平扫、增强扫描,特殊扫描有颅脑CTA和脑血流灌注等。颅内出血、梗死、脑萎缩及颅脑外伤等疾病,用非螺旋常规平扫检查;颅内占位性病变、炎症、积水及脑实质变性等疾病,用非螺旋常规平扫加增强扫描;颅骨缺失、颅脑畸形用多层螺旋平扫检查,三维重组成像。

(一)常规平扫

1.扫描体位

患者采取仰卧位,头部置于检查床头架内,听眦线垂直于检查床,头部正中矢状面与定位灯中线重合,使头部位于扫描野的中心。特殊患者的扫描体位需做适当矫正,若矫正不满意,可倾斜扫描机架予以弥补。头部CT检查常规以听眦线为扫描基线,扫描范围从颅底至颅顶,如图16-1。

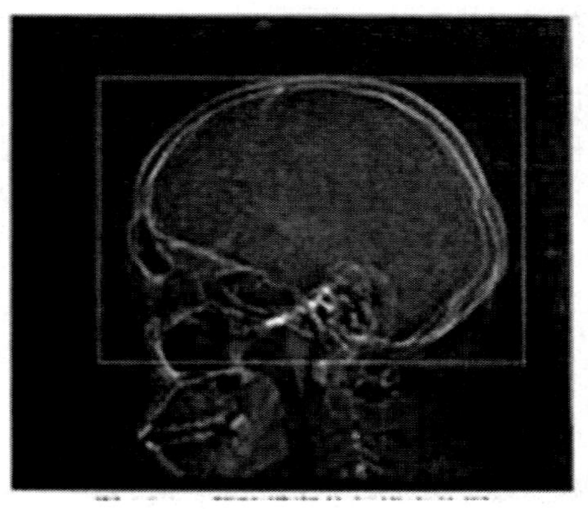

图16-1　颅脑横断位扫描定位图

2.扫描参数

管电压为 100～120kV，管电流为 200～250mA；根据机型的不同探测器组合为 16×1.5、32×1.2、64×0.625、128×0.6、320×0.5；层厚 5mm，层间距 5mm。

（二）增强扫描

1.常规增强扫描

对于颅内占位性病变、炎症、血管性疾病及脑损伤慢性期病变，在平扫基础上加做增强扫描序列，扫描参数与常规平扫相同。对比剂用量为 50～70mL，用高压注射器进行团注，流率为 2～3mL/s。观察血管病变（如动脉瘤、动静脉畸形等），注射流率可达 3～4mL/s。由于血一脑屏障使碘对比剂到达颅脑血管和脑组织的时间相差较大，可根据病变的性质设置头部增强的延迟扫描时间。血管性病变 25s；感染、囊肿 3～5min；转移瘤、脑膜瘤 5～8min。

2.颅脑 CTA

当怀疑颅内血管病变，如动脉瘤、动静脉畸形等，应行颅脑 CT 血管成像。对比剂用量 1～1.5mL/kg，总量 60～80mL。采用生理盐水（20mL）＋对比剂（60～80mL）＋生理盐水（30mL），流率 3.5～5.0mL/s 的注射方式。患者体弱或 BMIC18，对比剂用量酌减；长期化疗或心功能差的患者，可适当降低对比剂的注射流率。

颅脑 CTA 常采用自动触发扫描方式，阈值为 100～150HU，兴趣区 ROI 置于主动脉弓层面或者颈总动脉分叉处颈内动脉内，重组层厚 0.7～1mm，重组间隔 0.7～1mm。

3.脑血流灌注成像

在脑缺血性卒中发作的超早期，头部 CT 灌注成像可显示病灶，定量分析颅内缺血性病变的程度、动态观察脑血流动力学变化及病变的位置和范围等。CT 灌注检查是在注入碘对比剂后，对设定区域做 10～15 次相同范围的扫描。对比剂注射方式为生理盐水（20mL）＋对比剂（50mL）＋生理盐水（30mL），注射流率为 5.0mL/s，扫描延迟时间为注射对比剂后 8～10s，灌注扫描层厚 5mm，重组间隔 5mm。在保证灌注图像质量满足诊断需要的前提下采用低剂量扫描，采用 70kV 的低剂量灌注可大大降低患者的辐射剂量。

（三）图像处理

1.窗宽

窗位调节用脑窗和骨窗显示图像。脑窗窗宽 70～90HU，窗位 35～50HU，骨窗窗宽 500～700HU，窗位 3000～3500HU。

2.常规三维图像重组

用薄层横断面数据进行多平面重组（MPR），可获得脑组织的冠状面、矢状面、斜面图像，从不同角度显示肿瘤与周围软组织的相互位置关系。运用表面遮盖法（SSD）显示颅骨的骨折线、病变与周围解剖结构的关系等，如图 16－2。

3.CTA 三维图像重组

头部血管图像后处理常包括 MPR（CPR）、MIP，VRT 及 SSD。由于头部血管走形迂曲，CPR 用得较少。不同平面的 MIP 能清晰显示血管的走形、钙化情况。利用去骨软件去掉颅骨，使血管的走形清晰明了地显示出来。颅内动脉瘤时，VRT 可以三维立体观察血管情况，多角度多方位旋转显示瘤体的大小、瘤颈的位置及动脉瘤与周围血管的关系。

4.脑血流灌注成像

使用CT Perfusion专用软件进行后处理，在病变侧及相应对侧部位选取感兴趣区(ROI)，获得每一感兴趣区的时间一密度曲线。根据数学模型计算局部脑组织的血流灌注量，观察毛细血管内对比剂浓度变化。可测量的参数有脑血流量(CBF)、脑血容量(CBV)、对比剂平均通过时间(MTT)和对比剂达到峰值时间(TP)等，通过测量和计算进行脑部灌注量化分析。

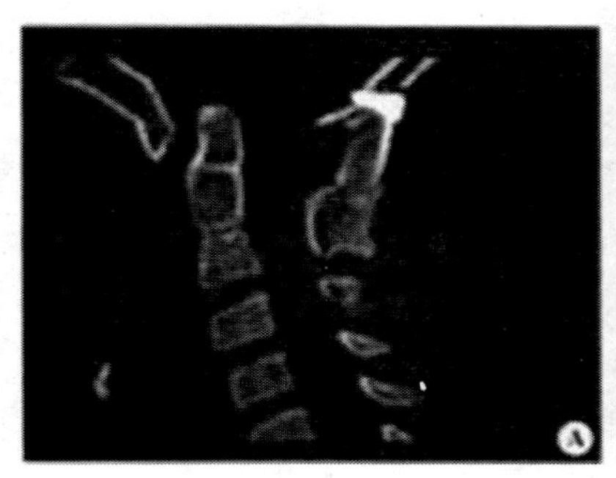
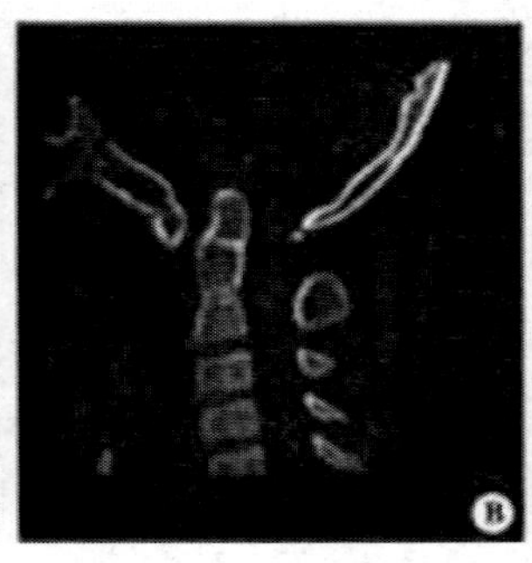
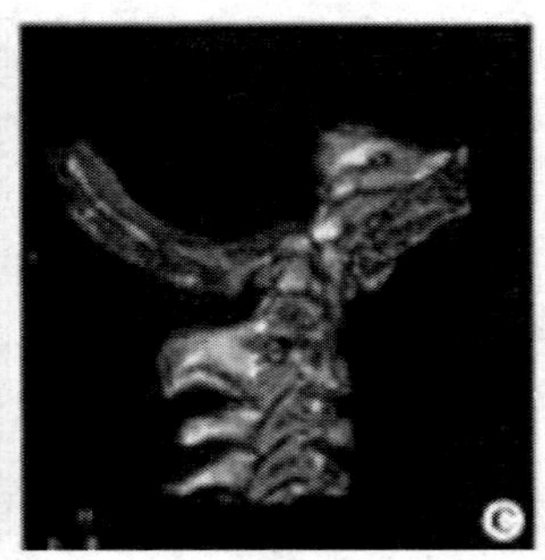

图16-2　颅底凹陷症后处理图像

A.颅底凹陷症后处理术前MPR；B.颅底凹陷症后处理术后MPR；C.颅底凹陷症术后处理术后SSD

第三节　鞍区CT检查技术

一、适应证与相关准备

(一)适应证

(1)普通X线检查发现鞍区形态发生改变，如鞍区骨质破坏、钙化、蝶鞍扩大等。

(2)临床怀疑垂体肿瘤和鞍区占位性病变。

(二)相关准备

(1)去除患者耳环、发夹、义齿等金属物品。

(2)要求患者在扫描过程中保持头颅不动，对不合作的患者采用药物镇静。

(3)做好患者非检查部位和陪护人员的辐射防护。

二、检查技术

(一)常规平扫

1.扫描体位

患者仰卧于扫描床上，头部置于头架内，患者体位同颅脑轴位，扫描基线听眶线，扫描范围从颅底至鞍顶，以包全病变为主。

2.扫描参数

采用螺旋或非螺旋扫描，管电压100～120kV，管电流200～250mA，探测器组合16×1.5、32×1.2、64×0.625、128×0.6、320×0.5，层厚1～2mm，层间距1～2mm。

(二)增强扫描

扫描参数同平扫;对比剂采用 300～370mgI/mL 的非离子型碘对比剂,对比剂量 1～1.5mL/kg,总量 50～70mL 采用高压注射器团注给药,注射流率 3.0～4.0mL/s。

常规增强扫描延迟扫描时间动脉期 20～25s,实质期为 60～70s,垂体微腺瘤动态增强扫描注入对比剂后 10s 启动扫描,扫描次数 5～8 次。

(三)图像处理

1.窗宽窗位调节

鞍区 CT 图像常用软组织窗观察。软组织窗的窗宽 350～400HU,窗位 35～40HU。病变侵犯颅骨时需加照骨窗,骨窗窗宽 500～700HU,窗位 2500～3000HU。

2.三维图像重组

垂体瘤术前评价时,需重组鞍区冠、矢状位图像,重组层厚及间距不超过 3mm,便于了解蝶窦与鞍区的关系。

第四节　眼部 CT 检查技术

一、适应证与相关准备

(一)适应证

眼球内和眶内肿瘤、炎性假瘤和血管性疾病、眼外伤、眶内异物、炎症及先天性疾病。

(二)相关准备

(1)去除患者耳环、发夹、义齿等金属物品。

(2)检查时要求患者闭眼或尽量保持眼球不动。

(3)做好患者非被检部位和陪护人员的辐射防护。

二、检查技术

(一)常规平扫

1.扫描体位

患者仰卧于扫描床上,听眶线与床面垂直,两外耳孔与床面等距,正中矢状面与床面中线重合。扫描范围从眶下缘 1cm 至眶上缘 1cm。

2.扫描参数

采用螺旋扫描方式,管电压 100～120kV,管电流 200～250mA,探测器组合 16×0.75、32×1.2、64×0.625、128×0.6、320×0.5,层厚 1～2mm,层间距 1～2mm。

(二)增强扫描

对比剂采用 300～370mgI/mL 的非离子型碘对比剂,对比剂量 1～1.5mL/kg,总量 60～80mL,采用高压注射器团注给药,注射流率 2.0～3.0mL/s。普通增强检查延迟 35～45s 扫描,血管性病变时可采用动静脉双期扫描,动脉期 25s,静脉期 70s。

（三）图像处理

1.窗宽窗位调节

软组织窗的窗宽350～400HU，窗位35～40HU。眼眶外伤、肿瘤侵犯骨组织、眼部异物时需加照骨窗，骨窗窗宽500～700HU，窗位2500～3000HU。

2.常规三维图像重组

眼部外伤常规采用MPR进行多平面的观察，眶壁细小部位的骨折常需结合多方位薄层图像观察。眼球内异物定位时，通常需采用横断面和冠状面结合定位。怀疑视神经病变或者视神经管细小解剖部位骨折时，需采用薄层重组，以免遗漏病变。与视神经相关的病变，取平行于患侧视神经走行方向进行斜矢状面MPR图像重组，能更好地显示视神经。

第五节　耳部CT检查技术

一、适应证与相关准备

（一）适应证

先天性耳道畸形、肿瘤、炎症、外伤、面神经管异常、颈动脉异位、耳硬化症等疾病。

（二）相关准备

（1）去除患者耳环、发夹、义齿等金属物品。

（2）要求患者在扫描过程中保持头颅不动，对不合作的患者采用药物镇静。

（3）做好患者非检查部位和陪护人员的辐射防护。

二、检查技术

（一）常规平扫

1.扫描体位

人仰卧于扫描床中间，头部置于头架内，两外耳孔与床面等距，使患者的头颅摆成标准的前后位。扫描范围从外耳道下缘至岩骨上缘。炎症、外伤等用薄层非螺旋高分辨扫描，外耳道畸形、听骨链及面神经管成像用薄层螺旋扫描。

2.扫描参数

管电压100～120kV，管电流250～300mA。探测器组合16×0.75、64×0.625、128×0.6、320×0.5。层厚0.6～1.0mm，层间距0.6～1.0mm。

（二）增强扫描

采用高压注射器团注给药，对比剂总量60～80mL，注射流率2.0～3.0mL/s，普通增强扫描延迟时间40～50s扫描。扫描参数同平扫。

(三)图像处理

1.窗宽窗位调节

HRCT 图像用特殊的窗技术,窗宽 3000～4000HU,窗位 350～550HU;增强扫描图像用软组织窗,软组织窗的窗宽 350～400HU,窗位 35～40HU。

2.常规三维图像重组

了解中内耳结构使用高分辨重组,观察听神经瘤的大小或范围可用软组织模式重组。观察听骨链和耳内情况,常在横断面薄层图像基础上重组冠状面,并结合曲面重组方法、仿真内镜对内耳的病变进行显示。听骨链整体显示可采用三维容积再现(VR)的方法。

第六节　鼻与鼻窦 CT 检查技术

一、适应证与相关准备

(一)适应证

鼻和鼻窦先天性发育畸形、囊肿、炎症、肿瘤、外伤等疾病。

(二)相关准备

(1)去除患者耳环、发夹、义齿等金属物品。

(2)要求患者在扫描过程中保持头颅不动,对不合作的患者采用药物镇静。

(3)外伤患者出血较多时,必须经临床对症处理后才行 CT 检查。

(4)做好患者非检查部位和陪护人员的辐射防护。

二、检查技术

(一)常规平扫

1.扫描体位

患者采取仰卧位,头部置于头架内,听眦线垂直于床面,扫描范围从额窦上缘至上颌窦下缘 1cm;冠状位取俯卧位,头尽量后仰,尽量使听眶下线平行于台面,扫描范围从鼻根部至蝶窦后缘。

2.扫描参数

采用螺旋扫描方式,扫描管电压 100～120kV,管电流 250～300mA。探测器组合 16×1.5、32×1.2、64×0.625、128×0.6、320×0.5,层厚 3～5mm,层间距 3～5mm,采用标准算法和骨算法重建为 0.7～1mm 薄层。

(二)增强扫描

对比剂采用 300～370mgI/mL 的非离子型碘对比剂,对比剂量 1～1.5mL/kg,总量 60～80mL,采用高压注射器团注给药,注射流率 2.0～3.0mL/s。普通增强检查延迟 35～45s 扫描,血管性病变时可采用动静脉双期扫描,动脉期 25s,静脉期 70s。

(三)图像处理

1.窗宽窗位调节

软组织窗的窗宽350～400HU,窗位35～40HU。鼻部外伤、肿瘤侵犯骨组织时需加骨窗,骨窗窗宽350～550HU,窗位2500～3000HU,观察蝶窦、筛板及额窦有无分隔时,图像窗宽用2000～3000HU,窗位－200～100HU。

2.三维图像重组

鼻窦冠状面图像可显示窦腔病变,窦口复合体区域病变及解剖结构是否异常。鼻部外伤患者,MPR及SSD三维重组有助于观察鼻部骨折的位置、类型及与邻近解剖结构的关系。

第七节　颌面部CT检查技术

一、适应证与相关准备

(一)适应证

颌面部囊肿、肿瘤及肿瘤样病变、涎腺疾病、颌面部炎症、颌面部外伤、牙及牙周疾病、颞下颌关节疾病、颌面骨发育不良或畸形整形术前检查。

(二)相关准备

(1)去除患者耳环、发夹、义齿等金属物品。

(2)要求患者在扫描过程中保持头颅不动,对不合作的患者采用药物镇静。

(3)外伤患者出血较多时,必须经临床对症处理后才行CT检查。

(4)做好患者非检查部位和陪护人员的辐射防护。

二、检查技术

(一)常规平扫

1.扫描体位

患者仰卧,下颌稍内收,必要时咬合纱布卷以避免上下牙重叠。扫描基线为听眶下线。面部从眉弓至整个下颌;牙齿从上牙床上缘1cm至下牙床下缘1cm。

2.扫描参数

采用螺旋扫描方式,管电压120kV,管电流250～300mA。探测器组合16×1.5、32×1.2、64×0.625、128×0.6、320×0.5,层厚3～5mm,层间距3～5mm,采用标准算法和骨算法重建为0.7～1mm薄层。

(二)增强扫描

颌面部炎症、血管病变、肿瘤等需作增强扫描。扫描范围、层厚及层间距同颌面部平扫。对比剂采用300～370mgI/mL的非离子型碘对比剂,对比剂量1～1.5mL/kg,总量60～80mL,采用高压注射器团注给药,注射流率2.0～3.0mL/s。普通增强扫描延迟35～45s扫描,血管性病变时可采用动静脉双期扫描,动脉期25s,静脉期70s。

(三)图像处理

1.窗宽窗位调节

软组织窗窗宽350～400HU,窗位35～40HU。颌面部外伤、肿瘤侵犯骨组织用骨窗显示,骨窗窗宽350～550HU,窗位2500～3000HU。

2.三维图像重组

多平面重组(MPR)结合容积再现技术(VRT)进行多角度观察。牙齿三维重组,可适当调节阈值,并去除牙齿以外的骨组织,运用曲面重组(CPR)显示牙列、牙槽突等弯曲走行结构。

第八节 咽喉部CT检查技术

一、适应证与相关准备

(一)适应证

咽喉部肿瘤、鼻咽腺样体肥大、喉息肉、外伤及放疗后损伤等疾病。

(二)相关准备

(1)去除患者耳环、发夹、义齿等金属物品。

(2)要求患者在扫描过程中保持头颈部不动,不能做吞咽动作,对不合作的患者采用药物镇静。

(3)外伤患者出血较多时,必须经临床对症处理后才行CT检查。

(4)做好患者非检查部位和陪护人员的辐射防护。

二、检查技术

(一)常规平扫

1.扫描体位

患者取仰卧位,使听眦线与床面垂直,两外耳孔与床面等距,正中矢状面与床面中线重合。扫描基线分别与咽部或喉室平行。扫描范围依检查部位而定:鼻咽部从鞍底至硬腭平面,口咽部从硬腭至会厌游离缘,喉咽部从会厌游离缘或舌骨平面至环状软骨下缘,喉部从舌骨平面至环状软骨下1cm。若发现肿瘤可扫描至颈根部,以了解淋巴结受累情况。

2.扫描参数

扫描参数采用螺旋扫描方式,管电压120kV,管电流250～300mA。探测器组合16×1.5、32×1.2、64×0.625、128×0.6、320×0.5,层厚3～5mm,层间距3～5mm,采用软组织算法重建为0.7～1mm薄层。

(二)增强扫描

咽喉部肿瘤或血管性病变需作增强扫描,以确定肿瘤侵犯范围及分期,了解淋巴结有无转移。对比剂采用300～370mgI/mL的非离子型碘对比剂,对比剂量1～1.5mL/kg,总量60～80mL,采用高压注射器团注给药,注射流率2.0～3.0mL/s。普通增强扫描延迟35～45s扫描,血管性病变时可采用动静脉双期扫描,动脉期25s,静脉期70s。

(三)图像处理

1.窗宽窗位调节

软组织窗窗宽 350～400HU,窗位 35～40HU。咽喉部外伤、肿瘤侵犯骨组织时需用骨窗显示,骨窗窗宽 350～550HU,窗位 2500～3000HU。

2.三维图像重组

多平面重组(MPR)可以更好地显示解剖结构和病变;咽喉部 CT 仿真内镜(CTVE),可提供咽喉腔表面解剖及病变的信息,可作为喉镜的补充。

第十七章　CT 质量控制

CT 图像质量直接决定病变的定位和定性诊断的准确性。要保证 CT 图像质量，必须加强 CT 图像形成过程中每一环节的质量控制，掌握质控标准和达到该标准的每一步骤和方法。本章还介绍了 CT 机性能检测方法，应该按要求进行检测。

第一节　CT 图像质量控制

一、影响 CT 图像质量的因素

优质 CT 图像应具有清晰解剖结构显示，同时还应具有良好的密度分辨率、高的空间分辨率、小的部分容积效应、小的噪声和伪影等。保证优质 CT 图像需熟悉影响图像质量的因素及图像质量控制的基本内容。CT 作为一个复杂的成像系统，其影响 CT 图像质量的因素多，包括数据采集、图像重建及图像显示的每一环节，如 CT 性能指标、扫描技术参数、环境条件、操作使用与维护保养及图像重建等，这些因素相互联系、相互影响，同时又相互制约。

(一)CT 的分辨率

分辨率是判断 CT 性能和评价 CT 图像质量的重要指标，体现了 CT 图像质量与重建图像像素值误差的大小和分布，以及图像像素值与物体真实值之间的差异，它包括空间分辨率、密度分辨率及时间分辨率。

空间分辨率又称为高对比度分辨率，是 CT 扫描系统在高对比度状态下分辨组织细微结构的能力，即鉴别物体几何尺寸大小的能力。其包括两部分：即断层平面内的空间分辨率(X－Y 轴)、垂直断层平面的 Z 向空间分辨率(Z 轴)。其影响因素有像素的大小、探测器的宽度及其相邻间距、矩阵、数据取样、X 线焦点的尺寸、卷积滤波函数的形式和机器的精度等，其中像素的大小是影响空间分辨率最主要因素，扫描图像矩阵中像素越大，数目越少，图像的空间分辨率越低，显示图像细节也就越少；反之，扫描图像矩阵中像素越小，数目越多，图像的空间分辨率越高，显示图像细节也就越多。

密度分辨率又称为低对比度分辨率，是 CT 扫描系统在低对比度状态下分辨组织密度差异的能力，即区分密度差别的能力。其影响因素有 X 线剂量、噪声、探测器灵敏度、层厚及体素大小等，其中噪声是最主要的影响因素。被检体的几何尺寸增大、X 线剂量增大时，噪声减小，信噪比提高，密度分辨率增加，空间分辨率下降；反之，被检体的几何尺寸降低、X 线剂量减小时，噪声增大，信噪比降低，密度分辨率下降，空间分辨率上升。

空间分辨率和密度分辨率密切相关并相互制约，提高空间分辨率，必然会增大矩阵，像素增多，但在 X 线剂量不变的情况下，像素增多势必造成每个单位容积所获得光子数量按比例减少，噪声加大，最终导致密度分辨率下降，与组织结构密度相近的病灶显示欠佳或不显示。若要保持密度分辨率不变，必然要适当增加 X 线光子数量，使每个像素所获得的光子数量不变。但势必增加受检者的辐射剂量。

时间分辨率是评价影像设备性能的重要参数，即单位时间内采集图像的帧数。时间分辨率是相邻两次数据采集最短的时间间隔，与每帧图像采集时间、重建时间、螺距及系统连续成像的能力有关。时间分辨率越高，数据采集越快，CT 动态扫描能力越强，血管成像（如冠状动脉）的成功率越高。

（二）噪声和伪影

噪声是均匀物质的 CT 成像，其 CT 值在平均值上下的随机涨落，即标准偏差，其主要原因是单位体积（体素）内光子量的不均衡，导致采样过程中接收到的某些干扰正常信号的信息。检测标准为信噪比（SNR）。噪声表现为图像的均匀性差，呈颗粒性，密度分辨率降低。其主要来源有三个方面。一是探测器，它包括 X 线的量、探测器的灵敏度、像素的大小和准直器的宽度；二是系统元件，如电子线路元件和机械震动因素；三是重建方法和散射等。

一般将噪声分为两大类，即组织噪声和扫描噪声。前者由各种组织的平均 CT 值的差异造成，即同一组织的 CT 值有一定范围的变化，不同组织也可具有相同的 CT 值，后者又称光子噪声，即 X 线穿过人体后到达探测器的光子数量有限，致使光子在矩阵内各像素上分布不均，造成扫描均匀组织的图像上各点的 CT 值不相等，CT 值在一定范围内呈常态分布特点。

降低扫描噪声主要通过改变 X 线光子量来改变，增加 X 线光子量，降低了影像中亮度或密度的随机波动，影像的信息量增大，密度分辨率提高。改变 X 线光子量是通过改变管电流、管电压和扫描时间来实现，X 管电流增加，光子量增多，噪声减小；X 线管电压增高，X 线波长越短，能量越高，穿透力越强，衰减减小，相应的探测器接收到的光子数增多，图像噪声减小。

在临床扫描工作中，在检查部位较厚、重叠较多或密度较大的组织时，为了减少图像的噪声，必须增加 X 线光子量，即选择较高的毫安和较长的扫描时间。对于病变较小，采用薄层扫描时，由于像素量的增多，为了保证每个像素的 X 线光子的量，减少噪声，也应增加 X 线光子量。一般来说，噪声与 X 线光子量的关系是：X 线光子量增加 4 倍，图像的扫描噪声减小一半，扫描时间延长 1 倍，图像的信息量增加 1 倍。这种方法主要用于密度差别较小的组织，以提高病变的检出率。

伪影是指 CT 图像中重建数据与物体实际衰减系数之间的差异，即指在 CT 成像过程中，由于种种原因造成受检体不存在，而在图像显示出来的假象。主要来源于两个方面：一是机器的性能；二是受检者本身。前者主要是由于机器设备的制造不良、调试不当或机器本身的故障而造成，常造成放射状和环状伪影、高密度的界面伪影、宽条状伪影和帽状伪影。除此之外，还可出现螺旋伪影、杯状伪影、假皮层灰质伪影、角状伪影和指纹状伪影等。若水芯模型调试不当或采样中心的位置不适，还可引起多角星形伪影。因此，为了减少这些伪影的产生，除对机器进行严格的性能检验外，CT 设备安装后的调试和校准、定时的维修和保养，使 CT 各系统处于良好的、正常的运转状态也是必要的，同时还必须保证周围环境的稳定，如必须配备稳压装置，恒定室内温度（18～22℃）和湿度（40％～65％）等。

患者自身产生的伪影主要是由于患者自主或不自主运动、被检组织相邻部位密度差太大及被检部位的高密度异物等导致数据采集前后不一致（图 17－1）。对于自主或不自主运动所致的运动伪影，常表现粗细不等、黑白相间的条状伪影或叉状伪影，可通过提高管电流、缩短采集时间、运动矫正算法或增大螺距等方法来克服，有时也可辅以药物镇静或安眠患者，对于内脏器官的不自主运动，常采取肌内注射 654－2 或胰高血糖素；对于被检组织相邻部位密度差太大所致的伪影，即射线硬化伪影，表现为细条状或块状低密度阴影，它是由于X线光子衰减大小与光子的能量有关，高能量光子衰减较少，低能量光子衰减较大。光子穿透组织前后，其能量谱特征并不一致，因而X线经过两种密度差交界面后硬化程度不均，经计算和重建在交界面处出现的假象，如颅内的枕大粗隆、窦腔内的气体和胃泡气体等，可通过校正算法、迭代重建或口服对比剂等方法来减小组织的密度差，适当加大窗宽来克服，如胃泡气体可在扫描前饮用清水来减少伪影对腹部脏器的干扰；对于被检部位的高密度异物所致的交叠混淆伪影，常为放射状或星芒状伪影，如体内手术后的银夹、骨折的固定钢板及体内的金属异物等，此伪影主要是由于高密度异物在扫描过程中吸收了大部分X线，其投影影响了吸收值的计算和测量，该伪影可通过长、短内插或交叠采样等方法来克服，临床常通过加大窗宽来减轻干扰。

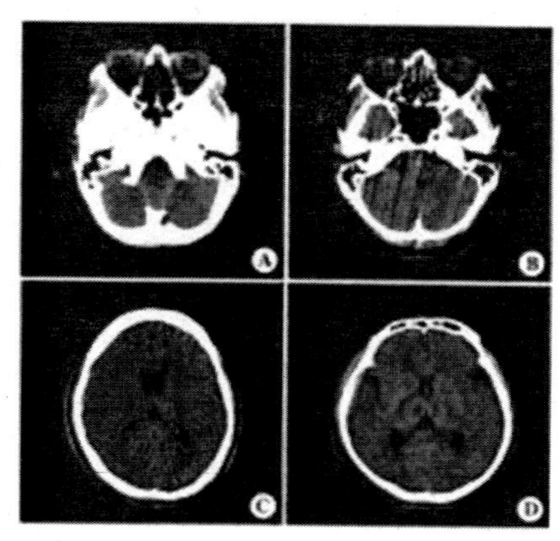

图 17－1　伪影

A.硬化伪影；B.运动伪影；C.螺旋伪影；D.环状伪影

（三）部分容积效应和周围间隙现象

部分容积效应和周围间隙现象是影响图像质量的重要因素，周围间隙现象是部分容积效应的特殊表现。CT 图像上各个像素的数值代表相应单位体积 CT 值的平均数，同一层面中含两种或两种以上不同密度的组织，感兴趣区的 CT 值不能真实地反映其中任意一种组织的 CT 值，它是该感兴趣区组织的平均 CT 值，这种现象称为部分容积效应，而部分容积伪影则源于高对比组织结构边缘部分进入到探测器单元，并影响某一探测通道，该探测器单元记录的信号是投影束经过高对比组织及背景组织的累积衰减。它主要与层厚和周围组织的密度有关，层厚越薄，所测组织与周围组织的密度差越小，CT 值越接近真实组织的 CT 值；相反，层厚越厚，所测组织与周围组织的密度差越大，CT 值就不能反映真实组织的 CT 值。如果感兴趣组织高于周围组织，所测得的 CT 值比实际 CT 值低；反之，如果感兴趣组织低于周围组织，所测得的 CT 值比实际 CT 值高。

减少部分容积效应的方法：一是正确设置标准的体位；二是对小于层厚的病灶，必须采用薄层扫描；三是力求在病灶中心测量 CT 值，感兴趣面积要小。

周围间隙现象是扫描线束在两种结构的邻接处相互重叠所造成的。在同一扫描层面上，与该层面垂直的两种相邻且密度不同的结构，其边缘分辨不清，CT 值也不准确，密度高者其边缘的 CT 值低于本身 CT 值，密度低者其边缘的 CT 值高于本身 CT 值。减少它的办法同减少部分容积效应的方法一样，主要是采用薄层扫描和较小的准直，从而对组织边缘进行更精细的数据采样。

(四)X 线剂量与层厚

1.X 线剂量(X-raydose)

在 CT 扫描过程中,对不同的患者及同一患者的不同部位,应根据组织的厚度、密度、个体因素及不同疾病等选择不同的 X 线剂量,X 线的剂量主要是通过改变管电流、扫描时间及不同算法等来决定。管电流大,扫描时间长,相应地 X 线的剂量大;相反,管电流小,扫描时间短,迭代重建等,相应地 X 线的剂量小。选择剂量大小的原则是合理可能尽量低原则(ALARA):在保证图像质量的前提下,尽可能降低患者所接受的 X 线剂量。对于密度较大的组织或微小的结构,为了保证图像质量,必须加大剂量,以提高图像的密度分辨率和空间分辨率。

2.层厚

是指断层图像所代表的实际解剖厚度,它是影响图像质量的重要因素。层厚越薄,图像的空间分辨率越高,此时探测器所获得到的 X 线光子量减少,CT 图像的密度分辨率下降。增加层厚,探测器所获得到的 X 线光子量就增多,密度分辨率提高,而空间分辨率下降。CT 扫描层厚的大小主要根据组织和病变的大小而定,小病灶和微小结构的显示,必须采用薄层采集或薄层重建,同时要适当增加 X 线剂量;大病灶或组织范围较大的部位,应选择厚层采集,层厚和层间距尽量相等;但对病灶内部结构及细微信息的显示,必须进行薄层采集,以利观察细节和测量 CT 值,帮助病变定性。

(五)视野与过滤函数

1.视野(FOV)

即观察的范围,可分为扫描观察野(SFOV)和显示观察野(DFOV)。扫描观察野即根据观察部位的大小选择合适的扫描范围,显示观察野应根据病变所处部位、大小和性质而定,使重建图像显示更清楚,突出病灶的细微结构。通常情况下,都是通过改变显示野或选择不同的矩阵等方法来提高图像的分辨率,但图像重建像素的大小受 CT 扫描机本身固有分辨率的影响。重建像素、显示野和矩阵三者的关系如下。

重建像素=显示野(DFOV)/矩阵(matrix)　(17-1)

如果显示野不变,重建像素随矩阵的变化而变化,矩阵大,重建像素值就小,图像分辨率就高,但图像重建时间延长。如果矩阵固定不变,在不影响图像质量的前提下,减小显示野,也可以获得较小的像素值,从而提高图像的空间分辨率,图像重建时间也大大缩短。

2.过滤函数

又称重建算法,是图像重建时所采用的一种数学计算程序。CT 机内部系统设置有许多的数字软件过滤器,在成像处理过程中,根据不同组织病变的对比和诊断的需要,宜选择合适的过滤函数显示最佳图像,提高图像的空间分辨率和密度分辨率。在图像重建过程中,常采用标准数学算法、软组织数学算法和骨细节数学算法三种算法(图 17-2)。

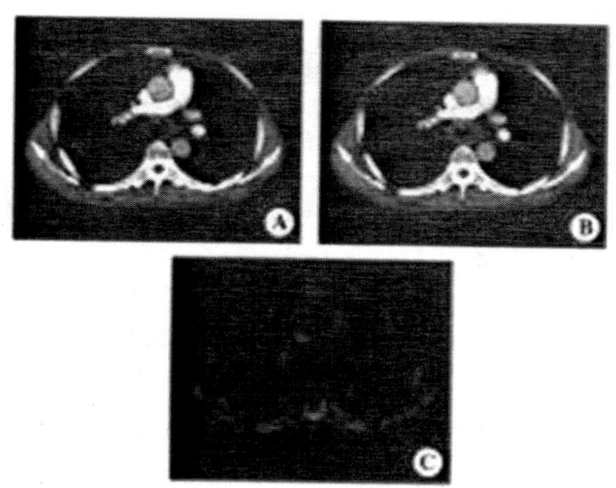

图 17－2　噪声

A.采用骨标准函数算法；B.采用软组织函数算法；C.采用骨函数算法

标准数学算法使图像的密度分辨率和空间分辨率相均衡，是密度要求不高的组织，即对分辨率没有特殊要求的部位而设定的重建算法，常用于脑组织和脊髓的重建；软组织数学算法在图像处理上更强调图像的密度分辨率，常用于密度差别不大的组织，图像显示柔和平滑，如肝、脾、胰、肾和淋巴结等；骨细节数学算法在图像处理上更强调图像的空间分辨率，主要适用于密度相差较大的组织及组织细节特征的显示，图像显示边缘锐利、清晰，如内耳、肺和骨盆等的显示。

二、图像质量控制内容

根据欧共体工作文件（EUR16260EN.1996.6），CT 图像质量控制内容包括以下四个方面。

（一）诊断学标准

诊断学标准包括影像解剖学标准和物理学影像标准两个方面，影像解剖学标准必须满足临床提出的诊断学要求，这些标准可通过解剖特征的“可见度”和“清晰显示”来表述。以解剖学标准为依据的 CT 影像质量评价，应考虑病理改变时检查区域的解剖结构与不同组织间的对比状况；物理学影像标准是通过客观方法进行测试，可用物理参数的术语来表征，如一致性、线性 CT 值、层厚、空间分辨率、密度分辨率、伪影和噪声等，它依赖于 CT 设备的技术性能和扫描参数。可通过体模测试对以上参数进行量化测定，通过伪影的显现来评估。为了保证 CT 设备性能的一致性，必须按常规对设备的性能等进行测试校准，它是优良 CT 影像质量的保证。

（二）成像技术条件

成像技术条件包括螺距、采集层厚、层间距、视野、滤波函数、机架倾斜角度、曝光参数、体层厚度、重建方法、窗宽、窗位等参数。

（三）临床和相关的性能参数

一系列的临床和相关的性能参数在 CT 检查的正当化和成像最优化方面起着重要作用。为了确保 CT 检查规范进行，并在合理的辐射剂量下提供满意的诊断质量，临床和相关的性能参数包括：针对临床问题的回答、患者准备（包括合作、交流、禁食、体位、运动、对比剂的服用、防护屏蔽等）、扫描方法、影像观察条件等。

(四)受检者辐射剂量

CT 检查的辐射剂量相对较高,检查中对受检者辐射剂量的防护应予以特别重视,应遵循辐射剂量防护原则。在不影响单次检查的诊断价值的前提下,应低于正常参考值的剂量,适度接受噪声。

三、图像质量控制方法

CT 成像是一个调制和传递的过程,CT 图像质量的影响因素多而复杂,必须掌握图像质量控制方法,保证 CT 图像能如实地反映人体组织的解剖结构,并提供丰富的诊断信息。

(一)优化扫描方案

螺旋 CT 平扫的扫描方案包括扫描的管电压、曝光、准直器宽度、螺距、重建层厚、重建间距等,增强扫描及血管成像还包括对比剂量、注射速率、扫描延迟时间等重要参数。优化扫描方案可选择尽可能小的准直宽度、小螺距及尽可能薄层重建图像,增强扫描及血管成像需要在靶器官对比剂达到峰值时进行数据采集。

(二)提高空间分辨率

提高空间分辨率,即提高每厘米内的线对数。主要方法有减小像素、加大矩阵、减小探测器孔径、减小探测器间的距离、增加探测器的数量、采用骨细节算法等,其中减薄层厚、减小像素、增大矩阵及骨算法是临床提高空间分辨率常用的方法。

(三)增加密度分辨率

密度分辨率主要取决于每个体素接受的 X 线光子的量,即增加探测器接收的 X 线光子数。可通过提高管电压、管电流和曝光时间(mAs)来实现。毫安秒的提高,球管 X 线光子量输出增多。加大管电压,X 线的波长变短,穿透力增强,单位体积的光子量相对增加,均可提高密度分辨率;其次,密度分辨率与层厚的关系成正比,层厚增加,即增大被检组织的几何尺寸,体素加大,单位体积的光子量增加,密度分辨率增加;采用软组织滤波函数、重建,提高信噪比,相对降低噪声,密度分辨率也可提高。总之,临床常通过提高管电压、管电流和曝光时间、增大体素、增加层厚、使用软组织函数、增大被检组织的几何尺寸等来增加密度分辨率。

(四)降低噪声

噪声大小受层厚、X 线剂量大小和重建算法等因素的影响。克服的办法首先是减小扫描层面的厚度,提高 CT 值的测量精度;其次是提高 X 线的曝光条件,增加曝光量;再次是增大像素,提高单位体积的光子量;最后是提高探测器的质量,在图像重建中采用恰当的算法(标准算法或软组织算法)。总之,增加曝光量、增加厚度、增大体素、提高探测器的质量、采用恰当的滤波算法等可降低噪声,临床检查主要根据患者的年龄、体质指数、检查部位及不同疾病等来调整曝光量,从而达到降低辐射剂量和保证图像质量的目的。

(五)消除伪影

CT 图像伪影涉及 CT 机部件故障、校准不够及算法误差甚至错误等因素,要消除此类伪影,需根据图像伪影的形状、密度变化值及扫描参数等进行具体分析处理。选探测器的几何尺寸及间隙尽量小,同时探测器及电路的稳定性要好,这是减少设备故障伪影的根本。安装 CT 设备后,必须进行调试、空气校准及定期维修保养,经常检测采样线路和采样投影值,使设备各系统处于良好的正常运转状态，且客观环境给予保证，如配有专线稳压装置，室内温度、湿度符合要求等。对于患者的人为伪影，应针对原因加以去除，如金属物的去除，不合作患者给予镇静剂等，生理性运动伪影则采用屏气和缩短扫描时间的方法解决。

（六）减少部分容积效应的影响

部分容积效应直接影响图像质量，扫描层厚与被扫描物体的大小和形状有很大的关系：当被扫描物体的厚度等于扫描厚度的直方体，所测 CT 值全部真实；当被扫描物体的直径等于扫描厚度的球体，被扫描物体全部在扫描层面中，所测 CT 值中心部分真实，边缘部分不真实；当被扫描物体球体部分在扫描层面内或被扫描物体小于层面厚度，所测 CT 值都不真实。一般来说，薄层扫描或薄层重建可减少部分容积效应，但层厚减薄会增加辐射剂量和噪声，影响密度分辨率，为避免过多的辐射剂量，扫描层厚为被扫描物体直径的一半时，可以最大限度地避免部分容积效应的影响。

（七）控制辐射剂量

降低辐射剂量方法有多种。

（1）降低管电压：降低管电压同时降低 X 线能量，引起组织对 X 线吸收量增加及信噪比降低。

（2）增大螺距，可减少曝光时间同时降低辐射剂量，但螺距过大会导致 Z 轴分辨力下降，影像图像质量，同时容易造成微小病灶漏检。

（3）降低管电流，由于管电流量与辐射量之间呈线性关系，降低管电流可使辐射剂量相应下降，降低管电流是目前使用最多也是最具潜力的降低辐射剂量的方法。

总之，图像质量控制的方法很多，X 线剂量、扫描层厚、扫描野、算法、窗技术等任意一个或多个参数的改变，图像的质量将随之改变。只有真正了解单个或多个参数对图像质量的影响，才能真正掌握图像质量控制的方法。另外，熟悉人体解剖、掌握各系统疾病的影像诊断知识，对图像质量控制的改进有很大的帮助。

第二节 CT 性能指标及检测

一、CT 性能指标

CT 性能指标是衡量 CT 机工作状态的重要参数，包括机器的扫描时间、重建时间、扫描周期、分辨率、噪声、辐射剂量及伪影等。

（一）扫描时间

扫描时间是指完成一次 X 线数据采集所持续的时间，即扫描每一层面时，所需的 X 线曝光时间。螺旋 CT 机的扫描时间是指在 X 线发生的过程中，限定扫描架旋转 360°的时间，即 X 线穿透辐射从开始到结束所需的时间。穿透辐射至少要保证重建一幅图像的透射测量，并保证 CT 设备能提供良好的图像质量。因而，扫描时间是 CT 机性能的主要技术指标。

一般的 CT 设备都设置有几种扫描时间供扫描选择，短的扫描时间可以有效地减少或消除患者运动而造成的成像结构的变形和衰减值的失真。目前多排螺旋 CT 机在一次屏气期间可获得多个或全部扫描层面的数据，可以消除反复多次屏气扫描所出现的漏扫或重复扫描的弊病。CT 发展的趋势是从提高扫描速度方面来提高图像质量,包括缩短数据采集时间、层间延时时间和计算机运算处理时间。但是扫描时间太短,势必增加图像噪声,要减少图像噪声,又必然增加患者的辐射剂量。

(二)重建时间

重建时间是指阵列处理(AP)机在主控计算机的控制下,将原始数据重建成显示数据矩阵所需要的时间,也就是扫描完毕到图像显示在监视器上的时间。重建时间与重建矩阵、AP机的运算速度和内存容量有关。一般重建矩阵越大,运算速度越快,内存容量越大,重建时间就越短;反之就越长。重建时间缩短,除提高了扫描效率外,还可以不断修正和补充扫描计划。目前的CT机,由于采用了特殊的AP机,数据采集和图像重建可同时进行,图像重建可以在几秒内完成,甚至可以缩短到Is或Is以下,并可进行CT图像实时重建或称实时透视图像。

(三)扫描周期

扫描周期是指从第一层面扫描开始到下一层面扫描开始的最短时间间隔,它是评价一台常规CT机器的重要指标之一。通过扫描周期的评价,可间接观察X线球管的质量和计算机的运算速度。周期时间是指对组织的某一层面扫描开始,经重建到图像的显示,直至摄影完毕的全过程所花费的时间。早期CT扫描中的周期时间是指采集时间和图像重建时间之和,但目前各类CT机都有并行的处理功能,主控计算机和AP机同时工作,因此,边扫描边重建,前一层重建尚未结束,后一层扫描又开始,扫描周期时间明显缩短。

(四)辐射剂量

辐射剂量是指在X线的扫描过程中,扫描被检体所使用的X线的剂量。由于X线是一种电离辐射,当它穿过物质时,会在物质内部引起电离。辐射剂量的测量方法是利用X线照射空气,测量空气中产生的正负电荷。辐射剂量的单位分为照射剂量和吸收剂量两种,前者用R(伦琴)表示,后者用rad(拉德)表示。辐射剂量作为CT机的一项重要的技术指标,它反映的是X线的强度和硬度。增大X线的剂量可以减少图像的噪声,但受X线防护原则的限制,受检者在接受X线的剂量时存在着一个安全标准,不能无限制地增加剂量。

二、CT性能检测

CT机性能的检测主要是定期对CT机的一些软硬件进行常规监测和维护,确保CT成像质量,获得优良精准的CT图像,主要技术指标包括:CT值的准确性、CT值的均匀性、噪声、空间分辨率、密度分辨率、层厚、采集层厚、辐射剂量分布、横断面有效剂量、床移动精度、定位指示灯精准性、机架倾斜精确性及机器的安装与调试等。

(一)水模平均CT值测试

随机配带水模测试,采用非螺旋扫描方式,其正常参考值:水的平均CT值应接近0,空气的CT值应为−1000HU。正常值范围:水的平均值正常波动范围不超过±3HU,空气的平均CT值不超过±5HU。测试频度:每天1次。

(二)CT值的均匀性测试

随机配带水模测试,非螺旋扫描方式,其正常参考值:4个部位(上、下、左、右,ROI为2~3cm^2)所测水的CT值应为0。正常值范围:所有部位测得的CT值平均差值不应大于5HU。测试频度:每年1次。

（三）噪声水平的测试

随机配带水模测试，其他扫描参数不变，递增曝光量和扫描层厚非螺旋方式扫描水模测试，其正常参考值：在均质物体中，CT 值的标准偏差与噪声水平成正比。通常其他扫描参数不变，随着曝光量的增加，CT 值的标准偏差减小。正常值范围：CT 安装后应做噪声水平测试，并保存噪声变化曲线，随着设备使用年限的增加，噪声曲线应无显著变化。测试频度：每年 1 次。

（四）高对比度分辨率测试

高对比度分辨率体模测试或测试线对板，非螺旋扫描方式。正常参考值：如采用头颅标准扫描模式，高对比度分辨率约 1mm；采用高分辨率模式，其分辨率可达 0.25mm。正常值范围应根据不同的 CT 机而设定。测试频度：每月 1 次。

（五）低对比度分辨率测试

低对比度分辨率体模测试，非螺旋扫描方式。正常参考值：一般低对比度分辨率约 5%，即能分辨直径为 4～5mm 的小孔，随设备使用年限的增加，其低对比度分辨率将有所降低。测试频度：每月一次。

（六）机器的安装、调试与校准

安装时要保证 CT 机房的设计与布局合理，除严格按照防护原则设计 X 线的防护外，还要考虑既能充分发挥 CT 机各部件的功能，又能合理利用有效的空间开展 R 常的检查工作；CT 机属贵重精密仪器，内含计算机和大量精密元器件，为了保证元器件的散热和磁盘机的稳定，CT 机房和计算机房必须防尘，温度保持为 18～25℃，湿度以 40%～65%为宜。电源功率要足够大，工作频率稳定；安装 CT 机必须注意：一是开箱检查时要对照装箱单清点装箱内容，核对名称和数目，有无元器件的损伤；二是避免多次搬动造成损坏，各部件的放置应事先安排，尽量一次到位；三是必须检查电源电压、频率和功率是否符合设备的要求，电缆槽和各联线的安排是否合理。

调试与校准工作基本上由软件完成。调试与校准的内容包括：X 线的产生、探测器信号的输出、准直器的校准、检查床的运行、图像显示系统和照相机的调试等。所有的调试内容完成后，进行水模测试，目的是测试横断面照射野范围内 X 线剂量的均匀一致性和 CT 值的准确性。照射剂量一致性的测试通常由 CT 机附带软件完成，要求在圆形水模的图像中间和四周（中心及偏离水模边缘 1cm 的 3、6 和 9、12 点钟位置）各设一个测试区。照射野范围内 X 线剂量不均一的产生原因是机架扫描圆孔的范围内处于中间部分的线路较长，导致了扫描过程中 X 线束的硬化。X 线束的硬化通常由 CT 机内的软件来校正，在扫描过程中，尽可能将患者置于机架扫描孔的中央。

第十八章　放射影像诊断概述

第一节　X 线成像

一、普通 X 线成像

(一)X 线的产生

X 线是一种具有很高的能量,肉眼看不见,但能穿透不同物质,能使荧光物质发光的射线。它的产生需要具备两个条件:一是高速运行的电子流;二是这种电子流突然受阻,此时产生了巨大能量,其中 99%以上转换为热能,仅 1%以下转换为 X 线。

(二)X 线发生装置

(1)X 线管真空二极管,阴极是灯丝,阳极是钨靶。

(2)变压器有降压变压器和升压变压器。通常低电压在 12V 以下,高电压为 40~150kV。

(3)操纵台:主要调节电压、电流和曝光时间。包括电压、电流、时间的调节旋钮和开关等。

二、X 线的特性

X 线是一种波长很短的电子波,其范围是 0.0006~50nm。通常所用的 X 线波长范围为 0.008~0.031nm(相当于 40~150kV),肉眼看不见。在电磁辐射谱中,居 γ 射线和紫外线之间。具有以下特性:

(一)穿透性

X 线能穿透一般可见光不能穿透的物质,并在穿透过程中受到一定程度的吸收而衰减。它的穿透力与 X 线管电压成正比,与被穿透物质的密度和厚度成反比。这种穿透性是 X 线成像的基础。

(二)荧光效应

X 线能激发荧光物质(如硫化锌镉和钨酸钙等)产生肉眼可见的荧光,这种荧光效应是进行透视的基础。

(三)摄影效应

X 线能使胶片中的银离子(Ag^+)还原成金属银(Ag)并沉淀于胶片的胶膜中,使胶片呈黑色,而未感光的部分银离子被冲洗掉而呈白色。这种效应也是 X 线成像的基础。

(四)电离效应

利用电离效应可测量空气电离程度并计算出 X 线的量,具有放射防护学意义;X 线射入人体,可引起生物学方面的改变,即电离生物效应,这是放射治疗的基础。所以,电离效应具有放射防护学和放射治疗学意义。

三、X 线成像基本原理

(一)X 线影像形成需具备的条件

(1)具有一定的穿透能力,能穿透人体的组织结构。

(2)被穿透的物质存在密度和厚度的差异。

(3)穿透人体后差别剩余 X 线需经过显像过程,如 X 线胶片等。

因此,当 X 线穿透人体后,因人体存在密度和厚度的差异产生不同程度的吸收,从而在荧光屏或胶片上产生不同灰度的对比影像。

(二)人体组织结构的分类

由于人体各部位存在密度和厚度的差异,所以 X 线穿透时可产生差别剩余 X 线。根据组织结构密度的高低,分为三类:

1.高密度组织结构,如骨和钙化。

2.中等密度组织结构,如软组织和液体。

3.低密度组织结构,如脂肪和气体。

组织结构病变时,因改变了原有的密度和厚度等,X 线胶片灰度对比发生变化,显示病变异常影像。

四、数字 X 线成像

数字 X 线成像(DR)是将 X 线摄影装置或透视装置同电子计算机相结合,使形成的 X 线模拟信息经模数转换(A/D)为数字信息,而得到数字化图像的成像技术。从而改变了传统 X 线成像对 X 线的信息采集、显示、存储和传送等方式。

DR 依信息介质等结构不同分为计算机 X 线成像(CR)、数字 X 线荧光成像(DF)和平板探测器数字 X 线成像,后者的图像质量高,成像时间短。

数字图像质量优于传统 X 线图像,具有强大的后处理功能。影像对比可调节,摄影条件宽容度大,X 线量较少,可由光盘或磁盘等存储,并可输入图像存档与传输系统(PACS)中。

数字化图像与传统 X 线图像使用上相同,但数字化图像能更好地显示头颈部复杂部位解剖结构,对骨结构及软组织显示更为清楚,可定量分析矿物盐含量,对肺结节检出效率高,并可显示纵隔心影后、膈下及肋骨重叠部位病变,消化道造影时对胃小区、微小病变及肠黏膜皱襞显示更清晰。

五、数字减影血管造影

DSA 是利用计算机处理数字化的影像信息,消除骨骼和软组织影,使血管及其病变显示清晰的成像技术。分动脉 DSA(IADSA)和静脉 DSA(IVDSA),目前主要应用 IADSA 技术。DSA 由于其优点,已代替一般血管造影,在心血管检查及介入技术方面十分重要。

DSA 减影方法有时间减影法、能量减影法和混合减影法等,目前普遍应用时间减影法。

六、X线检查技术

（一）普通检查

1.荧光透视

简称透视。优点：可任意转动患者体位，了解器官的动态变化，费用低，结论快。缺点：影像质通差，密度或厚度较大的部位和较小的病变显示不清，无客观记录。目前一般不单独使用。

2.X线摄影

其照片称为平片。主要用于胸部和骨骼系统，特别是数字化摄影，具有高清晰度、低辐射量的优点，成为影像诊断的基本和主要的检查方法。

（二）特殊检查

1.软X线摄影检查软组织，特别是乳房检查，钼靶X线摄影成为乳腺的主要影像检查方法。

2.X线减影技术采用CR或DR减影功能，可获得局部某种组织结构（如骨或软组织等）的图像，从而提高对疾病诊断的能力。

3.体层摄影　由于CT的广泛应用而被其替代。

（三）造影检查

1.造影剂分为高密度造影剂和低密度造影剂两大类

高密度造影剂有钡剂和碘剂。钡剂，用作胃肠道的检查，医用硫酸钡加水配制，根据检查方法不同和检查部位不同而配制不同的浓度。碘剂，分有机碘和无机碘制剂两类。有机碘分为离子型和非离子型：离子型应用最多的有泛影葡胺（urografin）；非离子型具有低毒性、低黏度、低渗透性的特点，主要用于血管造影、泌尿系统及胆道系统的造影等。无机碘制剂具有吸收缓慢的特点，如40%碘化油，用于子宫输卵管造影，还可作为血管栓塞剂在介入治疗中应用。低密度造影剂常用的有空气、氧气和二氧化碳，临床上以空气应用最为方便，用于消化道的检查。

2.造影方法有直接引入和间接引入两种

前者包括：口服法，如GI；灌注法，如钡剂灌肠；穿刺注入法等。后者包括：吸收性，如口服胆囊造影，现已少用；排泄性，如IVU。

检查前准备及造影反应的处理。根据检查部位和方法的不同，要求患者作相应的准备。医护人员要了解患者的病史，有无过敏史和造影禁忌证；应用含碘制剂需作过敏试验，用30%1mL碘制剂静脉注射或滴眼，观察患者有无胸闷、呕吐等现象，根据反应程度不同而采用不同的处理方法。目前，主张可以不用做碘过敏试验。

七、X线检查的安全与防护

（一）X线检查的安全

X线具有电离生物效应，超过国家卫生标准制定的允许剂量可造成对周围环境的污染和人体的损害。所以，任何一台X光机在安装后、使用前都必须通过当地有关辐射防护机构进行检测，合格后方可使用，以确保候诊患者、设备操作人员以及周围人群的安全。申请及检查的医务人员要严格掌握适应证和禁忌证，避免不必要的照射，孕妇和小儿应该避免接受X线检查，特别是早孕妇女。

(二)X 线检查的防护

由于对疾病诊断的需要,患者接受 X 线在所难免,但也应尽量减少接受剂量,重视和加强防护,主要防护措施有以下三方面:

(1)屏蔽防护用高密度物质,如含铅的防护用具,包括围裙、围脖、眼镜、三角裤等,遮挡对射线敏感的器官和非检查部位。

(2)距离防护利用 X 线剂量与距离的平方成反比的原理,尽可能扩大检查室的空间,以减少散射线的二次照射。

(3)时间防护每次检查尽量缩短曝光时间,如对胸部检查,应采用胸部摄片,而不用胸部透视,科学合理地掌握复查时间,尽可能避免不必要的重复检查。

第二节　计算机体层成像

一、CT 成像基本原理与设备

(一)CT 成像基本原理

CT 成像基本原理是以 X 线束环绕人体某部位具有一定厚度的层面进行扫描,透过该层面的 X 线部分被吸收,X 线强度因而衰减,穿透人体后未被吸收的 X 线被探测器接收,由光电转换器转变为电信号,再经模/数转换器转为数字输入计算机进行处理,重建成图像。CT 成像可归纳为以下三个步骤:

1.数据采集

X 线穿透人体,被人体吸收而衰减。探测器采集衰减后的 X 线信号,经模/数转换器转变为数字信号,送入计算机。

2.重建图像

计算机将数据加以校正处理,构成数字矩阵,再通过数模转换,用不同等级灰度的像素构建 CT 图像。

3.图像储存及显示

由于是数字图像,可以用磁带、光盘、硬盘形式储存,也可以用荧光屏、胶片显示。

(二)CT 成像设备

1.主要有三个组成部分

(1)扫描部分:X 线球管、探测器、扫描机架、检查床。

(2)计算机系统。

(3)图像显示和存储系统。

2.设备发展与类型

(1)常规 CT:X 线管与高压发生器之间、探测器与计算机数据采集系统之间是通过电缆连接的。为避免电缆缠绕,X 线管与探测器每绕患者旋转扫描一周,必须反向回转复位,才能进行下一周扫描,故完成全部扫描时间长。普通扫描层厚 5～10mm,层距 5～10mm。为避免漏扫,层厚和层距基本相同。因呼吸运动,仍易漏扫或重复扫描。

(2)螺旋CT(spiralCT,SCT):SCT是目前广泛应用的CT,它与常规CT扫描不同,SCT扫描时,检查床以匀速进入CT机架,同时X线球管连续旋转式曝光,这样采集的扫描数据分布在一个连续的螺旋形空间内,所以SCT扫描也称容积CT扫描。螺旋的意思为扫描过程中围绕患者X线束的轨迹呈螺旋状。由于得到这一区域的信息,可以组成任意平面或方向的重建,如矢状、冠状等,得到真正的三维图像,诊断价值有很大提高。

(3)双源CT:是同CT设备内配置2个X线球管和2组探测器的MSCT,从而扫描速度更快,图像更清晰,功能更强大。

(4)能谱CT:是一种具有能谱成像功能的MSCT,对提高图像质量、小病灶的检出及定性诊断具有重要价值。

(三)CT相关知识的基本概念

(1)体素和像素

1)体素:CT图像实际上是人体某一部位有一定厚度(如1mm、10mm)的体层图像。将成像的体层分成数个体积相同的立方体,这些小单元称为"体素"。体素是三维概念。

2)像素:计算机获得穿过每个体素的X线衰减(吸收)系数,此吸收系数反映各个体素的组织密度,多个吸收系数排列成矩阵,构成相应层面组织吸收系数的数字矩阵,再转换为黑白不同的灰阶小方块单元(称为像素),CT图像就是由许多按矩阵排列的小单元构成的,这些组成图像的小单元称为像素,像素多少用矩阵来表示,像素是二维概念,实际是体素的成像表现。每个像素对应一个体素,像素矩阵构成相应层面解剖或病变图像。像素越小,越能分辨图像的细节,即图像分辨力越高。

(2)矩阵是一个数学概念,它表示一个横成行、纵成列的数字阵列。当图像面积为一固定值时,像素尺寸越小,组成的CT图像矩阵越大,图像清晰度越高。

(3)空间分辨力指分辨组织几何形态的能力。常用每厘米内的线对数或者用可辨别最小物体的直径(mm)来表示。CT图像的空间分辨力不如普通X线图像。

(4)密度分辨力指分辨组织密度差别的能力。CT图像的密度分辨力较普通X线图像高10~20倍。

(5)时间分辨力指扫描一周所需要的时间。时间分辨力越高,器官运动的影响就越小。

(6)CT值表示单位体积对X线的吸收系数,将吸收系数换算成CT值,作为表达组织密度的统一单位。单位为亨氏单位(HounsfieldUnit,HU)。规定水的CT值为0HU,CT值最高的为骨皮质(1000HU),最低的为空气(-1000HU)。人体其他组织的CT值介于两者之间。组织CT值的变化可作为诊断病变的参考。

(7)伪影指在被扫描物体中并不存在而图像中却显示出来的各种不同类型的影像。主要包括运动伪影、高密度伪影和机器故障伪影等。

(8)部分容积效应在同一扫描层面内含有两种以上不同密度的物质时,其所测CT值是它们的平均值,因而不能如实反映其中任何一种物质的CT值,这种现象为部分容积效应或称部分容积现象。

二、CT检查技术

(一)平扫检查

平扫(plainscan,PS)是指不用对比剂(不包括胃肠道对比剂)的扫描。

（二）对比增强检查

对比增强(contrastenhancement，CE)检查指血管内注射对比剂后的扫描。其目的是提高病变组织同正常组织的密度差，根据注射对比剂后扫描方法的不同，可分为普通增强扫描、动态增强扫描及延迟增强扫描或多期增强扫描等。

（三）CT 能谱检查

与常规 CT 相比，能谱 CT 提供了多种定量分析方法与多参数成像为基础的综合检查模式，如物质分离技术、单能量图像、能谱曲线等。临床应用主要涉及头颈部、胸部、腹部、盆部以及骨和关节等方面疾病的诊断和鉴别诊断。

（四）CT 图像后处理技术

在工作站上应用计算机软件和对螺旋扫描所获得的容积数据进行后处理，重建出二维或直观三维立体图像。

1.二维重建技术

(1)多平面重建(MPR)：在横断面图像上按需要任意画直线，计算机将一系列横断层重组，获得该直线横断面的二维重建图像，包括冠状面、矢状面和任意角度斜状面图像。可较好地显示组织器官内复杂解剖关系，有利于准确定位。

(2)曲面重建(CPR)：在容积数据与横断面图像的基础上沿感兴趣器官或结构的走向划一条曲线，计算机将计算出指定曲面的所有像素的 CT 值，并以二维图像形式显示出来。CPR 将扭曲重叠的血管、支气管等结构伸展拉直显示在同一平面上，较好地显示其全貌，是 MPR 的延伸和发展，如冠脉 CTA、牙齿曲面重建等。

2.三维重建技术

(1)最大强度投影(MIP)：通过计算机处理，对被观察的 CT 扫描体积进行数学线束透视投影，每一线束所遇密度值高于所选阈值的像素或密度最高的像素，被投影在与线束垂直的平面上，并可从任意投影方向进行观察。常用于显示具有相对高密度组织的结构，如增强后的血管、明显强化的软组织等。密度差异小时，效果差。

(2)最小强度投影(MinIP)：将每一线束所遇密度值低于所选阈值的像素或密度最低的像素，投影到与线束垂直的平面上。主要用于气道的显示。

(3)平均密度投影(AIP)：将每一线束所遇密度平均值像素投影到与线束垂直的平面上。因组织密度分辨力较低，应用少。

(4)表面遮盖显示(SSD)：通过计算被观察物体的表面所有相关像素的最高和最低 CT 值，保留所选 CT 阈值范围内像素的影像，超出限定 CT 阈值的像素被透明处理，重组成具有三维效果的二维图像。

(5)容积再现(VR)：利用螺旋扫描获得的全部容积数据，根据每个体素的 CT 值及其表面特征，使成像容积内所有体素被赋予不同颜色和不同的透明度。

(6)CT 仿真内镜(CTVE)：利用计算机软件功能，将螺旋 CT 容积扫描获得的图像数据进行后处理，重建出空间器官内表面的直观立体图像，类似纤维内镜所见。用于观察气管、支气管、大肠、胃、鼻腔、鼻咽、喉、膀胱和主动脉等。

（五）特殊检查

1.高分辨力 CT

高分辨力 CT(HRCT)具有极好的空间分辨力，对显示小病灶及病灶的细微变化优于常规 CT

扫描,可作为独立的检查方法,但多为常规 CT 检查的一种补充,一般是在常规 CT 的基础上对感兴趣区作进一步检查或用于小器官或小病变的检查,如肺间质性疾病、肺部弥漫性与结节性病变、垂体微腺瘤、内耳等。

2.CT 血管造影(CTA)

CTA 指静脉注射对比剂后,在循环血中及靶血管内对比剂浓度达到最高峰的时间内,进行 SCT 扫描,经计算机最终重建呈靶血管数字化的立体影像。常采用 MIP、SSD 和 VR 重建。CTA 是一种微创性血管造影术,可清楚地显示较大动脉的主干和分支的形态,清晰地显示动脉与肿瘤的关系,从不同角度观察动脉瘤的形态、大小、位置、蒂部和血栓等情况。

CTA 具有操作方便、效果好、创伤小等优点,16 层以上的多层螺旋 CT 就能完成此项检查。

3.CT 灌注成像

CT 灌注成像(CTPI)是在常规 CT 增强扫描的基础上,结合快速扫描技术和先进的计算机图像后处理技术,分析脏器局部血流量的动态变化并以图像形式显示的一种成像方法。

CTPI 能反映组织的血管化程度及血流灌注情况,提供常规 CT 增强扫描不能获得的血流动力学信息,反映的是生理功能的变化,属于功能成像范畴。早期主要用于脑的灌注,用来诊断常规扫描无法显示的超早期脑梗死以及帮助脑脓肿的鉴别诊断,近年来开始用于心、肝、肾和胰腺等器官,取得了较好的效果。

三、CT 检查的安全与防护

随着 CT 检查临床应用越来越多,对患者造成的辐射损伤也越来越大。就同一部位的检查而言,CT 远比普通 X 线造成的辐射大得多;不同组织器官对射线损伤的敏感性不同,如生殖腺、甲状腺及眼球等器官容易受到损伤;儿童的组织器官对放射损伤的敏感性要比成人高 10 倍。所以,在进行 CT 检查时,必须考虑到这些因素。

面对临床检查与辐射损伤之间的矛盾,应该权衡利弊,力争作到诊断效果最大化、损伤最小化,实际工作中,在遵循辐射防护的三项基本原则与措施的同时,还应该在确保诊断效果的前提下,努力减少辐射剂量,具体操作如下:扫描前应明确目的,使扫描区域集中在感兴趣区,减少不必要的扫描范围;改变扫描条件,使用低剂量扫描,尤其对儿童;减少不必要的重复扫描,尤其在增强动态扫描中,应尽量减少无明显诊断价值的重复扫描;胸部常见病的复诊,尽可能应用胸部平片检查。

第三节　影像检查的临床应用

一、X 线检查的临床应用

X 线诊断是目前使用最多和最基本的影像学检查方法之一。胸部、骨肌系统及消化道仍主要或首选 X 线检查。阅片时,熟悉各种组织结构影像的正常及其变异以及基本病变的 X 线表现十分重要。只有认识正常及其变异 X 线表现,才能发现异常;只有认识基本病变的 X 线表现特征,才能合理解释影像表现的病理基础。

(一)呼吸系统

由于肺与纵隔及周围结构具有良好的自然对比,X线检查仍为肺部疾病诊断的主要方法。X线检查主要应用于健康普查、胸部疾病诊断及随访。通过胸部健康普查,可早期发现症状不明显的疾病,如肺癌、肺结核等。呼吸系统疾病种类很多,X线检查多能发现病变,指明病变的部位、分布、数目、形态、大小、边缘和邻近器官关系,对多数胸部疾病可作出初步诊断或较明确诊断,对气胸及肋骨骨折等可作出明确诊断。随访复查可动态观察病变,判断其疗效,并可了解术后改变及术后复发情况。

X线检查应用限度:由于X线检查是互相重叠的综合影像及其密度分辨力的限度,一些部位如心影后或后肋膈角的小病灶有可能漏诊。一些病变的细节不如CT显示优越。多难以显示纵隔内的病变及其结构。

(二)循环系统

1.胸片

常规摄站立后前位片,由于心脏的四个心腔和大血管投影后前位片彼此重叠,常需加摄右前斜位(吞钡)、左前斜位或左侧位(吞钡)片观察。可初步观察心脏形态,估计各房室大小,观察评价肺血改变,并间接反映心功能情况,简单先天性心脏病如房间隔缺损等结合超声可作出诊断,可观察后天心脏病异常改变。但X线检查对各房室大小准确判定及复杂心血管畸形诊断有一定限度。

2.DSA

适用心脏大血管的检查。对心内解剖异常、主动脉夹层、主动脉瘤、主动脉缩窄或主动脉发育异常等显示清楚。对冠状动脉显示最佳,可显示冠状动脉狭窄或闭塞等异常改变。

(三)乳腺

乳腺的各种影像学检查方法中,以钼靶X线摄影及超声检查为主,X线摄影为首选方法,两者结合检查最佳。X线摄影主要用于乳腺疾病普查、诊断,可早期发现、早期诊断乳腺癌。X线摄影对乳腺内微小钙化检出很高,明显优于其他影像学检查方法。乳头溢液者可作乳腺导管造影检查。

X线摄影的局限性:对致密性乳腺,乳腺术后或成形术后发生的乳腺癌一般有5%～15%的假阴性,良性肿瘤或小癌灶可被遮盖而漏诊或误诊。对良恶性病变鉴别有时困难。

(四)消化系统

主要用于胃肠道病变及急腹症。食管与胃肠道疾病首选气钡双重对比造影检查。气钡双重对比造影可显示食管与胃肠道位置、轮廓、腔道大小、内腔及黏膜病变情况,对器质性病变可显示病变部位、分布、数目、形态、大小、边缘、病变与正常区的分界、病变与邻近器官关系。因此,对起源于黏膜的病变,如溃疡、炎症、良恶性肿瘤;起源于黏膜下的病变,如食管胃底静脉曲张、间质性良恶性肿瘤;以器官形态结构改变为主的病变,如疝、套叠、慢性不全性扭转、憩室等;受腔外病变影响发生的改变;以功能改变为主的病变,如吞咽困难、失弛缓、反流及反流性损害等食管与胃肠道疾病,双重对比造影均可作出明确诊断及鉴别。急腹症如肠梗阻、胃肠穿孔等适用于腹部X线平片检查。血管造影用于胃肠道出血的检查和介入治疗。

X线检查限度:对一些早期或很小的病变可漏诊。对食管与胃肠道肿瘤的腔壁受浸润程度、病变与邻近器官组织关系和远隔脏器的转移情况价值不大。

(五)泌尿与生殖系统

包括腹部平片、静脉尿路造影、逆行尿路造影。腹部平片仅用于显示泌尿系阳性结石。静脉尿路造影为泌尿系病变常用检查方法，主要用于观察泌尿系先天发育异常，肾盂、肾盏及输尿管解剖形态改变，明确先天发育异常所致肾、输尿管数目、位置、形态和大小异常等。可显示泌尿系梗阻所致肾盂积水、输尿管扩张性改变，证实尿路结石部位，了解有无阴性结石。可显示泌尿系结核所致肾盂、肾盏破坏及输尿管、膀胱异常改变。可显示尿路上皮及肾实质肿瘤产生的充盈缺损及肾盂、肾盏变形、破坏等。逆行尿路造影为静脉尿路造影补充。

X线检查限度：局限于肾实质内病变的发现及定性困难。

(六)骨骼与软组织

骨与周围软组织之间，骨皮质与骨松质之间对比鲜明，骨关节大多数疾病X线平片是首选、基本的检查方法。X线片尤其DR片对比度、清晰度及空间分辨力较高，能清楚显示骨、关节结构。

(1)先天性骨关节发育畸形及变异、骨关节发育障碍多可作出诊断。

(2)骨、关节外伤时可清晰显示骨折线、骨折片、骨折愈合时骨痂形成情况。

(3)骨关节感染，包括结核、化脓性骨髓炎可清楚显示病理变化过程。

(4)良性骨肿瘤和肿瘤样病变可显示骨肿瘤的骨破坏、先期钙化带改变，显示肿瘤骨的分化程度和肿瘤软骨钙化的良恶性征象。

(5)对全身性骨疾病，如对遗传、营养、代谢、内分泌骨病的细微骨质改变有一定价值。

X线平片限度：软组织对比差，难以区别肌肉、软骨、韧带、肌腱及液体等组织结构。头面骨、脊柱及骨盆等解剖结构复杂部位难以观察。不易发现一些骨关节疾病的早期改变。不能显示骨髓及软组织某些病变及其范围。

(七)中枢神经系统及头颈部

由于CT及MRI的普遍应用，普通X线应用越来越少。

(1)平片可显示颅骨破坏、颅骨骨折、颅内钙化、副鼻窦、咽后壁软组织、电子耳蜗术后、眼眶异物定位、甲状腺肿块有无钙化及引起气管改变等。

(2)口腔全景摄片是用于显示牙齿及颌骨病变的首选检查方法，能一次完整显示全口牙及上下颌骨结构。

(3)IADSA对显示颈段和颅内动脉均清楚，用于诊断动脉狭窄或闭塞、动脉瘤、血管发育异常。

二、CT检查的临床应用

CT检查由于其突出的优点即具有很高的密度分辨力，而易于检出病灶，特别是能够很早发现小病灶，因而广泛用于临床。尤其近年来，螺旋CT的应用以及多种后处理软件的开发，使得CT的应用领域在不断地扩大，其应用范围几乎涵盖了全身各个系统。

(一)呼吸系统

(1)肺部CT是肺部病变诊断的主要技术，结合HRCT和CT增强扫描可以对大部分病变进行定性诊断。肺炎、肺结核、外伤、支气管扩张、转移瘤以及肺尘埃沉着病等在胸片上不能肯定时，CT常可以确定诊断；CT血管造影是肺栓塞最佳确诊手段，尤其是16层及以上的多层螺旋CT；肺癌的诊断也主要依据CT检查，并可以进行术前较为准确的分期。

(2)胸膜CT因其密度分辨力高，显示胸膜病变有独特优势，是目前胸膜病变最好的检查方法，平扫为主，尤其薄层扫描，MPR后处理重建对显示胸膜病灶有独特优势，对胸膜病变和其周围脏器病变的定位鉴别也有良好作用，增强CT对胸膜病变定性诊断有重要帮助。

(3)纵隔CT对脂肪、钙化和水样密度敏感，有助于囊性和实性、良性和恶性肿瘤及肿瘤钙化的显示；有助于淋巴结的定位和分组。但CT空间分辨力较低，纵隔内血管和肿瘤、淋巴结的进一步区分需要注射碘对比剂方可显示。

螺旋CT扫描比普通CT扫描具有更为显著的优点。螺旋CT具有后处理成像的功能，可在任一位置进行回顾性重建，因此，可选择病变中心成像，达到精确描绘病变形态、准确测量密度、免受容积效应影响的优点。对肺底横膈及附近病变，利用MPR可确定病变的部位及与胸膜的关系。应用SSD、最小密度投影和MPR可进行气道成像。对肺内孤立结节的诊断，通过SCT快速扫描，避免了呼吸伪影，故对瘤肺界面的观察更清晰。MPR对肿块分叶、毛刺、胸膜凹陷等征象显示得更精确，对肿块或空洞内结构显示得更细致，故对肺内的良恶性结节的鉴别诊断优于常规CT。

（二）循环系统

常规CT对显示心包积液、增厚、钙化有一定帮助。日渐发展成熟的MSCT血管造影在主动脉和肺动脉等疾患中的应用基本可取代DSA，并初步满足冠心病的筛查。心脏冠状动脉成像及心脏功能评价：由于5s完成心脏扫描，使得冠状动脉检查成功率接近100%，在冠状动脉血管病变的筛查、冠状动脉支架和搭桥血管评价等方面极具优势。MSCT可直接反映心内畸形、瓣膜病变及出血改变，适用于复杂的心血管畸形、一些后天性心脏病、大血管和周围血管病变、心包和心脏肿瘤等。

（三）乳腺

CT密度分辨力高，可清晰显示乳腺内的解剖结构，对观察致密型乳腺内的病灶、发现胸壁异常改变以及腋窝和内乳淋巴结肿大等要优于X线片。

限度：CT平扫对鉴别囊、实性病变的准确性不及超声；CT对微小针尖状钙化，特别是当钙化数目较少时，显示不及X线片；对良恶性病变的鉴别诊断也无特殊价值。此外，CT检查的射线剂量比普通X线摄影大，检查费用高。因此，仅作为乳腺疾病的补充检查手段。

（四）胃肠道

目前对胃肠道疾病的诊断，X线检查仍是首选的影像检查技术，特别是腔内生长的病变。对于胃肠道壁及壁外生长的病变X线钡餐造影诊断价值有限。对于胃肠道的恶性肿瘤，在X线诊断基础上，CT对于恶性肿瘤的临床分期、治疗方案和预后的估计，具有一定的临床价值。

CT仿真结肠镜是近年来迅速发展的一门新的医学影像技术，是一种无创、快速、有效的结直肠病变的检查方法，能立即提供肠腔内变异、肠周围的情况以及整个腹部的状况；CT扫描完毕后在工作站进行薄层重建，采用多种后处理方式获得各种二维和三维的图像，多方位、多角度观察肠壁、肠腔或肠外病变，形成全面的结肠影像，但不作为常规应用。

（五）肝脏、胆系、胰腺和脾

(1)CT是肝脏疾病最主要的影像学检查方法。通过观察肝的大小、形态、边缘、密度的改变可作出病变的评价。CT对占位性病变的定位诊断比较明确，结合对比增强多期扫描为占位性病变的诊断和鉴别诊断提供重要的依据。

(2)CT不是胆结石的诊断首选方法，但对肝外胆管结石的定位诊断与鉴别诊断具有重要价值。对于先天性胆管囊肿、胆管梗阻、胆管肿瘤，CT检查也是一种非常有效的手段。

(3)CT的图像分辨力高、清晰度好，是腹部实质性脏器病变最重要、可靠的检查方法。对胰腺、脾脏占位性病变的定位诊断比较明确，结合对比增强多期扫描常可作出定性诊断。

(六)泌尿系统

CT 检查是泌尿系统影像学检查最主要的方法,也是最常应用的方法之一,广泛用于泌尿系统疾病诊断。对于多数泌尿系统病变,包括肿瘤、结石、炎症、外伤和先天性畸形,CT 检查有很高的价值,不但能作出准确诊断,且能显示病变范围,因而有助于临床治疗。

近年来随着螺旋 CT 技术的快速发展,CT 尿路造影作为一种新的检查方法在泌尿系统疾病的应用价值上已得到认可。一次检查所获得的信息量大,整体解剖显示好,适应范围广,有助于整个泌尿系统疾病的诊断和鉴别诊断。CT 尿路造影多期动态轴位像结合多平面重建、曲面重建和容积显示等多种后处理直接显示泌尿系统病变的部位、范围、周围组织侵犯及与邻近组织关系。它同时克服了静脉肾盂造影、逆行造影、普通 CT 和 MRI 等的缺点,为临床明确病因提供了重要的参考价值,对临床治疗方案的选择具有积极的指导作用。

(七)生殖系统

(1)在男性生殖系统中,CT 主要用于检查前列腺病变,此外还可用于评估睾丸恶性肿瘤的腹膜后淋巴结转移。在前列腺检查中,能明确显示前列腺增大,但对良性前列腺增生和早期前列腺癌的鉴别有一定限度。对于晚期前列腺癌,CT 能作出诊断并能较准确显示肿瘤侵犯范围及是否有骨骼、淋巴结等部位转移。

(2)在女性生殖系统中,CT 检查具有较高的诊断价值,主要用于检查盆腔肿块,了解肿块与周围结构的关系,判断肿块的起源和性质;对于已确诊的恶性肿瘤,CT 检查还可进一步显示病变范围以及有否转移,以利于肿瘤分期和治疗方案的选择;用于恶性肿瘤治疗后随诊,以观察判断病变疗效及有无复发等。

(3)不足之处:CT 检查有辐射性损伤,在产科领域中属禁用,对于育龄期女性患者要慎用;对某些小病灶的显示还不够满意,例如不能清楚显示子宫内较小的肌瘤;定性诊断也有限度,甚至难以与盆腔其他肿瘤或非肿瘤性病变鉴别。

(八)肾上腺

目前公认 CT 是肾上腺病变的最佳影像检查方法。

1.优点在于:

(1)易于发现肾上腺肿块、肾上腺增生和肾上腺萎缩。

(2)能显示肾上腺病变的一些组织特征,如脂肪组织、液体、钙化等成分。有助于病变的定性诊断。

(3)依据病变对肾上腺功能的影响与否进行分类,根据不同类型病变的 CT 表现,多数肾上腺病变经 CT 检查能够作出准确诊断。

2.不足之处:

(1)对于肾上腺区较大肿块,特别是右肾上腺区,CT 检查有时难以判断肿块的起源。

(2)对于某些非功能性肾上腺肿瘤,CT 定性诊断有困难。

(九)腹膜后间隙

CT 检查时,窗技术使用合适时,可以清楚地显示腹膜后间隙及其筋膜,是腹膜后间隙病变检查的最佳成像技术。多层螺旋 CT 及重建技术可以三维立体地显示病变的空间位置和与邻近脏器的解剖关系。

(十)骨骼肌肉系统

螺旋 CT 对于骨骼肌肉的检查也有明显的优越性。螺旋 CT 扫描速度快,检查时间短,特别适用于创伤和危重症者及难在较长时间内保持固定姿势的患者。MPR 和三维显示在骨骼肌肉系统有独特的应用价值。对解剖结构较复杂的部位,如肩关节、脊柱、骨盆、腕关节和踝关节等,易于显示粉碎性骨折骨碎片及其移位情况,有利于手术治疗方案的制订。易于显示细微的骨破坏。对病变内部的结构显示优于 X 线平片。

CT 在多数情况下能较好地显示软组织解剖结构,鉴别软组织感染及肿瘤,能分辨病变范围,通过测量 CT 值对脂肪、出血和钙化等定性,增强扫描了解肿块的强化程度和血供情况,有利于肿块定性诊断。

(十一)中枢神经系统

CT 检查对中枢神经系统疾病的诊断具有较高的价值,应用相当普遍。

1.颅脑 CT

对于骨及钙化显示效果好,用来显示外伤后的骨折,各种病变所致骨结构改变以及钙化最适用。另外,CT 显示颅内出血、梗死、肿瘤、炎症、脱髓鞘疾病效果也很好。但由于后颅凹骨质伪影的干扰,在显示幕下病变、轻微炎症及脱髓鞘病变方面,CT 价值有限。

2.脊柱 CT

对骨改变分辨力高于 X 线平片,但显示整体结构不如平片,对椎间盘显示准确,对椎管内肿瘤和脊髓损伤显示不如 MRI。

(十二)五官及头颈部

(1)颅底 CT 检查时,高分辨技术应为常规检查方法,观察颅底骨质及孔道改变检查效果佳,发现软组织病变后行软组织算法重建,增强检查要选用常规 CT 技术。对于颅底病变的全面诊断,常有赖于 CT 和 MRI 检查的综合应用。

(2)眼及眼眶 CT 的应用拓宽了眼部病变的诊断范围,广泛用于眼眶外伤及异物定位、骨质改变、钙化及其他病变。能显示眼球和眼眶病变的大小、位置和结构,尤其骨质的细微变化。

(3)鼻部 CT 主要作用是显示病变范围和累及的结构、骨折。

(4)咽喉 CT 能清楚地显示咽喉部,病变的部位、范围和对病变定位以及病灶和邻近结构如血管、颅底骨、神经和淋巴结的关系,弥补了平片和造影对病变深部无法显示的缺陷。MSCT 三维重建显示解剖结构更加清楚。

(5)耳部 耳部结构细小复杂,而且大部分是骨结构或骨气混合结构,因此 HRCT 是耳部首选检查方法。

(6)口腔颌面部 CT 对牙齿及颌骨病变显示较为清楚,特别是专门的曲面体层摄影能一次完整显示全口牙及上、下颌骨。对于软组织病变,CT 能提供较多的诊断信息。

(7)颈部:CT 对确定颈部肿块部位、形态、大小和显示肿块侵犯范围及对肿块定性方面比较有优势。

第四节　影像诊断步骤及原则

一、影像诊断步骤

(一)了解影像学检查的目的

诊断医师在认真阅读申请单简要病史的基础上，了解患者作影像检查的目的，不同患者的检查目的各不相同，有的为初诊检查，目的是进行疾病的诊断或排除某些疾病；有的是临床诊断较为明确，再作影像学检查目的是进一步证实，并确定病变的数目和范围，以利于治疗方案的选择；有的是治疗后复查，以观察治疗效果；有的是临床诊断不清，需要影像学检查提供帮助；还有的是为了进行健康体检。

(二)明确图像的成像技术和检查方法

由于检查的目的不同，选择的成像技术和检查方法、图像观察的重点内容以及诊断的要点也就有所不同。应该明确所分析的图像为哪一种成像技术和检查方法，确定图像的质量是否合乎要求，分析图像是否能够满足检查目的的需要，只有符合这些条件，才能够进一步观察分析，作出的诊断才具有较高的临床价值。

(三)全面观察和细致分析

通过上述全面观察，辨认出异常表现，并确定病灶的部位、大小、形态和数目，根据病理变化进一步分析，分析这些异常表现反映的是不同疾病的病理及病理生理改变还是同一种疾病的变化过程，是原发还是继发的关系，找出主要的一面，有利于病变的定性诊断。还可以根据多种检查结合在一起，相辅相成，互相印证，以使诊断更为准确。

二、影像诊断原则

(一)掌握正常影像表现

虽然解剖与正常影像表现是两个概念，但正常影像表现是直接建立在解剖基础之上的，如不了解解剖，就无从谈起掌握正常影像表现。当然，还要考虑年龄、性别和个体差异，结合成像原理和图像特点。另外，对解剖变异也是必须掌握的内容，否则就可能当成异常影像表现。

(二)认识异常影像表现

异常影像表现是建立在病理解剖和病理生理基础之上的，只有把它们结合在一起，才能作到透过现象看本质，不要把重叠解剖结构误认为异常，如胸片上乳头阴影等。只有正确认识异常表现才能得出正确的影像诊断结果。另外，有一种异常影像，既不具备解剖基础，也不具备病理基础，而是一种伪影，如检查部位体表重叠物或设备原因造成的阴影，只有认识它才能避免一些误诊现象。

(三)异常表现的分析归纳

在图像上，确定为异常表现后，要进行分析、归纳，明确它们所反映的病理变化和意义，患者进行影像检查时，可能仅应用一种成像技术中的某一种检查方法，也可能应用一种成像技术中的多种检查方法，还有可能应用多种成像技术中的不同检查方法，归纳就是将这些检查图像上所观察到的异常影像表现结合在一起，进一步对照和分析，评估它们所反映的病理变化及意义，以利于最后的诊断。

(四)结合临床资料进行诊断

任何疾病的影像表现都建立在病理解剖或病理生理基础之上,并能产生相应的临床表现,所以,影像诊断必须与临床表现及病理结果相一致,无论是临床医生还是影像科医生,都要不断强化影像诊断必须结合临床的意识。

(1)一部分疾病具有特征性影像表现,诊断比较明确。

(2)大部分疾病缺乏典型影像表现,即存在"同病异影""异病同影"。所谓"同病异影""异病同影",就是说同一疾病在不同时期影像表现不一样,不同疾病具有相同的表现。例如,大叶性肺炎早期胸片无特殊表现,实变期可出现典型表现,应与肺不张鉴别,消散期应与浸润性肺结核鉴别。

(3)临床资料包括患者的年龄和性别、职业史和接触史、生长和生活居住地、家族史以及患者的症状、体征和主要相关实验室检查结果,所有这些对作出正确影像诊断至关重要,这是因为:①对于不同年龄和性别,疾病发生的类型有所不同,例如发现肺门区肿块,儿童常考虑为淋巴结结核,而在老年人中央型肺癌的可能性大;②职业史和接触史,是诊断职业病和某些疾病的主要依据,如诊断矽肺应具备粉尘接触史,诊断腐蚀性食管炎应有服用或误服强酸、强碱史;③生长和生活居住地,对地方病的诊断有重要价值,如包虫病多发生在西北牧区,而血吸虫病以沿长江一带多见;④家族史,对一些遗传性疾病的诊断尤为重要;⑤临床症状、体征和主要相关实验室检查结果,常常是进行影像诊断的主要参考依据,如在胸部平片上发现纵隔增宽,临床上有重症肌无力表现,胸腺瘤的诊断则可确立;如发现颅骨多发性破坏,结合尿液检查本一周蛋白阳性,则可诊断多发性骨髓瘤。结合临床要作到既不要牵强附会,也不要武断,通常以病理诊断为标准,但在某些骨肿瘤的诊断中,强调临床、影像和病理诊断相结合,单靠哪一种诊断都是不准确的。

基于以上原因,强调影像诊断必须结合临床。

三、影像诊断结果

影像诊断结果是根据异常表现归纳、分析,结合临床病史资料综合的结果,通常有以下四种结果。

(一)确定性诊断

一些疾病具有特异性影像表现,经过检查不但能发现病变,并且能作出准确的定位、定量和定性诊断,能提供对制订治疗计划与估计预后有意义的资料。

(二)否定性诊断

即经过检查,排除了临床所怀疑的病变,如临床怀疑胃溃疡,胃肠钡餐检查未见龛影。但有一些疾病可能影像学检查难以发现异常,如急性化脓性骨髓炎早期 X 线平片无异常发现,却不能否定疾病存在的可能性;某些疾病自发生至出现影像学异常表现需要一定的时间,如肠梗阻的影像学表现比临床症状晚 3～6 小时,因此,对于否定性诊断,要正确理解它的含义。

(三)符合性诊断

由于疾病存在着"异病同影"或影像表现不具有特征性,但所见异常影像表现符合临床诊断,如右上肺野出现片、条状不均匀阴影,临床提供大叶性肺炎病史,所以影像诊断的意见是符合大叶性肺炎(消散期)改变。

(四)可能性诊断

即经过影像检查,发现了一些异常表现,甚至能够确切显示病变的位置、范围和数目,但难以明确病变的性质,此时可提出几种诊断的可能性,在这种情况下,可以根据需要,建议其他影像检查、相关的临床或实验室检查,甚至影像学随诊、复查等。

第十九章　X 线物理基础

第一节　X 线的发现

1895 年 11 月 8 日，德国物理学家在伦琴(Wilhelm Conrad Rontgen)他在研究阴极射线(图 19－1)。于克鲁克斯高度真空管通高压电流时看到阴极射线，为了防止外界光线对放电管的影响，也为了不使管内的可见光漏出管外，他把房间全部弄黑，还用黑色硬纸给放电管做了个封套。在接上高压电流进行实验时，他发现 1m 以外的一个涂有氰化铂酸钡的荧光屏发出微弱的浅绿色荧光，一切断电源荧光就立即消失，这一发现使他感到十分惊奇，阴极射线是不能通过玻璃管壁的，尤其是伦琴自己精心制造的装置，阴极射线漏出来完全不可能。他全神贯注地重复实验，把荧光屏一步步移远，即使到 2m 左右，屏上仍有较强的荧光出现，当他带着这张荧光屏走进隔壁房间，关上门，拉下窗帘，荧光屏在管子工作时仍继续闪光。当时，伦琴确信，这一新奇的现象是迄今为止尚未观察过的。然而，阴极射线只能在空气中行进几厘米，这是别人和他自己的实验早已证实的结论。伦琴认为这不可能是阴极射线。为了仔细研究这新发现射线，伦琴把床搬进了实验室，整整 7 个星期，他没有对任何人讲述过自己的观察结果，无论是协作者，还是同行，伦琴独自一人工作，以便证实这个偶然的观察是确定的事实，然后他又用木板、纸和书来试验，这些东西对它来说都是透明的。在七个星期之内，这位科学家独自在自己的实验室里研究新的射线及其特性，为了排除视力的错觉，他利用感光板把他在光屏上观察到的现象记录下来，他甚至吩咐把给他的饮食带到研究所去，并在那里安放了一张床铺，以便不中断研究工作，作为一位谨慎的研究者，伦琴当时感受到的是新的、尚未为人所知的新射线，便取名为 X 线。

圣诞节前夕 1895 年 12 月 22 日晚上，伦琴夫人别鲁塔来到实验室，他说服他的夫人充当实验对象，当他夫人的手放在荧光屏上时，她简直不敢相信，荧光屏上这只有戒指和骨骼毕露的影像就是她自己的手，他把她的手放到照相底板上用“X 线”照了一张照片，这是人类的第一张 X 线片，伦琴亲自在照相底板上用钢笔写上 1895.12.22(如图 19－2)。

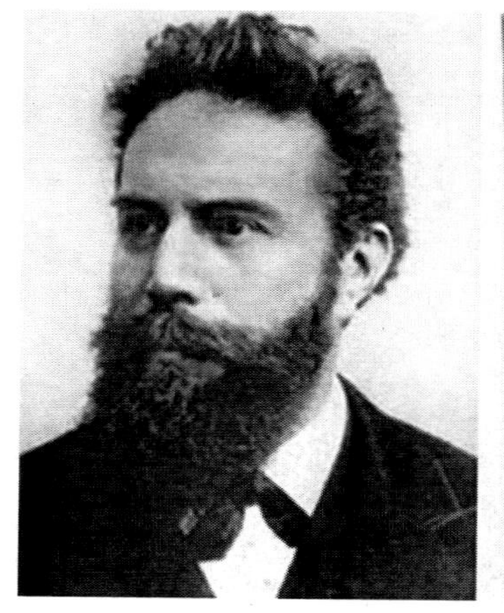

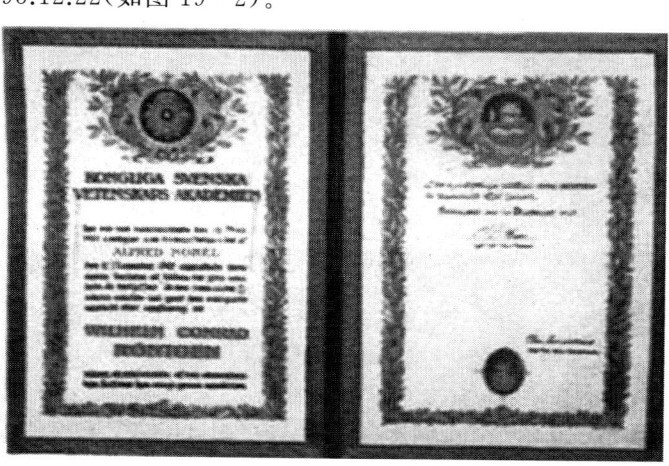

图 19－1　伦琴

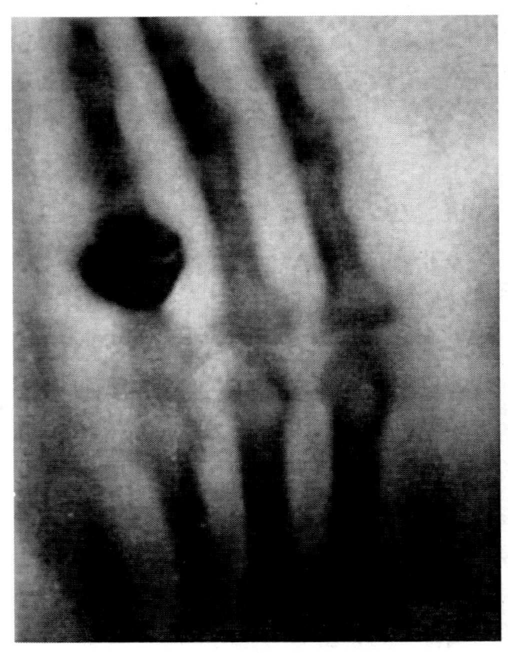

图 19 - 2　人类第一张 X 线片

第二节　X 线的产生

X 线产生原理，是将电子高速运动的动能转化成 X 线光子能量的过程。能产生 X 线的器件叫作 X 线管，X 线管被制作成一个高度真空管，在真空条件下，电子在高压电场作用下做高速运动，高速运动的电子具有动能，高速运动的电子撞击到阳极靶物质金属原子内部，经过与靶原子的多次碰撞，能量逐渐损失。高速运动的电子与原子的外层电子相互作用而损失能量统称为碰撞损失，损失的能量全部转化为热能。当高速运动的电子与原子核或内层轨道电子作用而损失能量统称为辐射损失，其损失的能量大部分以 X 线的形式辐射出去。所以，X 线是在真空条件下，高速运动的电子撞击到金属原子内部，使原子核外层轨道电子发生跃迁而放射的一种能量。X 线的产生必须具备以下条件：

1.电子源

用加热的灯丝产生自由热电子。

2.高速电子流

在真空条件下，高电压产生的强电场推动电子产生高速电子流。

3.金属靶面

在电子流前进的路径上设置适当的障碍物（靶面）来接受高速运动电子所带的能量，使高速电子所带的动能部分转化为 X 线能。

若靶面物质原子序数较低，其内层电子结合能小，高速电子撞击原子内层轨道电子所产生的 X 线能量小，波长较长；原子序数为较高的元素如钨，其原子内层轨道电子结合能大，当高速电子撞击时，便产生波长短、能量大的 X 线，如图 19－3。

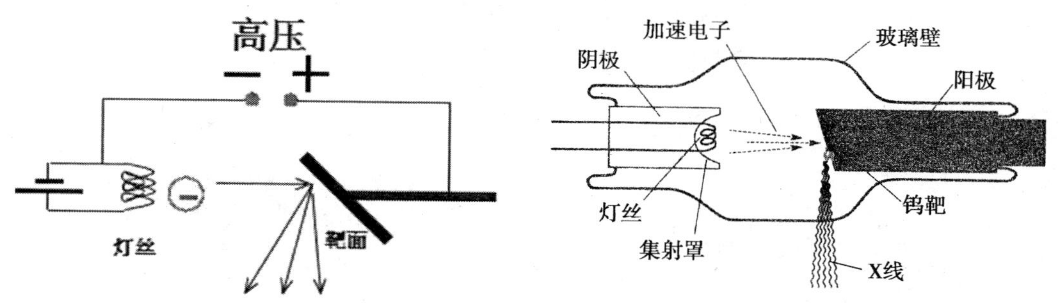

图 19－3　由高速电子撞击靶面产生 X 线

第三节　连续放射与特征放射

在 X 线诊断使用的 X 线能量范围内，X 线有两种不同的放射方式，即连续放射和特性放射。

1. 连续放射

连续放射又称韧致放射，是高速电子与靶物质原子核作用的结果。当高速电子接近原子核时，受核电场（正电荷）的吸引，偏离原有方向，失去能量而减速。此时电子所丢失的能量直接以光子的形式放射出来，这种放射叫连续放射（图 19－4）。连续放射产生的 X 线是一束波长不等的混合线，其 X 线光子的能量取决于：电子接近核的情况、电子的能量和核电荷，越接近原子核，失去的能量越多，所放射出来的 X 线波长越短。若电子因得到的动能较小，产生的 X 线波长较长。高速电子经过第一次撞击失去一部分能量，再以较低速度继续撞击，直到能量完全耗尽为止。由于单位时间内大量能量不等的电子同时撞击靶面，在与靶面原子相互作用中损失的能量各不相同，使得 X 线管放射出的 X 线成为一束波长不等、连续的混合射线，称之为连续辐射（如图 19－4）。

如果一个电子与原子核相撞，其全部动能丢失转换为 X 线光子，其最短波长（λ_{min}）为：

$\lambda_{min}=hc/kVp=1.24/kVp(nm)$

例如，管电压是 100 kVp，电子能获得的最大能量是 100 keV，其产生的最短波长是 $\lambda_{min}=1.24/100=0.0124$ nm。其余大部分 X 线波长都比最短波长长得多。连续 X 线的最强波长是最短波长的 1.3～1.5 倍。连续 X 线的波谱将随管电压升高而变化。

2. 特征放射

特征放射又称标识放射，是高速电子击脱靶物质原子的内层轨道电子，而产生的一种放射方式。一个常态的原子常处于最低能级状态，它永远保持其内层轨道电子是满员的，X 线管阴极发出的电子，以很大的动能撞击靶面，原子内层轨道电子被击出而留下一个空位。按能量分布最低原则，处于高能态的外壳层电子必然要向内壳层填补，产生电子跃迁现象。当靶物质原子的 K 层电子被高速电子击脱时，K 层电子的空缺将由外层电子跃迁补充，外层电子能级高，内层轨道电子能级低。高能级向低能级跃迁，多余的能量作为 X 线光子释放出来，产生 K 系特征放射（如图 19－5）。若是 L 层发生电子空缺，外层电子跃迁时释放的 X 线，称 L 系特征放射。

特征放射的 X 线光子能量与冲击靶物质的高速电子能量无关，只服从于靶物质的原子特性。

这种由靶物质所决定的 X 线称为特征 X 线。同种靶物质的 K 系特性放射波长为一定数值。管电压在 70 kVp 以上，钨靶才能产生特征 X 线。电子撞击靶物质产生特征 X 线所需要的足够能量，是由管电压决定的，原子序数越高，需要的能量越大，产生的特征 X 线波长越短。

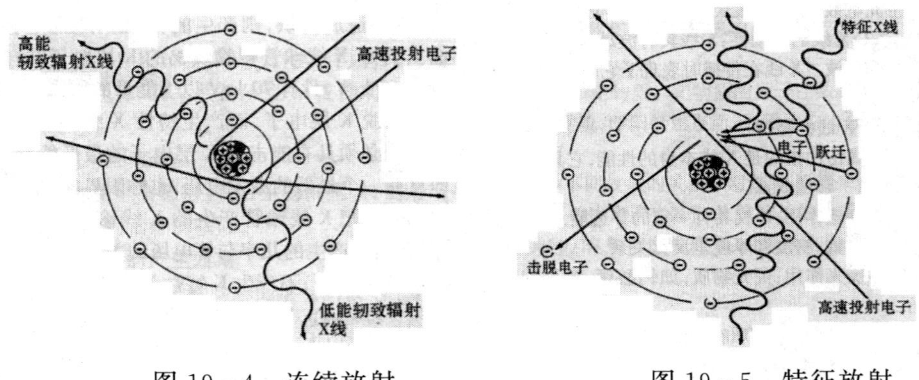

图 19－4　连续放射　　　　图 19－5　特征放射

第四节　X 线的本质与特性

1. X 线的本质

X 线本质是一种电磁波。它与无线电波、可见光、γ 射线一样都具有一定的波长和频率。由于 X 线光子能量大，可使物质产生电离，故又属于电磁波中的电离辐射。X 线与其他电磁波一样，具有波动和微粒的二重性。

(1) X 线的波动性：X 线具有波动特有的现象－波的干涉和衍射等，它以波动方式传播，是一种横波。X 线在传播时表现了它的波动性，具有频率和波长，并有干涉、衍射、反射和折射现象。说明 X 线具有波动性。在真空中的传播速度与光速相同。用 λ 表示 X 线的波长，v 表示光波的频率，c 表示光速。三者的定量关系为：

$C=\lambda v$

(2) X 线的微粒性：把 X 线看作是一个个的微粒－光子组成的，光子具有一定的能量和一定的动质量，但无静止质量。X 线与物质作用时表现出微粒性，每个光子具有一定能量，X 线照射某种金属元素时，X 线的光子与金属原子中的轨道电子碰撞，该轨道电子得到能量而被击出，金属物质失去负电荷而产生光电效应，能激发荧光物质发出荧光等现象。显然只用 X 线的波动性并不能做出完善的解释，而用光子理论可以完美地解释，即把 X 线看作一个个微粒－光子组成，且这些光子具有一定的能量(E)和动质量(m)，说明了 X 线具有微粒性。

$E=hv$

式中，h 为普朗克常数，v 为 X 线的频率。

2. X 线的特性

X 线特性指的是 X 线本身的性能，它具有以下特性。

(1)物理效应

1)穿透作用：X 线具有一定的穿透能力。波长越短，穿透作用越强。穿透力与被穿透物质的原子序数、密度和厚度呈反比关系。

2)荧光作用:荧光物质,如钨酸钙、氰化铂钡等,在X线照射下被激发,释放出可见光。

3)电离作用:物质在足够能量的X线光子照射下,能击脱物质原子轨道的电子,产生电离。电离作用是X线剂量、X线治疗、X线损伤的基础。

(2)化学效应

1)感光作用:X线具有光化学作用,使感光材料发生光化学反应,使摄影胶片感光。

2)着色作用:某些物质经X线长期照射后,使其结晶脱水变色。如铅玻璃经X线长期照射后着色。

(3)生物效应:X线是电离辐射,它对生物细胞,特别是增殖性强的细胞有抑制、损伤,甚至使其坏死的作用,它是放射治疗的基础。

第五节　影响X线产生的因素

一、X线产生的效率

在X线管中产生的X线能与加速电子所消耗电能的比值,叫作X线的产生效率。在X线管中加速电子所消耗的电功率全部变成高速电子的动能。这些高速电子在与物质的相互作用过程中产生X线,同时也产生大量的热。若将占比例极少的特征X线忽略不计,则X线的辐射功率可视为连续X线的总强度,因此X线产生效率等于X线功率(即X线的总强度)与高速电流功率之比。

二、影响连续X线产生的因素

(1)靶物质:连续X线强度与靶物质的原子序数成正比,阳极靶物质的原子序数越高,产生的X线强度也越大。

(2)管电流:但在一定的管电压下,管电流越大,撞击阳极靶面的电子数越多,X线强度也越大,X线强度与管电流成正比。

(3)管电压:X线束中的最大光子能量等于高速电子碰撞靶物质的动能,而电子的最大能量又取决于管电压的峰值,所以改变管电压也就改变了最大光子的能量,整个X线谱的形状也随之发生变化,且连续X线强度与管电压的n次方成正比(在诊断能量范围内,n近似等于2)。当管电流、靶材料固定时,随管电压的升高,连续X线谱的最短波长和最大强度所对应的波长均向短波方向移动。

(4)高压波形:供给X线管的管电压都是脉冲电压,有两种形式:单相电源的半波整流和全波整流,三相电源的6脉冲和12脉冲。由脉动电压产生的X线的辐射强度要比峰值相当的恒定电压产生的X线辐射强度低;由脉动电压产生的X线的平均波长也比峰值等高的恒定电压产生的长;峰值电压相同时,6脉冲和12脉冲产生的X线比半波和全波整流产生的X线硬线成分多。且管电流相同,其X线的辐射强度也大。

第六节　X 线与物质的相互作用

一、X 线的不均等性

诊断用 X 线为连续 X 线与特性 X 线的混合，主要为连续 X 线。连续 X 线的波长由最短波长到最长波长领域有一个很广的范围。这种 X 线称为不均等 X 线。不均等 X 线由于滤过板的使用，长波长领域的 X 线被吸收，成为近似均等 X 线。

二、相干散射

X 线与物质相互作用能发生干涉的散射过程，称为相干散射。在此过程中，一个受束缚的电子吸收入射光子能量跃迁到高能级，随即放出一个能量等于入射光子能量的散射光子。由于电子未脱离原子，故光子能量损失可忽略不计，相干散射不产生电离过程。在 X 线诊断能量范围内，相干散射产生的概率只占 5%。相干散射包括瑞利散射、核的弹性散射和德布利克散射。后两种发生概率极低，可忽略不计。因此，相干散射主要是指瑞利散射。相干散射的发生概率与物质的原子序数成正比，并随光子能量的增大而急剧减少。

三、光电效应

X 线与物质相互作用时，X 线光子能量全部给予了物质原子的壳层电子，获得能量的电子摆脱原子核的束缚成为自由电子。而 X 线光子本身则被物质的原子吸收，这一过程称为光电效应（图 19 - 6）。

光电效应，在摄影用 X 线能量范围内是和物质相互作用的主要形式之一。它是以光子击脱原子的内层（K 层）轨道电子而发生。在产生光电效应的过程中，当一个光子在击脱电子时，其大部分能量是用于克服电子的结合能，多余能量作为被击脱电子（光电子）的动能。由于带电粒子穿透力很小，当这个电子进入空间后，很快就被吸收掉。失掉电子的原子轨道上的电子空位，很快就有电子来补充。这个电子经常是来自同一原子的 L 层或 M 层轨道上的电子，有时也可来自其他原子的自由电子。在电子落入 K 层时放出能量，产生特性放射。但因其能量很低，在很近的距离内则又被吸收掉。例如，钙是人体内最高原子序数的元素，它的最大能量的特性光子也只有 4keV，这样小的光子能量，从它的发生点几个毫米内即可被吸收。但必须注意，常用造影剂碘和钡，所产生的特性放射，会有足够的能量离开人体，而使胶片产生灰雾。

光电效应产生的条件，其一，光子能量与电子结合能，必须“接近相等”才容易产生光电效应。就是说，光子的能量要稍大于电子的结合能或等于电子的结合能。例如，碘的 K 层电子结合能为 33.2 keV，若光子能量为 33.0 keV，就不能击脱该层电子。另一方面，一个有 34 keV 能量的光子，比一个具有 100 keV 能量的光子更容易和碘 K 层电子发生作用。这就是说，光子能量的增加，反而会使光电作用的概率下降。实际上，光电效应大约和能量的三次方成反比。其二，轨道电子结合得越紧越容易产生光电效应。高原子序数元素比低原子序数元素的内层轨道电子结合的紧密。在低原子序数元素中，光电效应都产生在 K 层，因为这一类元素只有 K 层电子结合的比较紧。对高原子序数的元素，光子能量不足以击脱它的K层电子，光电效应常发生在L层、M层，因为这两层轨道电子结合的都比较紧，容易产生光电效应。所以说，光电效应的概率，随原子序数的增高而很快增加。其发生概率和原子序数的三次方成正比。光电效应≈(原子序数)^3。

光电效应意义：一是不产生散射，对胶片不产生灰雾；二是增加射线对比度，光电效应的概率和原子序数的三次方成正比。所以，光电效应可扩大不同元素所构成的组织的影像对比。例如，肌肉和脂肪间的对比度很小，如果选用低kVp摄影，就可以利用肌肉和脂肪在光电效应中所产生的较大吸收差别来获得反差较高的影像对比。

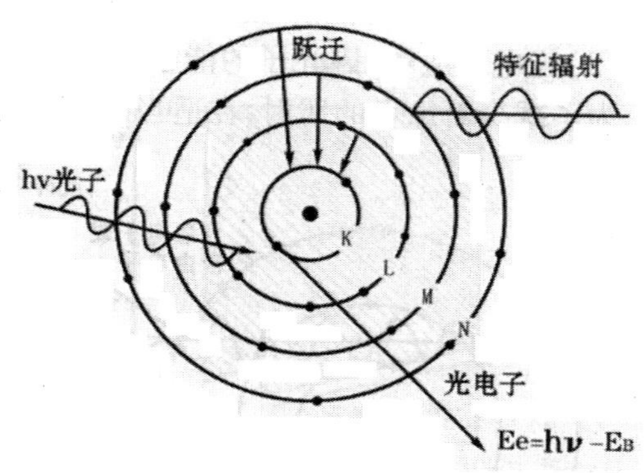

图19-6　光电效应产生示意

四、康普顿效应

康普顿效应也称散射效应或康普顿散射。光子与原子外层轨道电子作用时，光子交给轨道电子部分能量后，改变频率又改变方向散射，而轨道电子脱离原子轨道射出，这种现象称为康普顿效应，也称为康普顿散射。它是X线诊断能量范围内，X线与物质相互作用的另一种主要形式。在康普顿效应中，入射光子与结合能较小的外层轨道电子相互作用，只有光子能量远大于外层电子的结合能(约大于10 000倍)，才容易发生康普顿效应。当一个光子在击脱原子外层轨道上的电子时，入射光子就被偏转以新的方向散射出去，成为散射光子。而被击脱的电子从原子中以与入射光子方向呈φ角方向射出，成为反冲电子。其间X线光子的能量一部分作为反冲电子的动能，而绝大部分是作为光子散射(图19-7)。一个光子被偏转以后，能保留多大能量，由它的原始能量和偏转的角度来决定。偏转的角度越大，能量的损失就越多。散射光子的方向是任意的，光子的能量越大，它的偏转角度就越小。但是，低能量的光子在散射效应中，向后散射的多。在X线摄影所用能量(40kVp～150 kVp)范围内，散射光子仍保留大部分能量，而只有很少的能量传给电子。在摄影中所遇到的散射线，几乎都是来自这种散射。因为散射吸收是光子和物质相互作用中的主要形式之一。所以，在实际工作中无法避免散射线的产生，而只能想办法消除或减少它的影响。

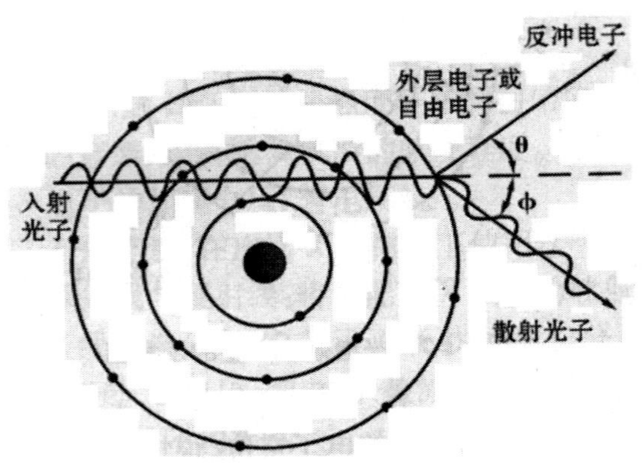

图 19－7　康普顿效应产生示意

康普顿效应发生概率，与下列因素有关：

(1)物质的原子序数：康普顿效应的发生概率与物质的原子序数成正比，但此关系只适用于氢和其他元素的比较，除氢元素以外，几乎所有物质的康普顿质量衰减系数都相同。

(2)入射光子能量：康普顿效应发生概率与入射 X 线波长成反比，即与入射光子能量成正比。随着入射光子能量增加，康普顿效应越来越增强。

康普顿效应中产生的散射线是辐射防护中必须引起注意的问题。在 X 线诊断过程中从受检者身上产生的散射线能量与原射线相差很少，并且散射线比较对称地分布在整个空间，这一点必须引起医师和技师的重视，并采取相应的防护措施。另外，散射线增加了照片的灰雾，降低了影像对比度；但与光电效应相比，受检者接收到的辐射剂量较低。

五、电子对效应

入射 X 线光子与原子核周围的电场相互作用时，1 个入射光子突然消失而转化为 1 对正负电子，这种现象称为电子对效应。1 个电子的静止质量能为 0.51MeV，1 个电子对的静止质量能为 1.02 MeV。根据能量守恒定律，要产生电子对效应，入射光子的能量必须≥1.02MeV。正电子与电子的静止质量相等，所带电量相等，但性质相反。生成的正负电子在物质中穿行，通过电离或激发不断损失其自身的能量，最后慢化的正电子在停止前的一刹那与物质中的自由电子结合，随即向相反方向射出 2 个能量分别为 0.51 MeV 的光子，该作用过程称为湮没辐射。对电子效应所需 X 线能量至少要达到 1.02 MeV，在诊断用 X 线中，基本不会达到那么高的能量，所以对电子效应对 X 线摄影没有实际意义。

实验证明，电子对效应的发生概率与物质的原子序数的平方成正比，与单位体积内的原子个数成正比，也与光子能量的对数值成正比。

六、光核反应

用光子(X 线)轰击原子核，光子与原子核相互作用引起的核反应。光核反应所需光子能量要求在 7MeV 以上。光核反应对 X 线摄影无实际意义。

七、各种效应产生的概率

在诊断用X线能量范围内，对电子效应与光核反应不可能发生，相干散射、光电效应、康普顿效应产生概率：相干散射占5%；光电效应占70%；康普顿效应占25%。

(1)对低能量射线和高原子序数的物质，光电效应是主要的，它不产生有效的散射，对胶片不产生灰雾，因而可产生高对比度的X线影像。但会增加被检者的X线吸收剂量。

(2)康普顿散射效应是X线和人体组织之间最常发生的一种作用，几乎所有散射线都是由此产生。它可使影像质量下降，严重时可使我们看不到影像的存在。但它与光电效应相比可减少患者的照射量。

(3)它们之间的相互比率将随能量、物质原子序数等因素的改变而变化。就人体而言，原子序数由低到高依序为脂肪→肌肉→骨骼→碘和钡造影剂。脂肪和肌肉主要是散射作用；造影剂以光电效应为主；骨骼在低能量的主要是光电作用为主，在高能量时以散射作用为主。

第七节　X线的吸收与衰减

一、距离的衰减

从X线管焦点发出的X线在空间各个方向辐射时，X线强度的衰减遵循平方反比法则，即在以焦点为中心而半径不同的各球面上的X线强度与距离的平方成反比。该规律在X线管焦点、真空传播的条件下成立，严格地讲，X线在空气中传播会出现衰减，在一般X线摄影中空气衰减可以忽略不计。

二、物质吸收的衰减

X线除距离衰减外，还有物质阻挡导致的衰减。当X线通过物质时，X线光子与构成物质的原子发生作用而产生光电效应、康普顿效应和相干散射等，在此过程中X线强度衰减(直进方向)，这一衰减称为物质吸收的衰减。在诊断X线能量范围内，X线与物质相互作用形式主要是光电效应和康普顿效应。在光电效应下，X线光子被吸收；在康普顿效应下，X线光子被散射。X线与物质相互作用中的衰减，反映出来的是物质吸收X线能量的差异，这也正是X线影像形成的基础。X线强度在物质中的衰减规律是进行X线摄影、透视、造影检查、CT检查和放射治疗及屏蔽防护设计的依据。

三、连续X线在物质中的衰减特点

连续X线是从某一最小值到某一最大值之间的各种能量的光子组成的混合射线，当连续X线通过物质时，其量和质都有变化。特点是X线强度变小，硬度变大，能谱变窄。随着吸收物质的厚度增加，X线束相对强度不断地减弱，能谱成分也不断地变化，低能成分比高能成分衰减快，高能成分的比率不断增加，X线的能谱宽度逐渐变窄，特征X线的位置和最大能量位置不变，这种改变叫作线束硬化。归纳起来有如下特点：

(1)连续X线波长范围广,是一束包含各种能量光子的混合射线。

(2)X线通过物质之后,在质与量上都会有所改变。

(3)X线在通过被照体时,绝大部分能量被吸收,只有较少的能量透过。

(4)X线在物质中的衰减规律是进行屏蔽防护设计的依据。

四、X线在物质中的指数衰减规律

(一)单能窄束X线

所谓单能就是X线束为单一能量,所谓窄束,就是X线束不包含散射线。当单能窄束强度为I,通过厚度为X物质时,其衰减遵循下列规律:

$$I = I_0 e^{-\mu X}$$

式中,I_0为X线入射物体表面的强度(入射强度),I为透过厚度为x时的X线强度(透射强度),x为物质厚度,在半对数坐标中,X线强度的改变与吸收层厚度的关系变为直线,其直线的斜率就是线性衰减系数的μ值。在普通坐标中,X线强度随吸收体厚度的增加而衰减的规律呈指数曲线。

单能窄束X线在通过物体时,只有X线光子数量的减少,无X线质的变化,其指数衰减规律是X线强度在物质层中都以相同的比率衰减。在衰减过程中,并不发生线束硬化。

然而,在X线诊断能量范围内的X线发生,不可能是单能窄束,而是宽束的混合射线。宽束与窄束X线的主要区别是,宽束考虑了散射的影响,它把散射光子当作被物质吸收的光子来处理。显然,若用窄束的衰减规律来处理宽束的问题是不恰当的,特别是对屏蔽防护的设计以及CT重建算法设计。

宽束的衰减与吸收物质种类和厚度、X线能量、X线源与探测器的几何学的配置等因素有关。在此情况下,可以在窄束的指数衰减规律的基础上,引入积累因子B加以修正:

$$I = BI_0 e^{-\mu X}$$

不同的辐射有不同的积累因子(也称积累系数),如光子数积累因子、能量积累因子、吸收剂量积累因子及照射量积累因子等。

(二)衰减系数

衰减系数又称吸收系数和散射系数。它是线衰减系数、质量衰减系数、原子衰减系数和电子衰减系数的简称。

1.线衰减系数

将X线透过物质的量以长度(m)为单位时,X线的衰减系数,称作线衰减系数,也即X线透过单位厚度(m)的物质层时,其强度减少的分数值。单位为m^{-1}。

2.质量衰减系数

将X线透过物质的量以质量厚度(千克·米$^{-2}$)为单位时的X线衰减系数,称作质量衰减系数(μ/P),也即X线在透过质量厚度为1千克·米$^{-2}$的物质层后,X线强度减少的分数值。单位为(m^2/kg)。

3.总衰减系数

总衰减系数即是光电衰减系数τ、相干散射衰减系数σ、康普顿衰减系数υ和电子对效应衰减系数χ的总和:

$\mu=\tau+\sigma+\upsilon+\chi$

若用物质密度 ρ.除以上线衰减系数，则得到质量衰减系数。总质量衰减系数等于各相互作用过程的质量衰减系数之和。

$\mu/\rho=\tau/\rho+\sigma/\rho+\upsilon/\rho+\chi/\rho$

4.能量转移系数

在X线与物质的三个主要作用过程中，X线光子能量都有一部分转化为电子(光电子、反冲电子和正负电子对)的功能，另一部分则被一些次级光子(特性X线光子、康普顿散射光子及湮灭辐射光子)带走。如此总的衰减系数 μ 可以表示为上述两部分的总和，即：

$\mu=\mu_e+\mu_p$

μ_e为X线能量电子转移部份，μ_p为X线能量辐射转移部份。对于辐射剂量学而言，重要的是确定X线光子能量的电子转移部分。因为，最后在物质中被吸收的正是这部分能量。

五、影响X线衰减的因素

(一)射线能量

诊断用X线的能量范围内，只有光电作用、康普顿散射和相干散射3种作用形式，而光子能量对发生这些作用的概率都有直接影响。一般入射光子的能量越大，X线的穿透力就越强，光电作用的百分数下降。

(二)原子序数

光电衰减系数与原子序数的四次方成正比，而康普顿衰减系数与原子序数成正比。当原子序数提高时，则光电作用增加。对高原子序数的物质(如碘化钠)在整个X线诊断能量范围内，主要是光电作用。因此，原子序数越高的物质吸收X线也越多。透射量随入射X线的能量增加而增加的规律，对低原子序数的物质是正确的，但对高原子序数物质则不然。当射线能量增加时，透过量还可能下降，是因为当射线能量等于或稍大于吸收物质原子的K电子结合能时，光电作用发生突变，这个能量值称为K边界(K缘)。当然也可以是L边界或M边界。

(三)组织密度

在一定厚度中，组织密度决定着电子的数量，也就决定了组织阻止X线的能力。在X线通过人体的衰减中，X线衰减与组织的密度成正比。这是因为在一定厚度时，密度增加，则原子、电子数也增加，相互作用的概率也增加，组织密度对X线的衰减是直接关系，如果一种物质的密度加倍，则它对X线的衰减也加倍。

(四)克电子数

X线在物质中的衰减，主要是X线光子与物质中的电子相互作用。因此，电子数目越多的物质越容易衰减射线。

X线在穿越物质时的衰减规律，归根结底是X线的穿透能力与物质X线阻挡能力互相“博弈”的结果，如果把这个过程放大到原子水平去观察，物质原子由原子核与轨道电子构成，对X线光子来说，原子非常“空旷”，能对X线进行有效阻挡的，只有数量较多的电子用“人海战术”对X线光子进行前赴后继地“拦截”，一方面，物质原子序数越多，密度越大，厚度越大，对X线的有效拦截能力也越大，反之亦然。另一方面，X线光子能量越大，在电子间穿行的能力越大，反之亦然。

X 线射入人体后，一部分被吸收和散射，另一部分透过人体沿原方向传播。

透过人体的 X 线光子按特定形式分布，便形成了 X 线影像(此时的影像不被肉眼感受，只能叫潜影)。透射的光子与被衰减的光子具有同等的重要性，如果光子没有衰减而全部透过，则没有任何的影像；如果所有光子都被吸收，同样也不能形成影像。可见，X 线影像是人体的不同组织对射线衰减的结果。人体各组织对 X 线的衰减按骨、肌肉、脂肪、空气的顺序由大变小。这一差异即形成了 X 线影像的对比度。为了增加组织间的对比度，还可借用造影剂扩大 X 线的诊断范围。

第八节 X 线束与 X 线焦点

一、X 线束的形状

(一)锥形束

X 线管阳极靶面上产生的 X 线，原本是按一定规律向各个方向发射，由于阳极结构的自身吸收以及 X 线管套和窗口的限制，所以实际上 X 线管发出的 X 线束形状是以阳极靶面的实际焦点为锥尖的锥形射线束(如图 19-8)。锥形束用于 X 线成像，也可以用于锥形束 CT 的成像。

(二)笔形束

锥形束 X 线通过前后两个小孔状准直器的“塑形”，形成笔直的 X 线束，称笔形束，笔形束用于第一代 CT 数据采集(如图 19-9)。

(三)扇形束

锥形束 X 线通过窄缝状准直器的“塑形”，形成扇形的 X 线束，扇形束用于第三代以后 CT 数据采集，目前螺旋 CT 都是扇形束 X 线进行扫描(如图 19-10)。

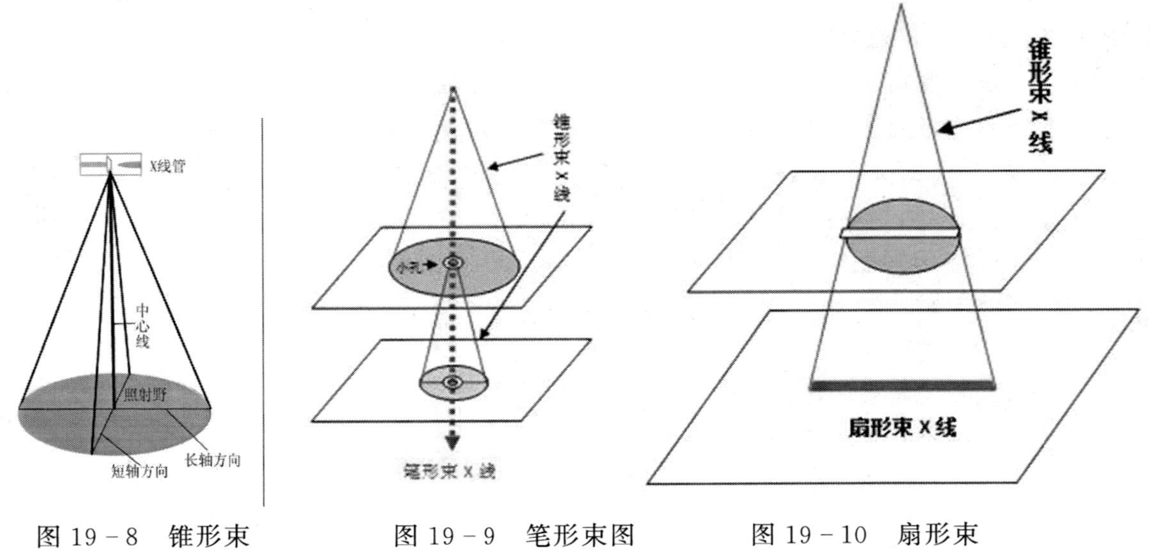

图 19-8　锥形束　　图 19-9　笔形束图　　图 19-10　扇形束

二、X线的量与X线的质

X线束的能量是对感光系统产生感光效应的根本因素。它取决于X线光子的数量多少及单个光子能量大小。

(一) X线的量

决定X线的量多少的是管电流量。即曝光所用的管电流值与曝光时间的乘积,记做mAS。X线的量越大,X线束的总能量就越大。所给予感光系统的感光效应就越大。

(二)X线的质

X线的质是用来描述单个X线光子能量大小的。X线质是由管电压kV所决定的。管电压线的“值”越大,单个X线光子的能量就越大,X线束的总能量也就越大。临床上常用“X线的硬度”来描述X线的质。

X线束中的光子能量不是单一的,是一束由大小不一、波长不混合能量的射线束。射线束中单个光子的最大能量从理论上应等于所用管电压值的电子伏特数。例如,使用80kV管电压所得到的最大光子能量是80keV。X线光子的最短波长计算公式为 λ_{min}1.24/kV。式中,λ_{min}表示X线管发射的X线束中X线的最短波长,单位是nm;kV表示所用的管电压值。在X线管发射的X线束中最强波长是最短波长的1.5倍,平均波长是最短波长的2.5倍。

三、X线管焦点

(一) X线管焦点的概念

X线管焦点是X线的发生区域。焦点的大小、形状及X线量是X线管焦点成像性能的主要参量之一,与成像系统的成像性能有密切关系。

(二)实际焦点

实际焦点是指灯丝发射的电子在X线管阳极靶面上的撞击面积。X线管阴极灯丝发射的电子,在高压电场作用下高速撞击阳极靶面,因电子间排斥力的存在而相互排斥产生扩散,表现为一个产生X线的焦点面积。设计时阴极灯丝于聚焦槽内,就是使撞击阳极靶面的电子束聚集而缩小撞击面积。由于X线管的灯丝呈螺管状,阳极靶面上形成的电子撞击面从理论上讲约呈矩形。实际焦点的大小取决于聚焦槽的形状、宽度以及灯丝在聚焦槽内的深度(如图19－11)。

(三)有效焦点

实际焦点的投影在不同方位上的大小是不一致的,这些在不同方位上实际焦点的投影称为X线管有效焦点(如图19－11)。X线管阳极靶面具有一定的倾斜角度即为阳极倾角,它是阳极靶面与X线管长轴的垂直面所构成的夹角,一般为17°～20°,由于靶面的倾斜,实际焦点的投影在不同方位上的大小是不一致的,有效焦点的大小,对X线成像质量影响很大。

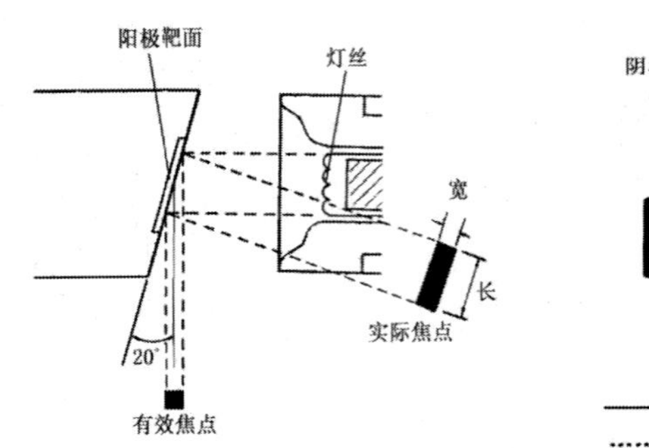

图 19－11　实际焦点与有效焦点

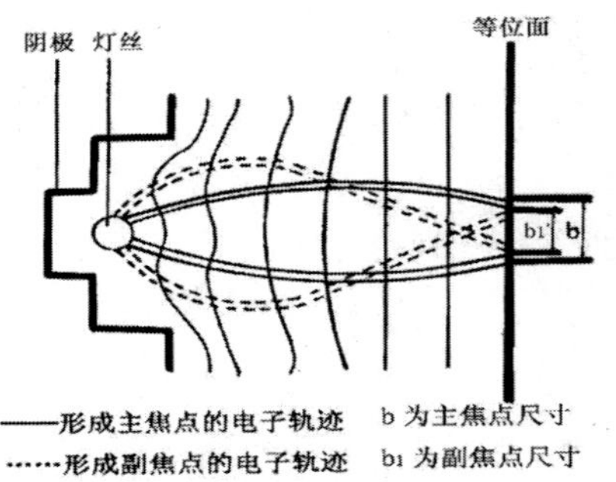

图 19－12　主焦点与副焦点

(四)主焦点与副焦点

阴极灯丝在聚焦槽内的位置,对阴极电子流的流动以及焦点的形成产生重要作用。从灯丝正面发射出的电子先发散后会聚撞击阳极靶面形成主焦点;从灯丝侧方发射的电子先发散后会聚再发散撞击阳极靶面形成副焦点(如图 19－12);主焦点与副焦点共同形成实际焦点。在聚焦槽中灯丝的深度与焦点大小有关,当灯丝在聚焦槽内的深度越深、聚焦槽宽度越狭窄聚焦作用越大,即灯丝深度大,主焦点变小,副焦点变大。理想的副焦点是处于主焦点内侧,此时热量容易被分散,焦点大小变化不大。

(五)X 线管焦点的特性

X 线管焦点的特性包括焦点的方位特性、焦点的阳极效应以及焦点面上的线量分布。

1.焦点的方位特性

在平行于 X 线管的长轴方向的照射野内,近阳极侧有效焦点小,近阴极侧有效焦点大,这一现象被称为焦点的方位特性。在短轴方向上观察,有效焦点的大小对称相等(如图 19－13)。

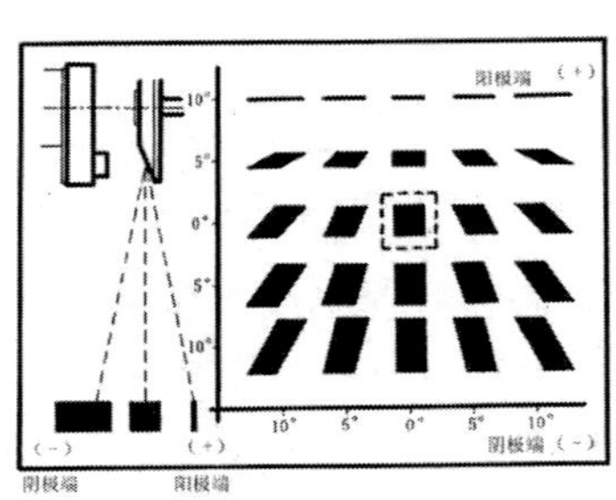

图 19－13　焦点的方位特性

2.焦点的阳极效应

当阳极倾角约为 20°时,进行 X 线量的测定,其结果是在平行于 X 线管的长轴方向上,近阳极侧 X 线量少,近阴极侧的 X 线量多,最大值在 110°处(如图 19－14),分布是非对称性的,这一现象被称为 X 线管的阳极效应。但在 X 线管的短轴方向上,X 线量的分布基本上是对称相等(如图 19－15)。

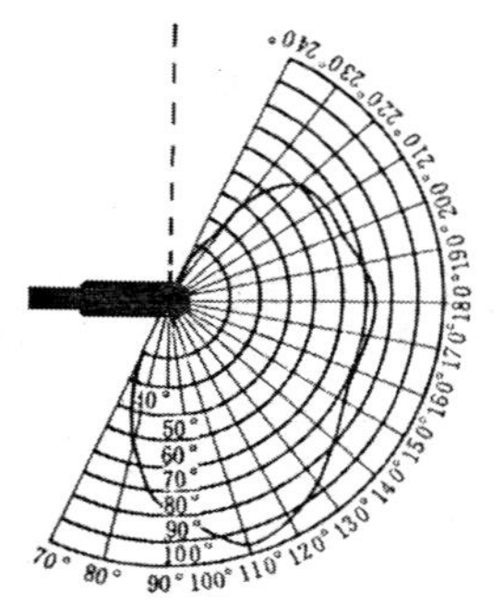

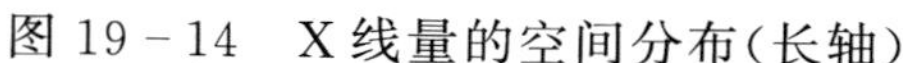
图 19－14　X线量的空间分布(长轴)

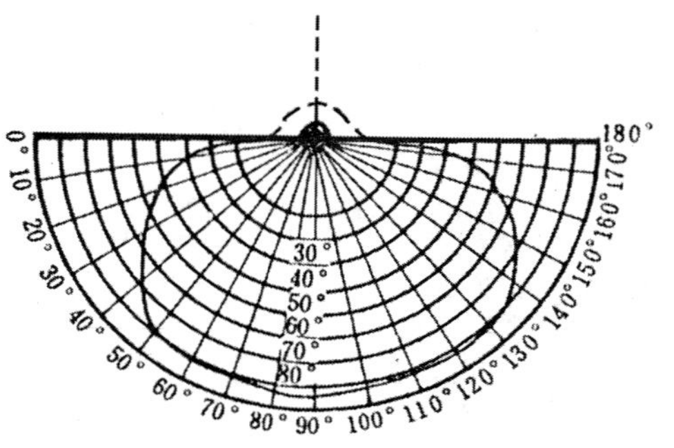

图 19－15　X线量的空间分布(短轴)

第二十章　肝胆胰腺影像诊断

第一节　肝、胆、胰、脾影像检查技术

一、X 线检查

(一)腹部平片

诊断价值有限，仅能大致显示肝、脾轮廓及其内的钙化、阳性结石及积气。临床应用很少。

(二)血管造影检查

采用 Seldinger 技术把导管插至腹腔动脉、肝动脉或脾动脉，并注入造影剂，DSA 连续采集图像，以获得不同时相的血管造影图片(图 20－1)，对诊断肝脾内占位性及血管性病变具有重要价值。

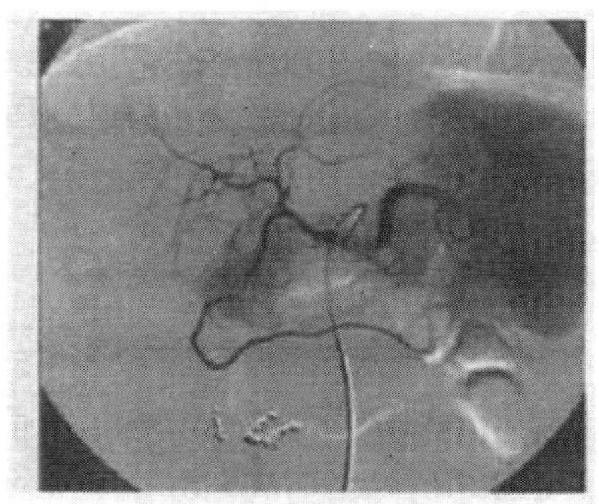

图 20－1　腹腔动脉造影显示肝、脾动脉及其分支

(三)胆系造影

分为生理积聚法和直接导入法。前者又分为口服法胆囊造影和静脉法胆系造影，但由于图像差及 USG、CT 的普及，现已很少使用。直接导入法有经皮经肝胆管造影(PTC)、经内镜逆行性胆胰管造影(ERCP)和经术后引流管造影(“T”管造影)PTC 主要用于确定胆系梗阻的部位及原因，由于是创伤性检查，临床现已很少应用，更多的是应用于胆道梗阻的介入治疗；ERCP 则对十二指肠壶腹部、胆总管末端和胰头部的结石与肿瘤的鉴别诊断有较大价值。

二、CT 检查

CT 检查以其较高的分辨力和清晰度而在肝脏、胰腺的疾病诊断方面具有重要的价值。腹部 CT 检查，除胆系结石外，必须分别作平扫、增强或多期增强扫描，以便更好地发现病变、明确病变性质及了解病灶的血供等情况。肝脏扫描范围自膈顶至肝脏下缘，层厚一般为 10mm，对小病灶可用 2～5mm。增强扫描的目的是增加正常肝组织与病灶之间的密度差，显示平扫不能发现或可疑的病灶：帮助鉴别病灶的性质；显示肝内血管解剖。当静脉内快速注入对比剂后，短期内肝动脉、门

静脉和肝实质内对比剂浓度按先后顺序在相应时间内上升，并保持一段时间的峰值，分别称为动脉期、门静脉期和肝实质期。使用螺旋 CT 分别在肝动脉期（通常为对比剂开始注射后 20～25s）、门静脉期（对比剂开始注射后 50～60s）进行全肝扫描，称为肝脏的双期扫描，双期扫描后再加作肝实质期（对比剂开始注射后 120～180s）扫描，则称为三期扫描（图 20－2）。对疑为肝脏血管瘤还要作 5～30min 延迟扫描与肝癌相鉴别。胰腺和脾脏的增强检查方法与肝脏相同。

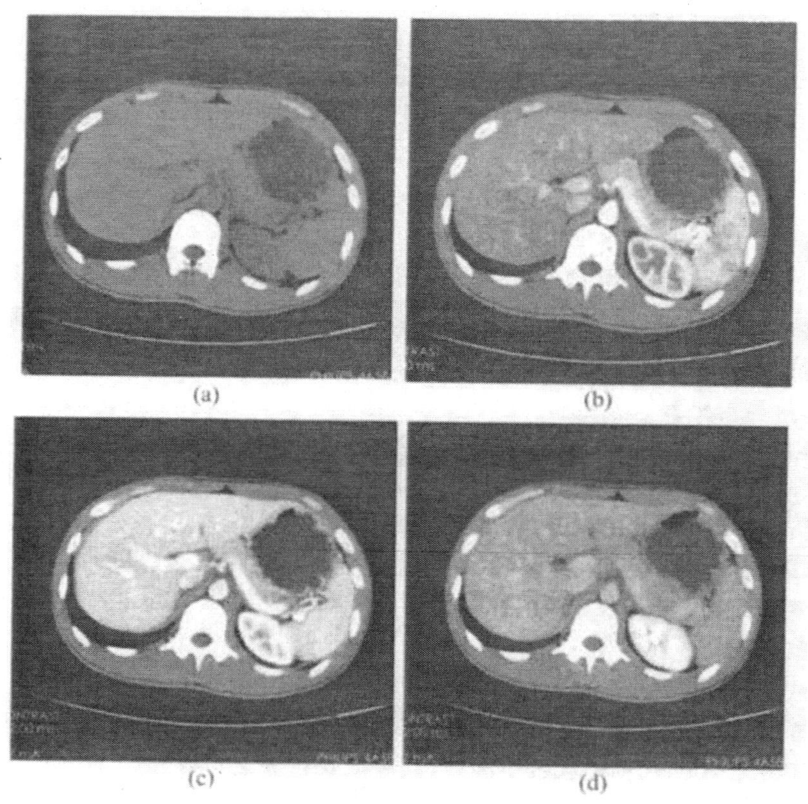

图 20－2　正常肝脏三期扫描

(a)平扫；(b)增强肝动脉期；(c)门静脉期；(d)肝实质期(延迟扫描)

第二节　肝、胆、胰、脾常见疾病影像

一、肝脓肿

肝脓肿为肝组织局限性化脓性炎症，可由细菌感染或阿米巴原虫引起，临床上以细菌性肝脓肿多见。

(一)临床与病理要点

(1)感染途径包括胆系、门静脉、肝动脉、淋巴道或邻近器官直接扩散等。

(2)病理改变致病菌侵入肝脏后引起炎症反应，产生溶组织酶，组织液化坏死形成脓腔，周围肉芽组织增生形成脓肿壁，邻近肝组织可有水肿。

(3)临床表现多见于老年、糖尿病、心功能不全及肝硬化患者;肝肿大、肝区疼痛、高热、弛张热为常见表现;病变向上发展可有膈肌刺激和胸部症状。

(二)影像学表现

1.X 线表现

(1)腹部平片:价值有限。可见肝脏增大、肠道扩张、右侧膈肌抬高、右侧胸腔积液,除个别病例可显示肝区积气和出现液平面外,其余征象均缺乏特异性。

(2)肝血管造影:动脉期示脓肿区域内肝动脉分支受压、伸展、移位、出现包绕征,脓肿边缘可见新生血管增多,静脉期及实质期示脓肿区内充盈缺损,沿脓肿周边可见环形染色带。

2.CT 表现

(1)平扫:显示肝实质内圆形或类圆形低密度肿块,为脓液成分时,中心 CT 值高于水而低于肝,一般为 20～40HU,部分脓肿内出现小气泡或液平面。

(2)增强:脓腔不强化,脓肿壁环形强化明显,轮廓光整,厚度均匀,外周可显示低密度水肿带,脓腔、脓壁及周围的水肿带构成"双环征"或"三环征"。若腔内有气体和(或)液面则可确诊。腔内无气体和(或)液面,脓腔壁外周水肿不明显时,应结合临床表现进行诊断。

(三)诊断与鉴别诊断

若出现典型肝脓肿的影像学表现并结合临床诊断不难,但脓肿形成期需与转移瘤和囊肿出血伴感染相鉴别;未液化的早期脓肿易与肝癌混淆。征象不典型时需作穿刺活检。

二、肝海绵状血管瘤

肝海绵状血管瘤为肝良性肿瘤中最常见的一种,可见于任何年龄,多见于 30～50 岁,好发于女性,发病率为男性的 4.5～5 倍。

(一)临床与病理要点

(1)血管瘤发病特点 90%为单发,10%为多发,肿瘤直径为 2～20cm。

(2)病理改变:瘤体由扩张的异常血窦组成,内衬单层的血管内皮细胞,腔内充满新鲜血液,其间有纤维结缔组织,少数瘤体内可有血栓、钙化。

(3)临床表现:肿瘤较小者临床上可无任何症状,多在体检中偶然发现。瘤体较大可压迫邻近脏器,出现肝区不适、胀痛、恶心、呕吐等。肿瘤破裂可引起肝内或腹腔出血。

(二)影像学表现

1.X 线表现

肝动脉造影具有特征性表现:动脉期瘤体边缘出现斑点、棉花团状显影,为"树上挂果征";实质期瘤体内出现血管湖呈爆玉米花状染色,造影剂在血管湖滞留时间较长,持续 20～30s,至静脉期仍不消失,呈所谓的"早出晚归"征。

2.CT 表现

(1)平扫表现:边界清楚的圆形或类圆形低密度肿块,密度较均匀,CT 值约为 30HU。较大的血管瘤,其中心部分常呈更低密度区。

(2)增强扫描:动脉期肿瘤从周边开始强化,程度接近同层腹主动脉,随时间推移不断向中心区域扩大,最后整个病灶被对比剂充填,与周围正常肝组织几乎等密度。对比剂在血管瘤内"快进慢出”的特点是与肝癌鉴别的重要征象。较大的血管瘤，其中心可始终保持低密度。

（三）诊断与鉴别诊断

当血管瘤出现典型表现时，则诊断不难，90％海绵状血管瘤 CT 可以确诊，造影剂的“快进慢出”及 MRI 的“灯泡征”可使其与肝癌鉴别。对疑难病例肝血管造影有助于鉴别，但该方法由于具有创伤性，一般只在准备同时进行介入治疗时应用。

三、原发性肝癌

原发性肝癌（HCC）是成年人常见的恶性肿瘤，组织学 90％以上为肝细胞癌，好发于 30～60 岁，男性多见。HCC 发病与乙型和丙型肝炎及肝硬化密切相关，90％在慢性肝炎和肝硬化基础上发生。

（一）临床与病理要点

（1）病理改变：瘤体主要由肝动脉供血，易侵犯门静脉和肝静脉引起血管内癌栓或肝内外血行转移。肿瘤大小不等、坏死、液化，周围形成假包膜。

（2）病理分型：巨块型，肿块直径≥5cm；结节型，每个癌结节＜5cm；弥漫型，癌结节＜1cm 的弥漫分布全肝。小肝癌是指小于 3cm 的单发结节，或 2 个结节直径之和不超过 3cm 的结节。

（3）临床表现：与肿块大小、生长速度、部位、有无转移及并发症有关。早期缺乏特异症状，中晚期表现肝区疼痛、黄疸、消瘦乏力等，腹部包块，肺、骨骼、肾上腺等脏器远处转移。一般 78％～98％的患者 AFP 阳性。

（二）影像学表现

1.X 线表现

肝动脉造影主要表现为：供血的肝动脉扩张；肿瘤血管紊乱、扭曲、不规则；毛细血管期可见“肿瘤染色”，部分病例可见“肝动脉－门静脉瘘”或“肝动脉－肝静脉瘘”及肿瘤湖征；肝血管受压、移位、受侵或被肿瘤包绕。

2.CT 表现

（1）CT 平扫：巨块和结节型肝癌肝实质内出现单发或多发、圆形或类圆形的低密度肿块，边界清晰或模糊，膨胀性生长的肿块周边有时可见低密度的“假包膜征”，巨块型肝癌因可发生坏死、出血、囊变及脂肪变，密度不均匀。弥漫型肝癌表现肝脏增大，肝实质内弥漫分布、边界不清低密度小结节。

（2）多期增强扫描：动脉期肝动脉供血的肿瘤很快出现明显的斑片状、结节状强化，CT 值迅速达到峰值；门静脉期，肿瘤强化密度迅速下降；平衡期，肿块密度继续下降，又表现为低密度区。全部对比增强过程呈“快进快出”表现。

（3）继发改变：门静脉、肝静脉或下腔静脉内的癌栓表现为上述血管扩张，增强后出现充盈缺损（图 20－3）；胆系受侵引起胆道扩张；肝门、腹膜后淋巴结肿大提示淋巴结转移；肝硬化、门静脉高压、脾肿大、腹水等。

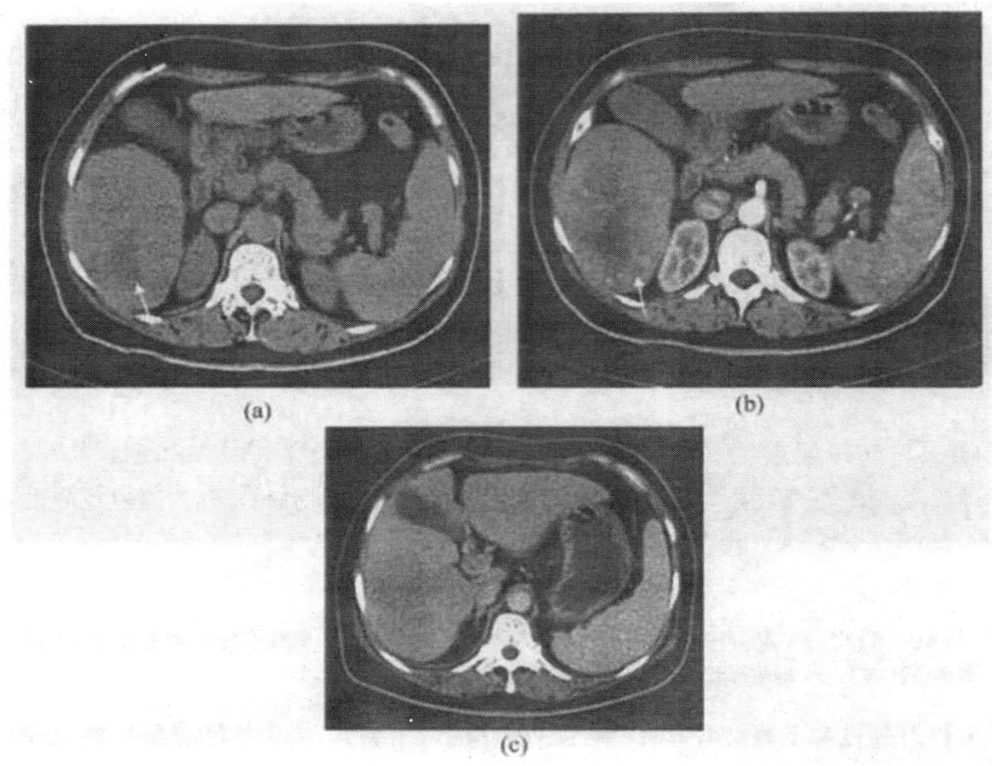

图 20－3　原发性肝癌

(a)CT 平扫显示肝右后叶巨大类圆形低密度肿块，密度不均匀，内有液化坏死区，边缘模糊(↑)；(b)CT 增强扫描动脉期肿瘤呈不均匀强化，液化坏死区无明显强化(↑)；(c)同一病例，门静脉期示门静脉主干瘤栓形成，表现为低密度的充盈缺损

(三)诊断与鉴别诊断

CT 对中晚期肝癌大都能作出诊断，包括肿瘤类型、部位、大小及肝内外转移的评价。MRI 在监控再生结节、不典型增生结节、早期 HCC 的演变、小肝癌的鉴别诊断中优于 CT。

原发性肝癌征象不典型时，应注意与肝硬化的再生结节、局限性动静脉短路、脂肪浸润、肝血管瘤及肝脓肿等鉴别。

四、肝转移性瘤

肝转移性瘤亦是肝脏最常见的恶性肿瘤之一。主要来源于消化道肿瘤。

(一)临床与病理要点

(1)转移途径转移至肝脏主要有四条途径：

1)邻近器官肿瘤的直接侵犯，胰头癌最常见。

2)经肝门部淋巴性转移。

3)经门静脉转移，常为消化道恶性肿瘤的肝转移途径，此型最为多见。

4)经肝动脉转移，肺癌较多见。

(2)病理改变肝内多发结节，大小从数毫米至 10cm 以上，易出血、坏死、囊变、钙化。

(3)临床表现多数患者在原发病灶症状的基础上出现肝脏症状，如肝大、肝区疼痛、消瘦、黄疸及腹水等，查体可发现肝大，有时可触及结节。AFP 多呈阴性。

(二)影像学表现

(1)X 线表现

血管造影依血管多少表现不同，血供丰富者显示瘤灶内有病理血管及肿瘤染色，少血管者则见血管受压弯曲，实质期显示为肝实质内大小不等的充盈缺损影。

(2)CT 表现

1)平扫显示肝实质内多发、大小不等的类圆形低密度灶，边缘清晰，密度较均匀，可有更低密度的坏死、囊变及高密度的钙化、出血。少数病变为单发。

2)增强扫描病灶有不同程度的不均匀强化，典型表现为“牛眼征”，即中心为无强化的低密度，边缘呈环状强化，外周有一环状水肿带。少数病灶呈囊状改变。

(三)诊断与鉴别诊断

肝外原发恶性肿瘤诊断明确时，一旦发现肝内多发结节，则肝转移瘤诊断较易。原发灶不明而肝内出现多发结节，首先应与原发性肝癌(结节型、弥漫型)鉴别；其次需与肝脓肿、肝再生结节、局灶性脂肪浸润及肝结核等鉴别。病灶的多发性、“牛眼征”及密切结合临床资料有助于鉴别诊断。

五、肝棘球蚴病

肝棘球蚴病是棘球绦虫的幼虫寄生在肝脏所致的寄生虫病，主要流行于牧区。

(一)临床与病理要点

(1)感染途径：棘球绦虫卵经消化道感染至人体后，在十二指肠内孵化为六钩蚴，然后进入肠壁内的毛细血管，并经肠系膜静脉、门静脉循环到达肝脏寄生。

(2)病变类型：一种是由细粒棘球蚴病所致，称肝包虫囊肿病；另一种是由泡状棘球蚴病所致，称泡型棘球蚴病。前一种多见。

(3)临床表现：病程呈慢性经过，早期多无症状，病灶增大时可出现腹胀、肝区疼痛、恶心呕吐等不适。

(4)实验室检查：血常规中嗜酸性粒细胞可增多，囊液抗原皮内试验(casoni 试验)可为阳性。

(二)影像学表现

(1)X 线表现

腹部平片可显示肝影增大，膈顶上移；68%～86%患者可发现肝包虫囊肿囊壁的弧形或环形钙化影。

(2)CT 表现

1)肝细粒棘球蚴病为圆形或椭圆形囊状影，直径从不足 1 厘米至数十厘米，由外囊及内囊构成。外囊是较厚的纤维性包膜，常发生环状、半环状、条索状或结节状钙化；棘球蚴囊为内囊。囊内囊为其特征性表现，即母囊内有大小不一、数目不等的子囊。内外囊剥离时依程度不同，可出现特征性的“双边征”“水上百合征”“飘带征”。

2)泡状棘球蚴病表现为边界不清的低密度或高低混合密度肿块，可见广泛的颗粒或不规则钙化。病灶亦可坏死液化。增强后病灶无明显强化。

(三)诊断与鉴别诊断

肝棘球蚴病出现囊内囊、内外囊剥离征象及钙化等特征性表现时诊断不难。需与单纯性肝囊肿、肝脓肿鉴别，既往史有助于鉴别诊断。肝泡状棘球蚴病有时不易与肝癌区别，增强后无强化、颗粒或不规则钙化是其鉴别点。

(四)比较影像学

无典型钙化时，腹部平片的诊断价值有限，CT、MRI 均对本病的诊断具有很大价值。

六、肝囊肿

肝囊肿大多数为先天性，可为单发、多发，多发性肝囊肿常与肾、胰、脾等其他器官的多囊性病变同时存在。

(一)临床与病理要点

(1)发病年龄：可见于各种年龄，以 30～50 岁女性多见。

(2)病理改变：肝囊肿一般呈圆形或椭圆形，大小不一，多为单房性，囊内充满无色或微黄浆液性液体，如合并出血可呈咖啡色。囊壁薄，内衬上皮，囊壁外有完整的纤维包膜。

(3)临床表现：多数患者囊肿较小，临床症状轻微，多在体检时偶然发现；巨大囊肿可出现右上腹胀感和隐痛，压迫胃肠道时有食后不适、恶心、呕吐；极少数患者可有囊肿破裂、出血、感染等并发症。

(二)影像学表现

(1)X 线表现

较大囊肿在肝动脉造影时可显示局部充盈缺损区，无肿瘤血管及染色，邻近肝内动脉分支受压移位呈抱球状。

(2)CT 表现

平扫表现为单发或多发的圆形低密度区，边界锐利光滑，囊壁菲薄不能显示，囊内密度均匀，CT 值为 0～20HU；增强扫描无强化，边界更清晰，囊壁无强化。

(三)诊断与鉴别诊断

对于典型的肝囊肿，CT 诊断比较容易，MRI 敏感性也较高。极少数肝囊肿出血、感染或有分隔时要与囊性转移瘤、肝脓肿等鉴别，这些病变都有较厚的囊壁，且厚薄不均，边缘不整，有强化等。

七、肝硬化

肝硬化发病过程缓慢，是指在由于各种病因导致肝细胞出现弥漫性变性、坏死，继而发生纤维组织增生和肝细胞结节状再生的疾病。

(一)临床与病理要点

(1)发病原因：常见原因为病毒性肝炎和酗酒。某些药物中毒、营养缺乏、胆道阻塞和血吸虫也是造成肝硬化的原因。

(2)病理改变：早期肝细胞弥漫性变性、坏死，继而发生纤维组织增生和肝细胞结节状再生，晚期肝体积缩小，质地变硬，同时引起门脉高压，部分再生结节可演变为不典型增生结节，最后可能形成肝细胞癌。

(3)临床表现：早期可无症状，以后逐渐出现恶心、呕吐、消化不良、乏力等，中晚期可出现不同程度的门静脉高压、低蛋白血症及黄疸等。

(二)影像学表现

1.X 线表现

(1)食管钡餐检查:肝硬化并发门静脉高压,钡餐检查可显示食管中下段和胃底静脉曲张。

(2)腹腔动脉造影:显示肝动脉分支变小变少、扭曲;间接门静脉造影显示脾静脉扩张,门静脉显影及排空延迟,主干增粗,胃冠状静脉曲张等。

2.CT 表现

(1)早期肝硬化患者 CT 检查肝脏体积可能增大,无特异性表现。

(2)中晚期表现

1)肝脏大小的改变及比例失调:多表现为右叶、方叶萎缩,而尾叶、左叶代偿增大,也可表现为全肝萎缩。

2)肝密度的改变:脂肪变性、纤维化可引起肝弥漫性或不均匀的密度减低,再生结节可表现为稍高密度影,增强扫描肝硬化结节可轻度强化。

3)肝轮廓呈结节状凹凸不平,呈波浪状。

4)肝门及肝裂增宽。

5)继发性改变:门静脉扩张及侧支循环形成,脾增大(大于 5 个肋单元)、胃底和食管静脉曲张及腹水等门静脉高压征象,腹水形成。

(三)诊断与鉴别诊断

早期肝硬化影像学表现缺乏特异性,需与临床和其他检查相结合,由于肝功能异常早于形态学改变,因而在早期测定肝的有关生化指标比观察肝影像学改变更有价值。中晚期肝硬化超声、CT 及 MRI 具有典型的表现,诊断较易。30%～50%肝硬化合并肝癌,诊断中必须警惕,以减少漏诊。

八、脂肪肝

脂肪肝是指肝脂肪含量超过正常 5%。

(一)临床与病理要点

(1)发病原因:常由于肥胖、糖尿病、肝硬化、酗酒、库欣综合征、妊娠、肝炎、激素治疗、营养不良等而诱发。

(2)病理改变:大体病理可见肝大,肝脂肪含量可高达 40%～50%或更多。镜下肝细胞内出现脂肪空泡,也可见肝细胞坏死、多核细胞浸润和胆汁潴留。

(3)临床表现:出现肝脏体积增大,以及原发病的相应表现。

(二)CT 表现

CT 平扫显示肝实质密度减低,弥漫性脂肪浸润呈全肝密度降低,局灶性脂肪浸润则出现肝叶或肝段局部密度降低。肝与脾 CT 值之比小于 0.85。肝内血管密度相对增高而清楚显示,但其走向及形态均表现正常,无受压移位或被侵犯征象。增强扫描肝内血管显示特别清晰。

(三)诊断与鉴别诊断

弥漫性脂肪肝的 CT 和 USG 表现都较典型,诊断不难;局限性脂肪肝需与肝内转移瘤、肝癌、血管瘤及肝脓肿等鉴别,增强后病灶内血管分布正常是其鉴别点。

九、胆石症与胆囊炎

胆结石位于胆道系统内,可分为胆囊结石、肝外胆管结石、肝内胆管结石和复合结石。胆结石引起胆汁淤积,易引起胆系梗阻、感染,继而进一步促进结石形成与发展,因此,胆囊炎与胆石症往往是互为因果的两个疾病。

(一)临床与病理要点

(1)病理改变:胆结石按成分可分为胆固醇性、胆色素性和混合性结石,含钙盐成分多时,X线透过率下降,称为阳性结石,反之称为阴性结石。慢性胆囊炎常与胆囊结石伴发。

(2)临床表现:胆囊结石常见症状为反复、突然发作的右上腹绞痛,并放射至后背和右肩胛下部;急性胆囊炎常表现为持续性疼痛、阵发性绞痛,伴有畏寒、高热及呕吐,体格检查右上腹压痛,Murphy征阳性。严重时可出现黄疸。

(二)影像学表现

(1)X线表现

平片可以显示阳性结石,仅占胆石的10%~20%,表现为右上腹部大小不等的环形、菱形或多角形高密度影;80%~90%胆石为阴性结石,平片不能发现,在PTC、ERCP或术后"T"管造影检查时显示胆管内结石呈充盈缺损影。

(2)CT表现

肝内、外胆管或胆囊内单发或多发的高密度影,多呈环状或多层状,胆囊内结石位置可随体位而改变;胆总管结石可见由扩张的胆管与高密度的结石构成的"靶征""半月征";合并急性胆囊炎则胆囊增大,直径大于5cm,囊壁增厚超过3mm并有明显强化,胆囊周围常有低密度水肿带或液体潴留。慢性胆囊炎显示胆囊缩小、囊壁增厚,可有少量钙化。

(三)诊断与鉴别诊断

平片仅可对胆囊阳性结石作出诊断,胆囊结石需与右肾结石、肾结核钙化、右肾上腺钙化、皮肤或肋软骨钙化相鉴别。CT显示胆囊内圆形或不规则形高密度影,或边缘高密度,中心低密度影,均可作出正确诊断。胆管结石或炎症引起胆道梗阻需与胆系肿瘤相鉴别,典型表现者鉴别不难,少数鉴别困难者需要结合临床资料。

十、胆囊癌

胆囊癌常发生在胆囊底部或颈部,为胆系最常见的恶性肿瘤。

(一)临床与病理要点

(1)发病年龄:好发于50岁以上的中老年人,女性多于男性,70%合并胆囊结石。

(2)病理改变:80%呈浸润性生长,20%呈乳头状生长,肿瘤增大可占据整个胆囊,并可侵犯邻近肝组织。70%~90%为腺癌,少数为鳞癌。

(3)临床表现:早期无典型、特异的临床症状;晚期可有右上腹持续疼痛、黄疸、消瘦及右上腹部肿块等;25%患者伴急性胆囊炎症状,50%患者既往有胆囊炎史,并合并胆囊结石。大多数患者由于发现较晚而预后不良。

(二)影像学表现

1.X 线表现

平片无价值。

动脉造影则显示胆囊动脉增粗,血管受侵时不规则狭窄、闭塞,实质期可显示肿瘤染色。胆囊癌侵犯胆管时 PTC 可显示胆管不规则狭窄、充盈缺损。

2.CT 表现

(1)平扫:可分为三种类型:厚壁型,胆囊壁呈不规则或结节状增厚;结节型,胆囊腔内单发或多发乳头状结节;肿块型,胆囊腔大部或全部被肿块占据,周围肝实质可出现低密度带。

(2)增强扫描:肿瘤及局部胆囊壁明显强化。当邻近肝组织出现低密度区时,提示直接侵袭邻近肝组织。此外还可见胆管受压、狭窄或扩张,胆囊结石,周围淋巴结转移,腹水以及肝内转移灶等。

(三)诊断与鉴别诊断

胆囊癌的早期由于患者多无症状,因而很难发现,中晚期胆囊癌 CT 诊断较容易。MRI 和 MRCP 能从多方位观察肿块并显示胆系梗阻全貌。累及周围肝实质的肿块型胆囊癌易与肝癌混淆,但前者引起的胆道侵犯、扩张比后者明显,而且肝癌易发生门静脉侵犯并形成瘤栓,血 AFP 多升高,再结合临床资料多可以鉴别。厚壁型胆囊癌还要与慢性胆囊炎鉴别,前者囊壁明显不规则增厚,增强扫描明显强化,而且易引起胆道扩张,当发生肝脏受累或淋巴结转移时则支持胆囊癌诊断。

十一、胆管癌

胆管癌分为肝内胆管癌和肝外胆管癌。肝外胆管癌为左、右肝管及其以下胆管的癌。

(一)临床与病理要点

(1)发生部位分为上段、中段、下段胆管癌,其中上段胆管癌占肝外胆管癌的 50%。

(2)病理改变:胆管癌以腺癌最多见,其次为鳞癌等。按形态可分为浸润型、结节型及乳头状三型,以浸润型最多见。

(3)临床表现:肿瘤生长缓慢,但早期即发生胆道梗阻症状,多因合并症而死亡,预后多不佳。

(二)影像学表现

(1)X 线表现

平片无价值。PTC 可显示肿瘤近侧胆管内的形态及部位。浸润型多产生局限性狭窄,结节或乳头型可以在胆管腔内产生息肉样充盈缺损,表面不规则。ERCP 可从远侧显示肿瘤的形态及侵袭范围,基本影像同 PTC。狭窄的近侧胆管出现扩张改变。PTC 和 ERCP 结合,定性诊断可达 90%以上。

(2)CT 表现

病变近侧出现胆管扩张是提示胆管癌的重要征象,在狭窄的远侧可见低密度的肿块影;有时浸润型常常仅见扩张的胆管而看不到肿块。

(三)诊断与鉴别诊断

胆管癌通常引起黄疸,主要应与其他慢性胆管梗阻疾病(如胆管结石)鉴别,可以根据 MRCP、PTC 和 ERCP 的狭窄形态进行鉴别诊断;但是由于结石、炎症、胆管癌互为因果,并且常常混合出现,造成鉴别诊断上的困难。

十二、胰腺炎

急性膜腺炎是为常见急腹症之一，成人多见，病因包括代谢性、机械性、药物性、血管性及感染性等。慢性胰腺炎病因尚未明确，多半是急性炎症反复发作所致。

(一)临床与病理要点

(1)病理改变：由于某种病因使胰管发生转时性或永久性的阻断，突然使胰蛋白酶原溢出被激活成胰蛋白酶引发胰腺及周围组织自身消化的一种急性炎症。急性胰腺炎分为急性水肿型和出血坏死型两种，前者占80%～90%。病理上胰腺常有一定纤维组织增生，有钙化或结石形成。

(2)临床表现：急性胰腺炎起病急骤，呈突发上腹部剧痛，向腰背部放射，可出现休克，伴有恶心、呕吐、发热和黄疸等；出血坏死型症状重，常出现中毒性休克。慢性胰腺炎可有或无腹痛，可合并囊肿、糖尿病等。

(3)实验室检查：急性胰腺炎可有血、尿淀粉酶升高。

(二)影像学表现

1.X 线表现

平片价值有限。急性胰腺炎可见与胰腺头紧邻的十二指肠降段、水平段充气、扩大。胸片可显示膈肌上升、胸腔积液、肺底节段性不张或炎症浸润等表现。慢性胰腺炎腹部平片检查可于胰腺区域发现致密的多发性小结石及钙化影。

2.CT 表现

(1)单纯水肿型胰腺炎：表现为局部或弥漫性肿大，密度稍减低，边缘不清，胰周脂肪间隙混浊、密度增高，常见左肾前筋膜增厚。

(2)出血坏死型胰腺炎：表现为胰腺明显增大，密度明显不均匀，可有出血灶及坏死液化区，胰周常有炎性渗出，脂肪间隙模糊不清，吉氏筋膜明显增厚；增强扫描胰腺不均匀强化。胰液具有高侵袭性，炎性渗出可扩展至胰周、网膜囊、脾周、肠系膜、结肠周围及肾周间隙甚至盆腔。

(3)慢性胰腺炎：胰腺局部增大或萎缩，常合并有胰内或胰外假囊肿，约1/4的患者可见胰腺钙化，表现为斑点状致密影，沿胰管分布，是慢性胰腺炎的特征性表现。胰管常有不同程度的扩张。病变发展到最后可见胰腺萎缩。左肾前筋膜常可增厚。

(三)诊断与鉴别诊断

急性胰腺炎常有明确病史，根据影像学表现，结合症状、体征及生化检查，诊断并不困难。慢性胰腺炎常难以与胰腺癌相鉴别，因为胰腺癌也可并发于慢性胰腺炎。它们均可以表现为胰腺头增大及胰体尾部萎缩。胰腺癌更易引起胰腺邻近血管受到侵犯或被包埋以及较早即可能出现肝、腹膜后转移等特点，依此可鉴别。

十三、胰腺癌

胰腺癌多来源于导管上皮，约90%为腺癌，其他还有内分泌性细胞肿瘤及非上皮性的肿瘤。

(一)临床与病理要点

(1)发病年龄与部位：以45～65岁为多见，男性多于女性。约60%～70%发生于胰腺头部，其次为体、尾或全胰受累。

(2)病理改变:肿瘤质地坚硬的纤维硬化性致密肿块,与周围组织边界不清。肿瘤易向周围浸润侵犯血管和神经。由于胰腺淋巴引流丰富和缺乏胰周包膜,较易出现淋巴结及其他脏器的转移。

(3)临床表现:早期多无症状或症状不明确,后期可因肿瘤部位而不同,主要症状有腹痛、上腹深部肿块、进行性阻塞性黄疸、消瘦、乏力、食欲不振和腹泻等。预后差,5 年生存率仅为 5%。

(二)影像学表现

(1)X 线表现

平片作用不大。低张十二指肠造影有时可见十二指肠内侧壁的黏膜皱襞平坦、消失、肠壁僵硬,肿瘤发展时则引起十二指肠曲扩大,降部内侧缘受压、推移,呈反“3”字形。ERCP 可显示胰管狭窄和阻塞。如已有阻塞性黄疸,PTC 可显示胆总管的胰腺段梗阻,梗阻端可圆钝、尖削、削平或呈不规则性狭窄。

(2)CT 表现

肿瘤的密度常与胰腺的密度相似,但较大肿块常有坏死或液化形成低密度区,胰腺局部增大。由于胰腺癌是少血供性肿瘤,因此增强扫描时肿块强化不明显,呈相对低密度。胰头癌侵犯、压迫胆总管及胰管,致胰管、胆管扩张形成“双管征”,可伴胰体尾部的萎缩、远端潴留囊肿。胰腺癌进展可使胰周脂肪层消失,邻近血管受侵、包埋,胰周、肝门区、腹膜后淋巴结肿大及肝内可见低密度转移灶。

(三)诊断与鉴别诊断

胰头癌需与胆总管下端肿瘤、壶腹癌等鉴别,还需与局限性肿大的慢性胰腺炎鉴别,有无淋巴结肿大和肝内转移以及 MRI 的信号特点对鉴别诊断有很大帮助。胰腺癌的中央坏死而形成的囊腔有时需与胰腺炎所致的假囊肿鉴别,前者壁厚且多呈不规则状。

十四、脾肿瘤

脾肿瘤有良恶性之分,前者常见的有血管瘤、错构瘤及淋巴管瘤,后者以淋巴瘤和转移瘤多见。

(一)脾血管瘤是最常见的脾脏良性肿瘤。

1.临床与病理要点

(1)病理改变:病灶呈海绵状,形态、大小不一,其内偶有钙化,病灶较大时,其内中央可有纤维瘢痕。

(2)临床表现:肿瘤较小时无明显临床症状。肿瘤较大者可压迫周围脏器引起相应症状。也可由于脾功能亢进引起乏力、贫血等症状。极少数血管瘤较大导致脾破裂可引起急腹症及休克症状。

2.CT 表现

平扫为类圆形、边界清晰的低密度或等密度影,可有少许钙化。增强扫描其征象可与肝血管瘤相似,也可呈不均匀轻度强化。

3.诊断与鉴别诊断

CT 及 MRI 表现均类似于肝海绵状血管瘤,结合临床一般可作出诊断。有时需与错构瘤、淋巴管瘤及脾内孤立性转移瘤鉴别。

(二)脾淋巴瘤

脾恶性肿瘤中以淋巴瘤多见。

1.临床与病理要点

(1)病理改变:分细小结节型、多发肿块型和单发大肿块型。可以原发于脾,也可是全身淋巴瘤累及脾。

(2)临床表现:发热、淋巴结肿大、脾大和左上腹疼痛。

2.CT 表现

可为单纯脾肿大,也可为密度稍低的单或多发稍低密度影,边界不清。增强扫描病灶轻度不均匀强化,与周围正常脾组织密度差别较明显。

3.诊断与鉴别诊断

根据 CT 及 MRI 表现,结合患病年龄多在 40 岁以上,以脾大和左上腹痛为主要临床症状,可作出脾恶性淋巴瘤诊断。

十五、脾脓肿

脾脓肿常为败血症脓栓的结果,最常见的病因是亚急性细菌性心内膜炎。

(一)临床与病理要点

1.感染途径

由脾周围器官感染直接蔓延或经淋巴、血行感染,亦可是脾梗死的并发症。

2.病理改变

脓肿多呈圆形,可单发,也可多发;可单房,也可多房。

3.临床表现

为全身感染的症状并伴脾区疼痛。

(二)影像学表现

1.X 线表现

平片无特殊表现。有时可见左上腹肿块,左膈升高,活动受限,常伴发左侧胸腔积液。

2.CT 表现

病灶处于炎性阶段,脾脏呈弥漫性增大,密度均匀、轻度减低。当病灶液化坏死时,表现为类圆形、单个或多个低密度灶,边界清楚或不清。增强扫描脓腔无强化,脓肿壁明显强化,脓腔内有气液平为特征性表现。

(三)诊断与鉴别诊断

当 CT 出现典型征象,如脓腔内气液平和增强后脓肿壁环形强化,脾脓肿诊断不难。当表现不典型时,需与膈下脓肿和脾囊肿鉴别。

十六、脾梗死

脾梗死指脾动脉或其分支的阻塞,造成脾局部组织的缺血坏死。

(一)临床与病理要点

1.栓子来源

常见的有心脏病的血栓、肝动脉栓塞术后、白血病以及镰状细胞性贫血所致的循环内凝血和血液停滞。

2.病理改变

梗死灶形态多呈锥状，底部位于被膜面，尖端指向脾门。有时亦可呈不规则形。因纤维瘢痕收缩常使脾边缘局部凹陷。

3.临床表现

大多数脾梗死并无症状，少数可有左上腹疼痛、左膈抬高和胸腔积液。

（二）影像学表现

1.X线表现

陈旧性梗死平片可见三角形或不规则形钙化。选择性脾动脉造影可见受累动脉中断，并可见一三角形无血管区，尖端指向脾门。

2.CT表现

典型的梗死灶表现为三角形或梭形，尖端指向脾门，基底近脾被膜的低密度影，增强扫描梗死灶无强化征象。也有一些不典型的表现，呈多发的、不均匀的、边缘不清的小片状低密度区。

（三）诊断与鉴别诊断

典型的脾梗死CT表现为三角形低密度影，一般诊断不难。不典型者需与脾脓肿相鉴别，CT上后者表现为圆或椭圆形低密度影，增强后脓肿壁有环形强化，周边可见水肿带。密切结合临床资料、实验室检查有助于两者的鉴别。

第二十一章　冠心病CT影像

第一节　冠心病诊断与评价

一、冠心病概述

冠心病又称为冠状动脉粥样硬化性心脏病，是一种最常见的心脏病，是指因冠状动脉狭窄、供血不足而引起的心肌功能障碍和(或)器质性病变，故又称缺血性心肌病。本病病因至今尚未完全清楚，但认为可能与年龄、性别、高血压、高脂血症、肥胖、糖尿病、吸烟、饮食、寒冷刺激、内分泌功能低下及遗传等因素有关。在单个或多个危险因素作用的情况下，冠状动脉血管内膜增生、管壁变硬、管腔变小狭窄，同时由于动脉弹性减弱，脆性增加，易于破裂。病理上冠状动脉粥样硬化的形成是一个复杂的过程，细胞分子生物学研究显示，动脉粥样硬化病变具有平滑肌细胞增生，大量胶原纤维、弹力纤维和蛋白多糖等结缔组织基质形成以及细胞内外脂质积聚的特点。冠状动脉粥样硬化的斑块好发于前降支上、中1/3和右冠状动脉中1/3，其次为旋支。左冠状动脉主干常在病理晚期出现较严重的粥样硬化性狭窄。冠状动脉粥样硬化可发生于单支冠状动脉血管，也可发生于多支，多数呈节段性分布，局限性狭窄，也可广泛分布于一个或多个分支。

二、冠心病的320排CT表现

320排CT具有160mm宽探测器，能够实现宽探测器平台下非螺旋单次全器官容积扫描，通过对比剂增强扫描及三维重建可以清楚地显示冠状动脉管腔的大小、形态改变及直接评价冠状动脉有无明显的狭窄。其主要表现：

(1)管壁不规则，欠光滑或呈“虫咬状”。

(2)管壁单发或多发不规则钙化。

(3)管壁不规则软组织软斑块影或不伴有钙化。

(4)管腔局限性对称或偏心狭窄，多节段狭窄。

(5)冠状动脉管腔完全闭塞及侧支开放。

目前国际上统一采用血管直径法来评估冠状动脉狭窄程度及其分级。血管狭窄的程度=(狭窄端近或远心段正常血管直径-狭窄处直径)÷(狭窄端近或远心段正常血管直径)×100%。

冠状动脉狭窄按其狭窄程度分为4级：Ⅰ级：轻度，冠状动脉狭窄<50%；Ⅱ级：中度，冠状动脉狭窄≤50%～75%；Ⅲ级：重度，冠状动脉狭窄>75%；Ⅳ级：完全闭塞，冠状动脉狭窄=100%。一般认为冠状动脉狭窄程度>50%时才有临床意义。

320排CT拥有亚毫米级的高分辨率，可很清楚地显示冠状动脉斑块，并可根据CT值来测定斑块的类型。冠状动脉斑块分为软斑块(平均CT值20HU)、纤维斑块(平均CT值84HU)、钙化斑块(平均CT值>130HU)。可较好地显示斑块的形态和密度以及与血管壁的关系

三、320 排 CT 诊断冠心病优点

320 排 CT 一次扫描即可获得心脏容积图像，同时因为是在非螺旋平台下扫描，无须移动扫描床，避免了螺旋扫描带来的阶梯伪影，明显提高了时间分辨率和空间分辨率，使冠状动脉的 CT 图像质量和狭窄诊断准确率明显提高(图 21－1a、1b、1c)。可以清晰显示冠状动脉主干与 2～3 级分支、管腔通畅程度及壁外的情况，还可以直接观察测量冠状动脉直径大小，判断狭窄的程度、性质及形态特征。与冠状动脉造影比较，具有无创、价廉、对比剂用量少，而且操作简便等优势，同时也可保持较高的敏感性、特异性、阳性一预测价值、阴性预测价值，有助于避免冠状动脉正常或不需要介入治疗(冠状动脉狭窄≤50％)的患者做有创的冠状动脉造影检查，基本能够满足冠状动脉狭窄介入治疗的筛选需要。特别是可同时进行心功能及心肌灌注诊断与评价，一次扫描实现形态影像学与功能影像学的诊断与评价。

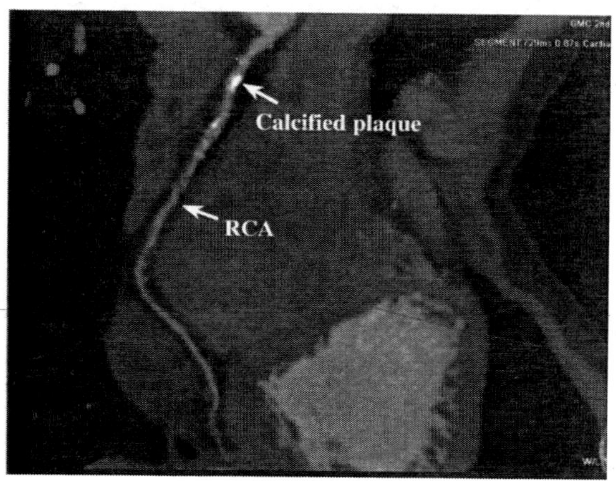

图 21－1a　冠心病并心律不齐，心率为 60～160 次/分，320 排 CT 右冠状动脉 CPR 成像较好显示右冠状动脉并见血管壁软斑块和钙化

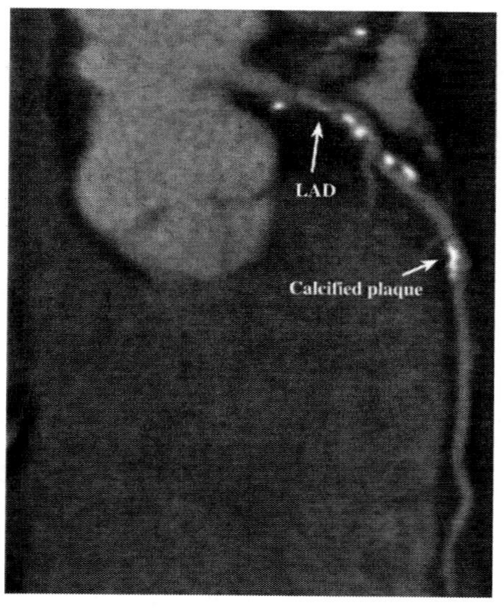

图 21－1b　冠心病并心律不齐，心率为 60～160 次/分，320 排 CT 左冠状动脉 CPR 成像较好显示左冠状动脉前降支并见血管壁软斑块和钙化

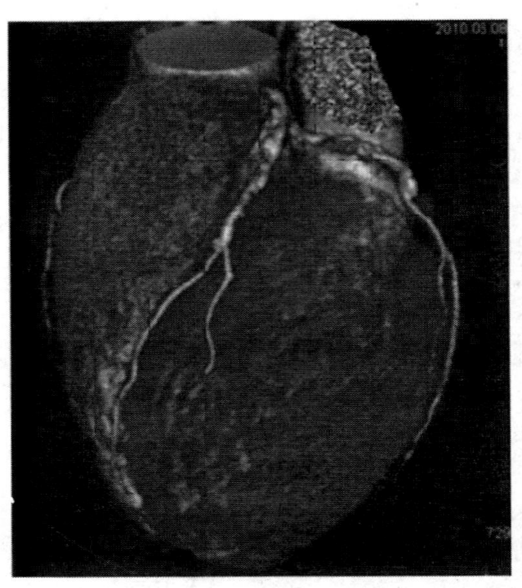

图 21-1c　冠心病并心律不齐，心率为 60～160 次/分，VR 成像较好显示左冠状动脉前降支、旋支并见管壁不规则狭窄

第二节　冠心病冠状动脉搭桥术后诊断与评价

一、冠状动脉搭桥的概述

冠状动脉搭桥术是冠心病冠状动脉狭窄患者血流再建的一种有效的治疗方法，是取患者自身的血管（如胸廓内动脉、胃网膜右动脉、下肢的大隐静脉等）或者血管替代品，在升主动脉或胸廓内动脉、锁骨下动脉等部位，建立体循环系统与冠状动脉狭窄病变远端血管之间的旁路供血通路。冠状动脉搭桥术使主动脉血液通过桥血管绕过狭窄的部分，到达缺血的部位，以改善或恢复相应心肌的血液供应，进而达到改善心肌缺血、缺氧状态，缓解心绞痛症状，改善心脏功能，提高患者生活质量及延长寿命的目的。冠状动脉搭桥术是目前冠心病最常用的血管再通技术之一，随着冠状动脉搭桥术的成熟，越来越多的冠心病患者接受了外科手术治疗。但术后狭窄和闭塞率较高，狭窄和闭塞可发生于桥血管或吻合口。因此，如何观察和评价术后桥血管的状况正日益受到重视。

二、320 排 CT 冠状动脉搭桥的诊断与评价

根据不同位置的血管可将搭桥血管分为左冠状动脉前降支桥（LAD 桥）、左冠状动脉旋支桥（LCX 桥）、右冠状动脉桥（RCA 桥）等。每组桥血管又可分为近端吻合口、桥血管本身及远端吻合口。320 排 CT 冠状动脉血管成像可以很好地显示搭桥血管及其连接关系，能很好地显示搭桥血管的来源、吻合口情况、行程、狭窄或阻塞及与心脏空间关系，图像直观，较之选择性冠状动脉造影或 DSA 更具立体形象。桥血管受心脏搏动的影响较自身的冠状动脉小，对桥血管的显示优于与其相连接的自身冠状动脉，但冠状动脉搭桥术所采用的金属夹等可造成桥血管评价困难。血管狭窄分类方法。

(1)正常。

(2)轻度狭窄25%～50%。

(3)中度狭窄50%～75%。

(4)重度狭窄或闭塞≥75%。

320排CT血管成像图像的评价分以下两个方面。

(一)图像质量评价

包括桥血管近远端吻合口、桥血管本身、桥血管远端吻合血管以及除吻合血管以外冠状动脉的评价。桥血管不同部分受心脏搏动伪影影响大小不同,可将桥血管分为近、中、远3段评价图像质量。除与桥血管吻合分支以外,根据美国心脏协会15段分段法对冠状动脉进行分段,评价每段冠状动脉图像质量能否用于诊断。

(二)血管狭窄评价分析

包括桥血管近远端吻合口、桥血管本身(分3段)、桥血管远端吻合血管以及除吻合血管以外冠状动脉狭窄的评价。桥血管在横轴位图像和VR图像上未显影者为闭塞。于桥血管横断面测量其管径,以狭窄处两侧无扩张段桥血管的管径的平均值为参考,当管径的平均值缩小≥25%,诊断为狭窄。以近吻合口处桥血管无明显狭窄或扩张处的管径做参考,判断吻合口有无狭窄。

三、320排CT诊断与评价冠状动脉搭桥的优点

冠状动脉造影术是诊断和评价冠状动脉搭桥术后疗效的“金标准”,但因其有创伤、费用相对较高,不易为患者普遍接受。虽然电子束CT已较早应用于桥血管的显示,其诊断通畅的敏感性为80%～98%,特异性为82%～91%,但其空间分辨率不足,对桥血管的狭窄显示不清。磁共振(MR)评价桥血管的敏感度为88%～98%,特异度为72%～100%,但由于邻近金属伪影(止血夹和胸骨金属线)、钙化、心包增厚和少量积液以及移植桥血管血流速度减慢等的影响,磁共振对桥血管远端吻合口和桥血管狭窄的评价仍有困难。320排CT在时间分辨率及空间分辨率方面都有了明显的飞跃,在图像数据的处理方法上也有了较大的改进,对桥血管的显示更加准确。同时由于采用的是宽探测器平台下非螺旋单次全器官容积扫描,完全消除了阶梯伪影,心率要求也相对宽松,使得桥血管的诊断与评价更加准确,且费用相对较低,可作为评价显示冠状动脉搭桥术后桥血管狭窄病变和吻合口情况的一种简便的复查手段。

第三节 冠心病冠状动脉支架诊断与评价

一、320排CT对冠状动脉支架的诊断与评价

冠状动脉支架植入术是临床较常采用的治疗冠心病的方法之一,手术成功较高。但近20%～30%的患者会出现支架内再狭窄,因此及时正确评价术后是否发生支架再狭窄有重要的临床意义。320排CT冠状动脉血管成像可以用不同的成像方式很好地显示冠状动脉支架的位置、长度,有无血栓形成和内膜增生、再狭窄和闭塞,支架边缘夹层,冠状动脉瘤等虽然有时由于支架的高密度伪

影和部分容积效应而不能很好地显示支架处的管腔，但依其远端血管显影可间接判断支架的通畅性。VR 图像能立体直观地显示冠状动脉支架的位置、长度及其全貌。最大密度投影(MIP)图像可显示支架的形态、位置，薄层 MIP 图像能显示支架腔内的情况，同时可清晰地显示支架近端和远端的情况，判断其狭窄程度，在评价支架腔内的情况具有明显的优势。CPR 在冠状动脉支架术后的评价中具有独特的优越性，其能清晰地显示支架腔内的情况，判断其内有无斑块再形成，评价管腔有无再狭窄(图 21－2)。

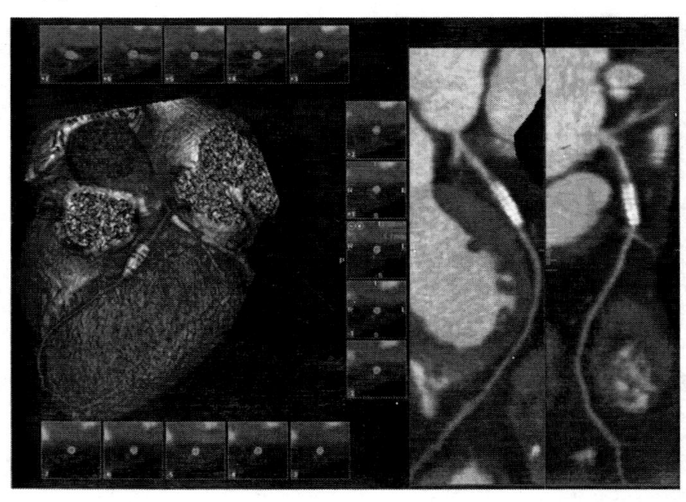

图 21－2　左冠状动脉前降支近段支架植入术后，后处理工作站可进行多种成像对支架进行评价。显示左冠状动脉前降支近段支架形态正常、管腔通畅

二、320 排容积 CT 评价冠状动脉支架的影响因素

(1)受空间分辨率的限制和支架金属伪影的干扰，320 排容积 CT 图像质量与支架直径密切相关。虽然 320 排螺旋 CT 对直径 3.0mm 以下的冠状动脉支架也能有效分析，但支架直径仍然是图像质量的制约因素。

(2)320 排容积 CT 对钙化的敏感度极高，钙化伪影仍是 320 排 CT 成像的重要干扰因素之一。当显著的钙化伪影使 320 排 CT 无法判断管腔内情况时，只能借助支架远端冠状动脉充盈情况来间接提示支架内是否通畅。

(3)支架金属伪影。金属支架产生 CT 伪影可影响支架评价。

(4)心律不齐及心率较快的支架植入术后患者行此方法检查效果不理想。

三、320 排 CT 评价冠状动脉支架的优点

320 排 CT 采用 160mm 大面积量子探测器，时间分辨率为 0.35 秒，只需一圈不动床扫描即可完整覆盖心脏，获得整个心动周期的体积数据，可使图像采集与心搏同步进行，避免了心脏搏动伪影，从而得到心脏和周围结构更清晰的图像。320 排 CT 可通过多种图像后处理技术更好地显示冠状动脉支架的位置和形态结构，可评价支架有无明显变形及再狭窄。可作为冠心病冠状动脉支架植入术后评价主要手段。

第四节　心肌桥血管诊断与评价

一、心肌桥的概述

冠状动脉及其分支一般行走于心脏表面心外膜下的脂肪中或心外膜深面，若冠状动脉主干或其分支的一段走行于心肌内则称为壁冠状动脉(MCA)，覆MCA的心肌组织称为心肌桥(MB)。心肌桥可引起心肌缺血、室间隔破裂、急性冠状动脉综合征、心律失常、心绞痛、心肌梗死、左心功能不全、变异性房室传导阻滞，甚至可引起心搏骤停造成猝死。

二、320排CT心肌桥的诊断与评价

心肌桥好发于前降支中、远段，其次为对角支、右冠状动脉及左冠状动脉旋支。心肌桥多位于由心底走向前室间沟中远1/3处，长度为0.2～2.0cm，管腔形态可为圆形、椭圆形、心形、不规则形或线性，厚度为2～4mm。可单发、多发，多个心肌桥有时可累及心脏的一条血管，也可累及不同血管或其分支。心肌桥320排CT表现。

(1)"台阶"征，肌桥血管在心肌内走行一段距离后又浅露于心肌表面。

(2)肌桥血管略细于邻近两端正常走行的血管，边缘稍模糊。

(3)心肌桥覆盖于肌桥血管上，与心肌呈等密度。以壁冠状动脉位于浅表的心肌中的厚度为界，可将心肌桥分为浅表型和纵深型，浅表型较常见，约占75%，是指壁冠状动脉位于浅表的心肌中，厚度不超过2mm；纵深型是指壁冠状动脉位于较深的心肌之中，厚度在2mm以上(图21-3a、3b)。

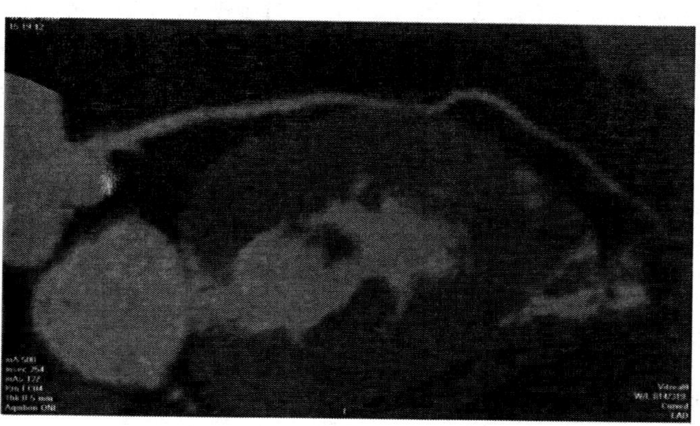

图21-3a　CPR成像显示左冠状动脉前降支心肌桥(浅表型)

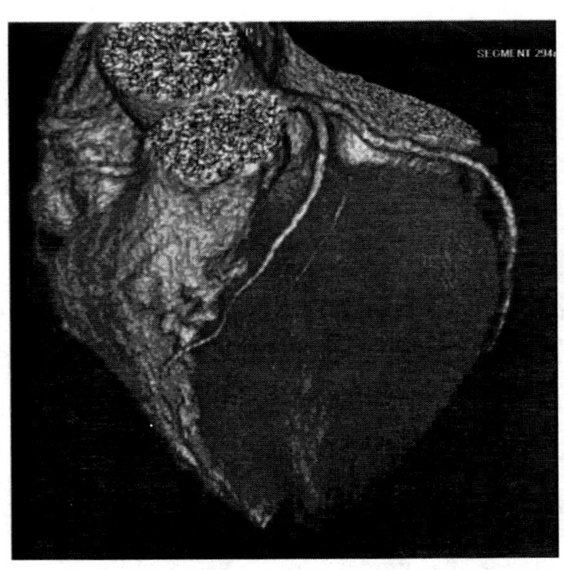

图 21－3b　VR 成像显示左冠状动脉前降支心肌桥(浅表型)

三、320 排 CT 诊断心肌桥的优点

以往介入冠状动脉造影被认为是诊断心肌桥的“金标准”,血管内超声也应用于心肌桥的检查,但这些检查都为有创检查。320 排 CT 冠状动脉成像是一种有效且无创地显示心肌桥的手段,可对心脏进行精细成像,提高心肌桥检出率,4D 电影模式还可观察到类似 DSA 造影效果。可直观、清晰显示冠状动脉与心肌的解剖关系,提示心肌桥的发生部位、宽度、厚度、长度,并可显示肌桥血管的长度、管腔形态、管腔有无狭窄及狭窄程度、有无血管的动脉粥样硬化改变,以及心腔、瓣膜情况。随着 320 排 CT 冠状动脉成像的应用,心肌桥的检出率明显提高,特别是对显示长段和较深的心肌桥有重要的临床意义。

第五节　冠心病钙化积分临床应用

一、冠状动脉斑块

冠状动脉斑块包括钙化斑块和非钙化斑块,钙化斑块通常是稳定斑块,易破裂斑块通常是非钙化斑块。非钙化斑块又称为软斑块,病理学特征是含有软的脂质内核、薄的纤维帽,在血管造影时仅引起冠状动脉轻到中度狭窄。现已证实,尚未完全钙化的斑块易引发急性冠状动脉综合征,因此对未钙化斑块的及早检出受到人们的重视。冠状动脉钙化斑块的检出意味着更不稳定、富含脂质的非钙化斑块同时存在,而且易于破裂。有人认为若年龄＜50 岁,一旦出现冠状动脉钙化,冠心病的可能性较大;对于＞60 岁者,若无冠状动脉钙化,则患冠心病的可能性很小。可根据钙化积分的高低预测患者冠状动脉粥样硬化的程度和发生冠心病的风险级别。因此,冠状动脉钙化斑块是否存在以及积分的高低将影响患者的诊断及风险级别的确定。

二、冠心病钙化积分应用价值

320排CT采用钙化积分计算方法对钙化斑块进行量化分析。钙化积分计算由钙化积分软件直接计算,积分值由钙化面积、体积、血管分布等因素决定。钙化积分值0为无钙化,提示没有明显粥样硬化斑块,没有冠心病的可能性非常大;钙化积分值在1～10为少量钙化,提示有极少量粥样硬化斑块,冠心病可能性非常小,冠心病危险性低;钙化积分值在11～100为轻度钙化,提示有轻度粥样硬化斑块,极轻度的冠状动脉狭窄可能,冠心病危险性中等;钙化积分值在101～400为中度钙化,提示有中等粥样硬化斑块,中度的冠状动脉狭窄可能,冠心病危险性高;钙化积分值在400以上为重度钙化,提示有广泛粥样硬化斑块,有明显的冠状动脉狭窄,冠心病危险性极高。

目前普遍接受的观点认为:

(1)冠状动脉钙化越广泛,其患冠心病的可能性越大。

(2)钙化斑块的存在并不意味着此处冠状动脉管腔一定发生狭窄。

(3)钙化斑块本身很少发生破裂,它的存在标志着其他不稳定的、富含脂质的非钙化斑块同时存在,而且易于破裂。

(4)冠状动脉钙化与冠状动脉病变的严重程度显著相关,但两者不一定呈平行关系。

第六节　冠心病320排CT仿真内镜诊断与评价

CT仿真内镜技术可得到类似纤维内镜在空腔脏器所见效果的冠状动脉血管内腔图像。自从多层螺旋CT应用以来,CT仿真内镜技术已渐趋成熟,CT仿真内镜冠状动脉成像已受到影像工作者的重视。CT仿真内镜能显示冠心病冠状动脉及其搭桥血管、支架等管腔形态、管壁钙化、粥样硬化斑块、狭窄程度等情况。CT仿真内镜对冠状动脉钙化引起的狭窄有比较准确的判断,有时尽管某处冠状动脉管壁有严重钙化,但该处不一定出现有血流动力学意义的狭窄。冠状动脉大量的条状钙化CT仿真内镜常提示无显著狭窄存在,此时的钙化斑块往往外凸生长,其功能类似于“支架”的作用。所以CT仿真内镜成像观察有助于对钙化处的血管通畅程度及有无血流动力学意义狭窄做出正确判断。应用CT仿真内镜成像可明显弥补VR、MPR、MIP及CPR等后处理方法对支架内腔显示不足的缺陷。CT仿真内镜可通过对支架内壁和腔内结构进行观察,有助于对腔内狭窄和支架通畅情况做出正确诊断和客观评价。冠状动脉CT仿真内镜成像也有一定局限性,如不能显示组织表面颜色的变化,组织特异性差;不能进行组织活检与治疗;受检者的心率和呼吸、扫描参数、造比剂剂量与扫描延迟时间选择、重建时相、运动伪影以及操作者熟练程度等,均可出现假阳性、假阴性结果。

第二十二章　心脏其他疾病 CT 影像

第一节　扩张型心肌病

一、临床及病理

扩张型心肌病又称充血性心肌病，是心肌病中最常见的类型。好发年龄在 20～50 岁，男性多发。该病与家族遗传、病毒性心肌炎以及免疫异常有关。心室重构是该病发病和发展的病理形态表现，心肌重构必然导致严重的不可逆心力衰竭。可见四心腔明显扩大，以左心室扩张为主。部分患者心肌厚度增加，但由于心腔已经明显扩张，故心室肌肉肥厚的程度较预期低。由于心室收缩力差，心腔内壁有血栓形成。血栓可发生于心脏的任何部位，以心尖部最为常见，其次多见于左心耳。部分血栓可以发生机化。患者冠状动脉一般无异常。最早期临床表现是活动后倦怠无力，缺乏特异性。此后病情发展，可出现左心衰竭及右心衰竭的一系列临床表现。由于心脏内血栓形成，患者可出现肺动脉、肾动脉及双下肢动脉等动脉栓塞症状。扩张型心肌病晚期可出现各种心律失常。

二、320 排 CT 表现

心脏腔明显扩大，以左心室扩张为主，少数可表现为右心型扩张型心肌病。由于左心室明显扩大以及左右心室压力差，室间隔突向右心室，形成右心室流出道梗阻，即 Bemheim 综合征。心脏内壁可出现附壁血栓，尤其是在对比剂衬托下更为明显，肺动脉可有血栓栓塞。心包积液及胸腔积液。瓣膜开放角度变小，二尖瓣瓣环面积增大及收缩期二尖瓣关闭不全。动态心脏电影可见室壁运动减弱。射血分数(EF)明显下降，心肌重量及心脏指数增高(图 22－1a、1b)。

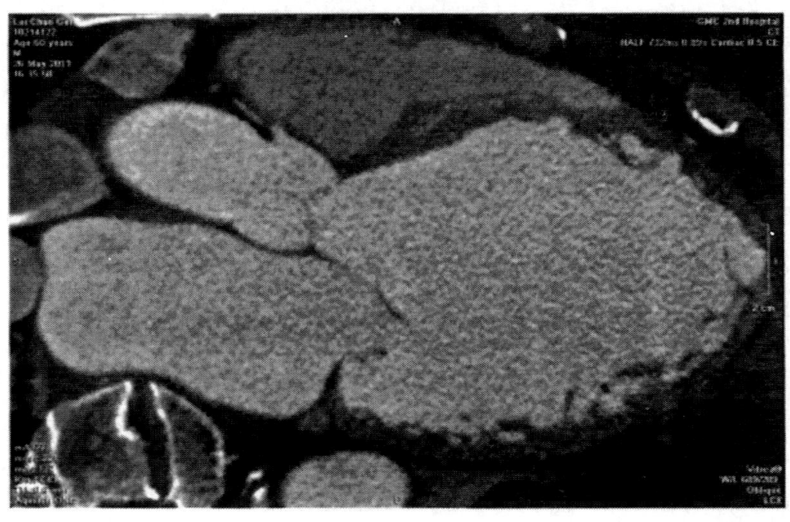

图 22－1a　扩张型心肌病，左心室长轴切面显示左心室扩大，左心室室壁均匀变薄

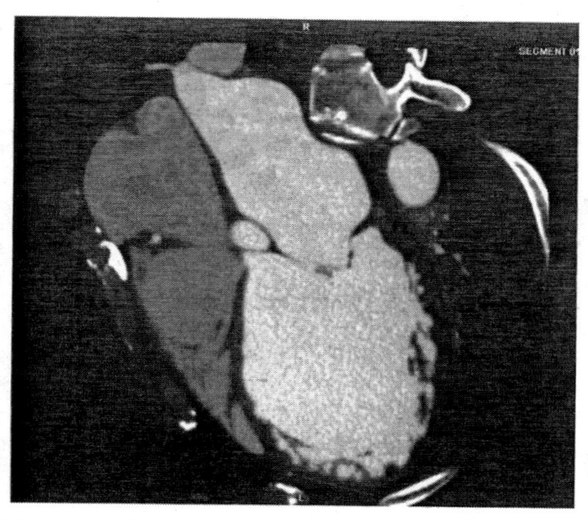

图22-1b　四腔心切面显示左心室、右心室及左心房扩大，以左心室明显增大为主，左心室室壁均匀变薄

第二节　肥厚型心肌病

一、临床及病理

肥厚型心肌病是病因不明的右心室或者左心室非对称、非均匀肥厚，心室舒张期顺应性下降。肥厚型心肌病多侵犯左心室壁，典型表现为左心室各壁增厚；非对称性室间隔肥厚多见，部分病例引起肥厚性主动脉瓣下狭窄；通常左心室壁前侧部游离壁以及室间隔均匀肥厚，左心室游离壁后部肥厚最轻。此病还有一特殊类型为心尖部肥厚型，典型表现是左心室腔呈铲刀样。心肌肥厚程度与年龄之间呈相反关系。年轻患者左心室肥厚程度比年龄较大者重，室壁明显增厚。起病多缓慢，症状大多开始于30岁以前，表现为活动后心悸、胸痛及呼吸困难；晚期患者可出现心力衰竭、心律失常及心肌广泛纤维化。以V_3、V_4为中心的巨大倒置T波为肥厚型心肌病患者较为特征的心电图表现。室上性心律失常是最常见的心律失常类型。

二、320排CT表现

肥厚型心肌病CT检查有以下表现。

(1)室间隔增厚多>15mm，室间隔与左心室后壁厚度比值>1.5，当室间隔与左心室后壁厚度比值>1.3时，可认为室间隔非对称性肥厚。

(2)左心室流出道<20mm可认为合并流出道狭窄。

(3)心尖部肥厚型心肌病可见左心室心腔舒张呈“核桃样”改变(图22-2a、2b)。

根据心肌肥厚部位不同影像学上分为4型。

(1)前室间隔肥厚。

(2)前室间隔及后室间隔肥厚。

(3)前室间隔及侧壁肥厚。

(4)后室间隔及侧壁肥厚。

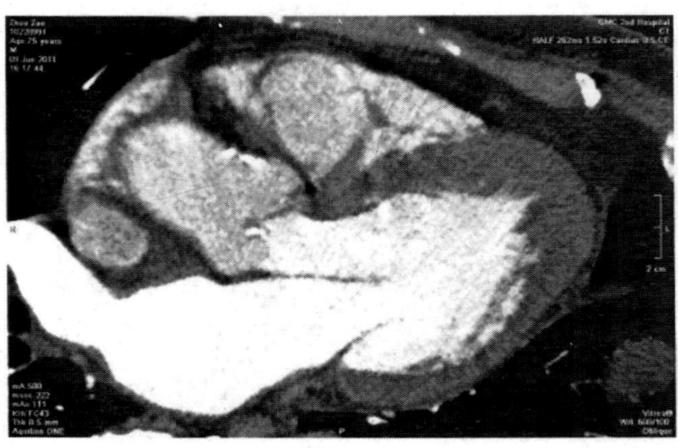

图 22－2a　肥厚型心肌病,左心室长轴切面舒张末期可见心尖部心肌明显增厚,左心室心腔呈“核桃样”改变

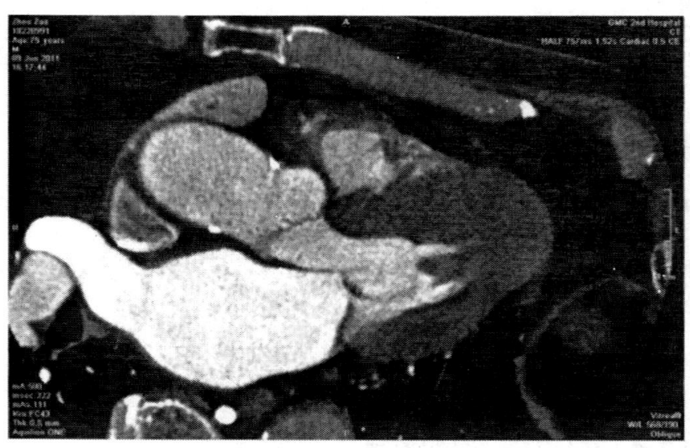

图 22－2b　左心室长轴切面收缩末期图像,心尖部心肌明显增厚

第三节　缩窄性心包炎

一、临床与病理

缩窄性心包炎为急性心包炎后遗症,由于心包膜上有不同程度与范围的瘢痕和粘连,是形成粘连性心包炎和缩窄性心包炎的结果。由于粘连程度不同,造成对心脏功能的障碍也不同。结核性心包炎因纤维组织增生显著,心包膜两层发生严重的增厚与粘连,因而形成坚厚的瘢痕。增厚的心包膜可局限性或弥漫性,严重的甚至可以完全闭塞心包腔,使心脏的收缩和舒张功能完全丧失,从而影响了静脉血回流到右心房,致使静脉压增高,颈静脉怒张,增厚的心包膜可产生多量钙化,呈一个围绕整个心脏边缘的“盔甲”心包。

二、320 排 CT 表现

CT 平扫可显示心包弥漫性或局限性增厚＞10mm。常见心包钙化，呈斑片状或蛋壳状，钙化分布在房室沟或右心房周围为多，也见于心包前及左侧方。钙化呈高密度，CT 值在 100HU 或 100HU 以上。CT 增强扫描见左心房和右心房均扩大，左心室和右心室呈管状畸形及室间隔扭曲（图 22－3a、3b、3c）。上腔静脉和下腔静脉及肺静脉扩张，下腔静脉与降主动脉大小不成比例也是一个特征。

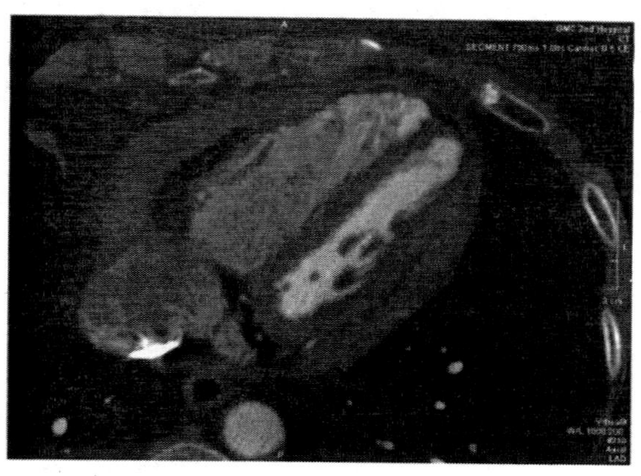

图 22－3a　缩窄性心包炎 CT 增强横断位示心包弥漫性增厚，左心室和右心室呈管状畸形

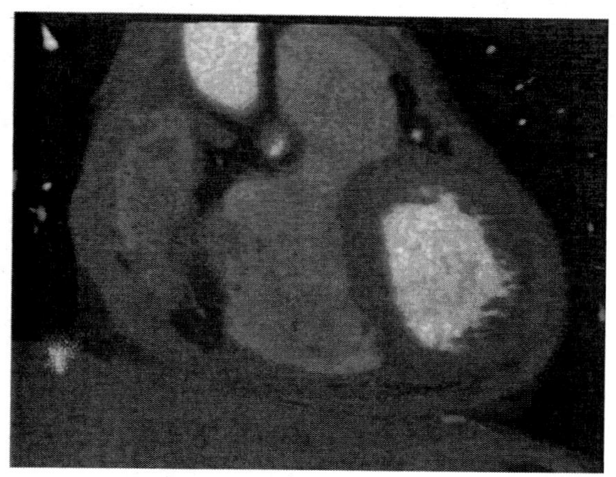

图 22－3b　缩窄性心包炎 CT 增强多平面重建(MPR)冠状位示心包弥漫性增厚

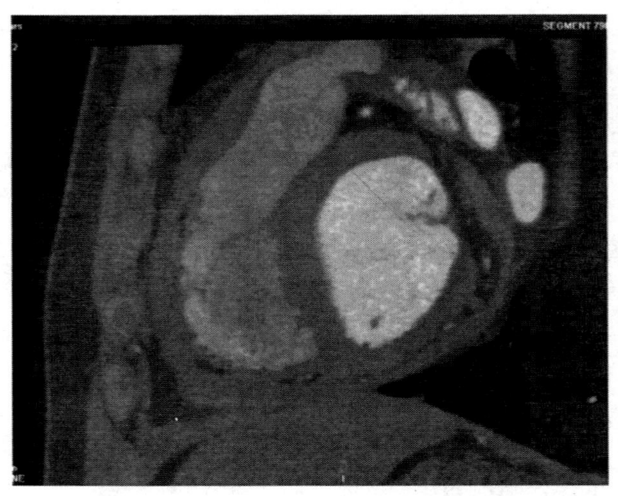

图 22－3c　缩窄性心包炎 CT 增强 MPR 矢状位示心包弥漫性增厚

第四节　心包膜肿瘤

一、临床与病理

心包肿瘤非常罕见，分原发性和继发性。心包原发性肿瘤可能从胚胎残余发展而来，包括畸胎瘤(最常见)、心包囊肿、脂肪瘤、血管瘤、平滑肌纤维瘤等良性肿瘤。心包继发性肿瘤远较原发性肿瘤多见，其中以体内诸器官恶性肿瘤转移到心包为常见，如乳腺癌、霍奇金病、白血病和恶性黑色素瘤等；或恶性肿瘤直接蔓延到心包，常见为支气管肺癌、乳腺癌、纵隔恶性肿瘤(精源细胞瘤、胚胎原性癌、嗜铬细胞瘤等)。

临床表现：早期无症状，晚期症状有胸部疼痛、发热、干咳和气急。体征上，较早期有心包摩擦音，以后心包渗液，出现心脏填塞。症状有颈静脉怒张、脉压差减小、心音减弱、肝大，病情迅速加重。

二、320 排 CT 表现

心包膜处肿瘤呈圆形或半圆形突出，肿瘤较小时，表现为心脏边缘的局部突出，肿瘤较大时可占据心脏边缘的大部或全部。增强扫描一般多轻到中度强化，肿块与增强的大血管对比更明显。心包囊肿最多见于右心膈角前方，其次为左心膈角区。囊肿为一圆形、半圆形或卵圆形液性肿块，边缘光整，可有分叶，CT 值均在 0HU 左右。合并感染时，可见囊壁钙化或囊腔突然增大现象。

第五节　先天性心包膜缺损

一、临床与病理

先天性心包膜缺损是由于心包膜胚胎发育异常造成心包膜完全缺如，或一侧心包膜缺如，后者多见于左侧。也可形成左侧和右侧心包膜或隔面心包膜的部分缺损。本病较为罕见，在10 000万～13 000万例尸检病例中仅有1～2例，但在各类先天性心脏疾病中，心包膜缺损可占15%～30%。局部心包膜发育非薄致使局部心肌膨突，其外形可为圆形或椭圆形似样，临床通常无任何症状及体征，偶尔在体检中发现。

二、320排CT表现

心脏任何部位的包膜缺损均可呈肿瘤样突出，CT平扫或增强扫描均在外缘见不到线状的心包影，或线状的心包影不连续，肺组织与心脏大血管直接接触。心脏和大血管可见轴位改变。如肺动脉轴向改变伴主动脉、肺动脉向外突出，心脏左位等。肺血管本身无多大变化。本病与室壁瘤相鉴别之点为CT透视下无“反向”搏动性扩张，CT增强扫描可见碘对比剂进入心脏的4个腔室，无室壁瘤的典型CT征象。

第六节　心包积液

一、临床与病理

心包积液的病因

(1)感染性心包炎：有结核性、化脓性、病毒性、寄生虫性、真菌性等。

(2)非感染性心包炎：有结缔组织性(胶原性)疾病、变态反应性疾病，如风湿性包炎、红斑狼疮、硬皮病、多发性结节性动脉炎并发心包炎、类风湿关节炎、心包术后综合征、心肌梗死后综合征。

(3)代谢障碍性心包炎：有尿毒症性、黏液性水肿并发心包积液。

(4)肿瘤性心包炎。

(5)其他原因所致的心包积液：特发性、放射性、外伤性、胆固醇性等。

临床共同特征：主要为气短与胸部郁闷感，大量心包积液可出现心前区持久性压迫性疼痛，严重的呼吸困难。心尖搏动微弱或不能触及，心浊音界向两侧扩大，脉搏细速，动脉压下降，静脉压上升，脉压差缩小。并可出现奇脉，有心脏填塞征。颈静脉怒张，进行性肝大，心动过速。动脉压如持续下降，可引起休克。

二、320 排 CT 表现

心包积液可均匀围绕心脏或局部分布不均，液体最初积聚在心包腔最低处，如斜窦或左、右、上、下肺静脉根部外侧的左、右肺静脉隐窝处。大量积液时则围绕心脏包括由横窦延伸的主动脉上、下隐窝。心包积液常为水样密度，CT 值在－10～＋10HU，均匀围绕心脏及大血管的周围，两肺内有肺淤血。根据 CT 值的差异可以粗略提示积液的性质，如积液含蛋白量高或为血性则 CT 值超过 25HU，甚至接近心脏平扫密度。CT 增强时的心包积液与增强的大血管有鲜明的对比。

第七节　心脏瓣膜钙化

一、心脏瓣膜钙化概述

心脏瓣膜钙化多发生于老年性退行性变导致的心脏瓣膜病。心脏瓣膜钙化以主动脉瓣钙化最多见，其次是二尖瓣钙化，其他瓣膜钙化相对较少。引起钙化的危险因素包括年龄、性别、吸烟、高血压、糖尿病、血脂异常等。心脏瓣膜钙化发病机制目前还不清楚，推测该病的机制主要有以下四方面。

(一)压力负荷机制

心脏负荷增大，容易引起胶原纤维断裂，暴露的位点可以和钙结合而引起钙盐沉积，造成瓣膜钙化。

(二)钙质的异常沉积

组织学发现该病累及的瓣膜可见明显的纤维组织的变性和钙质的沉积。由于钙质的流失，性激素的缺乏、维生素 D 的缺乏等因素所导致的继发性甲状旁腺功能亢进可造成或加速骨盐向软组织迁移，沉积于瓣膜，从而引起钙化。

(三)脂质异常沉积

该病可能与脂质的异常沉积后引起瓣膜组织的变性，进一步导致钙盐沉积有关。

(四)衰老变性

随着年龄的增加，不仅是心脏瓣膜，其他器官组织也逐渐出现钙盐的沉积和纤维组织的变性。

心脏瓣膜钙化多从瓣尖开始，最终致瓣叶活动受限，有效瓣口面积缩小，但无粘连、融合。

二、心脏瓣膜钙化的 320 排 CT 表现

(一)定性分析

320 排 CT 对钙化非常敏感，可分辨瓣膜、瓣环钙化及主动脉窦的钙化，优于磁共振成像(MRI)、血管造影及 X 线片。心脏瓣膜钙化在 CT 上表现为瓣膜区点状、条片状或不规则形高密度影。瓣膜钙化的图像质量分成以下 5 个等级。

(1)1 级：瓣膜的钙化具有锐利的边缘，轮廓清晰。

(2)2 级：具有轻微运动伪影(图 22－4)。

(3)3 级：运动伪影显著增加。

(4)4 级：范围较大的严重模糊的运动伪影，导致不能确定诊断。

(5)5 级：不能诊断。

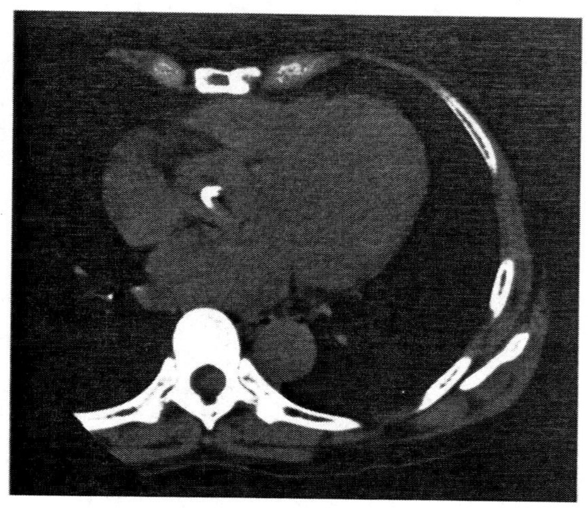

图 22－4　主动脉瓣不规则钙化(2 级)

(二)定量分析

在钙化积分计算软件中，心脏瓣膜钙化的阈值设定为≥130HU，320 排 CT 提供自动及手动测量钙化积分的功能，两种测量方法一致性良好。质量积分是根据钙化斑块 CT 值进行校正并换算出等效钙浓度，质量积分变异性最小。

三、320 排 CT 诊断心脏瓣膜钙化临床应用

320 排 CT 测量心脏瓣膜钙化积分，能够对无症状的心脏瓣膜狭窄短期内出现不良临床症状的危险性进行预测。心脏瓣膜钙化与冠心病间的关系十分密切，二尖瓣钙化患者更易发生新的冠状动脉病变。320 排 CT 诊断心脏瓣膜钙化有助于预测发生早期冠心病危险性的可能，临床上可以进行一定的干预，降低冠心病的发生率及病死率。

第八节　二尖瓣病变

一、二尖瓣狭窄

(一)临床及病理

二尖瓣狭窄是心脏瓣膜病变中最常见的疾病，主要见于风湿性心脏病、先天性畸形患者和老年人。二尖瓣钙化引起者少见。风湿性心脏病侵犯二尖瓣瓣叶及腱索，导致前后叶交界处粘连、纤维化、瓣叶增厚，瓣下腱索融合、缩短，瓣叶组织钙化。按瓣膜病变程度及病变瓣膜形态，可将二尖瓣狭窄分成 2 种类型。

1.隔膜型

瓣叶交界处相互粘连，呈隔膜状，残留瓣口变窄，瓣体病变较轻。

2.漏斗型

瓣叶交界处相互粘连，瓣体、腱索、乳头肌均有明显粘连、增厚、纤维化，且有腱索、乳头肌缩短、变硬，牵拉瓣膜，使整个瓣膜形成漏斗状。

二尖瓣狭窄可使左心房血液滞留，血量增多，左心房压力升高，肺循环阻力增高，引起肺动脉高压。右心室代偿性心肌肥厚，心腔扩大，三尖瓣相对关闭不全，血液反流，右心房压力增高扩张，导致右心衰竭。而左心室长期血液量充盈不足，负荷减轻，左心室可发生萎缩、变小或正常。正常二尖瓣口面积 4～6cm^2，瓣口面积缩小到 1.5～2.0cm^2 为轻度狭窄，1.0～1.5cm^2 为中度狭窄，1.0cm^2 以下为重度狭窄。

二尖瓣狭窄最早出现劳力性呼吸困难伴咳嗽、咯血，随着病情加重，出现休息时呼吸困难，甚至急性肺水肿。重度二尖瓣狭窄典型者在心尖区可闻及舒张中晚期低调、隆隆样，先递减后递增型杂音，常伴舒张期震颤。

(二)320 排 CT 表现

(1)瓣膜的形态、大小、瓣叶厚度、赘生物及活动度：垂直于室间隔和平行于室间隔的左心室长轴位、四腔心及平行于二尖瓣的平面，可测量瓣膜的厚度、大小，观察收缩期及舒张期瓣膜形态，主要表现为瓣膜增厚、卷缩，甚至可见赘生物形成，瓣口活动度变小、僵硬，与 B 超相似。

(2)320 排 CT 可以直接测量瓣膜的瓣口面积：二尖瓣狭窄是表现为面积缩小，与 B 超相似。

(3)320 排 CT 可测量瓣膜开放的直径及瓣环的大小：显示瓣膜开放的程度，可以测量瓣膜开放及瓣环的直径，从而估测瓣膜狭窄的程度。

(4)瓣膜开放受限：重建电影 CT 血管造影可显示瓣膜开放的程度、形态，瓣膜交界处融合，可见瓣膜开放受限，呈“圆顶征”。

(5)左心房扩大及左心房血栓：二尖瓣狭窄时，舒张期血流通过瓣口的阻力增加，左心房压力升高，中晚期导致左心房扩大，320 排 CT 血管造影可以测量左心房各个径线。左心房血栓好发于左心耳或左心房外侧壁，增强扫描血栓无明显强化。

(6)右心室肥厚、扩张：心脏长短轴位断面像或电影可见右心室增大的程度及室壁厚度。

二、二尖瓣关闭不全

(一)临床及病理

二尖瓣关闭不全可由多种原因引起，常见为风湿性心脏病，约占所有风湿性瓣膜疾患的 34%，且多合并二尖瓣狭窄。另外，有二尖瓣脱垂、腱索断裂、乳头肌功能不全、二尖瓣瓣环和环下部钙化、感染性心内膜炎、左心室显著扩大、心肌病变及先天性畸形等。二尖瓣关闭不全根据心脏基础病变分为病理性二尖瓣关闭不全和生理性二尖瓣关闭不全。轻度二尖瓣关闭不全可无症状。严重反流由于有效心搏量减少，首先出现软弱、乏力，晚期出现呼吸困难。主要体征是心尖区出现全收缩期吹风样、音调高或粗糙的杂音，强度在Ⅲ级以上。杂音一般向左腋下或左肩胛下区传导，吸气期增强。二尖瓣脱垂可闻及咔嚓音后的收缩晚期杂音。

(二)320排CT的表现

1.瓣膜的形态、大小、瓣叶厚度

二尖瓣关闭不全常可见瓣叶增厚或见赘生物形成,瓣膜交界处粘连、卷缩(图22-5)。

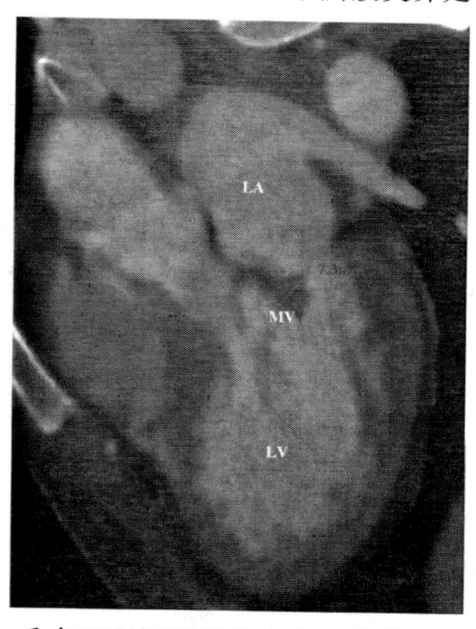

图22-5　二尖瓣关闭不全,垂直于室间隔的左心室长轴位,二尖瓣前瓣明显增厚约7.3mm

2.二尖瓣关闭不全

于心脏收缩期左心室流出道层面的二尖瓣轴位可见瓣膜不完全闭合,左心室造影剂反流入左心房内,与B超表现类似。

3.二尖瓣脱垂

于心脏收缩期双口位、四腔心位及二腔心位可见瓣叶运动幅度明显增大并脱入左心房。

4.320排CT可以直接测量二尖瓣关闭不全漏口的面积

利用心功能软件定位可以得到二尖瓣关闭不全漏口面积,并进行定量测量。但对于瓣膜反流量的测量方法及准确性尚需进一步研究。

5.左心室形态及功能异常

左心室功能损伤的程度是判断术后效果的重要指标,包括左心室收缩末期直径、收缩末期容积指数和射血分数(EF)。心脏长轴位、短轴位电影可以测量左心室收缩末期直径及收缩期和舒张期室壁的厚度,测量收缩末期容积指数和射血分数以及心肌重量。

6.左心房扩大

测量左心房各个径线,也是衡量二尖瓣关闭不全程度的重要指标。

7.显示部分二尖瓣关闭不全的病因

可显示如马方(Marfan)综合征、升主动脉瘤、判断冠心病导致的二尖瓣关闭不全等。梗死面积>20%可以产生急性二尖瓣关闭不全,心肌梗死多位于后壁、下壁,其他部位心肌梗死引起的缺血性二尖瓣关闭不全较少见。

第九节　主动脉瓣病变

一、主动脉瓣狭窄

(一)临床及病理

主动脉瓣狭窄由先天性和后天性引起。后天性主动脉瓣狭窄常见，多为风湿性主动脉瓣病变和退行性主动脉瓣钙化，前者多合并二尖瓣狭窄，后者一般由老年退行性病变引起。先天性主动脉瓣狭窄占先天性心脏病的3%～6%，可为主动脉瓣、瓣上及瓣下狭窄。风湿性主动脉瓣狭窄由于瓣膜交界处粘连、增厚，瓣口变小，开放受限。老年性主动脉瓣狭窄常见于高脂血症、糖尿病及动脉粥样硬化患者，退行性病变及钙化常见于瓣膜根部，然后逐渐向瓣尖扩展，并向二尖瓣环延续。先天性主动脉瓣狭窄常见于瓣膜发育畸形。正常人主动脉瓣口面积为3.0cm^2。主动脉瓣狭窄分成4级。

(1)轻度：瓣口面积150～200mm^2。

(2)中度：瓣口面积100～150mm^2。

(3)重度：75～100mm^2。

(4)危重：瓣口面积＜75mm^2。

主动脉瓣狭窄可逐渐出现左心室代偿性肥厚，导致左心室舒张期顺应性下降，早期可因左心房收缩代偿性增强，保证左心室舒张期充盈量，以维持正常心搏量。当出现严重主动脉瓣狭窄时，正常静息状态下心脏不能排出足够血量，产生心脏缺氧，脉压差下降，脑组织缺氧，左心鹿压力升高，左心房、肺静脉淤血，出现呼吸困难。一般当主动脉瓣口面积缩小至正常的1/4以下可出现临床症状。主要表现为呼吸困难、晕厥、心绞痛。典型体征为在胸骨左缘听到喷射性粗糙而响亮的收缩期杂音，一般在Ⅲ级以上，可伴收缩期震颤。杂音向左颈动脉及胸骨上切迹传导。

(二)320排CT表现

1.主动脉瓣变性钙化

平扫可以观察瓣环的位置，也可以三维立体图像观察瓣膜钙化灶，同时还可以通过钙化积分定量钙化程度。

2.观察主动脉瓣形态、瓣口

主动脉瓣狭窄时可以表现为瓣叶增厚、卷缩，瓣膜交界处粘连，主动脉瓣口开放时失去三角形的形态。

3.直接测量主动脉瓣瓣口面积

320排CT因其时间分辨率和空间分辨率高，可以在图像上直接测量主动脉瓣瓣口面积。通过全心动周期采集容积数据，能够利用心脏收缩中后期20%～40%R-R间期的容积数据进行重建，此时相心脏运动相对小，瓣膜开放最大，显示清晰。320排CT定量评价主动脉瓣瓣口面积优于超声心电图及心脏MRI。

4.评价主动脉瓣瓣环的大小

主动脉瓣瓣环为主动脉瓣置换术重要的解剖结构，是主动脉与左心室流出道的分界的组织解剖学标志。置换主动脉瓣时/缝线必须缝在瓣环上，否则，将使瓣膜固定不可靠，容易并发术后瓣周漏。320排CT可测量收缩期及舒张期主动脉瓣环的直径，有助于指导临床手术中人工瓣膜的选择。

5.观察主动脉瓣膜运动

在双口位及主动脉短轴位，320排CT重建电影CT血管造影显示瓣膜开放的程度、形态，瓣膜交界处融合，开放受限，可见“圆顶征”。

6.左心室继发改变

左心室室壁普遍增厚，室壁运动增强，晚期出现左心室扩大，心脏长轴位、短轴位像或电影可测量左心室各节段室壁的厚度，晚期左心室增大，可以测量心腔各个径线的大小，计算左心室重量，判断左心室损害程度，也可间，接判断主动脉瓣狭窄的程度。

7.测量心脏的射血分数及每搏输出量

利用320排CT工作站的心功能分析软件测量心脏的舒张末期容积、收缩末期容积射血分数、每搏输出量及心肌重量等心功能指标。

二、主动脉瓣关闭不全

(一)临床及病理

主动脉瓣关闭不全可由主动脉瓣和主动脉根部疾病或主动脉瓣瓣环扩张所致。常见的有风湿性心脏病、先天性畸形、感染性心内膜炎、马方综合征、严重高血压或升主动脉粥样硬化和主动脉夹层分离等。风湿性心脏病是引起主动脉瓣病变的最常见原因，在所有风湿性心脏病中，伴主动脉瓣关闭不全者占15%。风湿性心脏病可产生主动脉瓣瓣叶的纤维化、增厚、缩短和变形，舒张期瓣叶不能充分闭合，升主动脉的血液反流左心室，使左心室前负荷增加，左心室扩张，早期左心室代偿性收缩力增强；长期的容量负荷过重，导致左心室的收缩功能降低，心搏量减少，收缩末期和舒张末期容量增加，左心室舒张末压力升高，发生左心室衰竭。严重的主动脉瓣关闭不全使主动脉舒张压下降，冠状动脉血流减少，引起心肌缺血，促进左心室功能恶化。主动脉瓣关闭不全患者多年无症状，早期症状多为心悸、心前区不适、头部强烈搏动感，严重者出现心绞痛、头晕、左心功能不全表现。主动脉瓣关闭不全主要体征为主动脉瓣区舒张期高调哈气样递减型杂音。杂音可传导至心尖区，瓣膜活动差或反流严重者主动脉瓣第二心音减弱或消失。由于动脉收缩压升高，舒张压降低，脉压增大，常出现周围血管征，如水冲脉、枪击音，毛细血管搏动及股动脉双重杂音，随心脏搏动的点头征。

(二)320排CT表现

1.瓣膜的形态、大小、瓣叶厚度

主动脉瓣关闭不全常可见瓣叶增厚、瓣膜交界处粘连、卷缩(图22-6)。

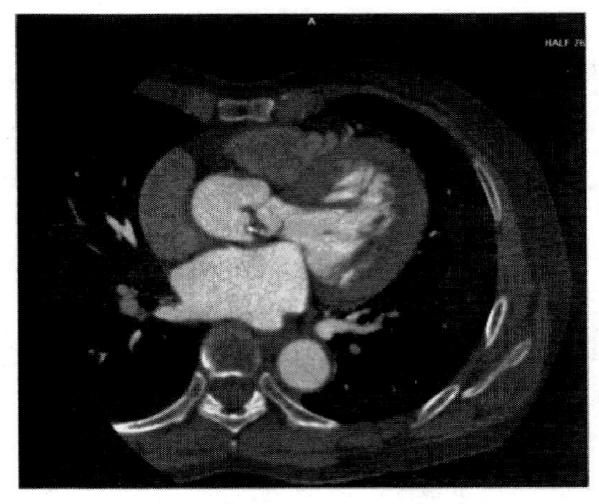

图 22－6　主动脉瓣关闭不全,左心室短轴位显示部分主动脉瓣增厚及钙化

2.直接显示主动脉瓣关闭不全

心脏舒张期垂直于主动脉瓣瓣环的轴位像及左心室长轴位可见主动脉瓣关闭不全及漏口,与超声表现相似。

3.320 排 CT 直接测量主动脉瓣关闭不全漏口的面积

利用心功能软件定位可以得到主动脉瓣关闭不全漏口面积,并进行定量测量。但对于瓣膜反流量的测量方法及准确性尚需进一步研究。

4.左心室扩大

测量左心室各个径线,反映主动脉瓣关闭不全的程度。

5.左心室形态及功能异常

左心室功能损伤的程度是判断术后效果的重要指标,包括左心室收缩末期直径、收缩末期容积指数和射血分数(EF)。美国心脏协会《心脏瓣膜疾病治疗指南》建议将左心室收缩末期直径及左心室 EF 值作为判断手术效果的标准。如果左心室收缩末期直径＜45mm、EF 值＞60％、无症状、没有心房颤动或心内膜赘生物,可以临床观察;对于有症状,心功能在Ⅱ级以上,不管心脏是否扩大,EF 值是否降低均应手术;建议中认为 EF 值＜30％的二尖瓣关闭不全患者外科治疗效果不好。心脏长轴位、短轴位电影可以测量左心室收缩末期直径及收缩期、舒张期室壁的厚度,测量收缩末期容积指数和射血分数以及心肌重量。

6.二尖瓣相对性狭窄

严重主动脉瓣关闭不全可导致二尖瓣相对性狭窄,舒张期主动脉瓣反流血液可冲击二尖瓣前瓣叶,导致二尖瓣前瓣叶开放受限,开口呈半月形改变。

7.升主动脉增宽

主动脉瓣关闭不全,左心室搏出量增加主动脉受到的压力增大,导致升主动脉扩张,主动脉比减小,主动脉比＝窦管脊直径/近段主动脉直径(正常:0.90±0.08)。

8.能显示部分主动脉瓣关闭不全的病因

如马方综合征、升主动脉瘤、判断缺血性心脏病导致的主动脉瓣关闭不全等。

三、心脏瓣膜病变术后评价

(一)心脏瓣膜置换术的概述

心脏瓣膜置换术是指用人工机械瓣或生物瓣替换人心脏瓣膜。瓣膜置换术主要用于严重的心脏瓣膜病变,特别是风湿性心脏瓣膜病。机械瓣寿命长,但需要终身抗凝,容易产生并发症,而生物瓣不需终身抗凝,却寿命短,人工瓣膜置换术约占全部瓣膜手术的90%,其中机械瓣膜置换占90%,生物瓣膜置换占10%。

(二)320排CT表现

320排CT可进行人工机械瓣膜开放及关闭角度的测量。对于双叶瓣来说,瓣膜开放或关闭角度是指瓣膜完全开放或关闭时两瓣膜形成的角度;而对于单叶瓣是指瓣膜完全开放或关闭时瓣膜与底盘之间形成的锐角测量值。评价人工机械瓣膜可使用320排CT冠状动脉成像相同的原始数据,无须额外的造影剂和电离辐射,具有良好的时间分辨率和空间分辨率,它可以克服超声及核医学显像的限制,使人工机械瓣膜的显示最优化,能同时显示血管、心脏及纵隔的情况。

第十节　心脏原发性良性肿瘤

一、黏液瘤

(一)临床及病理

黏液瘤是最常见的心脏原发性良性肿瘤,可发生于任何年龄,以40岁以上女性多见。75%的黏液瘤位于左心房,20%位于右心房,极少数发生于心脏其他部位。肿瘤大部分是单发,少数是多发;绝大多数附着于卵圆窝区域,心房内黏液瘤通常为球形,大部分伴有长短不一的蒂与心内膜相连,部分肿瘤可随心动周期在心腔内运动。肿瘤较大时可完全填充整个心腔,并压迫房间隔,堵塞房室瓣口,甚至可以通过开放的卵圆孔或房室瓣延伸至对侧心房,形成“哑铃状”外观,引起体循环、肺循环淤血或瓣膜狭窄、关闭不全等症状。病理学上肿瘤质软,外形呈半透明冻胶状,其内含有大量富含水的黏液基质及血管、纤维组织,肿瘤内可有出血、钙化,外观呈略带淡黄色或夹带紫褐色出血斑。电镜下肿瘤细胞内充满细纤维是其超微结构最显著的特征之一。肿瘤形态、大小变异较大,并伴随心腔运动而发生形态改变。当肿瘤表面上皮碎片、血栓组织脱落时可引起体循环或肺循环血管的堵塞。

(二)320排CT表现

平扫示左心房内等或稍高密度肿块,形态不规则,肿块内可见钙化或小片状出血稍高密度影,边界显示欠清楚。增强扫描肿瘤表现为左心房腔内充盈缺损影,肿块呈均匀轻度强化,边缘清晰,邻近房间隔、房室瓣可受压变形移位(图22-7)。

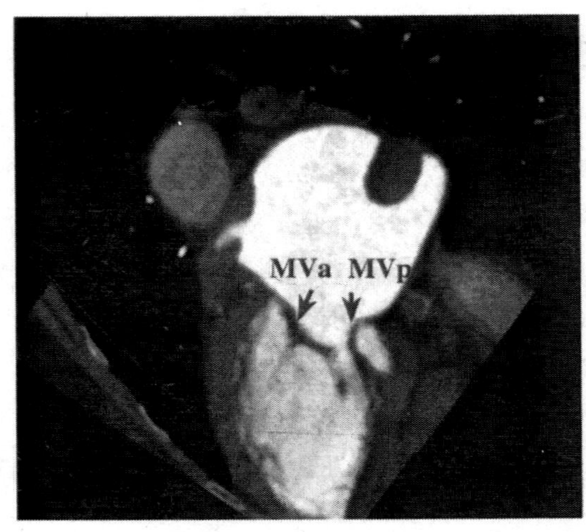

图 22－7　左心房黏液瘤，CT 增强多平面重建（MPR）成像显示左心房内约 1.7cm×2.4cm 大小软组织样占位病灶影，密度均匀，边界较清，CT 值 44HU，轻度强化

二、脂肪瘤

（一）临床及病理

脂肪瘤占成人心脏原发性良性肿瘤第 2 位，可见于任何年龄段，以中老年人最常见。多为单发，主要由分化成熟的具有包膜的脂肪细胞和胎儿脂肪细胞组成。肿瘤质地较软，多位于右心房的心外膜下并向心包腔生长，肿瘤可以长得很大，且不引起任何症状。

（二）320 排 CT 表现

平扫示右心房心壁局限性凸起肿块，边界清楚，密度均匀，CT 值测量为负值，有时肿瘤内有较细条索状分隔影。增强后，肿瘤病灶无强化；肿瘤占位效应一般，较大时邻近右心房可受压稍变形。脂肪瘤需要与心外膜下脂肪浸润鉴别，后者非真正意义上的肿瘤，而且临床上更为常见，病灶内脂肪细胞无包膜，并可浸润房间隔，进入双侧心房。

三、横纹肌瘤

（一）临床及病理

横纹肌瘤是婴幼儿最常见的心脏原发肿瘤，占所有儿童心脏肿瘤的 40%。大约 90%的横纹肌瘤发生于 1 岁以内婴儿，约 50%的患者伴有结节硬化症。肿瘤组织具有自愈退化的特点，横纹肌瘤合并结节硬化症的发生比例会随年龄逐步降低。横纹肌瘤通常发生于心室壁内，多见于室间隔。

（二）320 排 CT 表现

平扫时呈单发或多发结节病灶，分叶状，直径约 2cm 以内。肿瘤与心肌密度接近，当瘤体较小时，可完全位于心肌壁，难以显示；当瘤体较大时，可改变心肌壁的轮廓，或呈一侧突向心腔内。增强后瘤体明显均匀强化。

第十一节　心脏原发恶性肿瘤

一、临床及病理

约25%的心脏原发肿瘤为恶性，大多数为肉瘤。心脏原发恶性肿瘤好发于成年人，婴幼儿少见；成年人以血管肉瘤为常见，儿童则以横纹肌肉瘤和平滑肌肉瘤多见。血管肉瘤以男性多见，发病年龄多见于20～50岁，60%血管肉瘤发生于右心房。心脏恶性肿瘤可同时侵犯心腔和心壁，也容易累及多个腔室及邻近大血管、心包。肿瘤内多见坏死，并常伴有血性心包渗液。肿瘤侵及纵隔和远处转移也是心脏原发恶性肿瘤的特点，最常见的转移器官包括肺、胸膜、纵隔淋巴结和肝脏。血管肉瘤容易发生肺部转移，预后较差。肿瘤病理学分两型。

(1)局限发生于右心房内，边界清楚，向腔内生长。

(2)向心包弥漫浸润，此类肿瘤病灶一般体积较大，多分叶，中心易出血坏死，沿房间隔浸润至心内膜、心外膜、胸膜，引起心包、胸膜积液、增厚。临床上以呼吸困难、气促为主要表现，其他症状还包括心脏填塞、栓塞、胸痛、晕厥、发热、肺炎、心律失常、胸腔积液和猝死等。

二、320排CT表现

(1)右心房内单发或多发团块状软组织密度肿块影，边界清楚，呈宽基底与房间隔相联系，向腔内生长，肿块表面常分叶；肿瘤体积增大时可引起心腔阻塞，肿块密度不均匀，有不规则坏死区。

(2)肿瘤向心包浸润，引起心包增厚、积液并挤压右心房、右心室。增强后肿瘤呈显著不均匀强化，以肿块周边为明显，肿块内坏死区无强化(图22-8)。

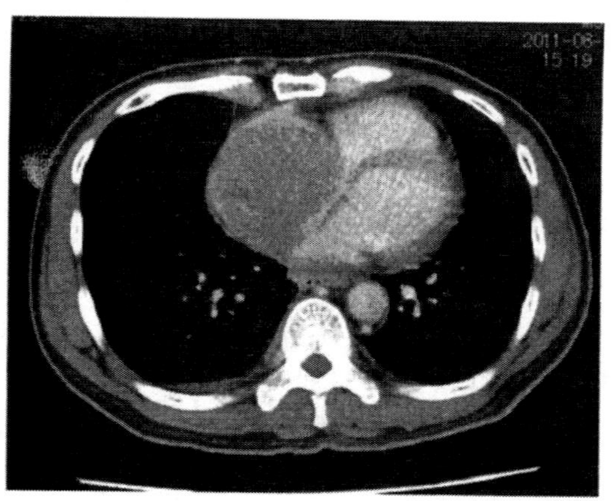

图22-8　右心房内血管肉瘤，CT平扫横断位显示右心房内见一较大稍软组织密度充填影

第二十三章　多层螺旋CT的基础

自20世纪80年代末90年代初螺旋CT扫描方法问世以来，螺旋扫描方式已在医学影像的CT检查中占有了重要地位。但在实际应用中，以前的单层螺旋扫描还存在着一些不足，如单层螺旋扫描采用大螺距可增加扫描覆盖范围，但随之而来的是纵向分辨率降低、图像质量下降，使某些检查（如CT血管造影、三维成像和多平面重组）的成像质量不佳。由于单层螺旋扫描的覆盖范围较小，还不能适应大面积创伤患者大范围、多脏器的扫描检查。对于年老体弱而需要屏气扫描的患者，其扫描范围还是有限。此外，单层螺旋扫描采用180°线性内插算法，噪声较高，分辨率仍然不及非螺旋扫描CT。

多层螺旋CT，已有的商品机型包括4层、8层和16层，而目前已有一次旋转扫描层数达40层、64层的螺旋CT机投入临床应用。其中，4层多层螺旋CT于1998年由部分CT机制造商在北美放射年会上首先推出，经过十几年来的临床使用，多层螺旋CT临床应用的优点和发展前景已被国际上一致公认。简单说来，多层螺旋CT的设计思想是基于单层螺旋的概念，来源于单层螺旋临床实践的需要，而它的发展则是来自于双排探测器技术。多层螺旋CT（multi-slice spiral CT，MSCT）在临床应用的这些年中，曾出现了多个不同的名称，它们是多层CT（multi-section CT，MSCT），多探测器CT（multi-detector CT）、多排CT（multi-row CT）和多排探测器CT（multi-detector row CT），但应用较多且比较科学的命名应该是多层螺旋CT。

多层螺旋CT的基本结构同第3代CT，硬件方面与单层螺旋CT相比两者最主要的差别是探测器系统和数据采集系统，另外还有一些与多层螺旋CT相关成像性能方面基本概念的差别，以及软件应用方面的扩展。目前世界上能制造4层以上螺旋CT机的厂商主要有4家，它们是Toshiba公司、GE公司、Philips公司和Siemens公司。下面将介绍有关多层螺旋CT硬件方面的改进和基本概念等内容。

第一节　多层螺旋CT探测器的类型和采集通道

单层螺旋CT采用1排探测器阵列，扫描机架围绕患者旋转一周，只得到1个扫描层，其扫描覆盖范围有限。而多层螺旋CT增加了探测器纵向排列的排数，以及Z轴方向探测器阵列的宽度，从而提高了一次旋转扫描的覆盖范围，使CT采集图像的效率大大提高。

由于多家公司在不同多层螺旋CT探测器的排列和分配上有所区别，因而产生了一系列的应用问题和理论问题，下面以4层螺旋CT为例，来阐述这方面的内容。

一、多层螺旋CT的探测器

各个厂商生产探测器的材料一般都采用转换效率高的稀土陶瓷闪烁晶体，与光电二极管一起共同组成探测器阵列。目前，国际上能生产高端CT产品的4家厂商，各自生产的4层螺旋CT的探测器阵列排数各不相同，所使用的名称也各异。如GE公司生产的4层探测器阵列称为镶嵌型探测器阵列，Siemens 公司和 Philips 公司生产的 4 层探测器阵列称为自适应型探测器阵列，Toshiba 公司生产的 4 层探测器阵列称为混合型探测器阵列。在上述 4 家生产厂商中，关于探测器的排列主要有 3 种方式。如 Toshiba 公司的多层螺旋 CT 有 34 排探测器，其中 0.5mm4 排，1.0mm30 排，最大覆盖范围 32mm；GE 公司则采用 16 排 1.25mm 的探测器，最大覆盖范围 20mm；而 Philips 公司和 Siemens 公司采用了 8 排 1～5mm 的探测器，包括 4 对 1mm、1.5mm、2.5mm、5mm 的探测器，最大覆盖范围 20mm。根据探测器阵列每排的宽度和排列方式，多层螺旋 CT 探测器的排列方式大致可分为两类，即等宽型和不等宽型探测器阵列，即 Z 轴方向的探测器宽度相等，称为等宽型；Z 轴方向的探测器宽度不相等，则称为不等宽型，但不论宽度如何变化，这两种类型的排列都是对称的，有些文献中采用对称和不对称来分类就很容易引起混淆。在上述生产厂商中，GE 公司生产的属于等宽型探测器排列，Philips 公司生产的和 Siemens 公司生产的属于不等宽型探测器排列，而 Toshiba 公司生产的严格地说也应该属于不等宽型。等宽型探测器阵列的代表为 GE 公司，而不等宽型探测器阵列的代表为 Siemens 公司。自 4 层螺旋 CT 对探测器的排数和排列进行改革以来，有关两类不同排列探测器的应用上的利弊也由此产生。从实用意义上讲，等宽型探测器排列的层厚组合较为灵活，但是外周的 4 排探测器只能组合成 1 个宽探测器阵列使用，并且过多的探测器排间隔会造成有效信息的丢失。而不等宽型探测器的优点是在使用宽层厚时，探测器的间隙较少，射线的利用率较高。以 Siemens 公司的探测器为例，其无法产生数据的探测器间隙只有 7 个，缺点是层厚组合不如等宽型探测器灵活。从发展的眼光看，在单排探测器扫描时射线束是一束窄束射线，它与探测器之间可以不考虑射线束的角度问题，而在多排探测器情况下，投射到探测器的射线束是一束较宽的、有一定角度的宽束射线，对于平面布局的探测器而言，探测器阵列两侧接收到的射线会因角度(斜射线)的关系而产生切断效应，即所谓的“死角”。所以，在多排探测器的设计中，为提高射线的利用效率，通常采用弧形排列。

16 层 CT 占领市场较早的是 Siemens 公司和 GE 公司，各生产厂商对 16 层 CT 探测器的设计与排列各不相同。目前，由 Siemens 公司推出的 16 层 CT 机的探测器阵列仍为不等宽型，探测器阵列中间部分为 16 排宽度均为 0.75mm 的探测器排组成，两侧各有 1.5mm 宽的探测器 4 排，总共 24 排，探测器阵列总计宽度 24mm。每排探测器数量为 672 个，总共有探测器数量 16128 个。GE 公司推出的 16 层 CT 机的探测器阵列也改为不等宽型，探测器阵列中间部分为 16 排宽度为 0.625mm的探测器排，两侧则各排列 1.25mm 宽的探测器 4 排，总计探测器排数也是 24 排，探测器阵列总计宽度 20mm。每排的探测器数量为 880 个，探测器的总数为 21120 个。Siemens 公司 16 层 CT 的螺旋扫描模式有 16×0.75mm，可选择的床移动速度范围是 12～36mm/s，即螺距可选范围为 8～24(或称为 0.5～1.5，自由可选)，以及 16×1.5mm，可选择的床移动速度范围是 24～72mm/s，螺距可选范围是 8～24(或 0.5～1.5)。GE 公司 16 层 CT 的螺旋扫描模式有 16×0.75mm(采用中间 16 排探测器)、16×1.25mm(采用全部 24 排探测器)。

16 层螺旋 CT 探测器的材料仍由固体的稀土陶瓷材料组成。多层 CT 由于 Z 轴方向探测器阵列宽度和几何放大，实际使用中探测器层的宽度会有所误差，如 Siemens 公司的 16 层探测器阵列，实际探测器层的宽度可达到标称值的近 2 倍，即中间的探测器可达到每排 1.35mm，两侧的探测器可达到每排 2.7mm。

CT 扫描的射线束其纵轴方向剖面类似梯形，对单层 CT 而言，梯形中全部射线都可被探测器利用，而多层 CT 只有梯形平台处的射线对形成探测器信号才是有用的。另外，其外侧形成的一个半影区称为“无用”射线，该半影随着层厚的减小而增加，但随着同时获得层数增加而减小。在实际应用中，半影区是由后准直器(患者侧)及探测器内部自准直去除。从理论上说，多层螺旋与单层螺旋 CT 相比，一次旋转射线的总量有所增加，但该射线总量的增加可以减少在一个可以接受的范围内，并且由于 16 层 CT 一次旋转获得的层数增加，相对每层分配到的射线量也减少。目前，4 层螺旋 CT 在 4×1mm 扫描模式时射线的利用率是 70%，在 4×2.5mm 时的射线利用率是 85%。16 层螺旋 CT 在 16×0.75mm 扫描模式时射线的利用率是 82%，在 16×1.5mm 时的射线利用率是 89%。

Siemens 公司的 64 层 CT 称为 SOMATOM Sensation 64，采用 40 排探测器，64 层的数据采集系统，利用中间的 32 排探测器可获得 64 层/360°同步的数据采集。64 层 CT 的 1 次旋转扫描时间又有所提高，最快可达到 0.33s。而在 Sensation 16 的心脏扫描模式，1 次旋转扫描时间是 0.42s，在其他扫描模式下 1 次旋转扫描时间是 0.5s。

SOMATOM Sensation 64 层探测器阵列的排列仍为不等宽型，Z 轴方向的宽度为 28.8mm，总计探测器共 40 排，其中中间部分为 32 排 0.6mm 的探测器阵列，两侧各有 4 排 1.2mm 的探测器。

Siemens 公司的 64 层探测器组成所采用的材料有所不同，其所用的超快速稀土陶瓷余辉消退速度比其他厂商使用的钇钆氧化物快约 400 倍，使得 64 层 CT 采用 Z 轴双倍采样有了技术基础保障。

GE 公司推出的 64 层 CT 称为 LightSpeed VCT，采用 64 排探测器阵列，每排探测器阵列的宽度为 0.625mm。探测器的排列方式仍旧恢复为等宽型，即探测器排列为 64×0.625mm。探测器的 Z 轴方向宽度为 40mm，采用的材料是被称为 Hilight 的固体稀土陶瓷。1 次旋转的最快扫描时间为 0.35s，心脏扫描模式时的时间分辨率可达到 44ms。

二、数据采集通道与层厚组合

单层螺旋 CT 或以前的非螺旋 CT 扫描机，通常只有 1 个数据采集通道(或称数据采集系统，DAS)，而 4 层螺旋 CT 则有 4 个数据采集通道，它们之间根据层厚选择的需要，通过电子开关切换，进行不同的组合，形成数据采集的输出。4 层螺旋 CT 的 DAS 工作时，长轴方向的探测器形成 4 个通道同时采集数据，所有收集到的数据可以叠加，得到 4 个 1 相加等于 1 的扫描数据。如 GE 公司的 16 排探测器全部利用，可获得 4 幅 5mm 层厚的图像或 2 幅 10mm 层厚的图像。利用后准直器遮盖半个位于中心处的探测器，可获得两幅 0.625mm 的薄层图像。每个通道分别包括 1 排、2 排、3 排探测器，可分别获得 1.25mm、2.5mm、3.75mm 层厚的 4 幅图像。Toshiba 公司的探测器阵列，利用中间 4 排探测器，可获得 4 幅 0.5mm 层厚的图像。34 排全部利用，可获得 4 幅 8mm 层厚的图像。适当组合探测器的排列，可分别获得 2mm、3mm.4mm、5mm、6mm，7mm 层厚的 4 幅图像。Philips 公司和 Siemens 公司的探测器阵列，如采用后准直器遮盖中心的 2 个探测器的各 1/2，可获得 2 幅 0.5mm 层厚的图像。8 排探测器全部利用，可获得 4 幅 5mm 或 2 幅 8mm 或 10mm 层厚的图像。后准直器遮盖 1.5ram 探测器的 0.5mm，加上中间 2 排 1mm 的探测器，可获得 4 幅 1mm 层厚的图像。后准直器打开至 10mm 宽度，并分别将 1mm 和 1.5mm 的 2 排探测器组合成一个通道，加上两侧的 2.5mm 探测器排，可获得 4 层 2.5mm 的图像。后准直器打开至 20mm 宽度，并将 1mm、1.5mm、2.5mm 的 3 排探测器组合成一个通道，加上两侧的 5mm 探测器，可获得 4 幅 5mm 层厚的图像。

Siemens 公司的 16 层 CT 在螺旋扫描时，层厚的选择只有 2 种组合模式，一种是 16mm×0.75mm，可选择的床移动速度范围是 12～36mm/s，即螺距可选范围为 8～24(或称为 0.5～1.5，自由可选)，另一种是 16mm×1.5mm，可选择的床移动速度范围是 24～72mm/s，螺距可选范围是 8～24(或 0.5～1.5)。在常规扫描方式中，根据采集信号的不同组合，可得到不同的层厚组合，即 0.75mm、1.5mm，3mm、4.5mm、9mm 和 12mm。

Siemens 公司的 64 层 CT 采用了一些新技术，其扫描层厚的采集与 4 层或 16 层有所不同。根据上面介绍的内容，Siemens 公司的 64 层 CT 探测器总共是 40 排，但 1 次旋转可获得 64 层图像，与层厚采集有关的主要是“Z 轴双倍数据采集技术”。Siemens 公司的 64 层 CT 探测器中间部分是 32 排，使用 Z 轴双倍偏转采样技术，在 32mm×0.6mm 的探测器上，利用电子束控球管中电子束的瞬时偏转，获得每次旋转 64mm×0.6mm 的图像，也就是说每排探测器在 1 次旋转中获得 2 次扫描数据。其工作过程相当于 2 个 32 层同时工作，或 2 个 X 线源同时工作，而最重要的是 Z 轴双倍偏转采样技术提高了 X 线的利用效率。

第二节　多层螺旋 CT 的技术改进和螺距

一、多层螺旋 CT 的扫描技术

4 层螺旋 CT 由于探测器的排数增加，其成像过程及参数方面与单层、双层螺旋 CT 相比也有所不同，它们的差别主要有射线束的形状、准直器的使用和螺距等几个方面。

4 层螺旋 CT 由于探测器排数增加和阵列变宽，X 线的辐射形状也做了相应的改变。在单层螺旋扫描中，从球管发出的射线束在 Z 轴方向呈扇形，而垂直于 Z 轴方向则是一个很窄的射线束(与所选层厚相等)，称为扇形束；在多层螺旋扫描中，由于 Z 轴方向探测器排数增加，垂直于 Z 轴方向的射线束必须增宽，以覆盖增加的探测器阵列，这种射线束形状称为“小孔束”。小孔束在 Z 轴方向增加了辐射的距离，并且射线倾斜的角度也相应增大，与单层螺旋扫描相比，图像重建的内插算法也相应随之改变。

X 线束由前准直器准直后，经被扫描物体的衰减投射于多排探测器阵列。对单排探测器而言，其射线束的宽度等于扫描所得的层厚宽度，但在多排探测器扫描时，扫描射线束的宽度并不决定扫描后得到的层厚，其最后所得的层厚是由探测器的宽度决定的。如一次多层螺旋扫描，采用的射线束宽度为 8mm，投射到 4 排探测器上可以是 4 层 2mm 的层厚，或者是 2 层 4mm、1 层 8mm 的层厚。从理论上说，如果不考虑探测器阵列的间隙，所采用的探测器阵列的宽度等于扫描所得的层厚，并可用等式 d(mm)＝D(mm)/N 表示。式中 d 是层厚或探测器的宽度，D 是射线束宽度，N 是所使用探测器的排数。在单层螺旋 CT 中射线束的宽度等于探测器的宽度，而在多层螺旋 CT 中探测器的宽度只等于 1/N 射线束的宽度，理论上这种扫描射线束的应用，增加了扫描的覆盖率。一般而言，探测器的排数越多，扫描覆盖范围越大。

多层螺旋 CT 扫描中另外值得注意的是图像重建层厚问题。在单层螺旋 CT 扫描中，扫描结束后可以采用所保留的原始扫描数据，进行任意层面厚度的回顾性图像重建，即再次重建图像的层厚与螺旋扫描时所采用的层厚、床运行距离无关。但在多层螺旋 CT 扫描中，图像重建的层厚则与检查时所采用的层厚、床运行距离有关，即图像重建的最薄层厚，只能是扫描时所确定的最薄层厚，这是因为多层螺旋 CT 层厚/探测器的组合是“绑定”的，一旦采集信号形成，则无法拆分成小于预先设定层厚的图像，如需更薄层厚的图像，必须在扫描时预先设定。

二、多层螺旋 CT 的螺距

在单层螺旋扫描中，螺距(pitch，P)是射线束宽度(或层厚)与扫描机架旋转一周床运行距离的比值。如扫描机架旋转一周床运行距离 7.5mm，扫描层厚 5mm，则螺距为 1.5∶1 或写作 1.5。而在多层螺旋扫描中对螺距的定义则有些不同，目前多数使用者所赞同的表达方式是多层螺旋螺距(P)＝1 次旋转床运行的距离/探测器宽度(或准直器宽度)。

假定扫描机架旋转一周床运行距离仍为 7.5mm，每层探测器的宽度选择 2.5mm，那么对于 4 层CT 而言，用于成像的探测器总宽度为 10mm，最后根据公式得到的螺距是 0.75∶1 或 0.75。这种确定螺距的方法比较简单、实用，与单层螺旋 CT 螺距的概念基本相同，但有时候可能无法包括多层螺旋扫描中出现的所有情况。另外，如果我们按照单层螺旋 CT 螺距的定义来确定多层螺旋 CT 的螺距，也会遇到一些问题，首先我们必须得加上“单”“双”“四”这些变量。也就是说，4 排探测器 CT 扫描螺距 1 是指扫描架旋转一周检查床移动 1 个层厚的距离，身体的各部分只接受一次扫描，对患者而言，螺距 1 是得到了同样的射线剂量并且得到同样的图像质量。因此，20mm 的射线束对于双层螺旋扫描方式，可得到 2 幅 10mm 层厚的图像，对于 4 层螺旋扫描，可得到 4 幅 5mm 层厚的图像。又如，采用扫描架旋转一周距离的层厚来定义螺距，此处层厚指非螺旋扫描方式扫描的层厚，那么 4 排探测器扫描螺距 0.75 也可等于螺距 3(4×0.75＝3)。用这种方法定义螺距虽然比较简单，但有时易引起混乱，如螺距 3 可以是 1 个 3mm、2 个 1.5mm、4 个 0.75mm 或 8 个 0.375mm的层厚组成，而且用这种方法定义螺距也有悖于以前有关螺距的概念，即增加螺距，噪声增加，图像质量下降，螺距 3 的概念在以前螺旋扫描中也并不存在，但螺距 3 在双排探测器扫描中，它的图像质量是有所改善的，在 4 排探测器扫描中，图像质量却是最好的。上述有关螺距讨论的关键所在是在多层螺旋扫描方式中，射线束的宽度永远要大于探测器实际采集的宽度，但是有一点是确切无疑的，即在单层螺旋扫描中，螺距等于 1 时仅得到 1 层图像，而在双层螺旋和多层螺旋扫描方式中，得到的是不止 1 层的图像。在 4 层螺旋 CT 刚出现时，一些厂商对于螺距含义使用了各自不同的术语和定义，如 GE 公司的螺距术语 HQ(高质量)和 HS(高速度)。HQ(高质量)的螺距为 3∶1，按照现在多数人的习惯算法，其螺距应该等于 0.75；HS(高速度)的螺距为 6∶1，按照上述的公式计算螺距是 1.5。GE 公司对 4 层螺旋 CT 螺距下的定义是扫描机架旋转一周床运行距离/1 层图像的层厚。

由于多层螺旋 CT 探测器排数的增加，使原来螺距定义引入了新的含义，在多层螺旋扫描中，下述两种螺距的概念是存在并有所差别的。

射线束螺距＝1 次旋转床移动的距离/射线束宽度

射线束螺距的概念与单层螺旋 CT 螺距的概念接近，即螺距的变化与患者的受辐射剂量直接相关。

层厚螺距＝1 次旋转床移动的距离/层厚宽度

层厚螺距是根据层厚的宽度确定的，它与射线束螺距的关系为层厚螺距＝层厚数值×射线束螺距。

因此，层厚螺距 3 应该等于单层螺旋扫描的螺距 0.75，层厚螺距 6 等于单层螺旋的螺距 1.5。从患者的受辐射剂量考虑，单层螺旋 CT 的螺距 1，等于 4 排探测器的多层螺旋扫描射线束螺距 1，或者层厚螺距 4。例如，多层螺旋 4×5mm 的层厚，床速是 20mm/l 次旋转，患者接受的射线剂量应该等于单层螺旋 5mm 层厚和 5mm 床速/1 次旋转。

在 Siemens 公司的 16 层螺旋 CT 中(Somatom Sensation 16)，螺距也为任意可调的，设置方法也较简便，只需调节每次旋转检查床移动的速度即可。如 16×0.75mm 扫描模式时，将床速调节为 12mm/每次旋转，则螺距等于 1；在 16×1.5mm 层扫描模式时，将床速调节为 24mm/每次旋转，此时的螺距也等于 1。这是因为 Siemens 公司的 16 层螺旋 CT 的螺旋扫描只有 2 种模式，即0.75mm 模式和 1.5mm 模式。0.75mm 模式采用中间 16 排 0.75mm 的探测器，准直器打开固定在 12mm 宽度，如此时的每次旋转床速设置在 12mm/每次旋转，则螺距正好等于 1，调高检查床移动的速度(如 18mm/每次旋转)，螺距增大(P＝1.5)；调低检查床移动的速度(如 6mm/每次旋转)，螺距变小(P＝0.5)。同样，1.5mm 模式采用全部 24 排探测器，总计探测器阵列宽度是 24mm。扫描时准直器打开至 24mm，如检查床移动速度为 24mm/每次旋转，则螺距等于 1。其他螺距变动方式与上述相同，只需调节床速即可。

三、多层螺旋 CT 硬件和设计的改进

Siemens 公司 16 层以前的 CT 机利用球管的双焦点设置，提高了球管的使用效率，增加了信息量，并且因而改善了图像的质量。Toshiba 公司则利用阳极接地的方法加大散热率，使球管能延长连续曝光时间，以适应螺旋 CT 连续长时间扫描的需要。Siemens 公司开发的 64 层螺旋 CT，其核心部件 X 线球管采用了全新的技术，称为电子束控金属球管，其技术含量堪称为 X 线球管制造技术的一大进步。该球管利用电子束 CT 球管的原理，采用直接冷却技术，可适用于长时间、大容量的 CT 扫描，无热容量限制。

该球管的阴极部分类似于电子束 CT 球管的阴极，阳极靶面直接浸泡在耐高压绝缘油内，阴极、阳极之间为偏转线圈，根据产生 X 线的要求，偏转一定的角度轰击在阳极靶面上产生 X 线。由于该设计将阳极靶面暴露在真空管以外，使球管的散热性能大大提高。改变 X 线方向是依靠偏转线圈调节，其脉冲的变换频率可达 4640 次/s，因而可采用双倍数据采样技术实现 1 次旋转两次采样。双倍 Z 轴采样的原理为 X 线束由偏转线圈实施瞬时的偏转，每次采样 0.6mm 射线束中有 0.3mm重叠，探测器只读取 1 次采样 0.3mm 的衰减数据，两次采样数据相加后产生 64 层的扫描图像。

在高压发生器方面，除使用效率高的中频发生器以外，还把液态绝缘介质改为固态，使高压发生器的体积大大缩小，重量大为减轻，从而减轻了扫描机架旋转时自身的重量(以前的高压发生器都是分离的，现在，特别是低压滑环的螺旋 CT 扫描机，都将中频高压发生器移入机架内)。另外，由于多层螺旋 CT 的扫描速度相当快，多数可达每周 0.5s，机架高速旋转时的离心力很大，液态油浸式高压发生器容易发生漏油，而固态发生器的应用则杜绝了这种可能性。

以前的数据传送方式多采用炭刷和滑环接触传送数据，该方法的缺点是炭刷上易积灰尘，影响

数据的传送，在重建后的图像上产生噪声，滑环转速越快，灰尘越多。现在，有些厂家在多螺旋CT机上采用了无线电射频方法传送数据，如Siemens公司的Somatom Plus 4 Volume Zoom CT机，采用射频传输技术后，数据的传送速度可比炭刷传送方式快10倍，且无灰尘，不会因灰尘产生图像噪声。

在单层螺旋CT滑环扫描方式中，滑环的旋转采用马达皮带传动。该方法的缺点是最大转速受传动方式的限制，旋转速度的精确性不够，以及1次扫描投影数据采样数有限。马达皮带传动最快转速为800ms，每秒的采样数最多为1000个投影数据。而在多层螺旋CT机上，一些厂商采用了线性马达(直线电机)传动方法，该传动装置没有皮带和其他连接部件，类似于高速列车上的传动装置，两个旋转部件之间采用电子导通的方法旋转。因此，传动的精确性提高，并且不产生摩擦系数，最快转速可达500ms，每秒采样数据超过2000个。如Siemens公司和Philips公司是采用了线性马达，或称磁旋转技术，而GE公司则采用了直接联动技术。

GE公司的LightSpeed VCT 64层CT机的探测器设计中，探测器光电二极管的引线从背面直接引出，称为Backlit，而不是从探测器前面的两侧引出，据称可提高探测器的受光面积和探测效率。

第三节　多层螺旋CT的图像重建

一、螺旋CT扫描的图像重建

在非螺旋CT扫描中，射线束的投影完全是一个垂直的平面，图像的重建可以直接采用投影的数据，不需做任何的修正，但螺旋CT扫描以及图像重建的方法则不太一样，螺旋扫描时X线球管是在X平面、Y平面上运行，而患者是在Z轴方向上运行，由于是在运动中获得扫描数据，它采集到的是一个螺旋状的扫描数据段，对于横断面的图像重建来说，无法直接采用某一个断面的投影数据，必须先采用重建层面邻近数据的内插，然后才能按照非螺旋扫描图像重建的方法重建成横断面图像。

实际上多层螺旋扫描的图像重建，基本与单层螺旋扫描相同。多层螺旋扫描的图像重建一般也可分为2个步骤。第一步是对原始投影数据进行Z轴内插，即从需重建图像层面的两端进行加权处理，即越是靠近重建图像层面的数据加权越大，进而产生1个数据组，以适应在Z轴位置上被重建层面图像重建的需要。第二步是将经过加权处理的投影数据进行滤过处理，再进行反投影处理形成图像。上述图像重建进程中第二步的某些参数可受操作者控制，即扫描或重建算法(如骨算法、平滑算法等)的选择，通过选择不同的重建算法，可得到不同重建效果的图像。而图像重建中的第一步通常不受操作者控制。

众所周知，由于螺旋扫描被重建的图像并非都是落在完整的扫描投影数据段，有时候可能落在比较完整的投影数据区域，有时候可能正好相反，所以在单层螺旋扫描中采用了扫描数据的内插处理，其第一步是采用了三角函数法的线性内插，三角的尖顶处被确定为需重建图像的所在层面，此处的加权系数通常为1.0，然后对重建图像层面的两侧进行加权，离重建层面越远，加权系数则越小。过去,单层螺旋扫描 Z 轴线性内插存在的问题是层厚响应曲线(SSP)增宽,即实际扫描层厚增大。而在多层螺旋扫描图像重建中的第一步是采用了余弦函数法非线性内插,从而使 SSP 增宽问题得到改善。

二、4 层螺旋 CT 的图像重建方法

在 4 层螺旋 CT 扫描中,由于多层螺旋扫描探测器排数增加,X 线球管发出的是孔束射线而不是以前的扇形束,它的射线路径加长,射线束的倾斜度也加大,在横断面图像的重建平面没有可利用的垂直射线。另外,由于采用 4 排探测器和扫描时检查床的快速移动,如果扫描螺距比值选择不当,会使一部分直接成像数据与补充成像数据交叠,使可利用的成像数据减少,图像质量衰退。为了避免上述可能出现的情况,多层螺旋的扫描和图像重建,一般要注意螺距的选择并在重建时做一些必要的修正。目前,4 层螺旋 CT 图像的重建方法主要有以下三种:

(一)扫描交叠采样的修正

又称为优化采样扫描,是通过扫描前的螺距选择和调节缩小 Z 轴间距,使直接成像数据和补充成像数据分开。

(二)Z 轴滤过长轴内插法

这是一种基于长轴方向的 Z 轴滤过方法,该方法是在扫描获得的数据段内确定一个滤过段,滤过段的范围大小根据需要选择,选择的范围大小又被称为滤过宽度(FW),在选定的滤过段内的所有扫描数据都被做加权平均化处理。其滤过参数宽度和形状,通常可影响图像的 Z 轴分辨率、噪声和其他方面的图像质量。

(三)扇形束重建

单排探测器扫描所获得的数据,一般都采用扇形束重建算法。在多排探测器扫描方法中,是将孔束射线平行分割模拟成扇形束后,再使用扇形束算法进行图像的重建。

在多层螺旋扫描重建方法中,利用孔束射线模拟扇形束重建算法又称为 MUSCOT(MUSCOT)。由于图像重建算法的原因,在多层螺旋扫描射线束螺距小于 1 或者层厚螺距小于 4 时,会出现扫描数据的重叠,因此,多层螺旋层厚螺距选择要避免使用 4 或 6 之类的偶数整数,但为了避免误操作,多数厂商已在螺距设置中采用限制措施避免这种错误选择的出现。

三、16 层螺旋 CT 的图像重建方法

目前,所有已商品化的 4 层螺旋 CT 的内插方式,各自在细节上虽然有些差别,但都有一个共同的问题,即图像重建时忽略了孔束射线的角度。当然,在 4 层螺旋 CT 这还不是问题,但对于 16 层螺旋 CT 则可产生严重的伪影。由于孔束射线伪影多见于高密度结构,并且随着物体偏离射线中心点,伪影变得更为明显。所以,16 层螺旋 CT 必须解决好孔束射线的图像重建问题。

目前,如 Siemens 公司生产的 16 层螺旋 CT 机的图像重建则是采用了一种称为“自适应多平面重建”(AMPR)的方法。该重建方法是将螺旋扫描数据中 2 倍的斜面图像数据分割成几个部分,重建时各自适配螺旋的轨迹,这些被分割的图像数据每一个都具有相同的参考投影角,扫描数据段分割出的每个扇形束类似 1 本书中的 1 页纸。以 16 层螺旋扫描为例,当螺距为 1 时,重建时 360°的扫描数据被分成 2 个重叠的 240°图像数据,为了确保衰减射线的利用率,每个参考投影角的图像

数据量,以及每幅图像数据的间隔宽度,均视螺距大小而定,通常的变量在5幅图像数据内。当螺距较小时,采用360°螺旋扫描数据重建,并且只用0.5～2幅图像数据,当螺距的比值大于1时,则采用240°螺旋扫描数据。经过上述的预处理后,图像的重建还未完成,图像的最终重建完成还需要在倾斜的、不完整的图像数据之间采用适当的内插计算。采用AMPR重建方法其内插函数的形状、宽度均可自由选择,这是由于采用了非线性的螺旋加权函数,因此在Z轴重建这一步骤中不同层厚的SSP和层厚的宽度可自动调节并适应螺距的变化。像4层CT中的自适应Z轴内插方法一样,AMPR方法也实现了扫描螺距自由可选,并且层厚的变化与螺距无关。

GE公司16层螺旋CT(Lightspeed Ultra 16)的图像重建是采用了一种称为“多维和多参数”优化孔束的算法(MDMP)。据称该方法采用了综合的计算思想和优化工具,能够同时校正孔束伪影和螺旋扫描伪影。

第四节　多层螺旋CT扫描的图像质量

一、多层螺旋CT的空间和密度分辨率

空间分辨率是指CT扫描系统能分辨相邻两个最小物体的能力。在非螺旋CT扫描方式中,探讨空间分辨率大都只涉及扫描层面(图像坐标的X、Y平面)内的分辨能力。而在CT扫描的实际应用中,空间分辨率则应该包括2个方面的内容,即扫描层面(X平面、Y平面)和纵向(Z轴)分辨率。自1989年螺旋CT扫描方式问世以来,有关CT扫描图像质量的纵向分辨率更多地被提及。

一般而言,纵向分辨率直接关系和影响与扫描平面相垂直物体的真实形状。从理论上讲,无论是CT扫描仪,还是其他X线成像设备,都存在着射线束的偏离和半影现象,而这种现象的最终结果是Z轴方向被成像物体的失真。在单层螺旋扫描方式中,根据层厚SSP检测我们已经知道,越大的扫描层厚,其SSP增宽越明显,采用较薄的扫描层厚则可减少这种现象的产生,并较少影响三维和多方位图像重组的质量。在多层螺旋CT扫描方式中,由于采用了非线性内插等图像重建方法,Z轴分辨率已大大提高。

在单层螺旋CT扫描方式中,螺距增大会使密度分辨率下降,并且使SSP增宽。产生上述现象的主要原因是图像的重建通常需要一组完整的投影扫描数据,为了满足这个要求,单层螺旋扫描在图像重建时,必须沿着Z轴方向的相邻位置寻找合适的扫描投影数。当螺距增大时,必须在偏离被重建图像层面更远的距离,去寻找重建所需的扫描投影数。有时候,从较远距离取得的扫描投影数据,并不能准确表达或不完全适合图像重建层面的需要(如重建层面需要表达的主要内容为低密度组织,而通过较远距离内插得到的是高密度组织),并且由于Z轴内插方式无法智能化选择内插扫描投影数据,结果使重建成的图像包含了一些并非是该层面的组织成分,使密度分辨率下降,有时可能会造成运动伪影模糊的假象。而在多层螺旋CT扫描方式中基本不会产生这种情况,因为多层螺旋CT扫描有多排探测器,每次旋转扫描,众多的探测器排中至少有1排的扫描投影数据会落在图像重建层面上,当螺距增大时,Z轴内插可从不同探测器排上获得扫描投影数据,并准确地再现重建层面图像的

二、噪声、螺距与成像质量

噪声是一均匀物质扫描图像中各点之间 CT 值的上下波动，CT 扫描中的噪声主要可由射线因素和电子噪声引起。单层螺旋 CT 与多层螺旋 CT 在噪声影响方面没有明显的差别，其原因是两者的图像重建方法基本相同。另外，即使增大螺距通常也不会增加噪声，这是因为增大螺距并不减少重建一幅图像所需的扫描投影数。在螺旋 CT 扫描图像重建时，通常是采用了 180°加上 1 个扇形角的扫描投影数据(扇形角一般为 45°)，Z 轴内插方法会寻找重建图像平面两端的射线轨迹，而不管两个相邻的轨迹相邻有多少距离，这好比 1 个金属丝的螺旋物体，螺距的增大，好比是金属丝螺旋体两端的拉伸，在拉伸以后，它的圈数是不变的。所以说，影响噪声仅与射线的投影数量有关，即与射线的剂量有关，而与图像重建时的 Z 轴分配方法无关。

为了考察螺旋 CT 扫描的图像质量，我们必须再研究单层螺旋扫描的情况。在单层螺旋扫描时，重建图像的层面数据并非完全取自于扫描所采集的平面，为了得到一个完整平面的扫描数据，其在图像重建时采用了 360°和 180°线性内插。360°线性内插是用了 s 段的数据，而 180°线性内插则是采用了 s/2 段的数据，数据两点之间的距离被称为 z 间距(z-gap)。单层螺旋扫描时，增加螺距扫描覆盖范围增大，但同时图像质量下降。但是，在多层螺旋扫描中，z 间距由螺距和探测器阵列的宽度决定，当螺距变化时，Z 轴采样的结果发生变化，多层螺旋的扫描数据之间可产生交叠。螺距 2∶1 时内插两点的 z 间距是 d，它的位移是某个实线螺旋到下一个实线螺旋，虚线螺旋也几乎并行走向，结果在这部分被采用的 z 间距范围内，数据产生高度重叠，或称之为冗余数据。由于 Z 轴采样间距未改变，使扫描数据重叠，体现不出多层螺旋扫描的优势。螺距增加至 3∶1 时，z 间距为 d/2，由于 Z 轴采样间距缩短，扫描覆盖范围增加。另外，由于 z 间距小于螺距，图像质量也改善。从上述的分析我们得知，多层螺旋扫描螺距的选择非常重要，它直接关系 Z 轴采样的效率与扫描的覆盖范围。一般而言，螺距与扫描覆盖率、图像质量是一对矛盾，要增加扫描覆盖范围，必须使用大的螺距；而提高图像质量，需采用较小的螺距，实际使用中这两种情况必须折中考虑。

三、16 层螺旋 CT 重建图像的质量

16 层螺旋 CT 的主要优点包括：

(1)纵向分辨率进一步改善。

(2)检查时间更短。

(3)扫描覆盖范围更大。

螺距在 0.5～1.5 的范围时，采用 AMPR 重建方法都可获得优质的图像质量，这可以由试验结果和临床应用的例子来证明。

AMPR 重建方法的一个优点是层厚响应曲线(SSP)与层厚、螺距无关。当准直器的宽度为 0.75mm 时，重建层厚可以是 0.75mm，1.0mm、1.5mm、2.0mm、3.0mm、4.0mm，5.0mm，6.0mm、7.0mm、8.0mm 和 10mm，床运行的速度可以为 12～36mm/s；准直器宽度在 1.5mm 时，重建层厚可以是 2.0mm、3.0mm、4.0mm、5.0mm、6.0mm，7.0mm，8.0mm 和 10mm，床运行速度的可调范围为 24～72mm/s。采用标准体部算法重建图像，现在 16 层螺旋 CT 的平面内(XY 平面)分辨率可达到 0.5mm，纵向分辨率也达到了 0.6mm，因此，可以说 16 层螺旋 CT 已基本达到了各向同性。

在 AMPR 的重建方法中已经考虑了各种螺距时射线的利用率问题，如螺距减小时螺旋采集轨迹重叠部分数据的利用等，如此以最大限度地降低图像的噪声。如同自适应纵轴内插方法一样，为了降低和保持图像噪声不变，采用 AMPR 方法螺旋扫描时的管电流（mA）会随螺距的变化自动调节。操作者通过选择有效的 mAs 值（有效 mAs＝mAs/螺距 P），可以得到某一种的图像质量和不同的噪声水平，也就是说能够一定程度地控制图像的质量。

多层螺旋 CT 的图像质量（采用 AMPR 重建方法）遵循以下述规则：

(1)如果管电流（mA）保持不变，则图像噪声与螺距无关。

(2)螺距增加，患者射线剂量降低。

(3)螺距增加，多层螺旋扫描的伪影增加。

第五节　多层螺旋 CT 和心脏 CT 应用的进展

一、256 层、320 层、宝石和双源 CT

至 2009 年底，4 家 CT 机主要生产厂商分别推出新一代的 CT，它们分别是 Philips 公司推出的 256 层螺旋 CT，商品名称为 iCT；Toshiba 公司推出的 320 层螺旋 CT，商品名称为 Aquilion One，GE 公司推出的“宝石”CT，商品名称为 Discovery CT 750HD；和 Siemens 公司推出的二代双源 CT，商品名称为 Somatom Definition Flash。

Philips 公司的 iCT 与 Brilliance64 相比主要的改进是增加了探测器阵列的宽度和列数，如探测器阵列的排列为 128mm×0.625mm，扫描一周 2 轴覆盖范围为 80mm，该机采用了飞焦点技术使扫描机架旋转一周可获得 256 层图像。另外，该机型还提高了机架旋转一周的速度，在物理技术层面，该机采用了气垫轴承技术，使冠状动脉检查心脏成像模式时机架旋转一周的时间达到 0.27s，从而进一步提高了该机在冠状动脉检查时的时间分辨率。

Toshiba 公司推出的 Aquilion One 的最大改进是探测器阵列的 Z 轴覆盖范围大大增加，达到 160mm，探测器阵列的排数为 320 排，机架孔径 72cm，扫描一周的时间为 0.35s，最小扫描层厚 0.5mm，系统的空间分辨率达到 18LP/cm。宽探测器阵列提高了一次旋转的 Z 轴覆盖率，如冠状动脉 CTA、器官灌注等检查都可以在一次旋转中完成。

GE 公司经过多年的研究，于 2009 年正式向市场推出“宝石”CT，即 Discovery CT 750 HD。该款 CT 机不同于上述两种类型，在探测器阵列宽度方面与该公司的前期产品 LightSpeed VCT 相比未做改动，相反在探测器材料和发生器上大做文章。该机型的探测器采用了宝石分子结构材料，而发生器能够在瞬间进行两种高低不同能量的切换，其结果是提高了整机的空间分辨率和密度分辨率，以及 CT 双能量成像，并且由于特殊的发生器，该款机型还可进行单能谱成像。

Siemens 公司在 2005 年曾经推出不同设计理念的双源 CT，在 2009 年的北美放射年会上又推出了新一代双源 CT。与以前双源 CT 不同的是，新双源 CT 的两个球管扫描模式可用于任何检查部位，并且两个球管的扫描野无大小区分，一次旋转可获得 128 层图像（2×128 层），一周扫描时间也缩短为 0.28s，单扇区冠状动脉扫描成像时间达到 75ms，已接近电子束 CT50ms 的时间分辨率。

根据近年来 CT 的发展，世界上主要 CT 机生产厂商开发 CT 的发展趋势大致分成 3 个走向：

(1)以宽探测器为发展方向，如 Toshiba 公司和 Philips 公司。

(2)以能量和能谱 CT 为发展方向，如 GE 公司。

(3)以双球管结合双能量为发展方向，如 Siemens 公司。现在评价孰优孰劣还为时过早，经 2～3 年临床使用和验证后，市场会给出一个答案。

二、多层螺旋 CT 的心脏成像

冠心病(CHD)在西方国家的发病率较高并且是导致人口死亡的主要原因。在美国，仅 2005 年一年有近 45 万人死于冠心病，相当于年死亡率每 5 人中有 1 人死于冠心病。随着多排螺旋 CT 制造技术的进步，冠心病已可通过 CT 的非侵入性检查来诊断。螺旋 CT 可用于冠状动脉的钙化积分、冠状动脉的血管造影及心功能的评估。冠状动脉钙化积分可预测冠心病患者的心血管疾病发作的风险程度。CT 冠状动脉造影后，可区分冠状动脉的解剖结构及非钙化和钙化斑块、血管壁的病理变化、管腔的直径大小以及心肌改变。

30 多年前 CT 发明初期，已经预见 CT 可用于心脏和冠状动脉成像的前景。但由于早期的 CT 扫描速度慢、较低的空间分辨力和时间分辨力，阻碍了 CT 在这方面的临床应用。20 世纪 80 年代初，出现了电子束 CT(EBCT)，使冠状动脉的 CT 成像得以实现，而电子束 CT 大多数只是做一些无创性的冠状动脉钙化评价，其他的应用如冠状动脉狭窄的评估等也是非常有限。

CT 技术的进展，尤其是多排螺旋 CT 的出现，极大改变了心脏疾病的非侵入性成像。随着亚毫米的空间分辨力(小于 0.75mm)的实现，时间分辨力(80～200ms)的提高，以及心电门控和触发采集模式的应用，现在的 CT(16 层～320 层螺旋 CT)已经能够实现心脏成像和准确地显示冠状动脉树。

(一)心脏成像机制

为应对心脏的快速跳动，对成像设备而言要求具有较高的时间分辨率。这是由于心肌在整个心动周期不断搏动，而冠状动脉恰好紧贴心肌，因此必须在冠状动脉成像期间冻结心脏的搏动。心动周期中相对静止的时相是舒张期，所以冠状动脉成像最好是在该时间段内进行。在数据采集和图像重建的同时，患者的心电图需被同步记录并监测心动周期。此外，冠状动脉的成像还要求设备具有较高的空间分辨力，以显示一些细微解剖结构。目前 CT 技术发展的主要目标之一是实现这些要求，使心脏 CT 的成像成为现实。

心脏运动最少的时段是舒张期，但心率变快时舒张期会缩短。这种情况下，心脏成像的时间分辨率要求在 100ms 以内。每分钟心率 70 次时，无运动伪影心脏成像基本要求的时间分辨力是 250ms，每分钟心率≥100 次时，时间分辨力的基本要求为 150ms。在理想情况下，心脏运动各时相无伪影成像要求的时间分辨力为 50ms 左右。多层螺旋 CT 与 DSA 比较后发现，动态 CT 冻结心脏运动的时间约为几个毫秒(1～10ms)。因此，高时间分辨率的基本要求是减少图像重建所需的扫描时间，并且通常以毫秒来计算。

为了显示包绕心脏走行、逐渐变细的冠状动脉各分支，要求系统有较高的空间分辨率。冠状动脉从主动脉发出后的直径只有几毫米(在主动脉端)至几个亚毫米，要显示细小的冠状动脉分支，重要的是多层螺旋 CT 成像设备的小体素成像能力。空间分辨率的表述方法通常是每厘米或每毫米线对数(LP/cm 或 LP/mm),与时间分辨率一样,空间分辨率比较的金标准,由 DSA 获得的分辨率为准。但是,多层螺旋 CT 技术发展的主要目标之一是 X 轴、Y 轴和 Z 轴方向的空间分辨率相同,即各向同性的空间分辨率。

另外,还要求系统具有足够的对比与噪声(CNR)比,以显示小的、低对比度的结构,如斑块。一般而言,CT 的低对比度分辨率是良好的。但是,扫描时的散射线会影响 Z 轴方向探测器的作用,低对比度分辨率会随着 Z 轴方向探测器排数的增加而降低。在所有电离辐射成像设备中,都需要遵循辐射剂量尽可能低的原则(ALARA),因此,以最少的辐射剂量获得最佳的低对比度分辨率是重要的。总体而言,多层螺旋 CT 心脏成像的应用要求非常苛刻,时间分辨率、空间分辨率和低对比分辨率都必须优化,并且最大限度地减少心脏 CT 成像的辐射剂量。

(二)心脏和冠状动脉成像的时间分辨率

在多层螺旋 CT 扫描仪中,时间分辨率有许多因素影响因素。其中最主要的是机架旋转时间、扫描模式,图像重建方式和螺距。

1.机架旋转时间

机架旋转时间的定义是 X 线球管/探测器阵列围绕患者旋转一周(360°)的时间。心脏成像的最佳时间分辨率受机架旋转时间的限制,旋转速度越快,时间分辨率越高。由于 CT 制造技术的进步,目前机架旋转时间已达 270～350ms。然而,随着机架旋转速度的增加,机架组件的离心力也增加,由于地球引力的作用,庞大、沉重的机架组件要进一步提高速度也是很困难的。实际上,机架旋转速度微小的提高,需要在工程设计中付出巨大的努力。以前 CT 机的最快旋转时间曾高达 2s,经过多年的努力,机架旋转时间已不断下降到 350ms 以内。由于目前的机架旋转时间尚不能满足冠状动脉成像时间分辨率的要求,目前常采用如改变扫描采集方法和多扇区图像重建等,来进一步提高时间分辨率。

2.扫描模式

为给快速运动的心脏成像,CT 数据采集必须尽可能快以冻结心脏的跳动。在多层螺旋 CT 中,心脏的数据采集可选择前瞻性心电门控。前瞻性心电门控有点类似于常规 CT 的步进触发扫描模式,CT 技术员给患者放置心电极后开始扫描,扫描期间患者的心搏通过心电图信号监测。根据心动周期 R－R 间隔,开始曝光指令被设置在扫描协议中,如 R－R 间期的 60%或 70%。与患者的心电脉冲相一致,CT 机在 R－R 间期某一预设点启动扫描。心脏或冠状动脉 CTA 的扫描数据采集只是完全扫描的一部分(即部分扫描),因为重建一幅横断面图像所需最少的投影数据为机架 180°旋转加上 CT 探测器轴向平面的扇形角,所以,扫描采集时间还受机架旋转时间的影响,即该时间分辨率等于机架旋转略大于半周的时间。采集一个层面数据后,检查床移到下一个位置,在心率合适和稳定时,采集其他层面的图像。该周期不断重复,直到整个扫描完成(根据心脏大小,覆盖范围为 12～15cm)。

随着多层螺旋 CT 的 Z 轴方向探测器排数的增加,扫描机架可在一次旋转获得更大的覆盖范围。如 16 排探测器 0.625mm/排,一次旋转可扫描 10mm。同样,64 层螺旋 CT 扫描仪,每个探测器 0.625mm,一次旋转可扫描约 40mm。通常,心脏的覆盖范围为 120～150mm,那么 3～4 次旋转即可覆盖整个心脏。这对于不能很好屏气的患者减少扫描运动伪影,无疑是一大优势。

前瞻性触发扫描的优点之一是降低辐射剂量,是因为数据的采集不是覆盖整个心动周期,而是在舒张期的短时间内。该方法的时间分辨率是 200～250ms。这一扫描方式要求心率规整，否则的话图像会在每个心动周期的不同时相生成，从而导致错层伪影。前瞻性触发扫描常用于钙化计分，因为钙化计分通常是采用轴向扫描模式，且钙化物质本身的 CT 值较高容易显示，钙化计分的扫描参数如管电流可以用得很低，以降低辐射剂量，有的情况下前瞻性触发扫描可将放射剂量降至回顾性门控的 1/10。

回顾性门控是多层螺旋 CT 采集冠脉图像数据的主要方法。该扫描模式时，患者的心电信号被连续监测，同时以螺旋扫描方式采集数据，扫描投影的数据和心电信号被同步记录。扫描完成后，患者的心动周期信息被回顾性地用于图像重建，因而该方法又称为回顾性心电门控。图像的重建可采用单扇区或多扇区扫描数据。在多扇区重建方法中，心动周期不同部分的数据被选用，各扇区数据的总数等于图像重建所需最少的部分扫描数据，结果冠状动脉成像的时间分辨率得到改善。该方法的时间分辨率一般可达 80～250ms。

回顾性门控的主要缺点是辐射剂量增加，由于扫描需采集冠状动脉全部心动周期的数据，尽管最终只使用了整个心动周期的部分扫描数据。另外，由于冠状动脉成像往往采用小螺距扫描，辐射剂量有较大的重叠，这也不同程度地增加了患者的辐射剂量。冠状动脉成像使用小螺距是由于冠状动脉的图像重建需要已得到的投影数据有一个最小的数据间隔。

回顾性心电门控扫描方法提供了患者长轴方向的连续覆盖，并且图像的空间分辨率较高，故可在扫描范围的任意位置重建图像和进行重叠重建，而前瞻性心电触发序列扫描通常是非重叠的、相邻的层面的扫描，覆盖心脏的扫描时间与检查床的移动成正比。

回顾性门控对扫描时心率的变化相对不太敏感，心电信号可回顾性分析，期外收缩可在重建时去除。心电触发方式对于 R－R 间期的预判常会有误差，特别是心率变化较大时（如心律失常），可能导致数据采集与心率时相不一致。由于回顾性门控数据的采集是连续的，图像的重建也可在数据中任意一个心动周期中进行，故回顾性门控数据采集的速度要快于心电触发。回顾性心电门控利用采集的冠状动脉成像数据，还可做心功能成像。

回顾性心电门控的缺点是连续的 X 线曝光和采用了小螺距（0.2～0.4）。因而，同样的图像信噪比回顾性心电门控的辐射剂量要大于前瞻性心电触发。这是由于回顾性心电门控获得的所有数据可用于不同心动周期的图像重建，但只有一个心动周期的数据被使用（舒张期中间段），其余的则被弃用。另外，回顾性心电门控有诸多优点，该方法也在被不断优化，如心脏专用的辐射滤过、螺距优化和其他一些方法，以此减少使用此方法的辐射剂量。

随着宽探测器，如 320 层螺旋 CT 扫描仪的推出（0.5mm×320 排探测器，一次旋转可获得覆盖 16cm 的各向同性图像），整个心脏可由宽 X 线束一次旋转扫描覆盖，仅一次心搏就能采集完整的心脏数据，能更大幅度地降低辐射的剂量。

3.心电图同步方法

除了 320 层螺旋 CT，所有其他多层螺旋 CT 都需多次心搏才能覆盖整个心脏。一般的多层螺旋 CT，无论是前瞻性还是回顾性的数据采集，采用心电图同步是必不可少的。前瞻性心电触发数据采集的起始点或回顾性心电门控图像重建数据的选择，都必须根据数据采集过程中的心动周期来确定。起始点是根据心动周期心电信号的 R 波相位参数来确定，然后采用心电同步的方法，即相对延迟和向前或向后的绝对延迟。

相对延迟是根据前一个 R 波峰的预设延迟时间来确定心电触发采集的起点（如前瞻性心电触

发方式)或重建数据间隔的起始点(如回顾性心电门控)。延迟时间是根据每个心动周期 R-R 间期时间的某一个百分比来分别确定。如,前一个 R 波峰的延迟时间 30%～50%,在每个心脏周期中可有所不同。在前瞻性触发方法中,R-R 间隔时间是根据前一次 R-R 间隔时间预先估计的。

向前或向后的绝对延迟是在 R 波出现之前或之后的固定延迟时间点重建图像,而不论心率变化情况。

目前临床上几种方法都在使用。舒张期无运动伪影的心脏成像,上述两种方法的使用频率都非常高。在 R-R 间期的中间处,心脏运动最小,因此为取得最佳成像效果,根据不同患者心率的优化是至关重要的。前瞻性触发扫描时机的把握也是一种技术,有时候为了合适的心率必须等待,这样可获得整个扫描期间无运动伪影的成像数据。

在回顾性心电门控方法中,由于心动周期各期相的扫描数据都被留存,故它可回顾性地用于心电同步和数据重建的修正,后处理时可编辑或剔除某一个不理想的 RR 波,或从数个心动周期中选择所需的数据段用于图像重建。尤其在心律失常情况下,某些 RR 波在重建时可被删除,使重建后的图像无运动伪影。

4.重建方法

在心脏图像重建中通常有 2 种方法:一种是单扇区重建,另一种是多扇区重建。

(1)单扇区扫描重建:在心脏 CT 成像方法中,最常用的方法是单扇区扫描重建。单扇区扫描重建可用于前瞻性心电触发和回顾性心电门控。在单扇区扫描中,横断面图像重建通常需要 180°的 CT 图像数据加上一个扇形角。为了获得足够的扫描数据,单扇区的方法限制了扫描时间的缩短和时间分辨率的提高。从硬件设置角度而言,CT 纵轴探测器弧面需要有一个 30°～60°的扇形角。在单扇区扫描方法中,扫描时机架需旋转 180°,另加上一个扇形角。如机架旋转时间为 500ms,则最快扫描时间为略大于机架旋转时间的一半,即单扇区扫描的时间是 260～280ms。这也是单扇区方法某限定设备的时间分辨率。为了提高时间分辨率,CT 机架的旋转时间也越来越快。目前,市面上最快的机架旋转时间约为 270ms,单扇区扫描的时间分辨率可达 140～150ms。在目前情况下,由于地球引力的作用,该速度已达到制造技术的极限。由于心脏成像时间分辨率的要求,出现了双源 CT,为了进一步地提高时间分辨率,有些厂商甚至还在考虑开发多源 CT 扫描仪。

(2)多扇区重建:单扇区扫描由于机架旋转速度的影响,时间分辨率的提高还是有限。为了提高心脏成像的时间分辨率,多扇区重建方法被引入冠状动脉成像的检查。多扇区重建的基本原理是采用数次心动周期、不同序列的扫描数据来重建所需的冠状动脉图像,但仅能用于回顾性心电门控与心律正常的患者。多扇区重建常需从不同心脏时相选择投影数据合并成像。如从一个心脏时相中选择部分数据,从另一个心脏时相中选择另一部分重建数据合并成一幅图像,最终的时间分辨率可达到机架旋转时间的 1/4。同时还可合理地利用 3/4 个不同的心脏时相投影数据来进行图像重建,最高的时间分辨率可达 80ms。

一般而言,多扇区重建的时间分辨率可从最高的 TR/2 到最低 TR/2M,式中 TR 是机架旋转时间(s),M 是用于图像重建投影数据中相邻心搏的扇区数,一般在 1～4 之间。

多扇区重建的优点是能提高时间分辨率,可用于心律不齐的患者;其缺点是由于扫描投影数据是从不同心动周期中获取,心脏的快速运动产生的运动伪影使扫描数据遗漏可影响成像的质量。

总体而言,心脏 CT 的时间分辨率取决于机架的旋转时间。16 层～64 层螺旋 CT 的机架旋转时间是 330～500ms,因此,采用单扇区或多扇区重建的时间分辨率在 80～250ms。

(三)空间分辨率、重建间隔和螺距

有许多因素影响多层螺旋 CT 的空间分辨率，其中包括纵轴方向探测器的尺寸、重建间隔、螺距、重建算法和患者的运动。

1.探测器尺寸的影响

探测器在 Z 轴方向的尺寸或称为纵向空间分辨率是非常重要的，并已成为多层螺旋 CT 技术的重要指标之一。其次，多层螺旋 CT 的 Z 轴方向覆盖率及一次旋转薄层图像的数量也是技术进步的标志。另外，根据扫描野(SFOV)和图像重建矩阵的扫描平面或称纵向分辨率已经非常高。轴向像素的尺寸是扫描野与图像矩阵的比值，例如常用的 CT 矩阵尺寸为 512×512，扫描野为 25cm，则横向像素大小为 0.48mm，而纵向或 Z 轴方向的分辨力主要由层厚决定。非螺旋 CT 和单层螺旋 CT 与层厚有关的 Z 轴分辨率一般为 1～10mm。随着多层螺旋 CT 的出现，Z 轴探测器的尺寸已降为亚毫米尺寸。多层螺旋 CT 刚出现时，探测器尺寸最小为 0.5mm，并且只有 2 排0.5mm 的探测器。然而，在几年之内迅速发展到了 16 排 0.5～0.625mm 的探测器阵列。随着 64 层、256 层和 320 层螺旋 CT 的出现，Z 轴方向探测器阵列的宽度达到 40mm、80mm 甚至 160mm，一次旋转已能获得 64 层、256 层和 320 层 0.5～0.625mm 的图像。心脏 CT 冠状动脉造影对细小血管的显示能力已接近 DSA 冠状动脉造影。

2.重建间隔

重建间隔表示重建轴方向图像的重叠程度，与患者扫描或 X 线束的准直宽度(图像层厚)无关。增加或减少重建间隔可改善 Z 轴分辨率，尤其是三维成像和多平面重组(MPR)。如某检查仅需横断面的影像诊断，则不需考虑重建间隔问题，但多数情况下，如冠状动脉 CTA 诊断医生需要阅读 MPR 和三维图像，在一个冠状动脉 CTA 的扫描数据中(通常采用 0.5～0.65mm 探测器宽度)可采用 3 种不同重建间隔值重建。重叠重建导致的图像比较多，但不会增加患者的剂量并可使 MPR 和三维图像的病变显示能力明显改善。一般的 MPR 和三维图像，30%的重叠就足够了(1mm 层厚，0.7mm 的重建间隔)，而心脏或冠状动脉成像，通常需 50%的重叠以上(如 0.5mm 层厚，0.25mm 重建间隔)。

扫描时数据采集重叠的程度大小，通常由螺距表示(Pitch)。一般，心脏 CT 扫描协议规定的螺距范围为 0.2～0.4，而体部 CT 的螺距一般为 0.75～1.50。

值得一提的是，过分的重叠会产生大量的图像，并且增加重建的时间，增加横断面阅读时间，也间接增加了处理费用(如图像传输、图像显示、图像存档等)，而图像质量不会有显著的改善。

总体而言，目前 CT 的横向或平面空间分辨率已较高，为 10～20LP/cm，纵向空间分辨率受探测器的尺寸、层厚和螺距等因素影响，一般可达 7～15LP/cm，进一步提高各向同性的分辨率是 CT 技术的发展方向。

3.螺距

螺距的通用定义是机架旋转一周与 X 线束准直宽度的比值。心脏和冠状动脉成像要求使用小螺距。另外，小螺距还有助于减少运动伪影，心脏和冠状动脉成像的螺距最好是低于 0.5，常用的螺距范围为 0.2～0.4。

心脏和冠状动脉成像的螺距设置一般受下述一些因素的影响。单扇区重建，螺距的设置主要受患者心率的影响，如心率为每分钟 45～100 次时，所需螺距的范围是 0.375～0.875，螺距越大数

据采集的间隙越大。因而，由于患者的心率过快，多数冠状动脉CTA患者需事先口服一定剂量的β受体拮抗药来降低心率，一般要求心率达到＜每分钟70次才能满足冠状动脉CTA成像的要求。心率过快时，舒张期范围变小，有时需采用多扇区采集重建来提高时间分辨率，同时多扇区扫描重建，根据重建采用的扇区数，也不同程度地影响了螺距的设置。如心率为每分钟60次，机架旋转一周的时间(TR)为400ms，探测器排数(N)＝16和扇区(M)＝2时，此时所需的螺距是0.21；如M＝3，则所需的螺距是0.15。

螺距因子的调节可改善时间分辨率和空间分辨率，但同时辐射剂量也随着螺距的变化增加或减少。由于辐射剂量与螺距成反比，因此多层螺旋CT冠状动脉CTA的辐射剂量实际上是增加的。

心脏和冠状动脉CT成像的螺距达到0.2～0.4时，辐射的重叠为60%～80%，约5倍于螺距等于1.0时的辐射剂量，因此，在心脏和冠状动脉CT成像时，正确选择和优化螺距至关重要。实际上，降低辐射剂量和提高扫描速度的需求，也推动了CT制造技术的进步如256层和320层CT，甚至平板CT。

(四)冠状动脉CTA的辐射剂量

在心脏和冠状动脉成像CT中，辐射剂量的多少在很大程度上取决于扫描协议。如钙化积分检查的有效剂量相对较小，为1～3mSv，而回顾性心电门控冠状动脉CTA的有效剂量达8～22mSv。相比之下，冠状动脉DSA的辐射剂量3～6mSv，体部CT的剂量为2～10mSv。

降低回顾性心电门控高辐射剂量的方法之一是ECG剂量调制。该方法通过降低心脏成像时收缩期球管的电流来减少辐射，因为这部分的图像数据有较大的运动伪影也不能用于图像的重建。采用该技术后，辐射剂量通常可减少为10%～40%，但是实施中必须针对个体化的情况进行评估。降低剂量的另一种方法是在前瞻性心电触发中使用，但如果心搏在扫描时变化较大，这种方法有丢失重要数据的危险。不管上述哪一种方法，重要的问题是减少辐射剂量时应不降低成像的质量，因为差的图像质量可能导致重复扫描，对患者而言是直接导致额外的辐射剂量。

(五)心脏和冠状动脉成像的伪影

在心脏和冠状动脉成像技术中，最常见的伪影是由心脏的搏动所造成，这也是所有快速运动器官成像不可避免的特性。这类伪影可采用多扇区重建或更快的扫描速度，如50ms以内而减少。第二类伪影是由于扫描时心率波动所造成的带状伪影。

另一类常见的伪影是由于患者的呼吸未完全屏住所造成，该伪影可在横断面图像上显示，冠状位或矢状位图像上也可见到。如患者体内装有支架，在冠状动脉造影检查时，由于高密度物体的射线衰减差，常可见支架周围有条状伪影。这类伪影常很明显，并可使周围的组织结构显示不清。该类伪影现在已可应用厂商开发的伪影抑制专用软件而有所减弱。高衰减的物体可产生严重的伪影并且可影响CT机的固有分辨率。

第二十四章　心脏疾病 CT 影像

第一节　扩张型心肌病

一、临床及病理

扩张型心肌病又称充血性心肌病，是心肌病中最常见的类型。好发年龄在 20～50 岁，男性多发。该病与家族遗传、病毒性心肌炎以及免疫异常有关。心室重构是该病发病和发展的病理形态表现，心肌重构必然导致严重的不可逆心力衰竭。可见四心腔明显扩大，以左心室扩张为主。部分患者心肌厚度增加，但由于心腔已经明显扩张，故心室肌肉肥厚的程度较预期低。由于心室收缩力差，心腔内壁有血栓形成。血栓可发生于心脏的任何部位，以心尖部最为常见，其次多见于左心耳。部分血栓可以发生机化。患者冠状动脉一般无异常。最早期临床表现是活动后倦怠无力，缺乏特异性。此后病情发展，可出现左心衰竭及右心衰竭的一系列临床表现。由于心脏内血栓形成，患者可出现肺动脉、肾动脉及双下肢动脉等动脉栓塞症状。扩张型心肌病晚期可出现各种心律失常。

二、320 排 CT 表现

心脏腔明显扩大，以左心室扩张为主，少数可表现为右心型扩张型心肌病。由于左心室明显扩大以及左右心室压力差，室间隔突向右心室，形成右心室流出道梗阻，即 Bemheim 综合征。心脏内壁可出现附壁血栓，尤其是在对比剂衬托下更为明显，肺动脉可有血栓栓塞。心包积液及胸腔积液。瓣膜开放角度变小，二尖瓣瓣环面积增大及收缩期二尖瓣关闭不全。动态心脏电影可见室壁运动减弱。射血分数(EF)明显下降，心肌重量及心脏指数增高(图 24－1a、1b)。

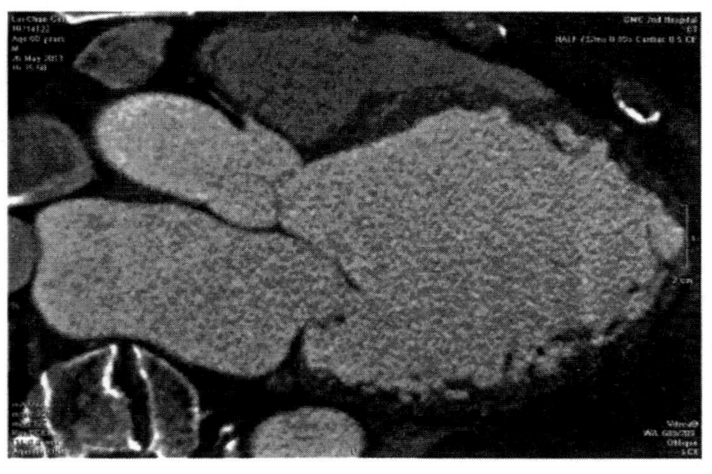

图 24－1a　扩张型心肌病，左心室长轴切面显示左心室扩大，左心室室壁均匀变薄

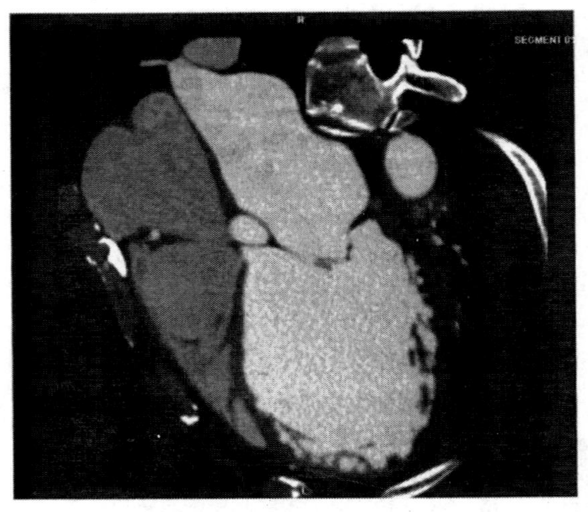

图 24 - 1b　四腔心切面显示左心室、右心室及左心房扩大，以左心室明显增大为主，左心室室壁均匀变薄

第二节　肥厚型心肌病

一、临床及病理

肥厚型心肌病是病因不明的右心室或者左心室非对称、非均匀肥厚，心室舒张期顺应性下降。肥厚型心肌病多侵犯左心室壁，典型表现为左心室各壁增厚；非对称性室间隔肥厚多见，部分病例引起肥厚性主动脉瓣下狭窄；通常左心室壁前侧部游离壁以及室间隔均匀肥厚，左心室游离壁后部肥厚最轻。此病还有一特殊类型为心尖部肥厚型，典型表现是左心室腔呈铲刀样。心肌肥厚程度与年龄之间呈相反关系。年轻患者左心室肥厚程度比年龄较大者重，室壁明显增厚。起病多缓慢，症状大多开始于 30 岁以前，表现为活动后心悸、胸痛及呼吸困难；晚期患者可出现心力衰竭、心律失常及心肌广泛纤维化。以 V_3、V_4 为中心的巨大倒置 T 波为肥厚型心肌病患者较为特征的心电图表现。室上性心律失常是最常见的心律失常类型。

二、320 排 CT 表现

肥厚型心肌病 CT 检查有以下表现。

(1)室间隔增厚多＞15mm，室间隔与左心室后壁厚度比值＞1.5，当室间隔与左心室后壁厚度比值＞1.3 时，可认为室间隔非对称性肥厚。

(2)左心室流出道＜20mm 可认为合并流出道狭窄。

(3)心尖部肥厚型心肌病可见左心室心腔舒张呈“核桃样”改变(图 24 - 2a、2b)。

根据心肌肥厚部位不同影像学上分为 4 型。

(1)前室间隔肥厚。

(2)前室间隔及后室间隔肥厚。

(3)前室间隔及侧壁肥厚。

(4)后室间隔及侧壁肥厚。

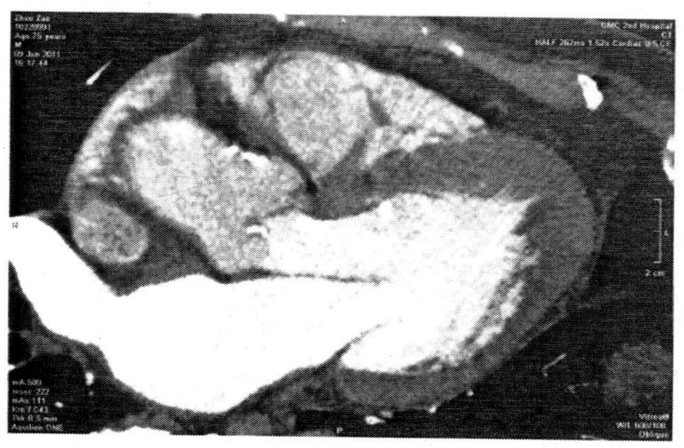

图 24-2a　肥厚型心肌病，左心室长轴切面舒张末期可见心尖部心肌明显增厚，左心室心腔呈“核桃样”改变

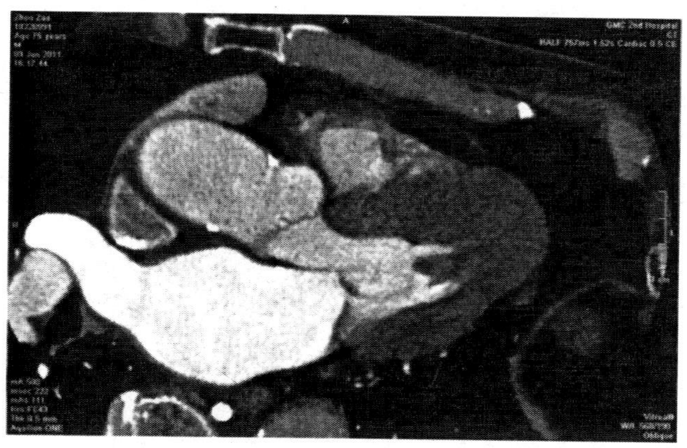

图 24-2b　左心室长轴切面收缩末期图像，心尖部心肌明显增厚

第三节　缩窄性心包炎

一、临床与病理

缩窄性心包炎为急性心包炎后遗症，由于心包膜上有不同程度与范围的瘢痕和粘连，是形成粘连性心包炎和缩窄性心包炎的结果。由于粘连程度不同，造成对心脏功能的障碍也不同。结核性心包炎因纤维组织增生显著，心包膜两层发生严重的增厚与粘连，因而形成坚厚的瘢痕。增厚的心包膜可局限性或弥漫性，严重的甚至可以完全闭塞心包腔，使心脏的收缩和舒张功能完全丧失，从而影响了静脉血回流到右心房，致使静脉压增高，颈静脉怒张，增厚的心包膜可产生多量钙化，呈一个围绕整个心脏边缘的“盔甲”心包。

二、320 排 CT 表现

CT 平扫可显示心包弥漫性或局限性增厚>10mm。常见心包钙化，呈斑片状或蛋壳状，钙化分布在房室沟或右心房周围为多，也见于心包前及左侧方。钙化呈高密度，CT 值在 100HU 或 100HU 以上。CT 增强扫描见左心房和右心房均扩大，左心室和右心室呈管状畸形及室间隔扭曲(图 24-3a、3b、3c)。上腔静脉和下腔静脉及肺静脉扩张，下腔静脉与降主动脉大小不成比例也是一个特征。

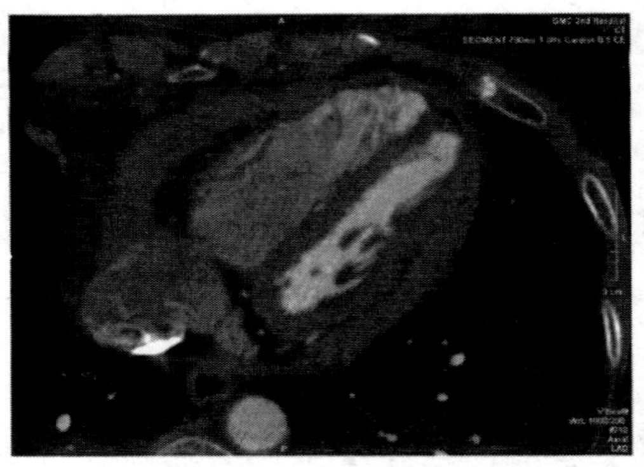

图 24-3a　缩窄性心包炎 CT 增强横断位示心包弥漫性增厚，左心室和右心室呈管状畸形

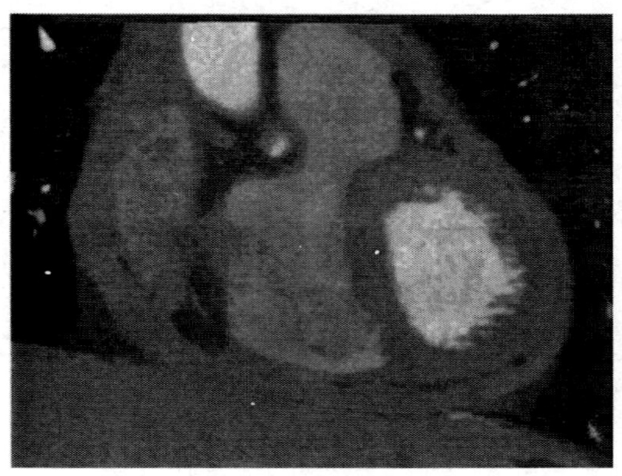

图 24-3b　缩窄性心包炎 CT 增强多平面重建(MPR)冠状位示心包弥漫性增厚

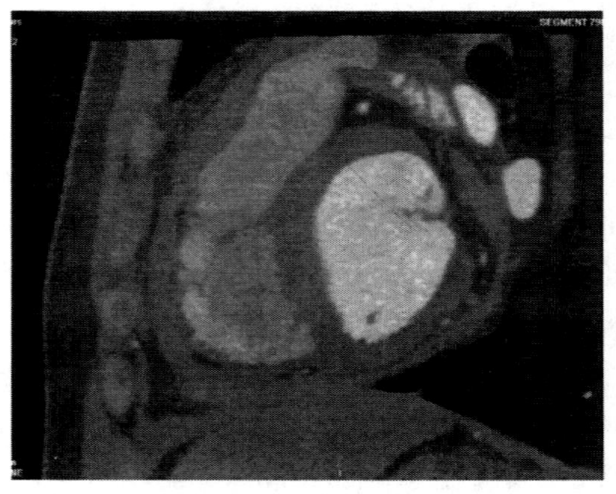

图 24-3c　缩窄性心包炎 CT 增强 MPR 矢状位示心包弥漫性增厚

第四节　心包膜肿瘤

一、临床与病理

心包肿瘤非常罕见，分原发性和继发性。心包原发性肿瘤可能从胚胎残余发展而来，包括畸胎瘤(最常见)、心包囊肿、脂肪瘤、血管瘤、平滑肌纤维瘤等良性肿瘤。心包继发性肿瘤远较原发性肿瘤多见，其中以体内诸器官恶性肿瘤转移到心包为常见，如乳腺癌、霍奇金病、白血病和恶性黑色素瘤等；或恶性肿瘤直接蔓延到心包，常见为支气管肺癌、乳腺癌、纵隔恶性肿瘤(精源细胞瘤、胚胎原性癌、嗜铬细胞瘤等)。

临床表现：早期无症状，晚期症状有胸部疼痛、发热、干咳和气急。体征上，较早期有心包摩擦音，以后心包渗液，出现心脏填塞。症状有颈静脉怒张、脉压差减小、心音减弱、肝大，病情迅速加重。

二、320 排 CT 表现

心包膜处肿瘤呈圆形或半圆形突出，肿瘤较小时，表现为心脏边缘的局部突出，肿瘤较大时可占据心脏边缘的大部或全部。增强扫描一般多轻到中度强化，肿块与增强的大血管对比更明显。心包囊肿最多见于右心膈角前方，其次为左心膈角区。囊肿为一圆形、半圆形或卵圆形液性肿块，边缘光整，可有分叶，CT 值均在 0HU 左右。合并感染时，可见囊壁钙化或囊腔突然增大现象。

第五节　先天性心包膜缺损

一、临床与病理

先天性心包膜缺损是由于心包膜胚胎发育异常造成心包膜完全缺如，或一侧心包膜缺如，后者多见于左侧。也可形成左侧和右侧心包膜或隔面心包膜的部分缺损。本病较为罕见，在 10 000 万～13 000 万例尸检病例中仅有 1～2 例，但在各类先天性心脏疾病中，心包膜缺损可占 15%～30%。局部心包膜发育菲薄致使局部心肌膨突，其外形可为圆形或椭圆形似样，临床通常无任何症状及体征，偶尔在体检中发现。

二、320 排 CT 表现

心脏任何部位的包膜缺损均可呈肿瘤样突出，CT 平扫或增强扫描均在外缘见不到线状的心包影，或线状的心包影不连续，肺组织与心脏大血管直接接触。心脏和大血管可见轴位改变。如肺动脉轴向改变伴主动脉、肺动脉向外突出，心脏左位等。肺血管本身无多大变化。本病与室壁瘤相鉴别之点为 CT 透视下无“反向”搏动性扩张，CT 增强扫描可见碘对比剂进入心脏的 4 个腔室，无室壁瘤的典型 CT 征象。

第六节 心包积液

一、临床与病理

心包积液的病因

(1)感染性心包炎:有结核性、化脓性、病毒性、寄生虫性、真菌性等。

(2)非感染性心包炎:有结缔组织性(胶原性)疾病、变态反应性疾病,如风湿性包炎、红斑狼疮、硬皮病、多发性结节性动脉炎并发心包炎、类风湿性关节炎、心包术后综合征、心肌梗死后综合征。

(3)代谢障碍性心包炎:有尿毒症性、黏液性水肿并发心包积液。

(4)肿瘤性心包炎。

(5)其他原因所致的心包积液:特发性、放射性、外伤性、胆固醇性等。

临床共同特征:主要为气短与胸部郁闷感,大量心包积液可出现心前区持久性压迫性疼痛,严重的呼吸困难。心尖搏动微弱或不能触及,心浊音界向两侧扩大,脉搏细速,动脉压下降,静脉压上升,脉压差缩小。并可出现奇脉,有心脏填塞征。颈静脉怒张,进行性肝大,心动过速。动脉压如持续下降,可引起休克。

二、320 排 CT 表现

心包积液可均匀围绕心脏或局部分布不均,液体最初积聚在心包腔最低处,如斜窦或左、右、上、下肺静脉根部外侧的左、右肺静脉隐窝处。大量积液时则围绕心脏包括由横窦延伸的主动脉上、下隐窝。心包积液常为水样密度,CT 值在-10~+10HU,均匀围绕心脏及大血管的周围,两肺内有肺淤血。根据 CT 值的差异可以粗略提示积液的性质,如积液含蛋白量高或为血性则 CT 值超过 25HU,甚至接近心脏平扫密度。CT 增强时的心包积液与增强的大血管有鲜明的对比。

第七节 心脏瓣膜钙化

一、心脏瓣膜钙化概述

心脏瓣膜钙化多发生于老年性退行性变导致的心脏瓣膜病。心脏瓣膜钙化以主动脉瓣钙化最多见,其次是二尖瓣钙化,其他瓣膜钙化相对较少。引起钙化的危险因素包括年龄、性别、吸烟、高血压、糖尿病、血脂异常等。心脏瓣膜钙化发病机制目前还不清楚,推测该病的机制主要有以下四方面。

(一)压力负荷机制

心脏负荷增大,容易引起胶原纤维断裂,暴露的位点可以和钙结合而引起钙盐沉积,造成瓣膜钙化。

(二)钙质的异常沉积

组织学发现该病累及的瓣膜可见明显的纤维组织的变性和钙质的沉积。由于钙质的流失，性激素的缺乏、维生素 D 的缺乏等因素所导致的继发性甲状旁腺功能亢进可造成或加速骨盐向软组织迁移，沉积于瓣膜，从而引起钙化。

(三)脂质异常沉积

该病可能与脂质的异常沉积后引起瓣膜组织的变性，进一步导致钙盐沉积有关。

(四)衰老变性

随着年龄的增加，不仅是心脏瓣膜，其他器官组织也逐渐出现钙盐的沉积和纤维组织的变性。心脏瓣膜钙化多从瓣尖开始，最终致瓣叶活动受限，有效瓣口面积缩小，但无粘连、融合。

二、心脏瓣膜钙化的 320 排 CT 表现

(一)定性分析

320 排 CT 对钙化非常敏感，可分辨瓣膜、瓣环钙化及主动脉窦的钙化，优于磁共振成像(MRI)、血管造影及 X 线片。心脏瓣膜钙化在 CT 上表现为瓣膜区点状、条片状或不规则形高密度影。瓣膜钙化的图像质量分成以下 5 个等级。

(1)1 级：瓣膜的钙化具有锐利的边缘，轮廓清晰。

(2)2 级：具有轻微运动伪影(图 24－4)。

(3)3 级：运动伪影显著增加。

(4)4 级：范围较大的严重模糊的运动伪影，导致不能确定诊断。

(5)5 级：不能诊断。

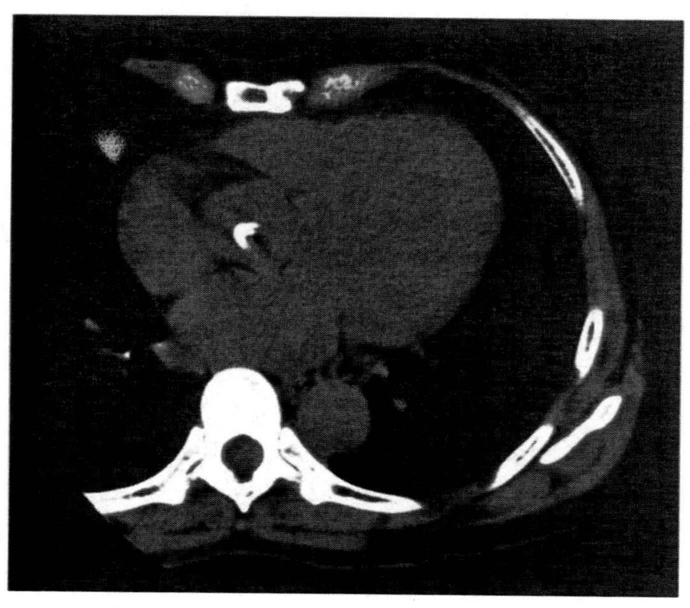

图 24－4　主动脉瓣不规则钙化(2 级)

(二)定量分析

在钙化积分计算软件中，心脏瓣膜钙化的阈值设定为≥130HU，320 排 CT 提供自动及手动测

量钙化积分的功能，两种测量方法一致性良好。质量积分是根据钙化斑块 CT 值进行校正并换算出等效钙浓度，质量积分变异性最小。

三、320 排 CT 诊断心脏瓣膜钙化临床应用

320 排 CT 测量心脏瓣膜钙化积分，能够对无症状的心脏瓣膜狭窄短期内出现不良临床症状的危险性进行预测。心脏瓣膜钙化与冠心病间的关系十分密切，二尖瓣钙化患者更易发生新的冠状动脉病变。320 排 CT 诊断心脏瓣膜钙化有助于预测发生早期冠心病危险性的可能，临床上可以进行一定的干预，降低冠心病的发生率及病死率。

第八节　二尖瓣病变

一、二尖瓣狭窄

（一）临床及病理

二尖瓣狭窄是心脏瓣膜病变中最常见的疾病，主要见于风湿性心脏病、先天性畸形患者和老年人。二尖瓣钙化引起者少见。风湿性心脏病侵犯二尖瓣瓣叶及腱索，导致前后叶交界处粘连、纤维化、瓣叶增厚，瓣下腱索融合、缩短，瓣叶组织钙化。按瓣膜病变程度及病变瓣膜形态，可将二尖瓣狭窄分成 2 种类型。

1.隔膜型

瓣叶交界处相互粘连，呈隔膜状，残留瓣口变窄，瓣体病变较轻。

2.漏斗型

瓣叶交界处相互粘连，瓣体、腱索、乳头肌均有明显粘连、增厚、纤维化，且有腱索、乳头肌缩短、变硬，牵拉瓣膜，使整个瓣膜形成漏斗状。

二尖瓣狭窄可使左心房血液滞留，血量增多，左心房压力升高，肺循环阻力增高，引起肺动脉高压。右心室代偿性心肌肥厚，心腔扩大，三尖瓣相对关闭不全，血液反流，右心房压力增高扩张，导致右心衰竭。而左心室长期血液量充盈不足，负荷减轻，左心室可发生萎缩、变小或正常。正常二尖瓣口面积 4～6cm^2，瓣口面积缩小到 1.5～2.0cm^2 为轻度狭窄，1.0～1.5cm^2 为中度狭窄，1.0cm^2 以下为重度狭窄。

二尖瓣狭窄最早出现劳力性呼吸困难伴咳嗽、咯血，随着病情加重，出现休息时呼吸困难，甚至急性肺水肿。重度二尖瓣狭窄典型者在心尖区可闻及舒张中晚期低调、隆隆样，先递减后递增型杂音，常伴舒张期震颤。

（二）320 排 CT 表现

（1）瓣膜的形态、大小、瓣叶厚度、赘生物及活动度：垂直于室间隔和平行于室间隔的左心室长轴位、四腔心及平行于二尖瓣的平面，可测量瓣膜的厚度、大小，观察收缩期及舒张期瓣膜形态，主要表现为瓣膜增厚、卷缩，甚至可见赘生物形成，瓣口活动度变小、僵硬，与 B 超相似。

（2）320 排 CT 可以直接测量瓣膜的瓣口面积：二尖瓣狭窄是表现为面积缩小，与 B 超相似。

(3)320排CT可测量瓣膜开放的直径及瓣环的大小:显示瓣膜开放的程度,可以测量瓣膜开放及瓣环的直径,从而估测瓣膜狭窄的程度。

(4)瓣膜开放受限:重建电影CT血管造影可显示瓣膜开放的程度、形态,瓣膜交界处融合,可见瓣膜开放受限,呈“圆顶征”。

(5)左心房扩大及左心房血栓:二尖瓣狭窄时,舒张期血流通过瓣口的阻力增加,左心房压力升高,中晚期导致左心房扩大,320排CT血管造影可以测量左心房各个径线。左心房血栓好发于左心耳或左心房外侧壁,增强扫描血栓无明显强化。

(6)右心室肥厚、扩张:心脏长短轴位断面像或电影可见右心室增大的程度及室壁厚度。

二、二尖瓣关闭不全

(一)临床及病理

二尖瓣关闭不全可由多种原因引起,常见为风湿性心脏病,约占所有风湿性瓣膜疾患的34%,且多合并二尖瓣狭窄。另外,有二尖瓣脱垂、腱索断裂、乳头肌功能不全、二尖瓣瓣环和环下部钙化、感染性心内膜炎、左心室显著扩大、心肌病变及先天性畸形等。二尖瓣关闭不全根据心脏基础病变分为病理性二尖瓣关闭不全和生理性二尖瓣关闭不全。轻度二尖瓣关闭不全可无症状。严重反流由于有效心搏量减少,首先出现软弱、乏力,晚期出现呼吸困难。主要体征是心尖区出现全收缩期吹风样、音调高或粗糙的杂音,强度在Ⅲ级以上。杂音一般向左腋下或左肩胛下区传导,吸气期增强。二尖瓣脱垂可闻及喀嚓音后的收缩晚期杂音。

(二)320排CT的表现

1.瓣膜的形态、大小、瓣叶厚度

二尖瓣关闭不全常可见瓣叶增厚或见赘生物形成,瓣膜交界处粘连、卷缩(图24－5)。

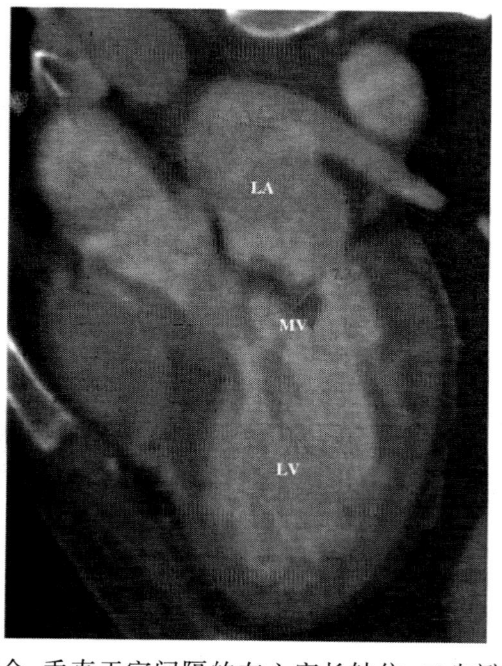

图24－5　二尖瓣关闭不全,垂直于室间隔的左心室长轴位,二尖瓣前瓣明显增厚约7.3mm

2.二尖瓣关闭不全

于心脏收缩期左心室流出道层面的二尖瓣轴位可见瓣膜不完全闭合,左心室造影剂反流入左心房内,与B超表现类似。

3.二尖瓣脱垂

于心脏收缩期双口位、四腔心位及二腔心位可见瓣叶运动幅度明显增大并脱入左心房。

4.320排CT可以直接测量二尖瓣关闭不全漏口的面积

利用心功能软件定位可以得到二尖瓣关闭不全漏口面积,并进行定量测量。但对于瓣膜反流量的测量方法及准确性尚需进一步研究。

5.左心室形态及功能异常

左心室功能损伤的程度是判断术后效果的重要指标,包括左心室收缩末期直径、收缩末期容积指数和射血分数(EF)。心脏长轴位、短轴位电影可以测量左心室收缩末期直径及收缩期和舒张期室壁的厚度,测量收缩末期容积指数和射血分数以及心肌重量。

6.左心房扩大

测量左心房各个径线,也是衡量二尖瓣关闭不全程度的重要指标。

7.显示部分二尖瓣关闭不全的病因

可显示如马方(Marfan)综合征、升主动脉瘤、判断冠心病导致的二尖瓣关闭不全等。梗死面积>20%可以产生急性二尖瓣关闭不全,心肌梗死多位于后壁、下壁,其他部位心肌梗死引起的缺血性二尖瓣关闭不全较少见。